Magnetic Resonance Imaging

자기공명영상학

진료영상학연구회
대한자기공명기술학회 편저

강충환 (건국대학교병원)
김관홍 (서울아산병원)
김세영 (세브란스병원)
김준규 (강북삼성병원)
김학문 (서울시립보라매병원)
도지훈 (세브란스병원)
류근택 (이대서울병원)
박용훈 (인제대 상계백병원)
박종빈 (분당서울대학교병원)
서대건 (서울아산병원)
서동주 (CHA의과대 분당차병원)
양선욱 (서울아산병원)
윤정수 (삼성서울병원)
이용대 (인제대 상계백병원)
정우인 (삼성서울병원)
정헌정 (서울대학교병원)
조성봉 (분당서울대학교병원)
김창복 (광주보건대학교)
김현진 (가야대학교)
박병래 (백석문화대학교)
서정민 (부산가톨릭대학교)
송종남 (동신대학교)
신운재 (동의과학대학교)
유병규 (원광보건대학교)
임창선 (건양대학교)
임청환 (한서대학교)
장현철 (수성대학교)
장혜원 (충북보건과학대학교)
조재환 (안산대학교)
지남준 (제주한라대학교)
한동현 (서해대학교)
한재복 (동신대학교)

–가나다 순

도서출판 대학서림

머리말

1895년 뢴트겐 교수의 X선 발견 이후에 방사선 관련 임상의학분야는 하루가 다르게 빠른 발전을 이루어 가고 있다. 더불어 1970년경부터 개발되어 임상의학 분야는 물론, 진단과 치료과정에서도 주도적인 역할을 하는 자기공명영상 분야는 장비는 물론 그 이론과 기술의 발전이 타의 추종을 불허한다고 할 수 있다.

자기공명영상은 자기공명이라는 물리학적 이론에 의학, 공학, 컴퓨터를 접목한 영상진단장비로서 현재 임상진단분야에서 절대적인 기여를 하고 있으며 초음파, PET 등의 다른 분야와의 융합된 진단검사법과 치료법이 계속적으로 개발되고 있는 실정이다. 이토록 급속도로 첨단화 되어가는 의료 환경의 발전 속에 방사선과학에 대한 전문적인 지식을 가져야 할 방사선 관련 전문종사자들에게 자기공명영상의 이론과 실제에 대한 전문적인 지식은 이미 여러 교재들이 발간이 되어 큰 도움을 주고 있다.

특히 많은 교재들 중에서도 본 교재는 자기공명영상 업무를 하는 방사선사들의 학술단체인 대한자기공명기술학회와 전국대학방사선(학)과 교수들로 구성되어 실제 십수년 간 자기공명영상 장비로 임상업무를 해온 MR전문방사선사와 대학 교단에서 후학을 양성하고 있는 교수들이 집필진으로 참여하여 학생은 물론 방사선사와 의사 및 의료관계종사자들이 쉽고 재미있게 접근할 수 있도록 하여 큰 호응을 얻고 있는 교재이다.

2014년 개정판 발간 시 대폭적인 수정보완을 거쳐 발간된 본 교재는 난해한 MR이론과 최신 MR기술의 이해를 위해 노력을 경주하겠다는 발간 시 약속대로 이번 제5개정판을 발간하면서 모든 장에 걸쳐서 내용과 그림 등을 새롭게 교체하고 보다 자세하고 쉬운 설명으로 이 교재를 기술하였다. 그러므로 이 책을 접하는 모든 이에게 많은 도움을 주리라 믿어 의심치 않는다.

그 동안 이 개정판이 발간되기까지 많은 관심과 협조를 해주신 대한자기공명기술학회 회원여러분과 전국대학방사선(학)과 교수님들께 진심으로 감사를 드린다. 또한, 어려운 여건 속에서도 이번 개정5판에 많은 도움을 주신 대학서림 윤진영 회장님과 처음부터 끝까지 세심하게 편집을 해주신 편집부 여러분께도 감사의 말씀을 드린다.

2019년 2월 7일

진료영상학연구회

대한자기공명기술학회

차례

Chapter

01 MRI의 역사

사람들은 물질의 기본적인 구조에 대해 오래 전부터 깊은 관심과 연구를 해왔다. 놀랍게도 아리스토텔레스와 거의 같은 시대에 물질의 근본을 물리학적인 최소단위로 나타내고자 하는 사람들이 있었으며 그 최초의 시도는 레우키포스(Leucippos, B.C. 5세기)에 의하여 주장되었다. 그는 더 이상 자를 수 없는 최소의 입자가 있다고 생각했으며 그것들이 합하여 공간에 존재한다고 믿었다. 이러한 논리는 그의 제자인 데모크리토스(Democritos, B.C. 약 460~370)에 의하여 정리되었다. 그리스의 철학자 데모크리토스는 B.C. 400년경에 보이지 않으며 더 이상 나눌 수 없는 미세한 입자들로 구성된 모든 물질에 대한 이론을 최초로 정립하였다. 그는 그리스 언어의 어원에서 유래된 atomos로부터 이러한 물질을 원자(atoms)라 불렀고 그 의미는 uncut(순수한, 자를 수 없다는 의미)이었다. 그 시대에 보편적인 그리스인들의 사고방식이나 가치관에 크게 벗어난 데모크리토스의 원자이론은 쉽게 받아들여지지 못했으며 원자이론이 너무나도 철학적인 관계로 더 이상 발전하지 못하고 수 천년 동안 역사 속에 묻히게 되었다. 그러나 다행히도 물질의 기본단위에 대한 생각은 완전히 소멸되지는 않고 면면히 이어져 돌턴(John Dalton, 1766~1844)의 시대로 계승된다.

그리스 사람들은 호박(보석의 일종)을 털로 문지르면 이것이 다른 물질을 잡아당기는 성질이 있다는 것을 알고 있었다. 그 후 16세기경에서야 겨우 이것이 전기적인 현상이라는 것을 알게 되었지만 이 현상의 본질이 무엇인가는 깨닫지 못했으며 오늘날 우리가 정전기(static electricity)라고 알고 있는 이러한 보이지 않는 힘에 의해 끌어당기거나 밀쳐내어지는 현상을 초기의 그리스 사람들은 신비스러워 했었다. 한편 자기(磁氣 : magnetism)라는 말은 소아시아(터키)에 있는 magnesia 지방에서 유래되었고 일반적으로 철을 당기는 성질을 자성(磁性), 자성의 근원을 자기, 자기를 가지는 물체를 자석(磁石)이라 한다.

MRI 수학의 기본은 지금으로부터 200여 년 전 Jean-Baptiste-Joseph Fourier(그림 1-1)가 처음 소개하였는데 이것은 그가 프랑스의 나폴레옹과 함께 있는 동안 문뜩 떠올랐던 이론으로 매우 복잡한 수학적 과정을 공간영역(spatial location)으로 해석하여 사용하는 것이며 현재 우리가 사용하는 MRI 수학의 중심이론이다.

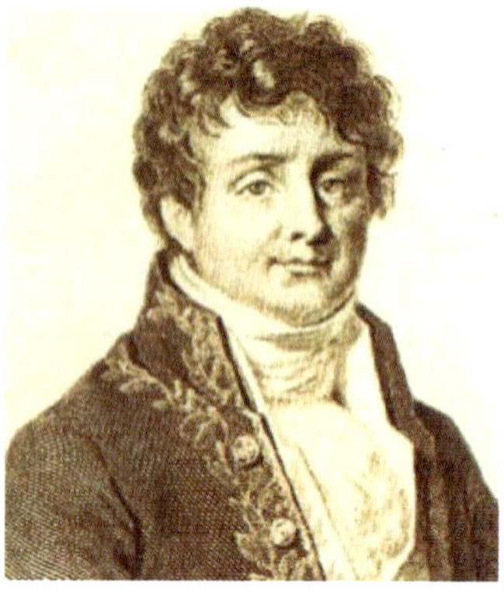

▲ 그림 1-1. Jean-Baptiste-Joseph Fourier

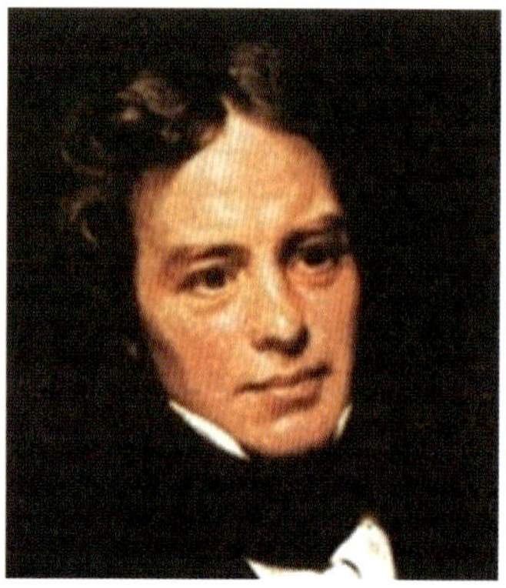

▲ 그림 1-2. Michael Faraday

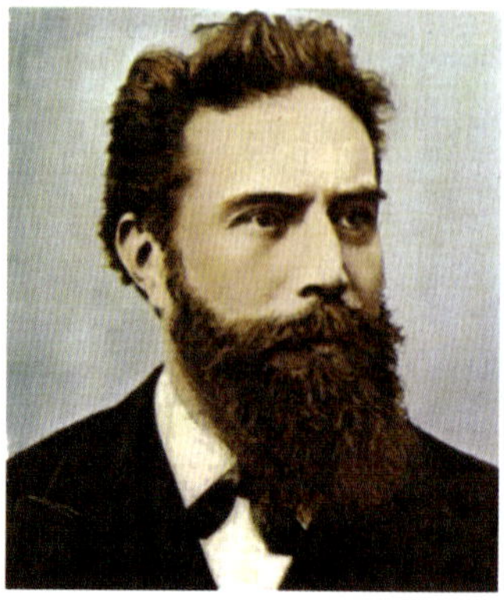

▲ 그림 1-3. Wilhelm Conrad Roentgen

1819년에는 Hans Christian Oersted는 전하가 존재할 때 나침반 바늘이 굴절되는 현상을 보고 전류에서 만들어지는 자기, 즉 자화를 발견하였고 최초로 도선내의 전류와 자침의 편향에 대한 연관성을 실험으로 설명하였는데 이것이 전류자기작용이다.

12년 후 Michael Faraday(그림 1-2)는 전기로부터 자기를 만들 수 있다는 것을 성공적으로 보여주었으며 1831년 자기유도법칙을 발견하였는데 이 법칙은 MR signal 검출의 기본일 뿐만 아니라 현대 전기역학의 선구라 할 수 있다. 결국 Oersted의 전류자기작용과 Faraday의 전기유도법칙에 의하여 전장과 자장은 밀접한 관계가 있다는 것을 알게 되었다.

그 후 스코틀랜드의 James Clerk Maxwell은 수학적으로 표현할 수 있는 자기선을 발견하였으며 각각 다르게 90°로 존재하는 자장과 전장을 증명할 수 있었다.

Maxwell은 또한 그 시대에 알려진 자외선 및 적외선 외에 다른 파(wave)의 존재를 예견하고 전자기파를 널리 알렸으며 속도를 계산하였다. 8년 후 독일의 Heinrich Hertz는 잘 볼 수 없는 전자기파의 존재를 발견하였는데 이로서 그들이 가지고 있는 성질에 상응하는 파 에너지의 구조적인 배열과 전자기 스펙트럼의 형태화가 시작되었다.

이런 일들은 골드슈타인(Eugen Goldstein)에 의해 이름 지어진 음극선(cathode ray)의 신기한 현상에 대해 많은 과학자들이 연구에 관심을 가지게 하였다. 그러던 중 1895년 Wilhelm Conrad Roentgen(그림 1-3)이 음극선을 금속에 쪼이면 투과력이 아주 강한 새로운 빛이 발생한다는 것을 발견하고 이 선을 고주파 전자기 X선이라고 하였다. 또 1886년 골드슈타인은 음극선장치를 개량하여 음극선이 발생할 때 양전기를 띤 새로운 선이 발생된다는 것도 발견하여 이것을 양극선(anode ray)이라 불렀으며 음극선은 전기장과 자기장에 의하여 그 진로가 휘어진다는 것을 발견하였다. 이는 1896년 Frederic Joliot와 Marie Curie가 감마선(파)을 발견하기 위한 과정이었으며 이러한 발견들로 고주파 에너지는 검출(detectable)이나 측정(measurable)을 할 수 있게 되었고 생물학적인 피해를 설명할 수 있게 되었다.

20세기 초가 되자 원자력의 시대(atomic era)라고 할 수 있게 되었으며 NMR/MRI의 연구활동을 위한 장이 마련되어 많은 물리학자와 과학자들이 연구에 몰두하였다. 그 당시의 중요한 사항은 다음과 같다(표 1-1).

▼ 표 1-1. 물리학의 발전

연 도	연 구 자	내 용
1895	Wilhelm Conrad Roentgen	X선 발견
1905	Albert Einstein	질량과 에너지가 동일한 것을 나타낸 에너지 보존의 법칙($E = mc^2$)
1911	Ernest Rutherford	뉴질랜드 태생의 물리학자. 원자핵을 알아냄
1913	J.J. Thomson	음극선관의 연구 끝에 더 이상 나눌 수 없다고 믿었던 원자보다 더 작은 전자의 존재를 객관적으로 증명함(그림 1-4)
1913	Niels Hedrik David Bohr (그림 1-5)	덴마크 출신의 물리학자. 전자의 기하학적 형태 및 고유성질을 정의하고 양자물리학의 문호를 개방함
1913	Otto Stern	자기 쌍극 모멘트(magnetic dipple moment)를 측정하는 방법을 확립
1913	Wolfgang Pauli	NMR이란 표현을 사용
1913	Isidor Isaac Rabi	처음으로 NMR 실험을 구성하고 고안함

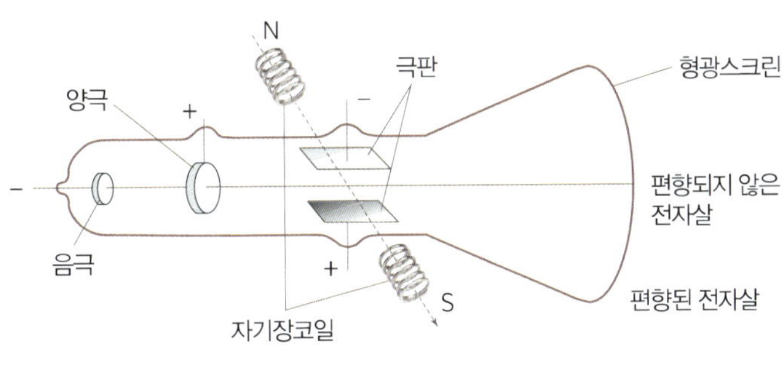

▲ 그림 1-4. J.J Thomson의 음극선관 구조

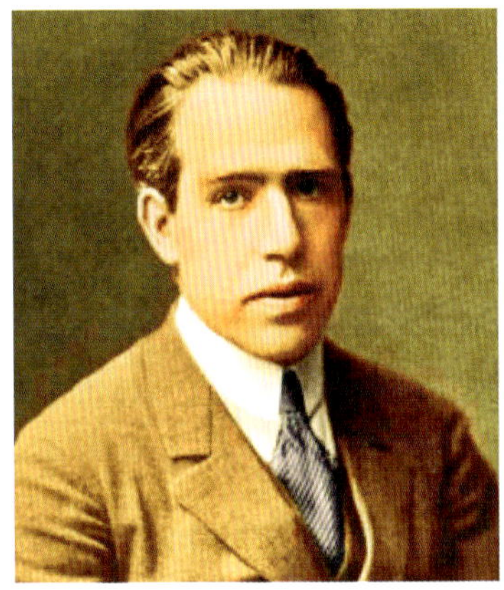

▲ 그림 1-5. Niels Bohr

제 2차 세계대전 무렵의 물리학은 Einstein과 깊은 관련이 있다. 독일 태생의 미국 물리학자 Albert Einstein은 그 당시 잘 알려지지 못한 물리학자였으나 질량과 에너지는 실제적으로 다른 표현임에도 불구하고 동일하다는 것을 계속되는 증명을 통해 주장하였다. 그는 그의 유명한 상대성이론에서 질량과 에너지가 같다고 역설하였으나 이론의 내용이 추상적이고 이론적 배경이나 내용을 증명 할 수 있는 확실성의 부족으로 수년간 인정받지 못했다. 그 이후 에너지 보존(불변)의 법칙으로부터 파생되는 $E=mc^2$은 물리학적인 인정을 받았으며 이로서 골프공 크기의 우라늄 샘플이 수백만 파운드의 연료와 에너지 면에서 동일하다는 것을 알게 되었다.

제 2차 세계대전 후의 물리학 발전은 이러한 몇 가지 기술적 진보와 더불어 잠수함의 탐지에 이용되었던 초음파기술이나 원자력기술 등이 진료영상분야에 응용되어 오늘날 초음파영상학과 핵의학으로 발전하는 계기가 되었다. 1946년 미국의 물리학자 스텐포드 대학의 Felix Bloch(그림 1-6)와 하버드 대학의 Edward Purcell(그림 1-7)은 원자의 비밀을 계속 연구하였다. 자유롭게 연구하는 동안 그들은 순수한 물질로 채워진 시험관에 자성을 주고 여기 된 원자에게 RF 충격을 주어 signal이 자신의

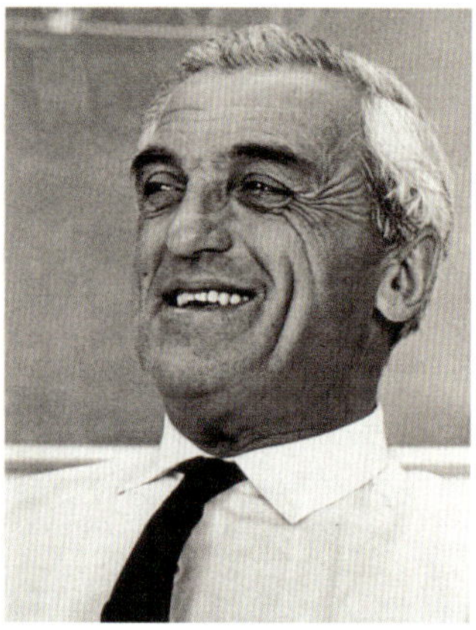

▲ 그림 1-6. Felix Bloch

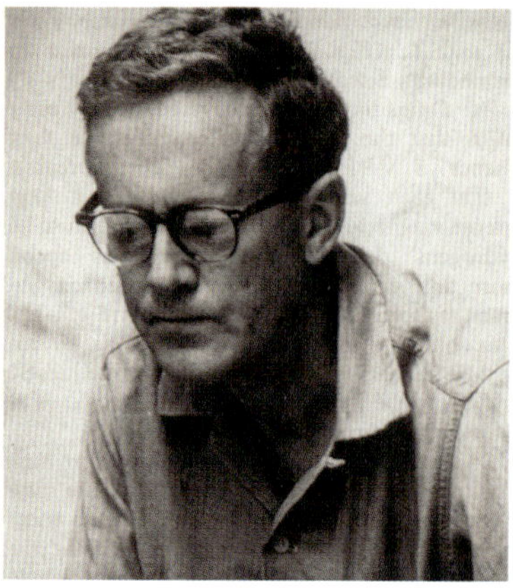

▲ 그림 1-7. Edward Purcell

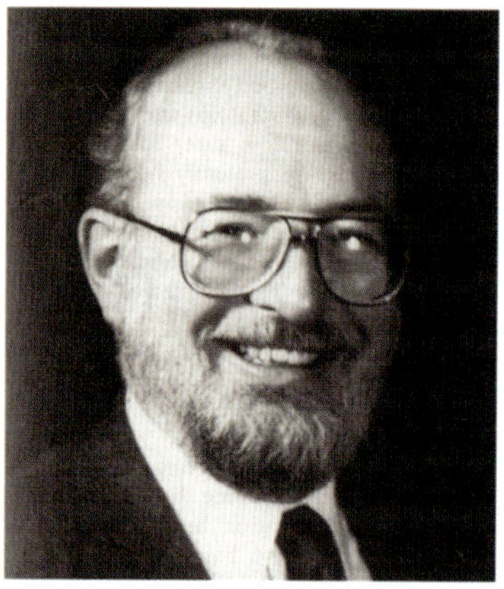

▲ 그림 1-8. Dr. Paul Lauterbur

주파수 값에 따라 검출되고 분광분석 영상으로 기록되는 것을 발견하였다. 이러한 현상은 핵자기공명(nuclear magnetic resonance ; NMR)과 자기공명영상(magnetic resonance image ; MRI)의 시작이었다. Bloch와 Purcell은 분석적 목적으로 원자력을 사용하여 이러한 위대한 발견을 한 업적이 인정되어 1952년 노벨 물리학상을 공동 수상하였다. 그 후에 분광분석은 날로 발전하여 세계적 수준의 수많은 분광학자들이 등장했다. 연구자들은 많은 형태의 생체 NMR 분석 및 실험을 다양하게 수행하여 오늘날 영상의학에 없어서는 안될 MRI와 MRS를 만들 수 있게 되었던 것이다.

1970년 물리학자이며 의사인 미국의 Dr. Raymond Damadian(M.D)은 악성암세포를 외과적으로 이식받은 쥐를 대상으로 NMR spectroscopy를 하던 중 정상조직과 암조직의 NMR spectrum이 다르다는 사실을 발견하였다. 그는 또한 인체의 전신을 영상화 할 수 있다고 생각하여 1974년 쥐의 종양을 영상화하는데 성공하였으며 1977년에는 인체에 대한 최초의 자기공명영상을 2차원 횡단면영상으로 만들어 내어 의료영상분야의 큰 변화를 예고하였다. 인체에 대한 최초의 영상획득과정은 매우 어려웠으며 경사자장을 전자식으로 회전시켜가면서 4시간 동안 proton density영상을 얻었다.

1972년에는 Hounsfild에 의해 전산화 단층촬영(computerized tomography : CT)이 개발되어 임상에 보급되기 시작하였다.

1973년 뉴욕주립대학교의 Lauterbur(그림 1-8)는 일정한 자장의 세기를 유지하는 주자장과 필요에 따라 자장의 세기를 바꾸어 줄 수 있는 경사자장 시스템을 고안하였는데 이로써 핵자기공명현상은 인체의 국소적 영상화가 가능한 자기공명영상으로 발전하게 되었다.

1975년 Ernst는 현재 사용하고 있는 자기공명영상화 기법인 위상(phase) 및 주파수 부호화(frequency encoding)기법을 제안하였으며 1980년 Edelstein 등이 이를 이용한 영상화에 성공하였다.

1988년에는 Dumoulin에 의하여 조영제를 사용하지 않고 혈관을 영상화 할 수 있는 자기공명혈관조영술(MR angiography)이 소개되어 현재에 이르고 있으며 1989년에는 초고속 영상화기법인 EPI(echo planar imaging)기법이 개발되어 관류영상과 확산영상 등 기능적인 검사가 가능하게 되었다. 1990년대에는 hardware와 soft ware의 급속한 발전은 물론 각종 coil technique의 개발로 다양한 정보의 획득이 가능해졌으며 2000년대 들어서는 7T MRI와 차세대 의료영상기기인 PET-MRI가 개발되어 혈액 및 신경뿐 아니라 뇌세포의 변화까지 감지해 종양 및 치매의 조기진단을 할 수 있다(표 1-2).

▼ 표 1-2. MRI의 주요 발전사

연 도	연 구 자	내 용
1946	Felix Bloch & Edward Purcell	NMR 현상(phenomenon) 발견
1949	Erwin L. Hahn, Ph. D.	Hahn spin echo pulse sequence를 발견
1950~1970년대		NMR의 분석적방법(화학 및 물리적)이 가능하게 됨
1972		CT(computerized tomography) 소개
1973	Paul Lauterbur	후방투영(back projection) MRI
1975	Richard Ernst	Fourier Imaging
1980	Edelstein Fourier	Tranform을 이용하여 MRI 영상 획득
1984		국내 최초 영구자석 MRI 설치(서울신화병원)
1987		국내 초전도 MRI 설치(서울대학병원, 2.0T)
1988	Dumoulin	MR angiography
1988		MR 조영제 FDA 승인(Schering, Magnevist)
1989		Echo Planar Imaging(EPI) 소개
1992	Peter Mansfield	Functional Imaging
1999		국내 연구용 3.0T MRI 설치(카톨릭의대)
2005		국내 연구용 7.0T MRI 설치(가천의대 뇌과학연구소)
2006		국내 연구용 PET-MRI 설치(가천의대 뇌과학연구소)

참고문헌

1. 이성우 외 : 최신 자기공명영상학, 여문각 1998 : 1-30.
2. 정규성 : The History of Atom, 고려원미디어 1996 : 11-49.
3. R.V. Damadian : Tumor Detection by Nuclear Magnetic Resonance, Science, March, 19, 1971.
4. G.N. Hounsfield, Br. J. Radiol., 46, 1016-1022, 1973.
5. P.G. Lauterbur, Nature, 242, 190-191, 1973.
6. A. Kumar, D. Welti, R.R. Ernst : NMR Fourier zeugmatography, J. Magn., Reson., 18, 69-83, 1975.
7. Naturwissenschaften, 62, 34, 1975.
8. B. Chapman, R. Turner, R.J. Ordidge, M. Doyle, M. Cawley, R. Coxon, P. Glover, P. Mansfield : Readl-Time Movie Imaging from a Single Cardiac Cycle by NMR, Magn., Reson., Med., 5, 246-254, 1987.
9. C.L. Dumoulin, S.P. Souza, H.R. Hart : Rapid Scan Magnetic Resonance Angiography, Magn., Reson., Med., 5, 238-245, 1987.
10. P. Mansfield : Multi-planar image formation using NMR spin-echos, J. Phys., C, Solid State Physics, 10, L55-L58, 1977.
11. M.S. Albert, G.D. Cates, B. Driehuys, W. Happer, B. Saam, C.S. Springer Jr., A. Wishnia : Biological magnetic resonance imaging using laser-polarized 129Xe, Nature, 370, 199-201, 1994.
12. E.R. Andrew : A historical review of NMR and its clinical appliactions, Br. Med. Bull., 40, 115, 1984.
13. E.R. Andrew : Magnetic resonance discovery celebrated, Nature, 233, 374, 1971.
14. E.R. Andrew : NMR imaging, Acc. Chem. Res., 16, 114, 1983.
15. P.G. Morris : NMR imaging in Medicine and Biology, Oxford, Clarendon Press, 1986.
16. F. Bloch, W.W. Hansen, M.E. Packard : Nuclear induction, Phys. Rev., 69, 127, 1946.
17. A. Garroway, P. Grannell, and P. Mansfield, : Image formation in NMR by a selective irradiative pulse, J. Phys. C : Solid State Phys., vol. 7, L457-L462, 1974.
18. P. Lauterbur : Image formation by induced local interactions : Examples employing nuclear magnetic resonance, Nature, vol. 242, 190-191, 1973.
19. E. Hahn : Spin echoes, Physical Review, vol. 80, 580-594, 1950.
20. S. Conolly, D. Nishimura, and A. Macovski : Optimal control solution to the magnetic resonance selective excitation problem, IEEE Transactions on Medical Imaging, vol. MI-5, no. 2, 106-115, 1986.
21. J. Murdoch, A. Lent, and M. Kritzer : Computer-optimized narrowband pulses for multislice imaging, Journal of Magnetic Resonance, vol. 74, 226-263, 1987.

Chapter

02 자장의 형성과정

1 자성(Magnetism)

물질이 나타내는 자기적 성질을 의미한다. 외부 자기장과 관련하여 말할 때는 자기장 속에서 자화되는 성질을 뜻한다. 예를 들어 천연 광석 속에는 철판이나 철분을 끌어당기는 성질을 가진 자철광이 있다. 이러한 성질을 갖게 하는 원래의 것을 자기라고 하고, 자기를 띠고 있는 것을 자석이라고 부른다. 자석을 철분 속에 넣으면 이 철분은 양단에 붙게 되는데, 그 양단 부분을 자극이라고 부른다.

2 자속과 자속밀도

1) 자기력선

자기장의 방향을 나타내 주는 선으로 자기장을 나타내기 위해 그림 형태로 표현한 것이다. 즉, 자기장을 시각적으로 나타낸 것이다. 자기력선은 그 지점의 자기장 방향을 나타내긴 하지만 곡선인 경우에는 접선 방향(나침반의 N극이 가리키는 방향)을 자기장의 방향으로 정의한다.

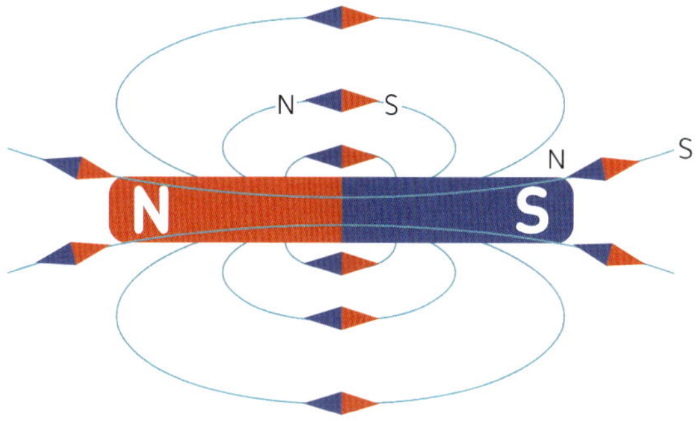

▲ 그림 2-1. 자기장의 방향

2) 자속

어떤 면적을 수직으로 통과하는 자기력선의 총 수를 나타내며 자기력 선속의 줄임말로 쓰인다. 단위는 웨버(Weber ; Wb)를 사용하며 $1T \cdot m^2$과 같다.

3) 자속밀도

단위면적을 지나는 자속(자기력선 수)을 말한다. 단위는 가우스(Gauss ; G) 또는 테슬라(Tesla ; T)를 사용한다. 자속밀도는 자기장의 세기를 나타내며, 면적이 S인 단면을 수직으로 지나는 자속(Φ)과 자기장(B)의 세기는 다음의 관계에 있다.

$$B = \frac{\Phi}{S}[Wb/m^2]$$

이는 곧 자속밀도가 자기장의 세기를 나타내는데 면적이 작을수록, 자속밀도가 클수록 자기장의 세기가 커지는 것을 알 수 있다. 즉, 자기력선의 간격이 촘촘할수록 자기장의 세기가 커진다.

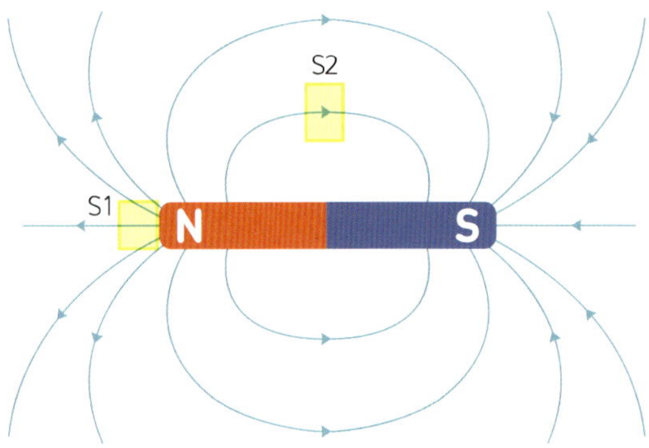

▲ 그림 2-2. 임의의 단면적(S1, S2)을 통과하는 자기력선(S2보다 S1의 자속밀도가 크다)

3 자성(Magnetism)

1) 전기력

두 물체가 전하를 가지고 있을 때, 전하의 종류에 따라 끌어당기거나 미는 힘이 발생하는데, 이를 전기력이라 한다. 전하의 종류는 크게 양전하(+)와 음전하(−) 두 가지가 있다. 양전하와 음전하 사이에서 발생하는 힘으로 서로 다른 극끼리 당기는 힘을 인력이라 하고, 양전하와 양전하 사이 또는 음전하와 음전하 사이에 서로 밀어내는 힘을 척력이라고 한다. 이는 쿨롱의 법칙으로 설명을 할 수가 있다. 쿨롱의 법칙이란 전기력의 크기는 전하량과 두 전하 사이의 거리와 관계가 있으며, 그 값은 전하량의 곱에 비례하고 거리의 제곱에 반비례하는데, 이를 쿨롱의 법칙이라 한다. 즉, 두 전하 사이의 거리가 멀수록 전기력이 약하고, 가까울수록 전기력이 강하며, 각각이 가지고 있는 전하량이 많을수록 전기력은 강하다.

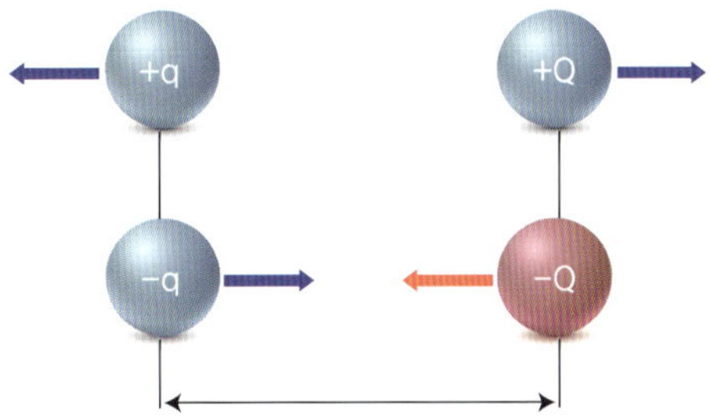

▲ 그림 2-3. 전하 사이의 전기력 형성

$$Fc = k\frac{Q \times q}{r^2}[N]$$

(k : 상수, Q, q : 임의의 두 전하, r : 전하간의 거리)

이는 전하가 아닌 질량(mass)에서도 적용이 되는데 질량에서는 만유인력의 법칙으로 설명할 수가 있다. 만유인력의 법칙은 쿨롱의 법칙과 비슷한데 두 질량이 잡아당기는 힘(인력)의 크기는 질량과 두 물질 사이의 거리와 관계가 있으며, 그 값은 질량의 곱에 비례하고 거리의 제곱에 반비례한다는 법칙이다.

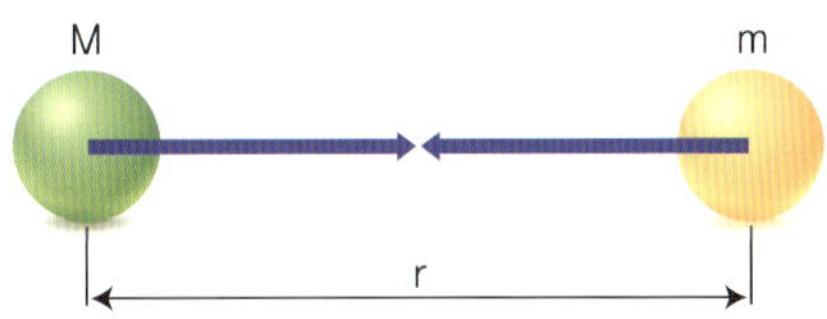

▲ 그림 2-4. 만유인력의 법칙

$$F_G = G\frac{M \times m}{r^2}[N]$$

(G : 만유인력상수(중력상수), M, m : 임의의 두 질량, r : 질량간의 거리)

전기력과 만유인력이 거의 비슷해 보이지만, 가장 큰 차이점은 전기력에서는 전하가 있는 입자 간의 힘이기 때문에 극성에 따라서 인력과 척력이 모두 작용하지만 만유인력의 법칙에서 질량은 전하를 띠지 않기 때문에 인력만이 존재한다.

2) 전기장

전하로 인한 전기력이 미치는 공간이다. 전기장의 세기는 전기장 내의 한 점에 단위 양전하 +1C를 놓았을 때 그 전하가 받는 전기력의 크기로 정한다. 즉, 다시 말해 중심 전하가 시험 전하에게 미치는 전기력으로 정의할 수 있다. 중심 전하 근처에 단위 양전하 +1C을 놓게 되면 중심 전하의 크기에 의해 단위양전하가 밀려나게 되는데 이때 밀어내는 힘을 전기력(Fc)라 하며 이 전기력이 곧 전기장 (E)을 의미한다. 따라서 전기력(Fc)은 전기장(E)라고 할 수 있다.

3) 자기력

자극 사이에 작용하는 힘으로 자석과 같이 자성을 가진 물체가 서로 밀거나 당기는 힘으로 자력이라고도 한다. 전기력은 360도 전 방향에 걸쳐 분포되는 반면 자석은 자기 홀극을 가지지 않으므로 그 힘이 임의의 한 곳에서 나와 임의의 한 곳으로 들어가게 되는데 나오는 방향이 N극이고 들어가는 방향이 S극이다. 따라서 들어가는 방향과 나오는 방향을 더하게 되면 그 힘의 크기인 자기력은 0이 된다.

4) 자기장

앞서 기술한 자기력이 작용하는 공간을 말한다. 자석이나 전류 또는 변화하는 전기장 등의 주위에 자기력이 작용하는 공간으로, 자계(磁界) 또는 자장(磁場)이라고도 한다. 이러한 자기장은 그림에서와 같이 자석 자체에 의해 생기기도 하지만 전류를 흘렸을 때 자기장이 형성되기도 한다.

4 자기장의 형성과정

외르스테드(Hans Christian Oersted)는 덴마크의 물리학자로서 코펜하겐 대학교에서 약물학을 배웠다. 실험 강의 도중 어떠한 현상을 발견했는데 마치 전혀 예상하지 못했던 것처럼 당황하는 것 같았다고 한다. 그는 볼타 전지에 관해 연구하던 도중 철사에 전류를 흘리니 나침반의 방향이 바뀌는 것을 보고 도선에 전류가 흐르게 되면 주위에 자기장이 형성된다는 사실을 처음으로 발견한 사람이다.

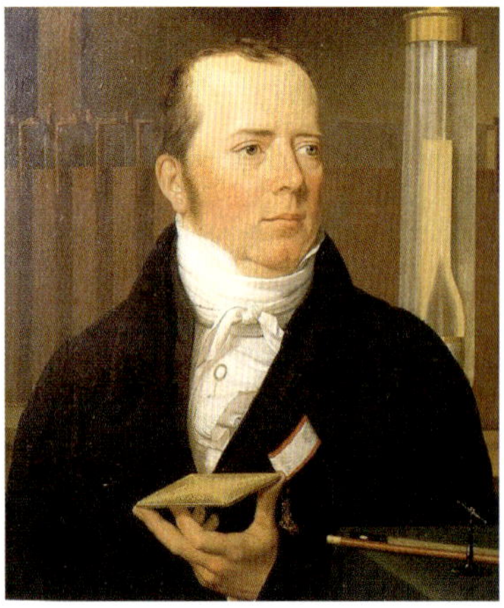

▲ 그림 2-5. Hans Christian Oersted (1777~1851)

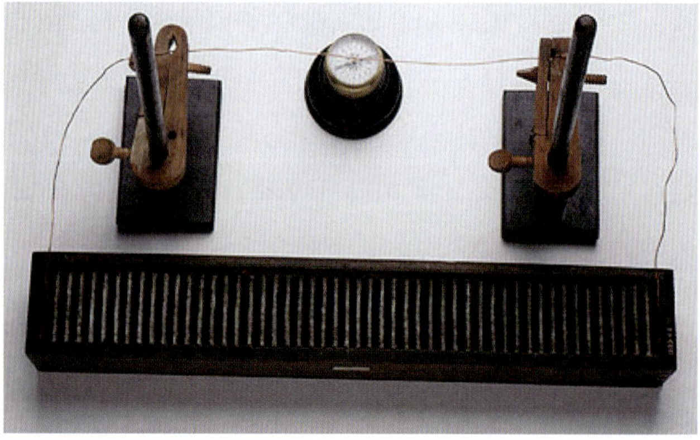

▲ 그림 2-6. Hans Christian Oersted의 실험

1) 자석에 의한 자기장

자기력선 위의 한 점에서 그은 접선의 방향, 즉 나침반을 놓았을 때 나침반의 N극이 나타내는 방향이 자기장의 방향이다. 앞서서 자속밀도를 기술하였는데 자속밀도란 임의의 단위면적 내에 자기력선이 통과하는 수를 말한다. 앞서서 자기장과 면적 자속 사이에는 다음과 같은 공식으로 설명되었다.

$$B = \frac{\Phi}{S}[Wb/m^2] \quad \cdots\cdots\cdots\cdots \text{식 ①}$$

식 ①을 다음과 같이 표현할 수 있다.

$$\Phi = B \cdot S[Wb/m^2] \quad \cdots\cdots\cdots\cdots \text{식 ②}$$

식 ②에서 알 수 있듯이 자속은 자기장의 세기에 비례하기 때문에 단위면적당 자속 수인 자속밀도가 크면 클수록 자기장의 세기가 크다는 것을 알 수 있다.

2) 전류에 의한 자기장

전류에 의한 자기장을 설명하기 위해 반드시 등장하는 인물이 있는데 그가 바로 앙페르(Andre Marie Ampere)이다.

전류의 단위인 암페어(Ampere)와 동일 인물로 전류에 의한 자계의 방향을 설명하기 위해 앙페르의 오른손 법칙과 앙페르의 오른나사 법칙을 고안한 사람이다.

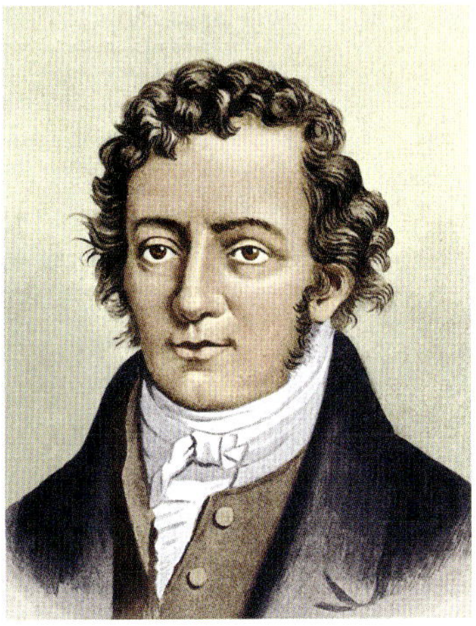

▲ 그림 2-7. Andre Marie Ampere (1775~1836)

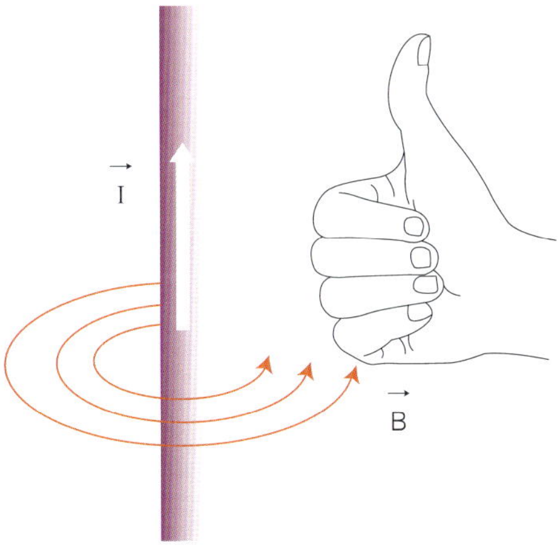

▲ 그림 2-8. 앙페르의 오른손법칙 (I : 전류, B : 자기장)

앙페르의 오른손 법칙

엄지손가락이 가리키는 방향이 전류가 흐르는 방향이면 나머지 네 손가락이 감싸 쥐는 방향이 자기장이 형성되는 방향이다.

앙페르의 오른나사 법칙

전선에 흐르는 전류의 주위에는 동심원상의 자계가 생기고 전류를 오른나사의 진행방향으로 흘리면 자계는 나사가 도는 방향으로 생기게 되며, 원형코일에서 전류를 오른나사가 도는 방향으로 흘리면 자계는 나사가 진행하는 방향으로 발생한다는 법칙이다.

따라서 자기장의 방향을 표시할 때 자기장이 들어가는 방향은 B(⊗)와 같이 표현을 하고 자기장이 나오는 방향을 A(◉)와 같이 표현을 한다.

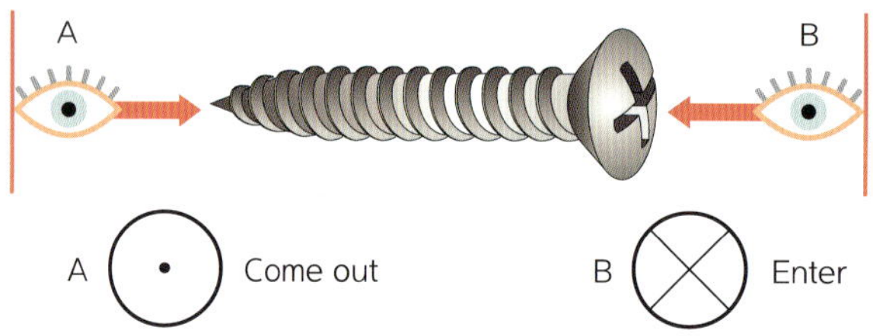

▲ 그림 2-9. 앙페르의 오른나사법칙

(1) 직선에서 전류에 의한 자기장의 형성

위의 그림처럼 직선에 전류를 흘리게 되면 엄지손가락이 가리키는 방향이 전류 방향이고, 나머지 네 손가락이 가리키는 방향이 자기장이 형성되는 방향이기 때문에 왼쪽 방향으로 원의 형태를 나타내며 자기장이 형성된다. 이때 형성되는 자기장의 세기는 거리에 반비례하고 전류에 비례한다.

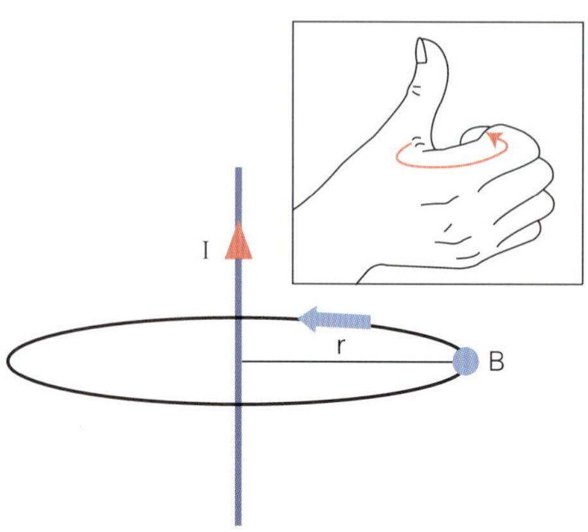

▲ 그림 2-10. 직선에서의 자기장

$$B = k\frac{I}{r}[T]$$

$$k = 2\times10^{-7}[T\cdot m/A]$$

(B : 자기장의 세기, r : 거리, I : 전류, k : 비례상수)

(2) 원형에서 전류에 의한 자기장의 형성

직선을 원형으로 구부려 놓게 되면 위의 그림처럼 자기장이 형성된다. 이때 바깥쪽 부분은 모두 자기장이 들어가는 방향(⊗)이며 안쪽에서는 자기장이 모두 나오는 방향(◉)이다. 이때 자기장의 세기는 직선에서와 마찬가지로 거리에 반비례하고 전류에 비례한다. 하지만 비례상수가 변하게 되는데 직선을 원형으로 구부리게 되면 그 중심 자기장의 크기가 원주율(π)만큼 증가하게 된다.

$$B = k\frac{I}{r}[T]$$

$$k = 2\pi \times 10^{-7}[T \cdot m/A]$$

(B : 자기장의 세기, r : 거리, I : 전류, k : 비례상수)

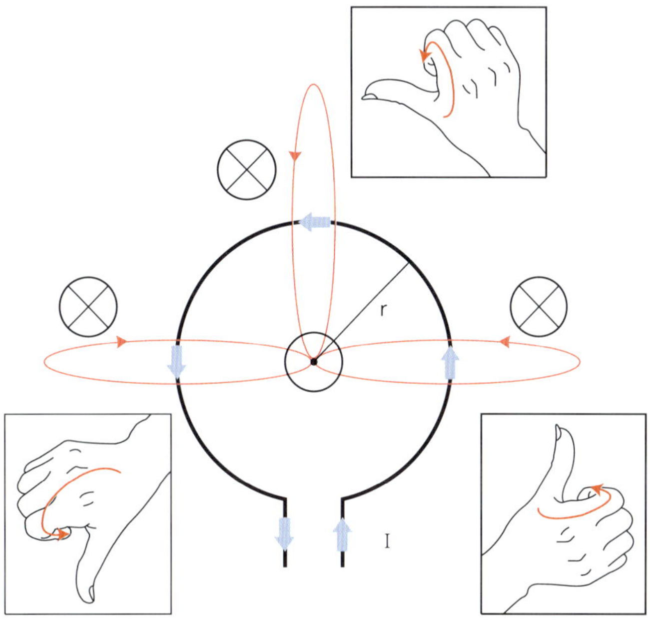

▲ 그림 2-11. 원형에서의 자기장

(3) 솔레노이드에서 자기장의 형성

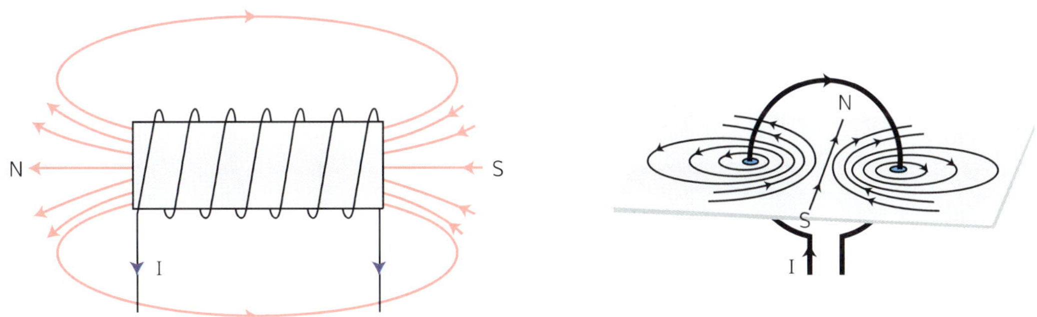

▲ 그림 2-12. 솔레노이드에서의 자기장

솔레노이드란 원형의 도선을 원통에 감아 만든 것이다. 위의 그림처럼 원형의 도선을 원통에 감은 후 전류를 흘리게 되면 직선, 원형과 마찬가지로 자기장이 형성되는데 자기장의 방향을 보면 원통 밖의 자기장은 모두 원통 안쪽(⊗)을 향하고 있지만 원통 안의 자기장의 방향은 모두 원통 바깥쪽(◉)을 향해 나온다. 따라서 원통 안에서 균일한 자기장이 형성되는 것이다. 이때 자기장의 세기는 도선을 감은 횟수와 전류에 비례하게 된다. 원형에서와 마찬가지로 비례 상수가 변하게 되는데 유도과정이 복잡함으로 생략하기로 한다.

$$B = knI[T]$$

$$k = 4\pi \times 10^{-7}[T \cdot m/A]$$

(B : 자기장의 세기, n : 감은횟수, I : 전류, k : 비례상수)

5 전자기 유도

전자기 유도란 전기(electricity)가 자기(magnetism)를 자기가 전기를 유도하는 현상이다. 이러한 전자기 유도는 뉴턴(Isaac Newton)의 제1법칙인 관성(inertia)의 법칙에 의존하게 된다. 관성의 법칙이란 초기 상태(initial)를 유지하는 현상인데 MRI에서 응용되는 전자기 유도는 이러한 자속(magnetic flux)의 변화에 대해 초기 상태를 유지하기 위해 전류가 유도되는 현상으로 설명할 수 있다.

1) MRI에 적용되는 전자기 유도의 현상

(1) 자기장과 전기장

임의의 한 도선 근처에 자석을 위치시키고 자석을 도선 안으로 밀어 넣었다가 잡아당기면 자석 주위의 자기장에 의해 도선에 전기장이 형성된다. 이때 멈춰있던 전자가 움직이게 되고 도선에 검류계를 설치하면 전류를 얻어 낼 수 있다. 즉, 자기장(magnetic field)의 시간 변화가 전기장(electrical field)을 형성한다. 이는 앞서서 얘기한 뉴턴의 제1법칙인 관성의 법칙에 의존한다.

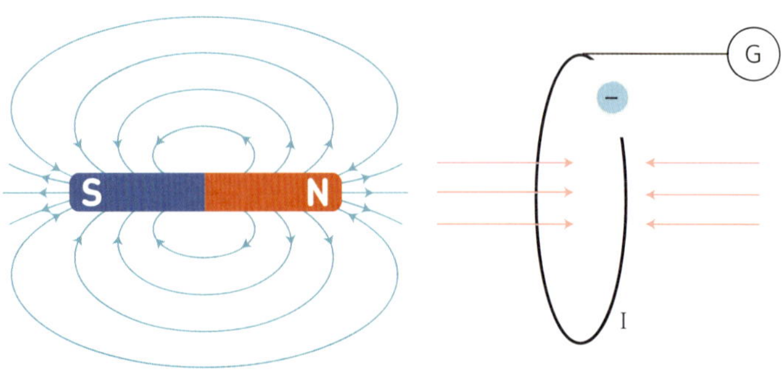

▲ 그림 2-13. 전자기 유도

(2) 전자기유도에서 관성의 법칙

A와 B는 솔레노이드를 이용해 유도전류를 얻어내는 과정이다. 이때 관성의 법칙이 작용하게 되는데 먼저 그림 A를 보도록 하자.

A는 솔레노이드 원통 바깥쪽에 자석이 위치해 있다. 이때 솔레노이드 원통 안의 자기장의 크기는 0이라고 가정을 하였다. 자석을 솔레노이드 원통 안으로 밀어 넣게 되면 원통 안의 자기장의 크기가 +1, +2로 점점 증가를 하게 되는데 이때 관성의 법칙에 의해 자연은 초기 상태인 0을 유지하기 위해 자석이 들어오는 반대 방향인 위쪽 방향으로 자기장을 형성하게 된다. 이때 앙페르의 오른손 법칙을 적용해 보면 엄지손가락 방향으로 전류가 흐르게 되어 결국 검류계에서 아래에서 위로 흐르는 유도전류를 얻어낼 수 있다.

B는 솔레노이드 원통 안쪽에 자석이 위치해 있다. 이때 솔레노이드 원통 안의 자기장의 크기는 자석에 의해 +2라고 가정을 하였다. 자석을 솔레노이드 원통 바깥쪽으로 잡아당기게 되면 원통 안의 자기장의 크기가 +1, 0으로 점점 감소하게 되는데 이때 관성의 법칙에 의해 자연은 초기 상태인 +2를 유지하기 위해 자석이 나가는 반대방향인 아래쪽으로 자기장을 형성하게 된다. 이때 앙페르의 오른손 법칙을 적용해 보면 엄지손가락 방향으로 전류가 흐르게 되어 검류계에서 위에서 아래로 흐르는 유도전류를 얻어 낼 수 있다.

이렇게 자기장의 시간 변화가 전기장을 만들어 유도전류를 얻어 낸다는 사실을 최초로 발견한 사람이 마이클 패러데이(Michael Faraday)이다.

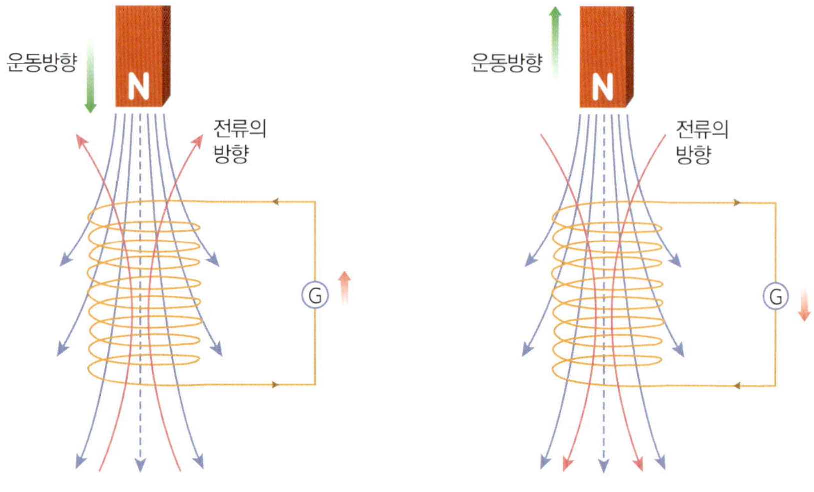

▲ 그림 2-14. 관성의 법칙에 의한 전자기유도 현상

(3) Faraday and Lenz의 법칙

자기장(magnetic Field)의 시간 변화가 전기장(electrical Field)을 형성하여 유도전류를 얻어낸다는 것이 Faraday의 법칙이다. 이러한 유도전류는 유도 기전력(V)로 나타내는데 그 이유는 이때 전류를 생성하는 힘이 유도 전력이기 때문이다. 유도 기전력(V)은 단위 시간당 자속의 변화율, 즉 자석을

움직이는 속도에 반비례하고 솔레노이드 원통에 코일을 감은 횟수에 비례하며, 자석의 세기에 비례하게 된다. 다시 말해 자석을 솔레노이드 원통에 넣었다 뺐다를 빨리할수록, 자석의 세기가 클수록, 솔레노이드 원통에 코일을 많이 감을수록 유도 기전력이 크게 생성되는 것이다. 이때 수식 앞에 '−' 부호가 붙어 있는 이유는 생성되는 유도 기전력이 관성의 법칙에 의해 자속의 반대방향으로 생성되기 때문이다. 요약하자면 자기장의 시간 변화가 유도 기전력을 생성한다는 것이 Faraday의 법칙이면 그 방향은 반드시 반대방향으로 생성된다는 것이 바로 Lenz의 법칙이다.

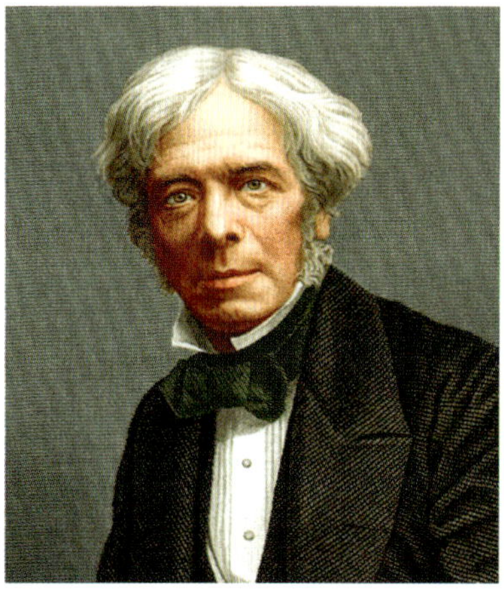

▲ 그림 2-15. Michael Faraday(1791∼1867)

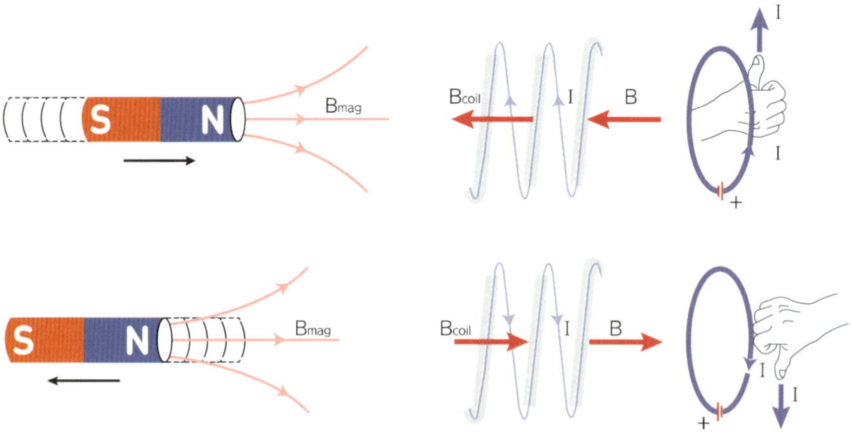

▲ 그림 2-16. 유도 기전력 생성에서의 Faraday and Lenz의 법칙

(4) RF 코일에서 신호 획득과정

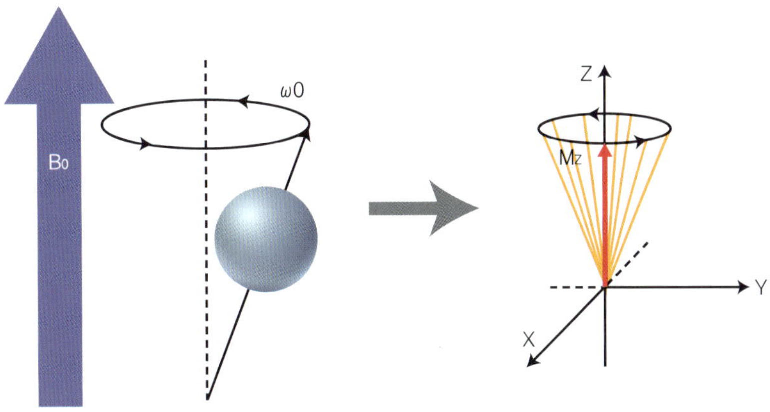

▲ 그림 2-17. 외부 자기장(B_0)에서의 스핀의 순자화와 신호획득

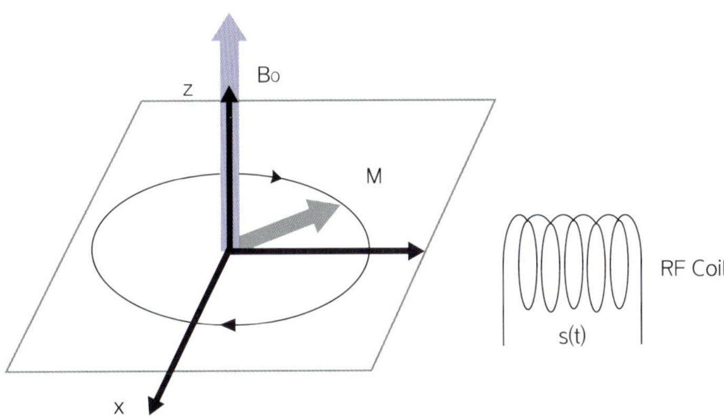

▲ 그림 2-18. RF 코일에서 신호획득

자기공명영상에서 RF 코일의 신호 획득 과정을 살펴보면 Faraday의 법칙에 의거한다는 사실을 알 수 있다. 인체가 외부 자기장에 놓이게 되면 순자화(net magnetization)가 일어나 수소원자는 Z축 방향을 향하게 된다. MRI에서 Z축 방향으로부터 신호를 획득할 수 없는 가장 큰 이유는 Z축 방향에서는 외부 자기장의 영향만을 받게 되는데 이 외부 자기장은 변화하지 않는 고정 자계이기 때문에 이로부터 나오는 신호 또한 변하지 않는 고정된 신호이기 때문이다.

순자화 상태에서 X축 방향에 RF 펄스(pulse)를 가하게 되면 새로운 자기장인 B1 Field가 생성되면서 수소원자는 Y축 방향으로 눕게 된다. 이때 수소원자를 Y축 방향으로 눕히는 것은 RF 펄스에 의한 것이고 누운 수소원자가 동위상(inphase) 상태를 유지하는 것은 새로 생긴 B1 Field 때문이다. 이때 RF 펄스를 끊게 되면 B1 Field가 사라지면서 수소원자는 오로지 외부 자기장(B_0)의 영향만을 받으며 탈위상(dephasing)이 된다. 즉, 수소원자가 RF 코일 주위를 가까워졌다 멀어졌다 하면서 이완(relaxation)을 하는 것이다. 다시 말해 X-Y평면을 돌고 있는 수소원자의 시간 변화는 자기장의 시간 변화로 유도전류를 생성하게 되고 그것이 RF 코일에 유도되어 신호를 획득하게 된다.

Chapter 03

자기공명영상의 기본원리

1 핵자기공명(Nuclear Magnetic Resonance : NMR)

핵자기공명(Nuclear Magnetic Resonance : NMR)이란 핵분자의 화학적이고 물리적인 현상을 바탕으로 핵과 전자의 전하 성질을 연구하고 이로 인해 생성되는 전자유도와 핵스핀으로 만들어지는 공명 현상으로 이를 통해 물질을 분석하는 자기공명분광법과 자기공명영상을 만들어 임상에 적용할 수 있다. 물질을 분석한다는 것은 원자나 전자가 가지고 있는 고유의 에너지 준위와 동일한 에너지를 인가했을 때 인가된 에너지 준위의 물질이 에너지를 흡수하고 안정된 위치로 에너지를 방출하며 이동할 때 방출된 에너지를 검출과 분석함으로써 원하는 물질의 분자구조를 알아내는 방법이다. 물질을 분석하는 방법으로는 X-ray를 이용한 분광법(spectroscopy)과 Ultraviolet(UV), Infrared(IR)을 이용한 분광법, 그리고 핵자기 공명을 이용한 핵자기공명분광법 등이 있다. 검출한 데이터를 분광법으로 표현하면 MRS이고 영상으로 표현하면 MRI라고 한다.

핵자기공명현상은 1930년 Rabi에 의해 분자가 여기되는 현상이 다양한 핵종으로 연구되었고, 1946년 스텐포드 대학의 Felix Bloch와 하버드 대학의 Edward Purcell은 물과 paraffin으로 흡수와 이완 효과를 이용한 물질의 분석을 연구하였다. 1971년 뉴욕대학의 Damadian은 인체에 적용할 수 있는 'Indomitable'이라 부르는 전신 MRI 장비를 고안하고 정상세포보다 암세포가 T1과 T2가 길다는 현상을 발견하여 암의 위치를 확인하는데 성공하였다. 1973년에는 Lauterbur가 경사자장을 개발하여 인체의 단면을 영상화할 수 있게 되었다.

일반촬영이나 전산화 단층촬영은 X선을 사용하며 X-선의 투과의 정도 또는 흡수의 정도에 따라 생기는 대조도를 영상화하는 방법이다. 자기공명영상(magnetic resonance imaging)은 자장(magnetic field)안에 물체(환자)를 위치하고 자기장의 세기(Tesla)에 맞는 라디오파(radio frequency : RF)를 인가하였다가 인체가 흡수한 에너지를 방출할 때의 차이로 대조도를 만들고 진단정보를 획득할 수 있다. 따라서 MRI의 영상변수(parameter)는 일반촬영과 CT 등의 영상 변수와 다르며 조직 고유의 특징인 내적인자(intrinsic factor)와 검사자가 원하는 영상을 얻기 위해 조정할 수 있는 외적인자(extrinsic factor)로 나눌 수 있다. 영상변수(parameter) 중 내적인자(intrinsic factor)는 검사방법에 따라서 변하지 않는 스핀밀도(spin density), T_1 이완시간, T_2 이완시간, 혈류(blood flow), 화학적 이동(chemical shift), 자기감수성(magnetic susceptibility), 확산(diffusion), 관류(perfusion) 등이 있으며 외적인자(extrinsic factor)에는 검사자가 장비 조작으로 검사방법을 바꿀 수 있는 반복시간(repetition time : TR), 에코시간(echo time : TE), 숙임각(flip angle : FA), 영상영역(field of view : FOV), 여기횟수(number of excitation : NEX), 절편두께(slice thickness), 절편간격(slice gap), 주파수폭(bandwidth), 매트릭스(matrix) 등이 있다.

또한 초음파 검사와 같이 비전리방사선을 사용하므로 인체에 무해하다는 장점 등이 있으며 높은 조직의 대조도와 형태적, 기능적 정보를 얻을 수 있고 환자 체위의 변화 없이 시상면(sagittal), 관상면(coronal), 횡단면(transverse), 사위(oblique)의 영상을 획득할 수 있다.

▼ 표 3-1. 핵자기공명의 발전사

연 도	연 구 자	내 용
1930	Isidor Isaac Rabi	다양한 핵종의 NMR 연구
1946	Edward Purcell & Felix Bloch	NMR 현상 발견
1975	Richard Ernst	Fourier Imaging
1977	Peter Mansfield	Echo Planar Imaging
1981	Robert N. Muller	Magnetization Transfer Imaging 개발
1988	Dumoulin	MR Angiography
1992	Peter Mansfield	Functional Imaging
1992	Seiji Ogawa	BOLD 기법, Functional MRI 발전 가속

2 자석과 자기장

자석(magnet)이란 간단하게 말하면 자기장(자장 또는 자계, magnetic field)를 만드는 물질을 말하며 물질을 끌어당기거나 밀어내는 성질을 갖는다. 우리가 일반적으로 과학시간에 사용하는 막대자석의 경우 영구자석으로 한번 자성을 가지면 영구적으로 성질을 유지하고, 자철광(Fe_3O_4, 사산화삼철)로 만들어져 있으며 한쪽 면은 양극을 갖고 한쪽 면은 음극을 갖는다. 이밖에도 네오티뮴과 붕소 그리고 철을 2 : 1 : 1로 혼합하여 만든 네오티뮴자석이 있다.

1) 자석(magnet)의 성질

자화는 물체가 자성을 갖는 현상을 말하며 자화된 물체를 자석이라고 한다. 예로 자기장 속에 쇠못이 들어가면 쇠못이 자석의 성질을 갖게 되는데 이 쇠못을 자화되었다고 말하며 자화된 쇠못은 막대자석과 같이 N극과 S극을 갖게 된다. 자기장이 없어져 자석의 성질을 잃으면 일시자석, 자성을 유지하면 영구자석이라 한다. 물체가 자기장 안에 들어가면 자화되는 현상을 자기유도(self induction)라 하며 자화되는 형태에 따라 강자성체, 상자성체, 반자성체, 페리자성체로 나눌 수 있다. 상자성체와 반자성체는 자화의 정도가 약하고 자기장 안에서 제거하면 자성이 없어진다. 강자성과 페리자성체는 자성이 강하고 자기장 밖으로 나와도 자성을 유지하는 영구자석(permanent)이다. 1895년 피에르 퀴리는 자성과 온도변화에 대해 연구하였는데 영구적으로 자성을 띄는 물체는 일정 온도 이상에서 자성을 잃는 현상을 발견하였고 기준이 되는 온도를 퀴리온도라 하였다. 높은 온도에서는 자기장에서 생성된 원자의 배열이 깨지게 되는데 페리자성체는 퀴리 온도가 낮다. 자석은 반드시 한쪽은 N극, 다른 한쪽은 S극으로 존재하고 자석의 한쪽 끝을 절단하면 절단 단면은 N극과 S극으로 나뉘게 된다.

- 자성 물질의 종류: 강자성체, 상자성체, 반자성페, 페리자성체
- 영구자석: 강자성체, 페리자성체
- 자석은 N극과 S극이 존재한다.

자력은 자석의 힘을 나타낸다. 즉 자석 주위에 있는 철을 당기고 미는 성질을 자성이라 하고 당기는 힘과 미는 힘이 강하면 자력이 강하다고 말한다. 자석 근처에 다른 자석을 가져가면 자력이 작용한다. 자석은 가까이 가면 당기는 힘이 강하고 멀리가면 당기는 힘이 약해진다. 즉 일정한 곳 밖으로 벗어나면 자석의 힘(자력)이 작용하지 못하게 되는데 이렇듯 자력이 작용하는 공간을 자계 또는 자장(magnetic field)이라 한다. 자석에 철분을 뿌리면 일정한 방향과 줄로 정렬하는 것을 알 수 있는데 이것은 자석의 N극에서 S극으로 자기의 힘을 가진 벡터로 나오기 때문이다. 프랑스의 철학자 René Descartes가 1644년에 천연자석(lodestones)에서 나오는 자력선을 그림으로 표현하였다(그림 3-1).

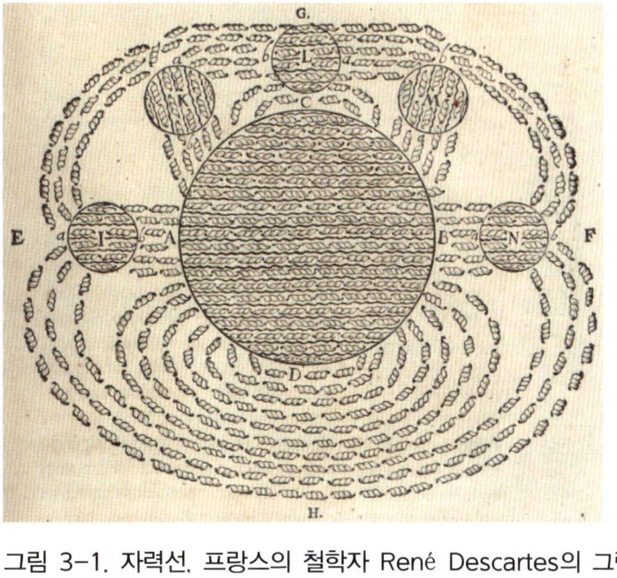

▲ 그림 3-1. 자력선. 프랑스의 철학자 René Descartes의 그림

자계의 세기가 큰 부분에는 자력선이 많고(자력선의 밀도가 높고), 작은 부분에는 자력선 수가 적다(자력선의 밀도가 낮다). 자극의 세기 1 [Wb]은 자극에서 1개의 자속(magnetic flux)이 나온다고 하고 이것을 1 [Wb]의 자속(magnetic flux)이라 부른다. 따라서 M [Wb]의 자화에서는 M개의 자속이 나온다. 단위 단면적을 통과하는 자속수를 자속밀도(magnetic flux density)라 하고, 단위는 $[Wb/m^2] = T$이다.

- 자력 : 밀고 당기는 자석의 힘
- 자계 : 자력이 작용하는 공간
- 자력선 : 자기장이 작용하는 방향을 나타내는 선(vector)
- 자속 : 자기장 안에 있는 어떤 면적을 통과하는 자기 유도선의 수
- 자속밀도 : 단위면적을 통과하는 자속의 양

2) 전류와 자석

앞에서 물체가 자기장에 들어가면 자기장에 의해 자석의 성질을 가질 수 있고 그 자석의 성질은 물체를 당기거나 밀어내는 성질을 갖는다고 설명하였다. 물체에 전류가 흐르면 주변에 자기장이 형성되어 자석과 같은 성질을 갖게 되는 것을 전자석이라 한다. 덴마크의 화학물리학자 Hans Christian Ørsted가 1820년 전기의 전류가 자기장을 만든다는 것을 처음 발견하였고 1824년 영국의 과학자 William Sturgeon는 전자석과 전자석을 이용한 모터를 발명하였다. 전자석은 전원을 켜면 자석의 성질이 생기고 전원을 끄면 없어지는 장점이 있어 우리 생활에 유용하게 사용되고 있으며 대표적인 예로는 모터와 제너레이터(generators), 변압기, 그리고 고철을 들어 올리는 기중기 등이 있다.

그림 3-2(a)와 같은 코일에 전류를 흐르게 하고 이것을 철편에 가까이 하면 철편은 조금씩 움직이나, 코일에 강하게 끌리지 않는다. 그러나 3-2(b)와 같이 코일 속에 철심을 넣으면 강력한 자석이 되어 철편을 잡아당긴다. 전자석에서는 코일의 전류를 차단하면 철심 속의 분자 자석이 다시 본래와 같이 제멋대로의 방향으로 향하게 되어 자력선은 없어지고 철심은 자성을 잃게 된다. 그러나 어떤 종류의 철은 코일의 전류를 차단해도 분자 자석이 같은 방향으로 정렬된 상태로 남아있어 자석으로 작용을 지속한다.

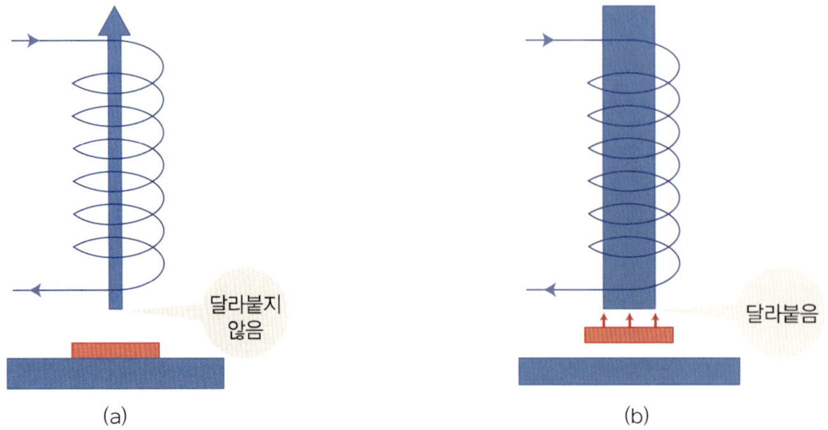

▲ 그림 3-2. 코일과 전자석의 비교

그림 3-3에서 두꺼운 종이에 구멍을 뚫어 전선을 통과시킨 후 종이 위에 철분을 뿌리면 철분을 중심으로 여러 개의 원 모양으로 배열된다. 이 현상으로 전선에 전류가 흐르면 전선을 중심으로 원 모양의 자계가 형성되는 것을 알 수 있다. 이렇게 전류에 의해서 발생하는 자력선은 도체의 각 부위의 수직면에서 발생하고, 그 세기는 전류에 비례하며 도체에서의 길이에 반비례한다.

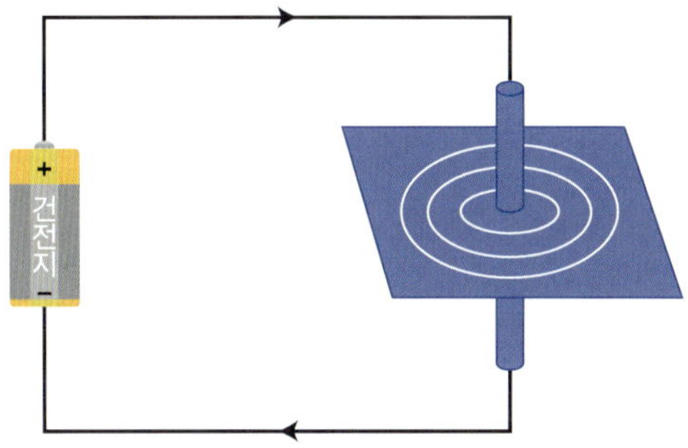

▲ 그림 3-3. 전류와 자계의 관계

그림 3-4(a)과 같이 나침반을 놓으면 전류가 진행하는 방향을 기준으로 시계 방향으로 자계(전류)가 생긴다. 앙드레 마리 앙페르는 전류가 북에서 남으로 흐르면 자침 N은 동쪽을 가리키고 반대로 전류의 방향을 남에서 북으로 흐르면 자침의 방향도 서쪽으로 바뀐다. 이러한 현상으로 전류의 흐름과 자침의 방향의 관계를 알 수 있으며 도선에 전류가 흐르면 자력선의 방향을 할 수 있다. 앙페르(Ampere)의 오른 나사 법칙은 전류의 방향이 나사의 진행방향과 같게 하면 자력선의 시계방향으로 생기는 현상을 말해준다.

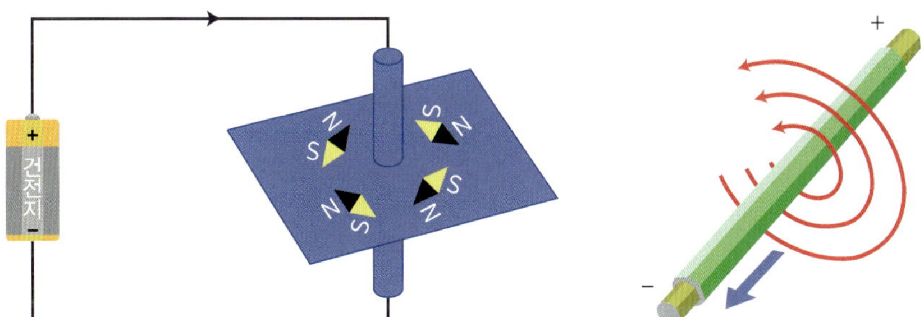

(a) (b)

▲ 그림 3-4. 전류와 자력선의 관계

솔레노이드(Solenoid)는 촘촘하게 도선을 원통형으로 말아 놓은 것을 말하는데 도선에 전류를 흐르게 하여 전자석을 만든데 주로 사용된다. 전류의 세기에 따라 자기장의 세기가 비례하고 단위면적 당 코일의 수가 많을수록 전류의 세기가 커지고 따라서 자기장의 세기가 커짐을 이용하여 강력한 자기장을 얻을 수 있다. 암페어의 오른 나사의 법칙에 따라 철심 안의 원에서는 3시, 9시, 12시 방향에서에서 자력선이 생성된다(그림 3-5).

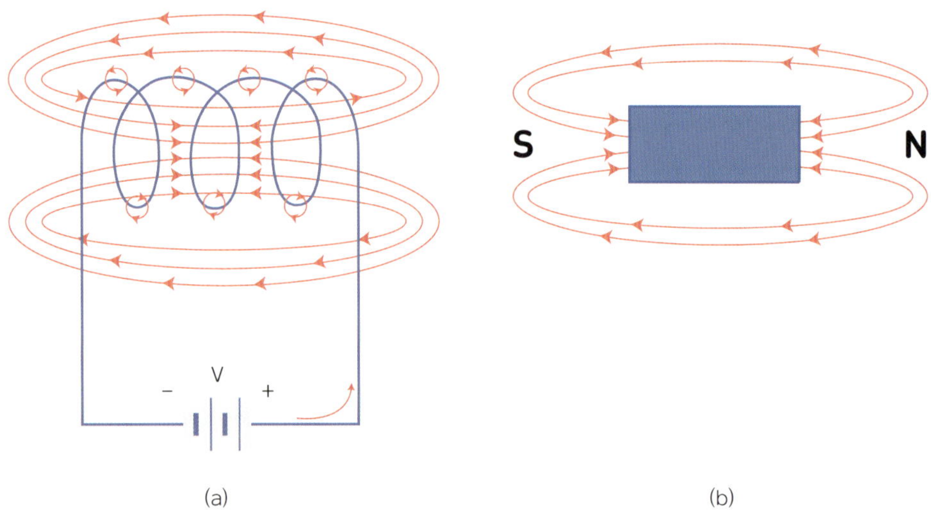

▲ 그림 3-5. 솔레노이드(Solenoid)의 모양

3 핵자기공명의 기본원리

1) 핵스핀의 이해

우리가 살고 있는 지구는 자전과 공전을 한다. 자전은 지구가 일정한 축을 기준으로 도는 것이며 공전은 태양을 기준으로 돈다. 지구가 자체의 축으로 도는 현상을 스핀(spin)이라고 한다. 많은 원자와 전자는 본인의 축을 기준으로 도는 스핀이라는 성질을 가지고 있다. 스핀의 성질을 갖게 되는 것은 원자핵의 구조로 설명할 수 있다. 원자핵은 핵과 전자로 구성되어 있고, 핵은 양성자와 중성자로 이루어져 있다. 그리고 질량수는 양성자와 중성자의 합을 말한다. 일반적인 원자는 원자번호와 양성자수, 중성자수가 동일하다.

- A = Z + N

$$^{A}_{Z}X$$

* A : 질량수, Z : 원자번호, N : 중성자수

- 일반적인 원소 : 원자번호 = 양성자수 = 중성자수

동위원소(isotope)는 원자번호(Z)는 같고 중성자수(N)가 다른 원소를 말한다. 핵자기공명에서 사용되는 원자는 아래와 같은 규칙에 따른다.

- A(질량수) : 짝수, Z(원자번호) : 짝수
- A(질량수) : 짝수, Z(원자번호) : 홀수[N : 홀수]
- A(질량수) : 홀수 [Z : 짝수, N : 홀수 또는 Z : 홀수, N : 짝수]

1922년 오토 슈테른과 발터 게를라흐는 슈테른-게를라흐 실험을 통해 자기장 내에서 전자와 원자 또는 원자구성 입자들의 공간적인 방향이 양자화 된다는 양자역학을 증명하였다. 진공상태에서 중성 은을 증발시켜 생성된 원자빔이 자기장을 통과할 때 둘로 갈라지는 현상을 실험을 통해 발견하였으며 이 현상이 곧 자기모멘트의 영향이라고 설명하였다. 균일하지 않은 자기장에서는 양쪽 극에서 작용하는 힘이 서로 다르기 때문에 실험에 사용한 은이 휘어지는 현상을 일으키며 이때 휘어지는 정도는 자기장의 세기에 비례한다. 이러한 실험을 통해 양자역학으로 스핀양자수(spin quantum number : I)는 질량수(A)가 짝수이고 원자번호(Z)가 짝수인 경우는 '0'이 되어 스핀이 상쇄되어 사용할 수 없으며, 질량수(A)가 짝수이고 원자번호(Z)가 홀수인 경우는 스핀 현상은 있으나 실제 사용할 수 없으며 질량수(A)가 홀수인 경우는 스핀양자수가 분수가 되어 자기공명에 사용할 수 있다. 외부 자장이 걸리지 않는 경우, 주어진 핵종의 모든 스핀 상태 에너지가 같아지고 모든 스핀 상태 점유도도 거의 같게 된다. 표 3-2와 같이 스핀을 가진 핵으로는 ${}^{1}_{1}H$, ${}^{2}_{1}H$, ${}^{13}_{6}C$, ${}^{14}_{7}N$, ${}^{17}_{8}O$, ${}^{19}_{9}F$ 등이 있다.

▼ 표 3-2. 다양한 스핀 양자수

원 소	^{1}H	^{2}H	^{12}C	^{13}C	^{16}O	^{17}O	^{19}F	^{31}P	^{35}Cl
핵스핀 양자수	1/2	1	0	1/2	0	5/2	1/2	1/2	3/2
스핀상태 개수	2	3	0	2	0	6	2	2	4

스핀을 가지고 있는 핵의 스핀 상태는 스핀의 양자수 개수로 판단할 수 있으며 표 3-3의 예와 같이 2I+1의 스핀 상태로 이것은 스핀양자수(I)를 이용하여 구할 수 있다.

▼ 표 3-3. 스핀 양자수 공식의 예

원 소	스핀 양자수	스핀의 공식	스핀 상태 개수	스핀 양자수
핵스핀 양자수	1/2	2(1/2) + 1	2	−1/2, 1/2
스핀상태 개수	3/2	2(3/2) + 1	4	3/2, −1/2, +1/2, +3/2

전자석을 만들 때 전류가 흐르는 도체에 금속물질을 움직이면 자기장이 형성되는 것과 같이, 전하를 갖고 있는 물질은 운동이 있을 경우 주변에 자기장을 형성하게 된다. 일반적인 핵종은 양성자와 중성자를 갖지만 수소는 양성자 하나만을 갖는다. 수소 핵은 양의 전하를 갖고 스스로 자전을 하여 주위의 자장을 형성하는데 이는 지구가 자장의 힘을 갖는 것과 같다. 수소핵은 이렇게 핵자기모멘트(nuclear magnetic moment)를 띄고 있고 우리 몸의 70% 이상을 차지하고 있으며 자기공명영상을 만드는데 중요한 핵종이다. 수소 핵은 표 3-2에서 설명한 것과 같이 스핀양자수를 1/2로 가지며 시계 방향

(+1/2)과 반 시계 방향(−1/2) 두 가지의 스핀을 가지고 있어 모멘트(μ)도 각각 반대 방향으로 나타난다. 수소 주위에 외부의 자장이 존재하게 되면 그림 3-6과 같이 모든 수소핵은 외부 자장과 나란한 방향과 반대 방향으로 자기 모멘트를 가진다.

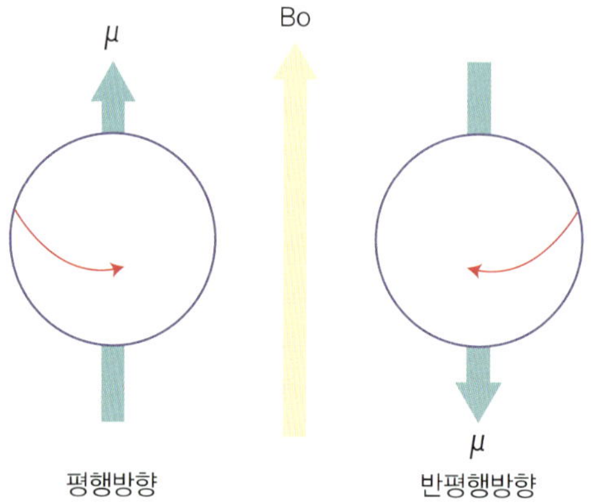

▲ 그림 3-6. proton의 두 가지 스핀상태

염소(Chlorine) 핵의 경우는 −3/2, −1/2, +1/2, +3/2의 네 가지의 에너지 준위가 된다. +3/2과 −3/2의 스핀 상태는 각각 걸어준 외부 자장에 나란하고 역 방향이다. +1/2과 −1/2 스핀 상태는 그림 3-10의 벡터 모델과 같이 중간 상태의 배열을 하고 있다(그림 3-7).

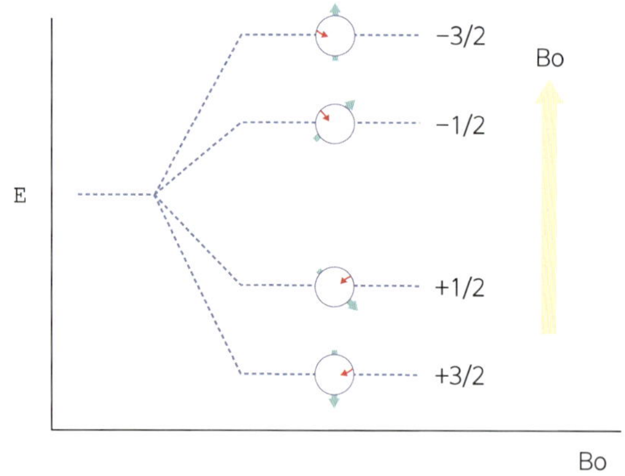

▲ 그림 3-7. 외부자장 유·무에 따른 염소 원자의 스핀상태

자기장 밖에 존재하는 원자는 흡수에너지가 한 가지만 존재하지만 자기장 속으로 들어가면 에너지 준위가 분리되는 Zeeman effect가 발생하며 이는 위에서 언급했듯이 스핀양자수(I)가 1/2일 때 발생한다. 자연상태에서 높은 에너지 준위의 물질은 자기 자신의 에너지를 방출하면서 안정된 상태로 돌아가는 현상과 같이 높은 에너지의 스핀은 낮은 에너지의 스핀으로 돌아가려는 성질이 있다(그림 3-8).

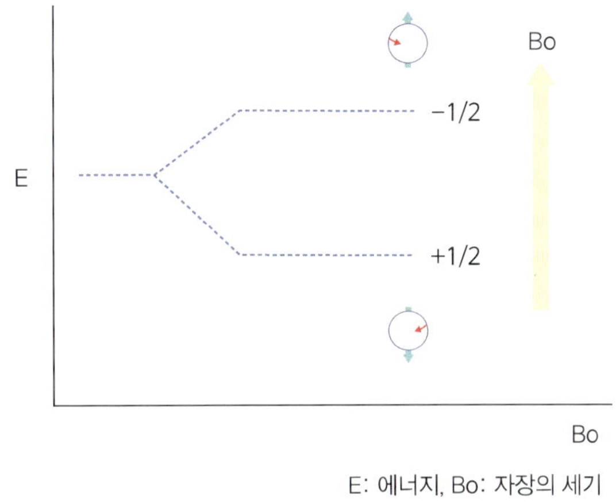

▲ 그림 3-8. 외부자장 유·무에 따른 proton의 스핀 상태

에너지 흡수는 양자화되는 과정으로 흡수된 에너지는 두개 스핀 상태의 에너지 차이와 같다. 실제로 이 에너지 차이는 외부 자장 B_0 세기의 함수이다. 외부 자장이 클수록 스핀 상태간의 에너지 차이도 커진다.

- $E_{흡수} = (E_{-1/2상태} - E_{+1/2상태}) = h\nu$
- $E = f(B_0)$

에너지 준위는 갈라지는 크기의 정도도 핵종 마다 다르다. 각각의 핵종(수소, 염소 등)은 상이한 전하량과 질량을 가지므로, 각 운동량에 대한 상이한 비율의 자기 모멘트(magnetic moment) 또는 자기 쌍극자 모멘트(magnetic dipole moment)를 나타낸다. 전류 I가 흐르는 전류 고리에서 자기 쌍극자 모멘트 m의 크기는 전류와 고리의 면적 A을 곱한 값이며 방향은 오른손 법칙에 따른다(그림 3-9).

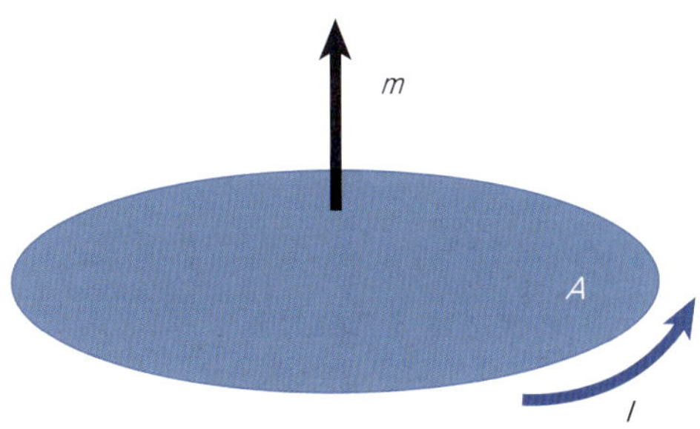

▲ 그림 3-9. 전류와 자기장에 대한 자기모멘트

- $m = IA$

  * m : 자기 쌍극자 모멘트, I : 전류, A : 면적

핵의 각 운동량은 $h/2\pi$ 단위로 양자화 되어 있으므로, 최종식의 형태는 아래와 같다.

- $\Delta E = f(\gamma B_0) = h\nu$
- $\Delta E = \gamma (h/2\pi)B_0$

$$\Delta E = (267.512\times10^{6}\text{radT}^{-1}\text{S}^{-1})(6.63\times10^{-34}\text{Js})(1.5\text{T})/2(3.14\text{rad})$$
$$= 4.23\times10^{-26}\text{J}$$

자연상태에서 낮은 에너지의 spin의 수가 높은 에너지의 spin 수 보다 많게 되는 것을 boltzmann distribution이라 하고 자기장의 세기가 클수록 낮은 에너지의 spin 수는 증가한다.

Proton에서 외부 자장의 세기가 약 1.5 T일 때, 공명은 약 63.9 MHz에서 일어난다. $\Delta E = h\nu$식을 이용하면, proton의 두 스핀 상태간의 에너지 차이는 4.23×10^{-26}J로 계산된다. 두 에너지간의 차이가 너무 작기 때문에 실온에 의한 열에너지만 해도 두 스핀 상태 에너지 준위를 모두 채우기에 충분하다. 아래 식에 의해 핵스핀 Boltzman 분포비가 얻어진다.

- $N-/N+ = e^{-\Delta E/kT}$
  - * N- : 낮은 에너지의 spin
  - * N+ : 높은 에너지의 spin
  - * T : 절대온도
  - * k : boltzmann constant

상온 25℃(298K)에서 1.5T 장비에서의 높은 에너지와 낮은 에너지의 스핀의 차이는 위 공식에 의해

$$N-/N+= e^{\Delta E/kT} = e^{-(4.23\times10^{-26J})/(1.381\times10^{-23J/K^{-1}})(298K)}$$
$$= 0.999897225$$

$$\therefore\ N- : 0.499997$$
$$N+ : 0.500003$$

이렇게 낮은 spin의 에너지와 높은 spin의 에너지의 차이를 잉여 점유도(excess population)라고 부른다.

▼ 표 3-4. MR에서 사용하는 주파수에 따른 1H 잉여 핵의 변화

주파수(MHz)	20	40	60	80	100
잉여 핵	3	6	9	12	16

1.5T에서 63.9 MHz의 공명주파수를 가하면 위아래 두가지의 spin 상태에 있는 proton이 전이된다. 표 3-4에서 보듯이 주파수에 따라 잉여 핵의 수가 달라지며 잉여 핵으로 인해 공명현상을 관측할 수 있다. 위와 아래 상태의 점유도 똑같다면 우리는 신호(signal)를 관측하지 못하게 되는데 이런 상태

를 포화되었다고 한다. 자기공명에서는 낮은 에너지의 스핀 상태에 매우 작은 양의 여분이 있다는 것(잉여 점유도)이 매우 중요하며 낮은 점유도에 따라 작은 신호를 감지하기 위해서는 매우 민감하고 정교한 detector가 필요하다.

NMR 기기의 주파수를 증가시키면 두 스핀 상태간의 에너지 차이도 같이 커진다(그림 3-10).

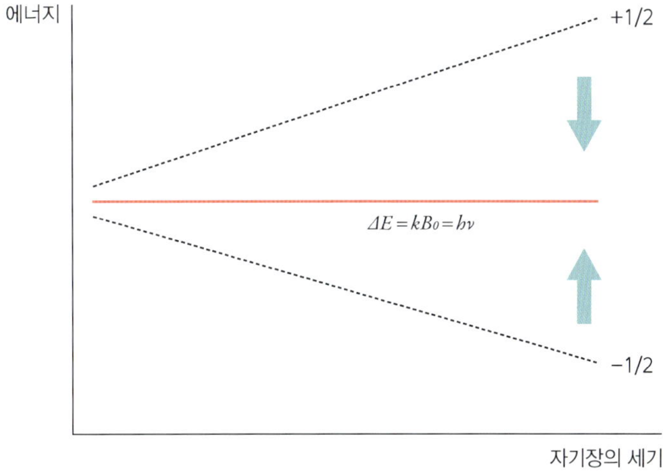

▲ 그림 3-10. B_0의 함수로서의 스핀 상태 에너지 갈라짐

즉, 잉여 점유도가 증가하게 된다. 표 3-4에서 작동 주파수 증가에 따른 잉여 점유도의 증가가 나타나 있다. 이 표를 보면 1.5T를 사용하는 것 보다 3.0T의 장비를 사용하는 이유를 알 수 있다. 3.0T를 사용하면 상대적으로 1.5T 보다 높은 주파수를 사용하게 되고 더 많은 수의 핵이 전이를 일으키기 때문이다. ^{13}C과 같은 핵은 자연계에 적게 존재하고(1.1 %) 수소보다 탐지 주파수가 매우 낮기 때문에 높은 자장의 장비를 사용하여야 신호를 관측할 수 있다.

물체 또는 계에서는 자기모멘트와 각운동량의 비율을 나타내는 자기회전비율(γ : gyromagnetic ratio)로 세차운동을 한다.

- ω_o(F) = γB_0
  - * ω_o(F) (Larmor) : 세차주파수(MHz)
  - * γ : 자기회전율(gyromagnetic ratio)
  - * B_0 : 외부자기장의 세기(Tesla)

외부 자장이 걸리면 핵은 자신의 회전축을 중심으로 각 주파수 ω로 세차운동을 하는데 이 주파수를 Larmor 주파수라고 한다. Proton이 세차운동을 하는 주파수는 외부 자장에 직접 비례하고, 자장의 세기가 클수록 주파수는 커진다. Proton에서 1.5 Tesla(15,000 Gauss)의 자장이 걸리면 세차운동 주파수는 대략 63.9 MHz가 된다. 세차운동은 빠르기를 표시할 때 회전축이 자장(B_0)을 중심으로 1 sec에 몇 회전을 하는지를 표시하며 이를 세차주파수라고 하고 단위는 Hz(1/sec)를 쓴다.

▼ 표 3-5. 핵종이 공명을 일으키는 외부 자장의 세기와 흡수 주파수

핵종	자연존재비	외부자장세기 B_0(Tesla)	자기회전비(MHz/T)	Spin 양자수
^{1}H	99.98 %	1.0	42.6	1/2
		1.5	63.9	
		3.0	127.8	
^{2}H	0.016 %	1.0	6.5	1
^{13}C	1.108 %	1.0	10.7	1/2
^{19}F	100.0 %	1.0	40.0	1/2
^{31}P	100.0 %	1.0	17.2	1/2

4 순자화(Net magnetization, M)와 공명(resonance)

자기 쌍극자를 지닌 핵들은 외부에서 걸어준 자장에 대하여 같은 방향으로 세차운동하는 낮은 에너지준위의 핵과 반대방향으로 세차운동하는 높은 에너지준위의 핵으로 양분된다. 즉, 핵들의 배열은 자장에 평행하거나 반 평행 하는 두 가지 경우를 갖는다. 이때 핵스핀의 분포는 Boltzman 분포에서와 같이 자장과 평행인 경우가 조금 더 많다(그림 3-11(a)). 서로 반대방향으로 향하고 있는 스핀들은 핵자기 쌍극자가 서로 상쇄되어 외부에서 볼 때 마치 없는 것처럼 보여서 서로 상쇄되지 않은 여분의 핵자기 쌍극자들의(그림 3-11(b)) 벡터 합만 관찰하게 된다(그림 3-11(c)). 이 전체 자기 쌍극자를 우리는 벡터 M으로 표시하며, 개별적인 핵 자기 쌍극자를 μ라 하면 순자화 M은 수식으로 표시하면 다음과 같다.

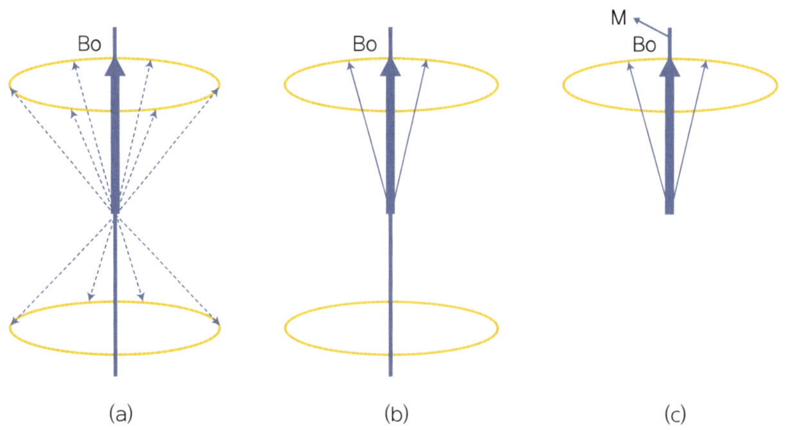

▲ 그림 3-11. (a) 외부자장을 중심으로 팽이 운동하는 각 스핀의 핵자기 모멘트(μ)
(b) 외부자장과 평행한 핵스핀과 반대방향의 핵스핀이 상쇄되고 남은 핵스핀들
(c) 남은 핵스핀들의 벡터 합으로 이루어진 전체 자기 모멘트(M)

$$M = \Sigma \mu$$

이 자장력을 종자화(longitudinal magnetization)라고 부른다. 이렇게 형성된 magnetic vector는 하나의 신호를 지니며, 이 신호를 직접 수신하면 환자 고유의 자장을 쉽게 측정할 수 있을 것 같지만 사실은 불가능하다. 왜냐하면 외부자장과 나란한 방향이기 때문에 측정할 수가 없다. 일단 평화로이 돌고 있는 proton을 교란시켜야 하며, 이러한 목적으로 RF pulse를 보낸다.

Proton은 외부 자장에서 세차운동(precession)을 하기 때문에 에너지를 흡수한다. 지구 중력장의 영향으로 팽이는 축을 중심으로 흔들거리거나 또는 세차운동을 한다. 회전하는 핵도 인가된 외부 자장의 영향으로 비슷한 운동을 한다(그림 3-12).

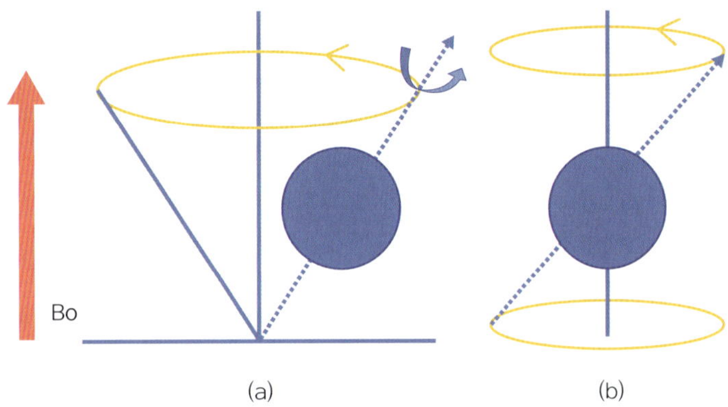

▲ 그림 3-12. (a) 팽이의 세차운동(중력) (b) 핵의 세차운동(외부자기장)

핵이 전하를 띄고 있으므로, 세차운동을 하면 같은 주파수의 진동 전기장이 나타난다. 이 주파수의 라디오파 주파수가 세차운동 중인 proton에 가해지면 그 에너지는 흡수된다. 즉, 가해지는 주파수가 핵의 세차운동의 주파수와 일치할 때 두개의 전기장의 상호작용을 하여 스핀의 변화가 일어나게 되는 것이다. 이것을 공명(resonance)이라고 한다(그림 3-13).

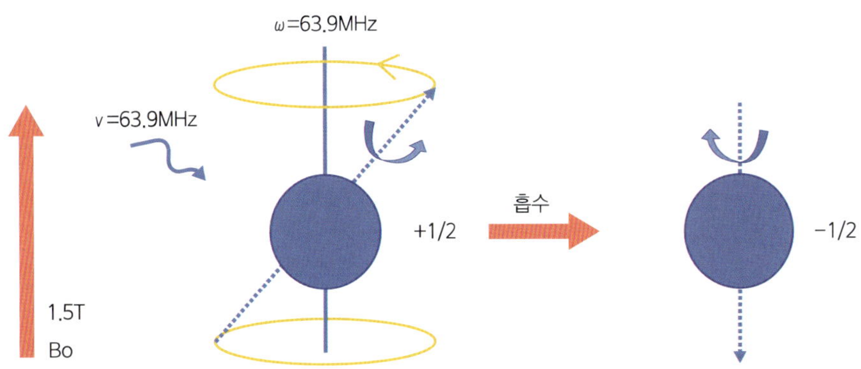

▲ 그림 3-13. 핵자기공명(NMR) 과정 : $v = \omega$일 때 흡수가 일어남

위에서 언급했듯이 세차주파수와 proton에 인가하는 주차수가 동일할 때에만 proton이 라디오파로부터 충분한 에너지를 얻는다. 즉 공중에서 비행기를 주유할 때 같은 속도로 나란하게 비행해야만 주유기를 통해 주유할 수 있는 것과 동일하다. 동일한 주파수를 인가하면 낮은 에너지 상태의 proton이 에너지를 얻어 높은 에너지 상태의 핵이 되고 일부 proton은 RF에 노출되어 노출되기 이전의 배열에서 그 반대방향으로 쏠리고 일부는 transverse 방향으로 쏠리는 magnetic vector를 형성한다(그림 3-14).

Anti – logitudinal(–Z)방향은 longitudinal (+Z)방향의 proton과 서로 상쇄되고 transverse에 위치한 것만 남게 된다. 이때 transverse magnetization이 net magnetizaton이다. 즉, 숙임각이 90°인 RF pulse를 맞았을 때 원하는 90° 각도로 넘어가는 것을 나타낸 것이며, 이 각은 RF를 걸어 주는 인가시간과 세기에 의해 결정된다.

이러한 현상을 외부 어느 지점에서 보면 transverse(횡축)로 쏠린 proton들이 회전을 하면서 자기장을 형성하여 전류의 변동을 일으키고 detector는 발생되는 전류의 변화를 감지하여 회전하는 것과 proton의 양을 알 수 있다. 이렇게 여러 proton이 하나의 원주를 그리면서 도는 상태를 동위상(in–phase)이라 하며 동위상(in–phase)일 때 가장 신호가 크게 된다. RF의 인가를 중단하게 되면 동위상에 있는 proton들은 위상을 잃기 시작하는데 이러한 과정을 탈위상(dephase)라고 하고 신호는 점차 약해지게 된다. 횡자화가 줄어들기 시작하면서 동시에 종자화의 크기가 생긴다는 의미이다. 시간이 지나면 결국 횡자화는 완전히 소멸되고 그 이후에 종자화가 회복을 계속해서 원래의 상태로 복귀한다. 이런 종류의 신호를 FID(Free Induction Decay)라고 한다(그림 3-14).

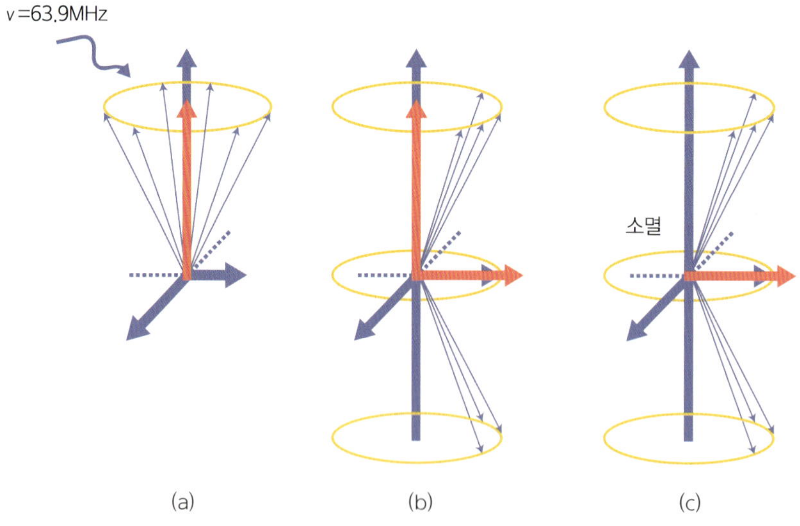

▲ **그림 3-14.** (a) 외부자장을 걸면 그 자장을 따라 새로운 자기 벡터가 생김
(b) RF 펄스를 주면 종축자기화는 감소하지만 새로운 횡축자기화가 생김
(c) RF 펄스에 따라서 종축자기화는 완전히 소실될 수도 있다.

5 자기공명에서 사용하는 단위

	단위	설명
자력선(Mx)	Maxwell(Mx)	1(Mx) = 1개의 자력선
자속(Wb)	Weber(Wb)	1(Wb) = 1×10^8(Mx)
자속밀도	Gauss(G)	1(G) = 1(Mx/cm^2)
	Tesla(T)	1(T) = 1(Wb/m^2)
		1(T) = 10,000(G)
자기회전율(γ) (Gyromagnetic ratio)	Gamma(γ)	γ = Hz/gauss(또는 MHz/T)
주파수(f)	Hertz(Hz)	1(MHz) = 1×10^6(Hz)
주기(T)	Second(s)	1(μs) = 1×10^{-6}(s)
각속도(ω)	rad/s	$\omega = 2\pi/T$, $\omega = 2\pi f$ [rad/s]
경사자장 크기	gauss/cm, mT/m	
경사자장의 변화율	T/sec	
Magnet의 균질도	PPM(part per million)	
화학적 이동단위	ppm(part per million)	
특수흡수율 (specific absorption rate)	SAR	SAR = watt/Kg

참고문헌

1. 대한방사선사협회 : 자기공명기술학, 고문사, 1996.
2. 김유현 외 : 전기·전자의 기초, 대학서림, 1999.
3. 문석식 외 : 분광학적분석입문, 지유아카데미, 1998.
4. 이성우 외 : 자기공명영상학, 대학서림, 1994.
5. Abraham, R.J., J. Fisher, and P. Lofus : Introduction to NMR Spectroscopy, 2d ed., John Wiley and Sons, New York, 1989.

Chapter

04 이완

자기공명영상의 고유인자(intrinsic parameter)에는 수소밀도(spin density), T1 이완시간(T1 relaxation time), T2 이완시간(T2 relaxation time), 혈류(flow) 등이 있으며, 이들은 각각 독립적인 요소이다.

여기에서 자기공명영상 신호(signal)에 영향을 주는 가장 기본적인 요소는 수소밀도(spin density)라고 생각할 수 있다. 이에 따라 각 조직이 충분한 수소원자를 가지고 있다면 강한 MR신호를 예상할 수 있지만, 수소원자가 존재하지 않는다면 MR신호를 예상할 수 없다. 그러나 자기공명영상 신호에 영향을 주는 것은 수소원자의 존재 여부가 아니라 수소원자가 분자 내에서 어떻게 결합되어 있는가 하는 것이다. MR 신호생성에 유용한 수소원자 농도의 측정을 수소밀도(spin density)라고 한다. MR영상의 신호 강도(SI: Signal intensity)는

$$\text{SI(signal Intensity)} = N(H) \times (1 - e^{-TR/T1}) \times (1 - e^{(-TE/T2)})$$

위와 같은 수식으로 표현할 수 있다. 위 식에서 $N(H)$는 수소밀도를 나타낸다.

즉 조직 내 수소밀도가 높을수록 신호도 더 강하게 되어 MR 영상은 더 좋을 것이다(표 4-1). 결국 위의 수식으로 볼 때 각 조직의 신호강도는 수소밀도 뿐만 아니라 각 조직의 T1, T2 이완시간(relaxation time)에 따라 좌우되는 것을 알 수 있다.

▼ 표 4-1. 여러 조직의 상대적 스핀밀도

조 직	상대적 스핀밀도	조 직	상대적 스핀밀도
근육(Muscle)	100	비장(Spleen)	92
백질(White matter)	100	간(Liver)	91
지방(Fat)	98	혈액(Blood)	90
뇌척수액(Cerebrospinal fluid)	96	췌장(Pancreas)	86
신장(Kidney)	95	폐(Lung)	1-5
회백질(Gray matter)	94	공기(Air)	〈 1

1 이완(Relaxation)

자장 내 순자화 상태의 스핀들이 주파수 펄스(radio frequency pulse, RF pulse)에 의해 횡축자기화(transverse magnetization)가 된 후 RF펄스를 차단하면 원래의 종축자기화(longitudinal magnetization)로 되돌아가는 현상을 **이완**(relaxation)이라 한다.

일반적으로 횡축자기화는 고 에너지상태, 여기상태라고 표현하고, 종축자기화는 저 에너지상태, 기저상태, 또는 평형상태라고 표현한다.

앞장에서 설명했던 것을 복습해보자.

예를 들어 환자가 MRI 장치 내에 위치하게 되면, 인체 내 스핀(spin)들은 자장의 방향과 같은 방향에 따라 놓여지며 이것은 종축방향으로 표현된다(그림 4-1). 자장 내의 스핀들의 서로 상쇄되어 합벡터가 되고 외부 자장과 일치하기 때문이다(그림 4-2).

여기에 자장 내에 놓여진 스핀들이 가지고 있는 주파수와 동일한 공명 주파수 펄스를 인가하면 종축자기화는 감소되고, 횡축자기화가 생성된다(저 에너지상태 → 고 에너지상태)(그림 4-3).

이때 RF펄스를 차단하면 스핀들은 에너지를 방출하며 횡축자기화는 소실되기 시작하고, 원래 크기의 종축자기화로 돌아가게 된다(고 에너지상태 → 저 에너지상태)(그림 4-4).

이와 같이 스핀들이 에너지준위가 높은 상태에서 낮은 상태로 되돌아가는 것을 이완(relaxation)이라고 한다.

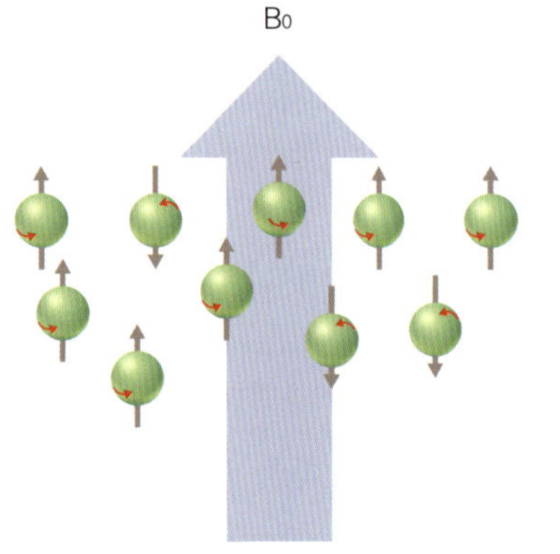

▲ 그림 4-1. 자기공명영상장치 내에서의 환자의 자장방향

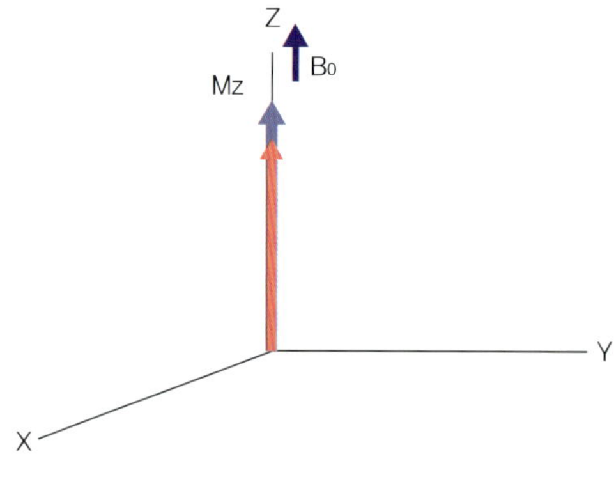

▲ 그림 4-2. 인체 내의 스핀들은 서로 상쇄되어 Z축 방향으로 순자기화 된다.

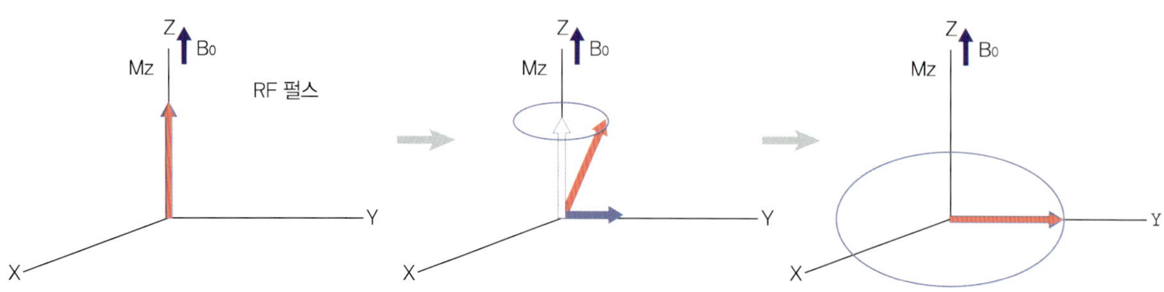

▲ 그림 4-3. 90도 RF 펄스를 인가하면 종축자기화는 감소하고 횡축자기화가 생성된다.

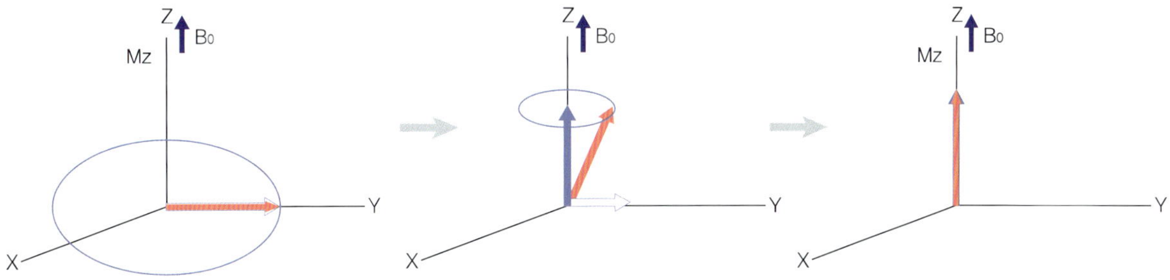

▲ 그림 4-4. RF 펄스 중단 후 횡축자기화의 감소와 종축자기화의 회복

1) T1 이완(T1 relaxation)

스핀들은 순자화 상태에서RF 펄스를 인가하게 되면, 여기 상태(excited state)로 되고, RF 펄스를 차단하면 평형상태(equilibrium state)가 된다. 즉, 스핀들은 자장을 경험하게 되면 순자화가 되고, 종축자기화 성분(Mz)은 최대가 된다. 이 상태에서 RF 펄스를 인가하면 스핀들은 횡축자기화 성분(Mxy)은 생성되고, 인가된 RF 펄스를 차단하면 횡축자기화 성분(Mxy)는 감소하며, 종축 자기화 성분(Mz)은 다음과 같은 수식으로 시간에 따라 증가한다(그림 4-5).

$$Mz = Mo\,(1 - e^{-t/T1})$$

이때 종축자기화 성분(Mz)의 63% 회복되는 시간을 T_1 이완시간(T_1 relaxation time)이라고 한다. 이와 같이 T1은 스핀들이 평형상태(기저상태)로 회복될 때 인접한 주위 물질, 격자(lattice)로 에너지를 방출하기 때문에 스핀 격자 이완시간(spin-lattice relaxation time)이라고도 한다. 종축자기화의 86%에 도달하기 위해서는 T1이완시간의 2배, 95%는 T1의 3배가 걸리며 평형상태의 회복은 T1이완시간의 약 5배가 걸린다(그림 4-6).

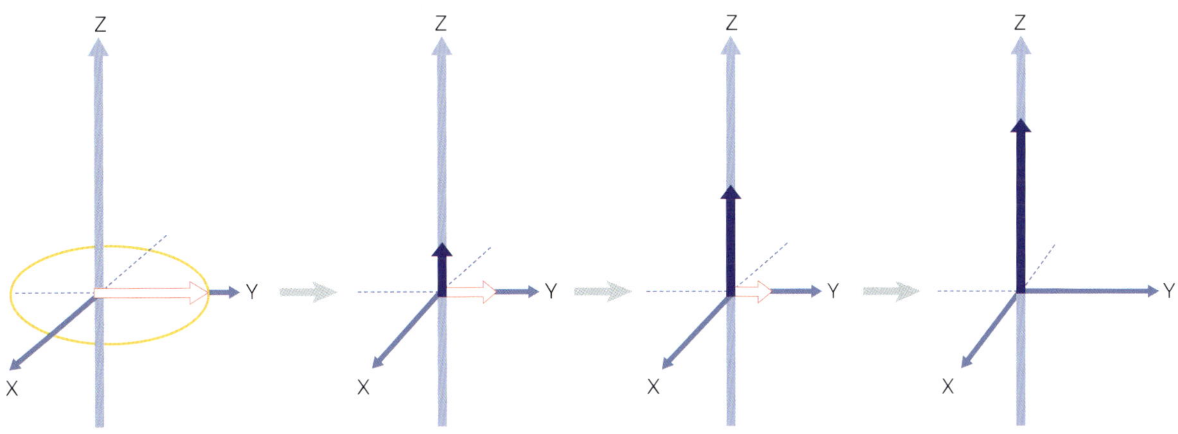

▲ 그림 4-5. RF 펄스 중단 후 종축자기화의 회복은 Mz축을 따라 일어나는 것으로 표현된다.

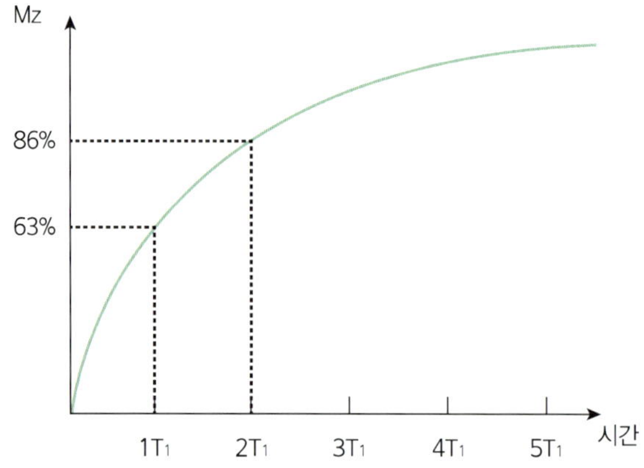

▲ 그림 4-6. 90° RF pulse를 받은 뒤의 종축자기화 $Mz = Mo(1-e^{-t/T1})$으로 회복하는데 63%까지의 회복시간을 T1으로 정의하며, 5T1의 시간 경과 후에는 99.326%가 회복된다.

1) T1 이완시간(T1 relaxation time)과 영향 인자

T1 이완시간은 조직에 따라 각각 다르다(표 4-2). 그것은 RF 펄스를 중단하면 스핀이 흡수했던 에너지를 방출하는 데 있어 여러 인자에 의해 차이가 나기 때문이다. 즉, 핵의 형태, 자장의 세기, 온도, 스핀의 점성도, 분자의 크기, 상자성 이온이나 분자의 존재 등에 따라 차이가 난다. 예를 들면 스핀의 세차주파수가 주변 격자와의 진동수와 일치할 때 가장 효과적인데 여기에는 분자의 크기도 관계된다. 순수한 물에서 아주 작은 물 분자의 세차주파수는 스핀의 공명주파수보다도 높으므로 스핀과 물 분자 사이에 에너지의 교환은 거의 없게 된다. 크기가 큰 분자도 운동속도가 느리므로 낮은 세차주파수를 갖게 되어 마찬가지의 결과를 나타낸다. 지방과 같은 중등도 크기의 분자인 경우에는 세차주파수가 라모어 주파수에 동등하여 에너지 전달이 효과적으로 이루어지며 결과적으로 이완시간이 단축된다(그림 4-7).

이와 같이 분자의 세차주파수가 라모어 주파수보다 느리거나 빠르면 T1은 길어지며, 분자의 세차주파수가 라모어 주파수에 가까울 때 이완시간이 단축된다.

▼ 표 4-2. 1.0 T의 자장세기에서 각 조직의 T1 이완시간

조직(Tissue)	T_1(ms)	조직(Tissue)	T_1(ms)
지방(Fat)	180	근육(Muscle)	600
간(Liver)	270	혈액(Blood)	800
백질(White matter)	390	뇌척수액(Cerebrospinal fluid)	2,000
비장(Spleen)	480	물(Water)	2,500
회백질(Gray matter)	520		

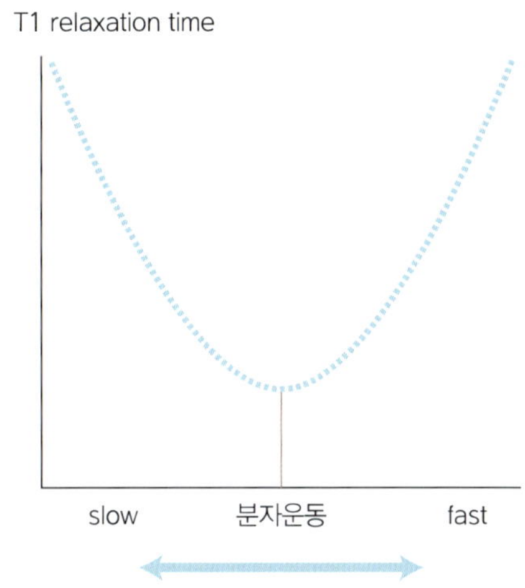

▲ 그림 4-7. 분자의 세차주파수가 라모어 주파수보다 느리거나 빠르면 T_1은 길어지며, 분자의 세차주파수가 라모어 주파수에 가까울 때 이완시간이 단축된다.

T1 강조영상에서는 T1이 짧으면 밝게 나타나고 T1이 길면 어둡게 나타난다.

1) T2 이완(T2 relaxation)

T1 이완과 마찬가지로 종축자기화 성분(Mz)이 최대인 상태에서 RF 펄스를 인가하면 스핀들은 횡축자기화 성분(Mxy)은 최대가 되고, 인가된 RF 펄스를 차단하면 횡축자기화 성분(Mxy)는 다음과 같은 수식으로 시간에 따라 감소한다.

$$\mathrm{Mxy} = Mo \times e^{-t/T2}$$

이때 횡축자기화 성분(Mxy)의 37% 감소되는 시간을 T2 이완시간(T2 relaxation time)이라고 한다(그림 4-8).

위와 같이 각각의 스핀들은 횡축자기화 성분(Mxy)은 최대가 될 때 위상이 같은 동위상(in phase)에 놓이게 된다(그림 4-9). 그러나 RF 펄스를 차단하면 횡축자기화 성분(Mxy)은 감소하기 시작한다. RF 펄스를 중단하면 스핀들이 각각 서로 다른 세차주파수를 갖게 되어 동위상에서 벗어나 탈위상(dephasing)을 하기 때문이다(그림 4-10). 즉, 각각의 스핀들은 서로 다른 운동속도로 인해 이웃하는 스핀들에 영향을 주고 받으며, 그 결과 한 스핀은 다른 스핀에 에너지를 잃게 된다. 이처럼 T2 이완은 핵들에 의한 에너지 손실과 관련된다. 횡축이완에서는 한 스핀으로부터 다른 스핀으로 에너지가 이동되므로 스핀-스핀 이완(spin-spin relaxation)이라고 한다.

좌표상에서는 XY 평면상의 자기 합벡터의 감소를 말하며 평형자기화(종축자기화)에 대한 수직 또는 횡단면에서의 에너지 상실을 의미한다.

횡축자기화는 T2 이완의 5배 시간 경과 후에는 0.006%가 감소된다.

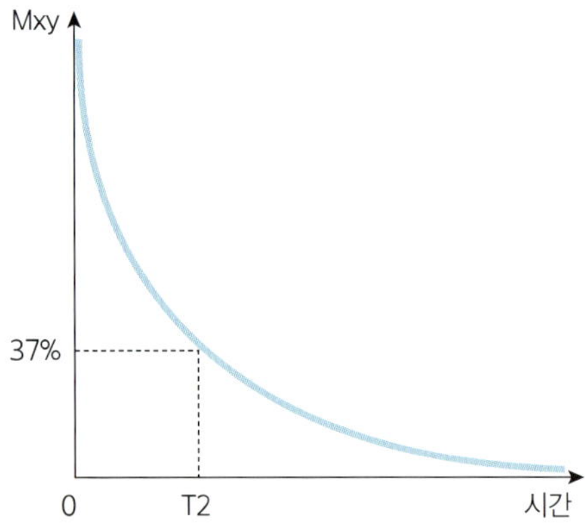

▲ 그림 4-8. T2 이완시간은 Mxy의 37%까지 감소시간으로 정의한다.

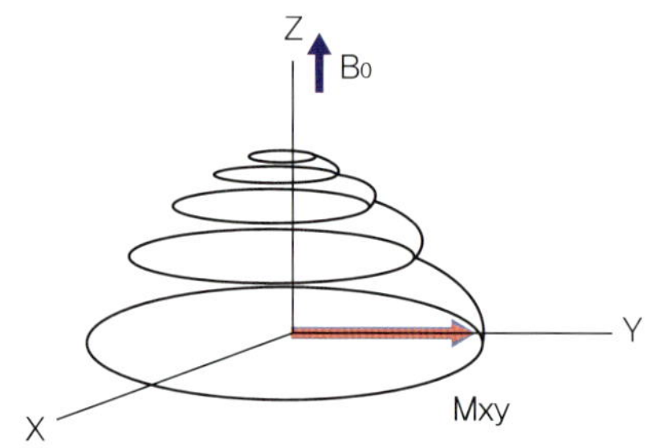

▲ 그림 4-9. 90도 RF 펄스 후의 횡축자기화(동위상)

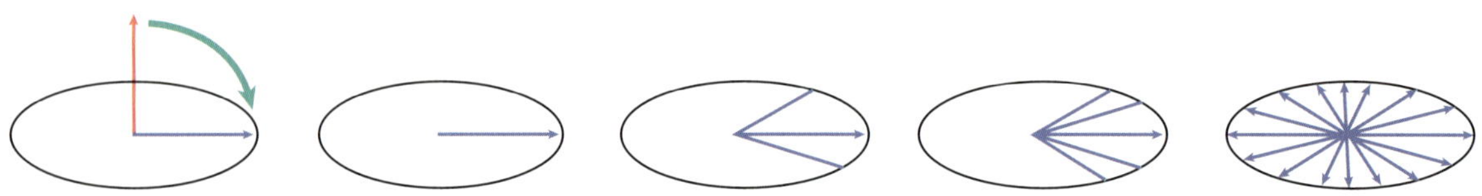

▲ 그림 4-10. 90도 RF펄스 차단 후 탈위상(dephasing)

1) T2 이완시간(T2 relaxation time)과 영향 인자

T2 이완도 T1 이완처럼 각 조직의 특성에 따라 차이가 있으므로 T2 이완시간은 조직에 따라 각각 다르다(표 4-3).

▼ 표 4-3. 1.0T 자장세기에서 각 조직의 T2 이완시간

조직(Tissue)	T1(ms)	조직(Tissue)	T1(ms)
근육(Muscle)	40	회백질(Gray matter)	100
간(Liver)	50	혈액(Blood)	180
비장(Spleen)	80	뇌척수액(Cerebrospinal fluid)	300
지방(Fat)	90	물(Water)	2500
백질(White matter)	90		

물 분자들은 수소양성자들 간의 스핀스핀 상호작용은 적기 때문에 작은 탈위상으로 T2 이완시간이 길고, 고체인 경우에는 스핀간의 상호작용이 많이 일어나기 때문에 가장 많은 탈위상으로 T2 이완시간이 짧고, 지방과 단백질과 같은 물질들은 물과 고체의 중간정도의 탈위상으로 T2이완시간은 중간정도이다(그림 4-11).

따라서 T2 강조영상에서 긴 T2를 가진 조직은 밝게, 짧은 T2를 가진 조직은 어둡게 나타난다.

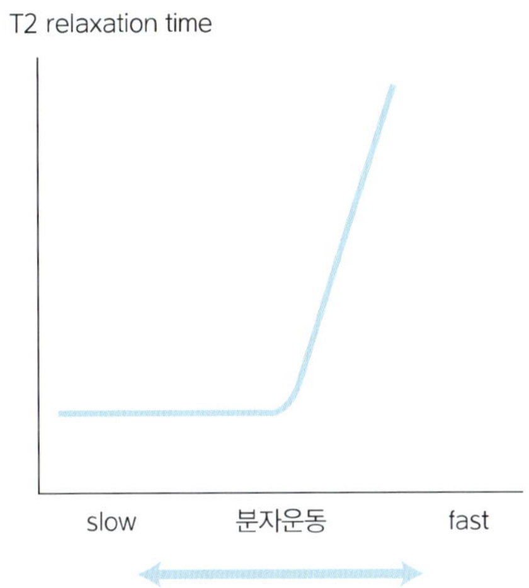

▲ **그림 4-11.** 물 분자들은 수소양성자들 간의 스핀 스핀 상호작용은 적기 때문에 작은 탈위상으로 T2이완시간이 길어진다.

1) T2* 이완(T2* relaxation)

종축자기화에 90도 RF 펄스를 가하여 얻어진 횡축자기화의 감소는 실제적으로는 훨씬 빠르게 진행된다. 그것은 인접한 스핀의 국소자장과 외부 자장의 비균일성 때문이다. 외부자장의 아주 작은 비균일성도 신호에 영향을 미치게 되며 각 스핀들의 세차주파수를 다르게 하여 실제로는 T2 이완보다 짧은 T2* 이완을 하는 것이다. 이와 같이 T2* 이완은 스핀과 스핀의 상호작용과 자기장의 불균일성으로 인해 발생한다(그림 4-12).

그러므로 T1이완이 가장 길고, T2 이완, T2* 이완 순이다.

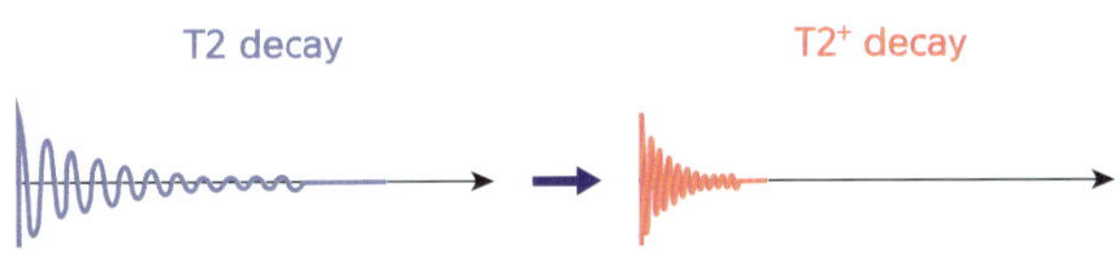

▲ **그림 4-12.** T2* 이완은 스핀과 스핀의 상호작용과 자기장의 불균일성으로 인해 발생한다.

2 T1과 T2 강조 영상

T1이완과 T2이완은 서로 독립적인 요소이고, T1이완시간이 T2이완시간보다 훨씬 길다. 자장이 1.0T인 경우에 각 조직의 T1이완시간은 180msec~2,000msec, T2이완시간은 40msec~300msec이다.

1) T1 강조영상(T1 weighted imaging)

인체 내의 조직에 따라서 T1이완시간이 각각 다르다(그림 4-13). TR(repetition time)을 짧게 하면 종축자기화가 아직 완전히 회복되지 않은 상태이므로 조직들 간의 신호 차이를 크게 할 수 있다. TR을 짧게 하면 T1이완시간이 빠른 조직과 느린 조직과의 대조도를 크게 할 수 있다. 그리고 TE(echo time)를 짧게 하면 횡축 성분을 최소화시킬 수 있다(그림 4-14).

T1 강조영상은 TR이 짧고 TE가 짧다.

T1 강조영상은 지방-백질-회백질-뇌척수액 순으로 신호밝기가 약해진다.

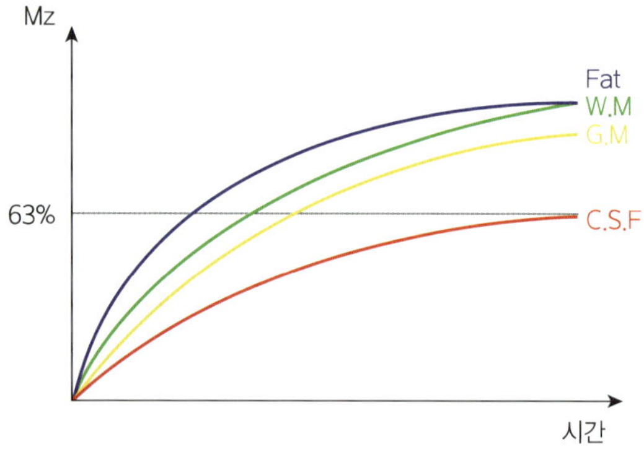

▲ **그림 4-13.** 뇌 조직에서의 T1이완시간의 차이

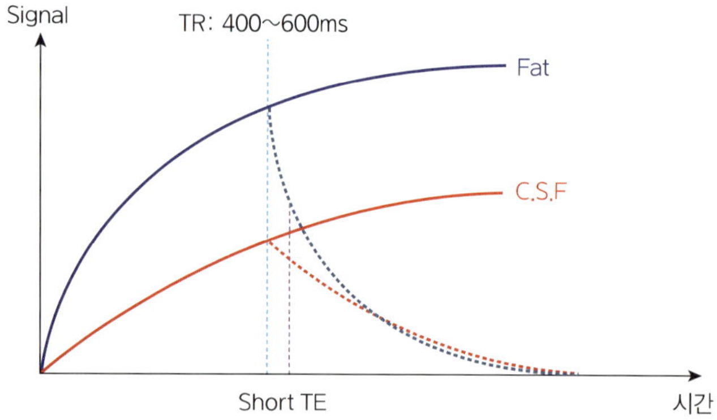

▲ **그림 4-14.** TR을 짧게, TE를 짧게 하면 T1 강조영상을 얻을 수 있다.

1) T2 강조 영상(T2 weighted imaging)

인체 내의 조직에 따라서 T2이완시간이 각각 다르다(그림 4-15). TE를 길게 하면 T2이완의 차이를 최대한 크게 하여 조직들 간의 T2 대조도를 높일 수 있다. TR을 길게 함으로써 조직들 사이의 종축이완 차이를 최소화시킬 수 있다(그림 4-15). TE를 길게 하면 T2차이에 의한 신호 강도 차이가 커지며 TR을 아주 길게 하면 모든 조직이 종축자기화를 완전히 회복하게 되어 각 조직의 T1 차이는 신호에 영향을 주지 않게 된다.

따라서 TR과 TE를 길게 하면 T2 강조영상을 얻을 수 있다(그림 4-16).

T2강조영상은 TR이 길고 TE가 길다.

T2강조영상은 지방-백질-회백질-뇌척수액 순서로 신호가 강해진다.

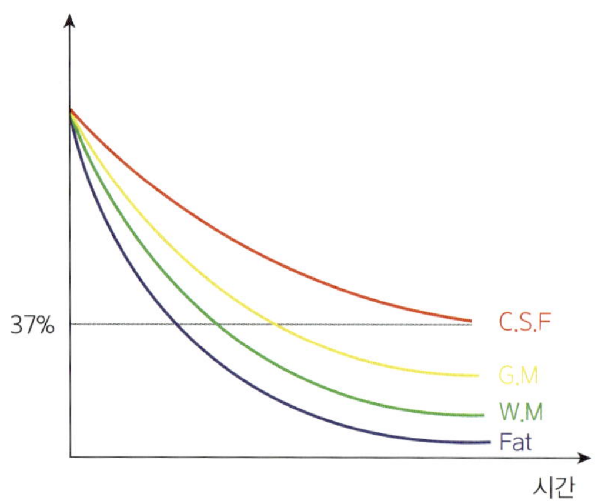

▲ **그림 4-15.** 뇌 조직에서의 T2이완시간의 차이

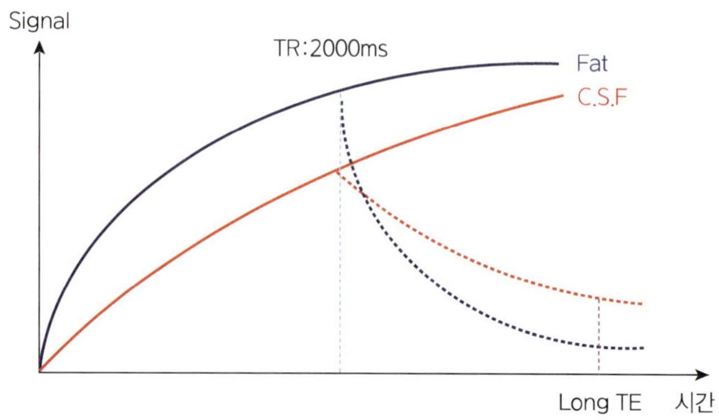

▲ **그림 4-16.** TR과 TE를 길게 하면 T2 강조영상을 얻을 수 있다.

참고문헌

1. 박수성 외: 자기공명영상학, 서울: 대학서림. 43-58, 1994.
2. 사단법인대한방사선사협회, 자기공명기술학, 서울: 고문사. 29-44, 1998
3. 진료영상연구회, 대한자기공명기술학회, 서울: 대학서림. 15-69, 2014.
4. 방사선MR연구회, MRI the basics, 서울: 정담미디어: 55-112, 2012
5. 최관우, 2018 MR 입문강좌, 서울: 대한자기공명기술학회. 7-21, 2018.
6. Anthony BW, Physics of Radiology, New York: Prentice-Hall, 379-389, 1993.
7. Catherine W, Carolyn K, MRI in Practice, London: Blackwell Science, 11-27, 1993.
8. Peggy W, Roger DF, MRI for technologists, New York: McGraw-Hill, 29-36, 1995.
9. Hans HS, 한국쉐링 역, MRI made easy, 서울: 한국쉐링, 13-63, 1993

Chapter 05

영상의 대조도와 강조영상

영상의 대조도(Image Contrast)

자기공명영상은 다른 영상장치의 영상과 비교할 때 가장 우수한 장점으로 인체의 연부 조직에 대한 대조도를 잘 나타내 주는 것이며 이에 관련된 영상의 대조도 특성도 여러 변수에 의존한다. MRI에서 영상의 대조도에 영향을 주는 여러 기전을 이해하는 것이 중요한데 영상에서 밝은 부분과 어두운 곳이 존재한다면 이것은 영상의 대조도를 가진 것이다. MR 영상에서 밝게 나타난 부분은 횡축자기화 성분이 크게 존재하여 수신용 coil에 큰 신호가 수신된 경우이고 어둡게 나타난 곳은 다른 곳보다 횡축자기화 성분이 적어서 적은 신호가 수신된 경우이다. 이런 기전이 MR영상에서 대조도를 형성하는 것이며 일반적으로 자기공명영상에서 대조도를 설명할 때는 주로 물과 지방으로 설명되어 진다.

MRI의 대조도를 나타내 주는 인자는 고유 인자와 부가 인자로 나눌 수 있다.

1 고유 인자(Intrinsic factor)

MRI 대조도의 특성을 나타내는 변수 중 고유인자에는 T_1 relaxation, T_2 relaxation, PD, chemical shift, flow phenomena, magnetic susceptibility 등을 들 수 있다.

1) T_1, T_2, Proton Density

자기공명영상은 PD, T_1 Recovery, T_2 Decay라는 기전으로 각각의 대조도 영상을 얻는데 Proton Density는 그 조직의 단위 용적 당 proton의 수로 나타낸다. T_1, T_2, PD 인자는 부가 인자 중 TR과

TE를 조절하여 그 특성에 맞는 대조도의 강조영상을 만들어 임상적으로 이용하고 있다.

(1) 물과 지방의 T_1 Recovery(Longitudinal Recovery)

지방은 Brownian 운동이 비교적 느리기 때문에 지방산과 결합된 탄소의 세차주파수에 가까워서 에너지를 쉽게 흡수 방출하며 본래의 상태인 종축자기화 방향으로 빨리 돌아간다. 그래서 지방은 T_1 시간이 매우 짧다.

이것에 비해 물의 T_1 회복은 물의 Brownian 운동이 물의 세차주파수 보다 빠르기 때문에 높은 에너지 수준에 있는 양성자는 에너지를 주위 물질에 빨리 전달하지 못해 본래의 방향인 종축자기화로 느리게 회복된다. 결국 물은 지방보다 T_1 시간이 매우 길며 자장의 세기가 증가하면 T_1 시간도 길어진다. 이러한 이유는 Larmor 방정식에서 세차주파수는 외부 자장의 세기에 따라 달라지는 것을 알 수 있다.

(2) 물과 지방의 T_2 Decay(Transverse Relaxation)

공명주파수를 인가한 후 XY평면에서 물과 지방의 T_2 붕괴는 원자핵들이 서로서로 자신들의 에너지를 주위의 일정한 핵들과 교환하는 상호작용에 의해 일어나며 지방에서의 수소는 주위의 핵들과 에너지교환이 효율적이고 빠르게 흩어지기 때문에 T_2 시간이 짧다. 그러나 물의 T_2 붕괴는 지방에서 보다 비효율적이고 XY평면에서 천천히 흩어지므로 T_2 시간이 지방보다 매우 길다.

2) 화학적 이동(Chemical Shift)

MRI는 인체를 구성하고 있는 많은 원자 가운데 가장 많으며 자장에 대한 감수성이 제일 좋은 수소 원자 중 양자의 외각 전자가 홀수인 것을 이용해 영상화하는데 수소 원자가 탄소와 결합하면 지방이 되고 지질(Lipid)이라는 거대분자로 구성되어 있다. 또 수소원자는 산소와 결합하여 물이 된다. 수소원자가 어떤 원자와 결합되느냐에 따라 주자장의 영향에 차이를 보이는데 수소원자가 탄소와 결합하면 탄소보다 전자 결합력이 커서 수소원자 주위에 전자구름이 형성되고 이 전자구름은 주자장의 영향을 차폐 하게 되어 결국 주파수가 낮게 된다. 수소원자가 산소와 결합하면 전자 친화력이 산소 쪽이 강해서 전자구름은 산소 주위로 형성되고 수소 원자는 주자장의 영향을 직접 받으므로 주파수는 물이 지방보다 높게 나타난다. 이 주파수 차이는 1.5 T에서 220 Hz이고 화학적 이동은 3.5 ppm이다. 이러한 주파수차이는 지방과 물이 같이 있는 곳(안구, 신장, 자궁)에서 주파수 부호화방향으로 화학적 이동 인공물(chemical shift artifact)을 만든다. 화학적 이동 인공물은 지방이 낮은 주파수 방향으로 이동하여 주파수가 낮은 쪽은 신호 손실로 인해 어둡게 보이고 높은 주파수 쪽은 신호 조영효과로 인해 강한 신호로 나타난다. 최근임상에서 주파수 방향에서의 화학적 변이를 이용해 MR spectroscopy를 시행하고 있다. MRS기법에서는 chemical shift가 강하게 나타날수록 더욱 주변의 신호와 구별할 수 있기 때문에 주 자장이 클수록 유리하다(1.5 T 이상).

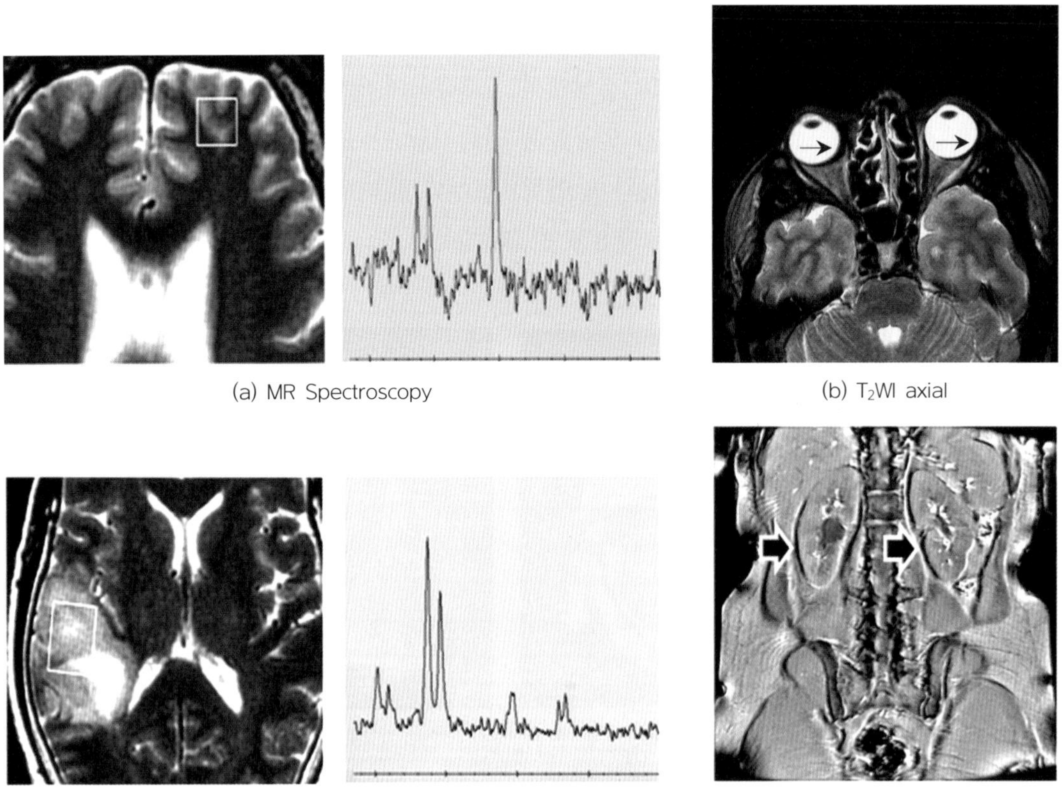

(a) MR Spectroscopy (b) T_2WI axial

(c) 병변 MRS (d)

▲ 그림 5-1. 화학적 이동에 대한 영상

(a) MR spectroscopy에 대한 영상이다. 관심영역의 spectrum을 구해 정상 자료와 비교 분석하는 것으로 자장의 크기가 클수록 각각의 물질에 대한 spectrum을 잘 구별할 수 있다.

(b) 정상인의 안구를 T_2 강조해서 얻은 영상으로 물 성분은 강한 신호를 나타내고 그 외 조직들은 검게 보이고 있다. 화살표로 표시된 것을 보면 조직이 없는 것처럼 보이는데 이것은 지방이 주파수가 낮은 쪽으로 이동해서 나타나는 화학적 이동 인공물이다.

(c) 악성 종양에 대한 MRS 영상으로 정상적으로 보여야 할 NAA 신호는 보이지 않고, 악성종양 대사에 관여되는 Choline이 증가되어 보이고 있다.

(d) 물과 지방간의 주파수 차이에 의해 생긴 화학적 전이 인공물이 화살표로 표시되어 보이고 있다. 이 인공물은 자장의 세기, Bandwidth 크기, 그리고 지방소거법을 이용 조절하여 인공물의 정도 크기를 조절할 수 있다.

3) 흐름 효과(Flow effect)

혈액과 같은 유체의 인체 내 흐름은 MR 영상에서 신호강도에 영향을 주기도 하고 공간적 위치를 변화시켜 위상 부호화 방향으로 혈류에 의한 인공물을 만들기도 한다. 생체의 일정한 영상 절편 내 혈류의 흐름은 단면적으로 들어오는 유입효과와 단면적으로부터 흘러나가는 유출효과를 이용하여 자기공명 혈관조영술에 응용하는 고유인자이다(제 8장 참고).

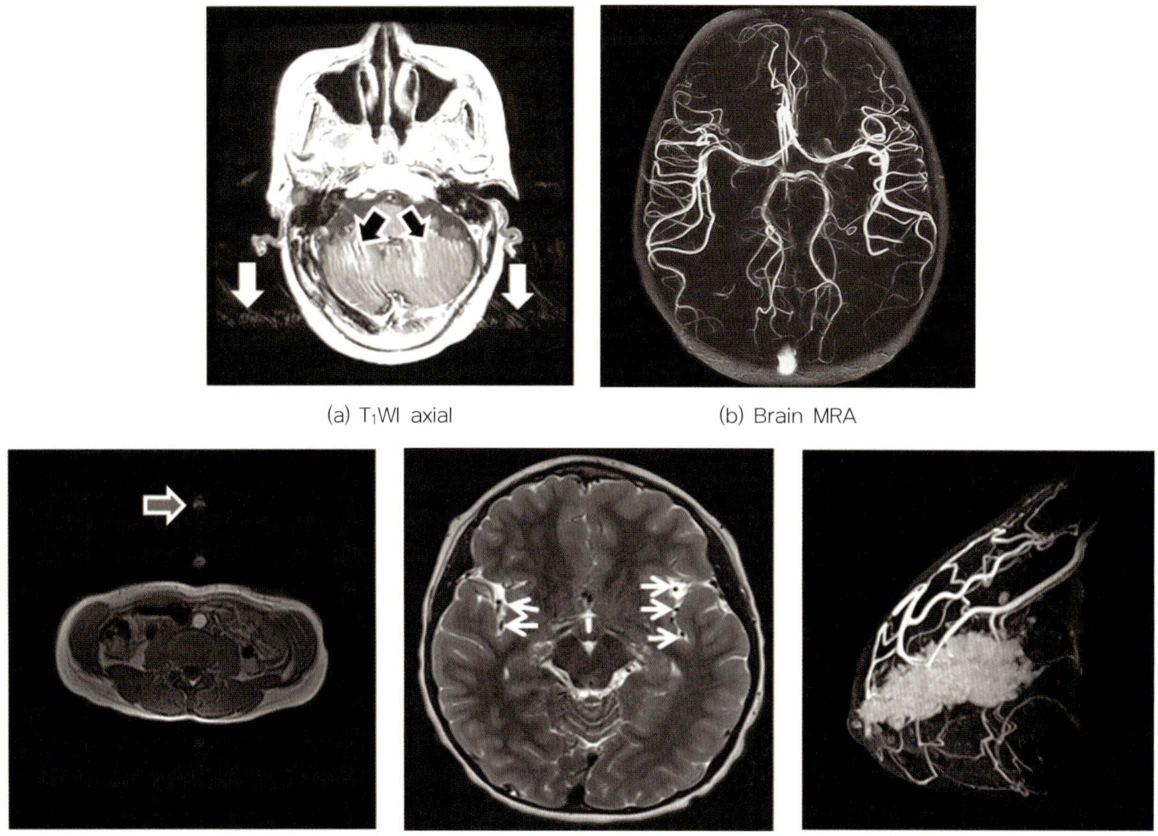

(a) T_1WI axial

(b) Brain MRA

(c)

(d)

(e)

▲ 그림 5-2. Flow effect에 의한 영상

(a) 영상은 T_1 강조영상으로 화살표로 표시된 것은 Flow artifact이다.

(b) 영상은 단면적 내로 들어오는 혈류의 유입효과를 이용한 자기공명 혈관조영술 영상이다.

(c) 심장 운동에 의해 대동맥 혈액들이 이동하면서 생긴 혈류에 의한 인공물들이 위상부호화 방향으로 보이고 있다(화살표). 위상부호화 수를 증가시키면 혈관 모양의 인공물이 더 많이 나타날 것이다.

(d) 머리를 횡단면 검사한 T_2 강조영상으로 화살표로 표시된 뇌혈관들이 혈류 흐름효과로 인해 검게 보이고 있다.

(e) 혈류의 흐름을 이용해 조영제를 주입하고 얻은 유방에 대한 자기공명 혈관조영술이다.

4) 자기감수성(Magnetic Susceptibility)

자장에 대한 조직의 자화율이란 조직이 자장에 대해 얼마나 자화될 수 있는가에 대한 정도의 차이를 말하며 MR영상의 대조도에 큰 영향을 미친다. 자기감수성은 조직의 자화율이 다른 두 조직, 즉 proton성분이 주위보다 적거나 없는 부비동, 내이도, 출혈성 병변, 석회화 병변 등에서 자화율의 차이로 인해 신호를 감소시키는 인공물을 만든다. 이 효과는 높은 자장일수록, Fast Spin Echo < Spin Echo < Gradient Echo < Echo Planner Image 순으로 강하게 나타나며 TE 증가, slice thickness 증가 등에서 크게 나타난다. 임상에서는 이 효과를 사고에 의한 출혈성 병변을 진단하는 hemorrhage sequence로 이용하고 있다.

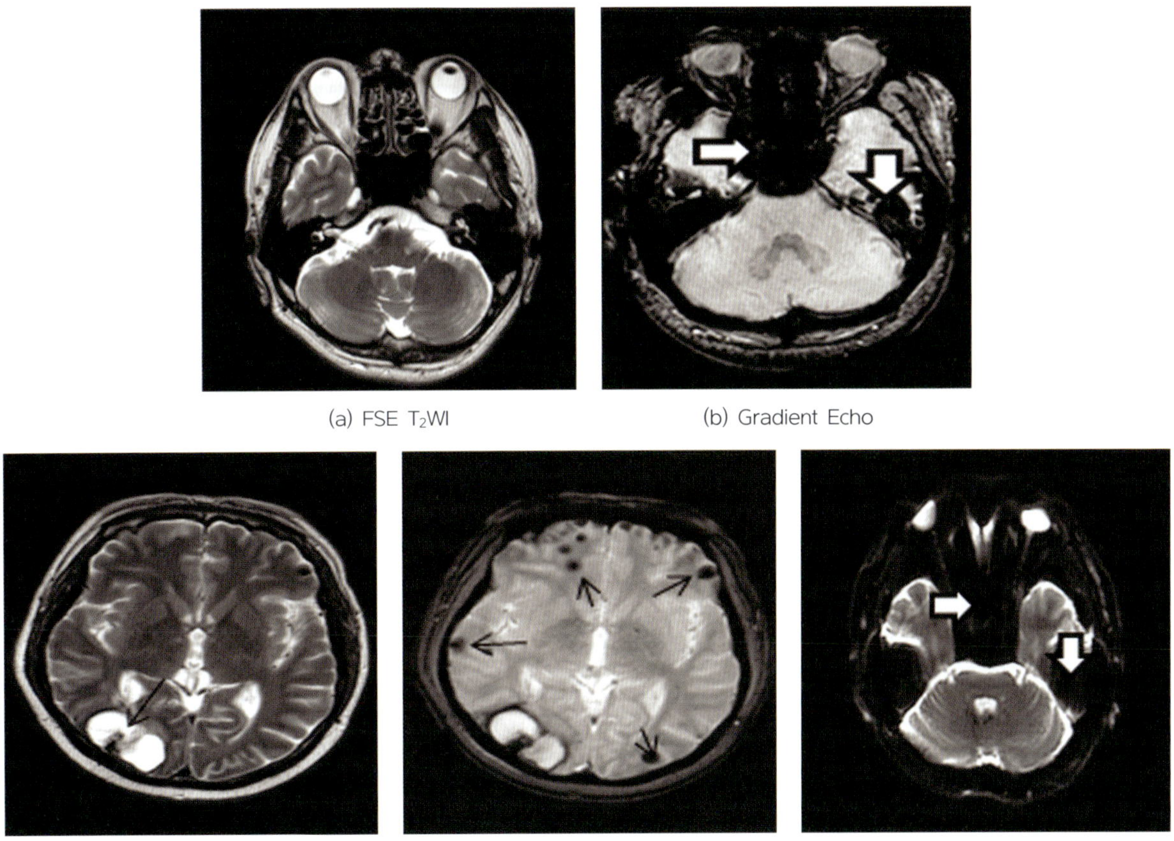

(a) FSE T_2WI (b) Gradient Echo

(c) FSE T_2WI (d) Gradient echo (e) EPI

▲ 그림 5-3. Magnetic Susceptibility를 나타낸 Brain 횡단 영상

(a) Fast SE기법으로 얻은 T_2 강조영상이다.
(b) Gradient Echo 영상으로 화살표는 부비동과 내이도에 생긴 susceptibility artifact이다.
(c) FSE 기법을 이용한 T_2 강조영상으로 높은 신호의 병소가 화살표로 표시되어 있다.
(d) GE 기법을 이용한 hemorrhage sequence 영상으로 T_2 강조영상에서 보이지 않았던 병소(화살표)들이 자화율 차이로 신호가 왜곡되어 검게 보이고 있다.
(e) EPI 영상으로 (b)영상과 동일 부위 검사시 자화율 효과가 더 크게 작용하여 영상의 왜곡이 더 크게 일어난다.

2 부가인자(Extrinsic factor)

MRI의 대조도를 나타내는 대표적인 부가 인자는 TR, TE, Flip angle, TI 등이며 이 외에도 여러 인자들이 있다.

1) TR(Repetition Time)

TR은 SE 기법에서 선택된 단면에 대한 신호를 얻기 위해 인가하는 excitation pulse(90°)와 다음 신호를 얻기 위한 excitation pulse(90°) 사이에 걸리는 시간으로서 T_1 강조영상에서 영상의 대조도에 큰 영향을 주는 부가인자이다.

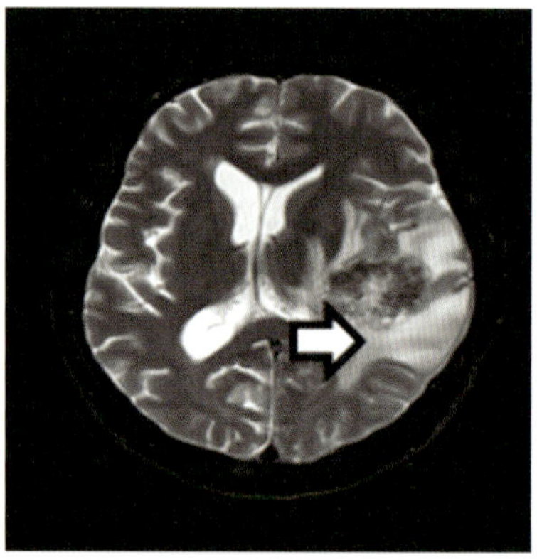

(a) T_2WI FS

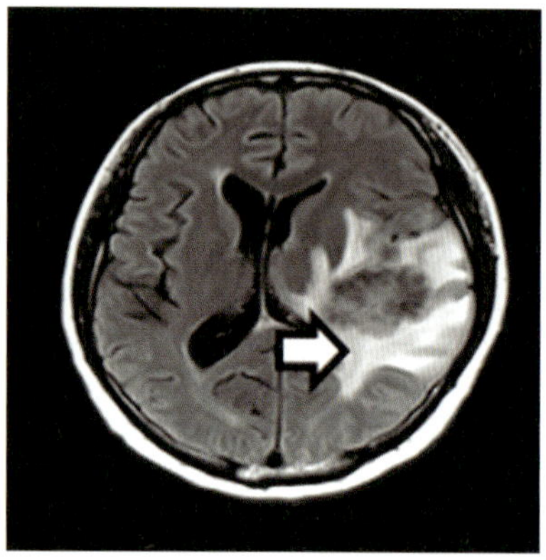

(b) FLAIR(IR)

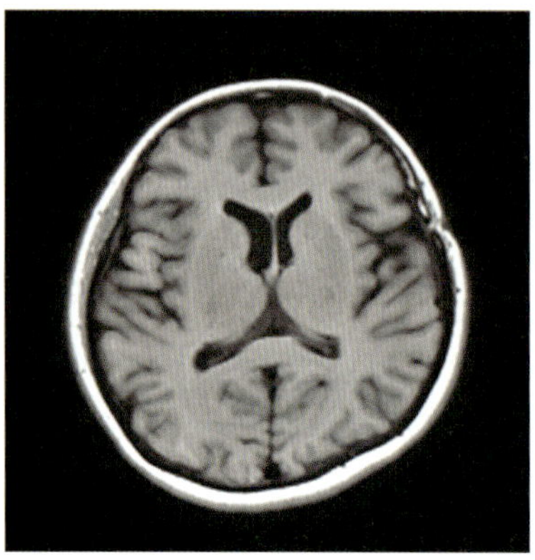

(c) IR T_1WI

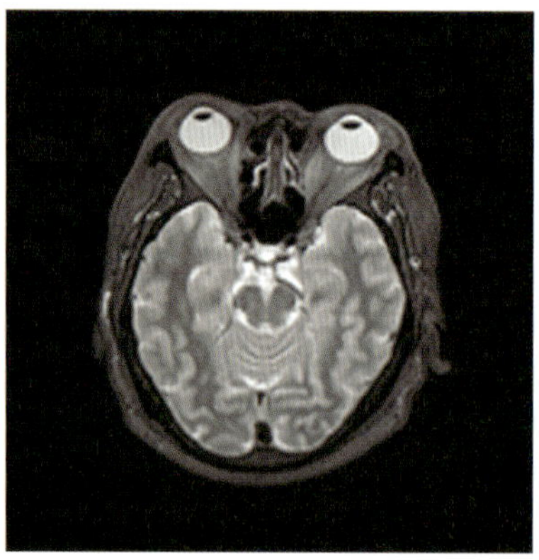

(d) STIR

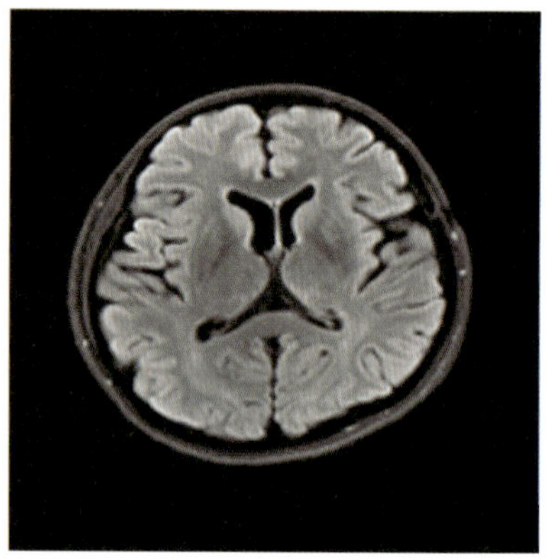

(e) FLAIR + FS

▲ 그림 5-4. Spin Echo, Inversion Recovery기법을 이용한 영상

(a) T_2 강조영상에 CHESS 기법을 병용해 지방을 소거시킨 영상으로 좌측 뇌의 병변 주위의 신호가 증가되어 보이고 있다.

(b) 뇌척수액만 소거하는 FLAIR 영상으로 T_2에서 보였던 병소 주변의 고 신호는 정상적인 뇌척수액이 아님을 쉽게 알 수 있다.

(c) SE기법을 이용하고 TR을 500 ms 정도를 선택해 얻은 T_1 강조영상이다.

(d) T_2 강조영상으로 (a)와 달리 TI 시간을 150 ms 선택해 지방의 신호를 소거시킨 영상이다. 눈 주변의 지방신호가 제거되어 보인다.

(e) FLAIR 영상기법에 지방소거법(CHESS)을 병용해 얻은 영상으로 일반적인 FLAIR영상보다 백질과 회백질의 대조도가 뛰어나 보이고 있다.

2) TE(Echo Time)

TE는 SE 기법에서 선택된 단면에 대한 공명주파수(90°)를 인가한 후 생성된 신호(signal)를 얻을 때까지 걸리는 시간으로 T_2 강조영상에서 영상의 대조도를 좌우한다. Gradient Echo(GE)기법에서 TE는 지방과 물의 신호 비율과 T_2 강조영상의 대조도에 영향을 준다. 긴 TE는 원자핵들이 많이 흩어져 T_2가 더욱 강조된 신호가 생성된다.

3) Inversion Time(TI)

Inversion Recovery(IR) 기법에서 종축자기화를 반전시키는 inversion pulse와 신호를 받기 위해 인가하는 공명 주파수(90°) 사이의 시간을 inversion time(TI)이라고 하는데 이 TI에 따라 영상의 대조도가 다르게 나타난다. 최근에는 IR기법과 TSE기법을 병용한 시퀀스에서 TI를 길게(2,000 ms 이상) 하여 뇌 척수액(물)을 억제시키는 기법이 측뇌실 주변 질환을 진단하는데 많이 이용되고 있다(FLAIR). 1.0T 장비에서 TI를 150 ms 정도로 짧게 하면 지방의 신호를 억제시킬 수 있고 350 ms 정도로 하면 백질과 회백질의 대조도를 더욱 더 강조한 영상을 얻을 수 있다.

강조영상(Weighted Image)

1 T_1 강조영상(T_1 Weighted Image)

인체의 원자핵이 에너지를 받은 다음 원래 상태인 종축자기화 방향으로 회복되는 과정에서 조직들 간의 T_1 회복시간 차이를 영상화 한 것이 T_1 강조영상이다. T_1 강조영상은 영상의 대조도를 나타내는 부가인자 중 TR과 TE를 적절히 조절하여 얻는다.

그림 5-5는 지방(fat)과 뇌척수액(CSF) 두 조직의 T_1 회복을 나타낸 것이다. T_1 강조영상(T_1WI)을 만들기 위해 T_1 시간의 차이를 크게 한 상태에서 에너지를 인가해야 한다. 아래 그림에서 A, B 두 점 사이가 인체 원자핵의 T_1 회복에 가장 큰 차이를 보이는 곳으로 RF pulse를 주고 난 후 400~600 ms 이다. A지점 보다 시간이 짧게 되면 두 조직의 T_1 회복에 차이가 적어 T_1 대조도가 작은 상태가 되고 B지점 보다 길어도 두 조직이 많이 회복되어 T_1 대조도가 작은 상태가 될 것이다. T_1 강조영상을 얻기 위한 가장 적절한 TR은 인체 내 원자핵들의 T_1 회복에 차이가 많은 A, B점 사이가 적당하다.

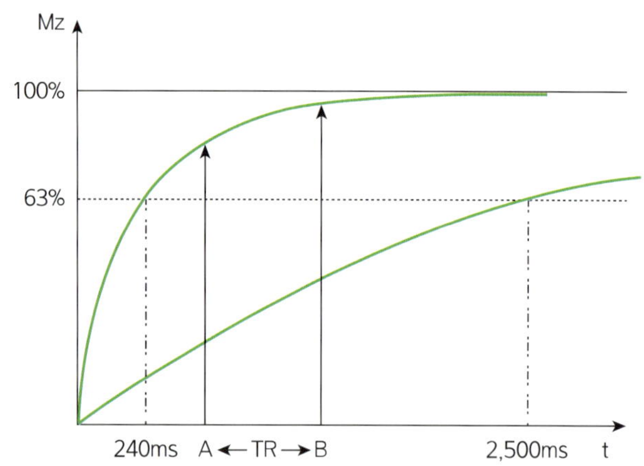

▲ 그림 5-5. T_1 강조를 위한 적당한 TR(1.0T)

그림 5-6에서 T_1 강조영상은 TR에 의해 크게 좌우되는데 이 그림은 TR과 TE 관계를 동시에 나타낸 그림이다. Fat과 CSF의 두 조직에 대한 T_1 회복시간이 가는 점선(곡선)으로 표시되어 있고 수직의 점선은 TR과 signal 크기를 나타낸 것으로 짧은 TR(400~600 ms) 상태에서 공명주파수를 인가하면 Fat과 CSF는 큰 T_1 회복 차이의 상태에서 에너지를 받는다. 또한 횡축은 TE를 나타낸 선으로 에너지를 주고 난 후 신호를 받을 때까지의 시간으로 TE를 짧게 했을 때(10~30 ms) 두 조직으로부터 나오는 신호 차이도 크게 된다. 짧은 TE에서 굵은 수직선은 Fat의 신호이고 가는 두 실선은 CSF의 신호이다. 두 신호를 영상으로 나타내면 지방의 신호는 밝게 보이고 CSF신호는 검게 보인다. TE를 더욱 짧게 한다면 더 큰 대조도 차이의 T_1 강조영상이 되겠지만 고유물질의 신호 대 잡음비 및 T_1 시간을 고

려하여야 하며 장치의 성능도 좋아야 하는데 현재는 8 ms까지 가능하다. 여기서 TE가 30 ms 보다 큰 쪽으로 갈수록 T_1 대조도가 감소된 신호가 나올 것이다.

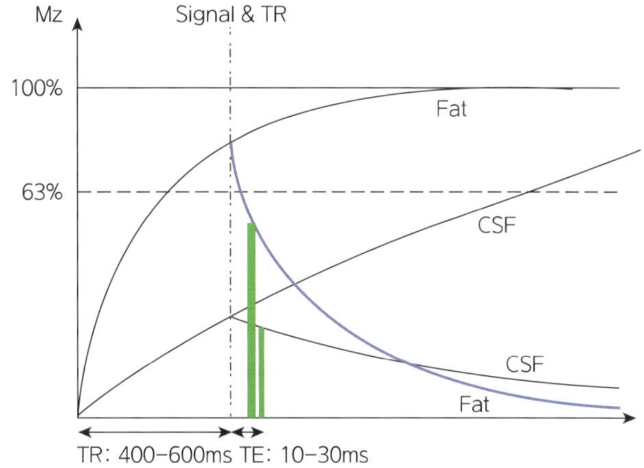

▲ 그림 5-6. T_1 강조영상과 신호 및 대조도

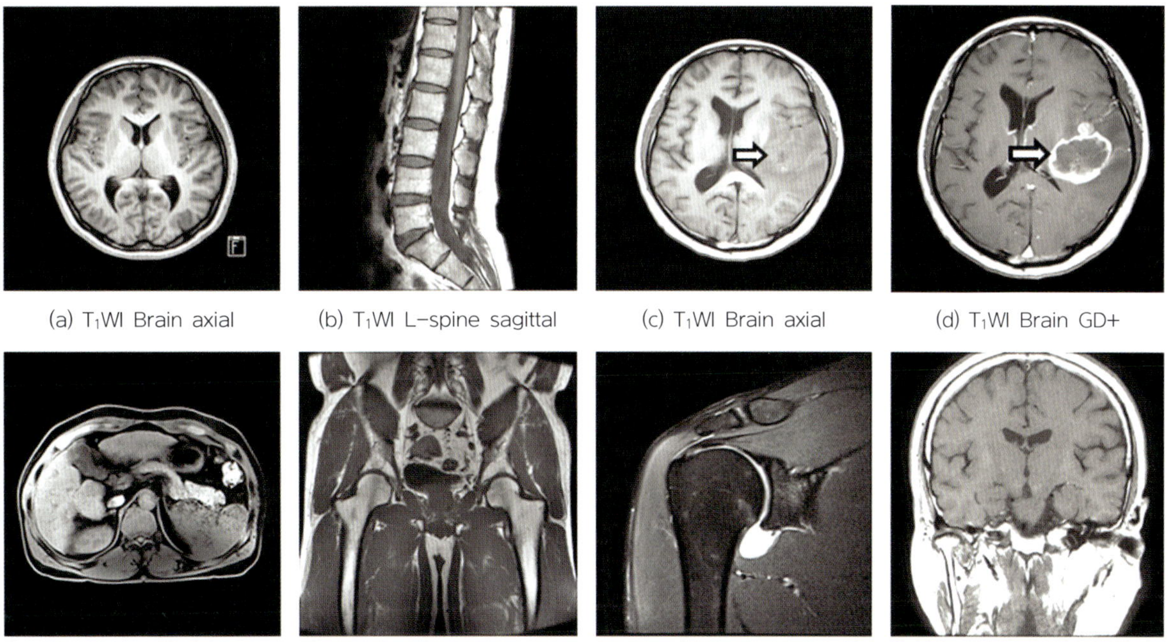

(a) T_1WI Brain axial (b) T_1WI L-spine sagittal (c) T_1WI Brain axial (d) T_1WI Brain GD+

(e) Liver (f) HIP (g) shoulder (h) Brain

▲ 그림 5-7. T_1 강조영상과 조영효과

(a) TR과 TE를 짧게 해서 얻은 brain의 T_1 강조영상이다. CSF는 검게 보이고 뇌 표면의 지방은 밝게 보이고 있다.
(b) L-spine의 T_1 강조영상이다. 뇌 척수액은 지방보다 검게 보이고 있다.
(c) 조영제를 사용하기 전 영상이다.
(d) 조영제를 사용한 후 영상으로서 종양부위가 조영되어 밝게 보이고 있다.
(e) 간의 T_1 강조영상으로 뇌척수액이나 쓸개의 신호가 어둡게 보이고 있다.
(f) Hip joint 부위의 T_1 강조영상이다. 방광의 신호가 어둡게 보인다.
(g) 어깨 부위의 관절강내 조영제를 주입하고 얻은 T_1 강조영상에 지방소거법을 병용한 영상이다.
(h) 뇌를 관상면으로 검사한 T_1 강조영상이다.

결론적으로 T_1 강조영상은 TR(400~600 ms), TE(10~30 ms)를 모두 짧게 해야 된다. TR을 짧게 하는 것은 T_1 회복의 차이가 큰 상태에서 에너지를 인가해 T_1 대조도를 강조하기 위함이고 TE를 짧게 하는 것은 T_2의 대조도를 최소화하기 위함이다. 임상적으로 T_1 강조영상은 해부학적 정보를 얻는데 주로 이용되는 영상이며 조영제를 사용할 경우 필수적으로 이용되고 있다.

2 T_2 강조영상(T_2 Weighted Image)

공명주파수(RF pulse)에 의해 종축자기화가 횡축(XY)평면으로 눕게 된 다음 동위상에 있던 모든 원자핵(spin)들은 spin과 spin들의 상호간섭(interaction)과 국소자장의 불균일(local magnetic field inhomogeneity)에 의해서 빠르게 흩어지게 된다(decay, incoherence, dephase, fan-out). 이러한 횡축자기화 상태의 원자핵들이 흩어지는 현상을 이용한 것이 T_2 강조영상이며 T_1 강조영상처럼 TR과 TE를 적절하게 조절해야 한다.

그림 5-8에서 T_2 강조영상의 대조도는 부가인자 중 TE에 의해 크게 좌우되는데 위 그림은 TR과 TE관계를 나타낸 그림이다. T_2 강조영상을 위한 TR은 T_1 성분이 되도록 없는 상태에서 RF Pulse를 인가해야 하기 때문에 두 조직이 거의 다 회복되어 가는 수직 점선에서 TR를 선택해야 한다. 또한 RF pulse를 가한 후 신호를 받는 시간(TE)이 중요한데 T_2 강조영상은 XY평면에서 원자핵들이 흩어지는 기전을 이용하는 것으로 그림에서처럼 긴 TE(80 ms 이상)를 선택해야 한다. 이때 CSF의 신호는 Fat의 신호보다 상당히 크기 때문에 영상에서도 물은 밝게 지방은 상대적으로 어둡게 보여진다. 더욱 더 긴 TE를 선택하면 물과 지방의 T_2 효과는 더욱 커지게 될 것이다.

결국 T_2 강조영상은 가능한 TR을 길게 선택해야 하고(1,000 ms 이상) TE도 길게 선택(80~150 ms)하여 T_2 성분 차이가 많은 시간에서 신호를 받아야 한다. T_2 강조영상은 임상적으로 모든 질환들을 진단하는데 이용되는데, 인체 내에 생긴 비정상적인 조직은 대부분 수분을 많이 함유하기 때문에 T_2 강조영상에서 밝게 보인다.

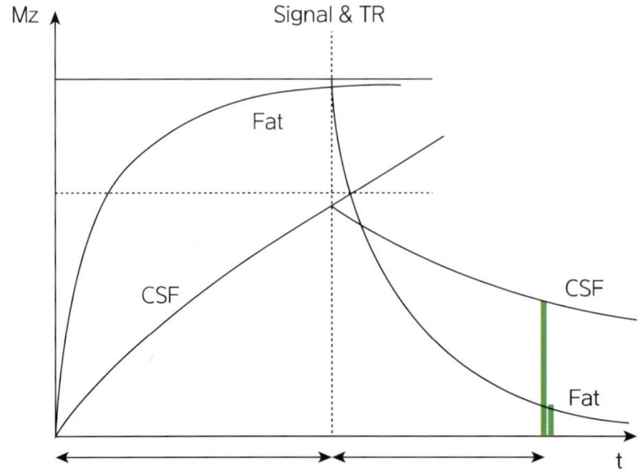

▲ 그림 5-8. T_2 강조영상의 신호 및 대조도

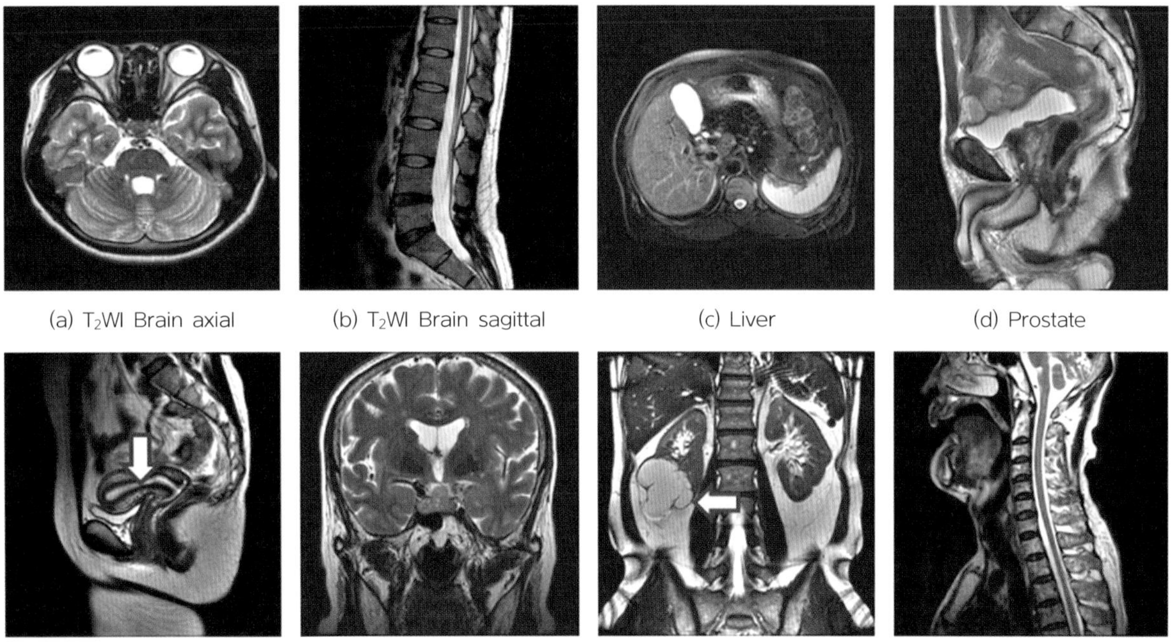

(a) T_2WI Brain axial (b) T_2WI Brain sagittal (c) Liver (d) Prostate

(e) Pelvis (f) Brain (g) kidney (h) c-spine

▲ 그림 5-9. T_2 강조영상

TR과 TE를 길게 선택해서 얻은 영상이다.

(a)정상 뇌의 T_2 강조영상으로 CSF가 가장 강한 신호로 나타나고 그 외의 조직들은 이완시간에 따라 다양한 신호로 보이고 있다.

(b) L-spine T_2 강조영상으로 CSF가 주위조직보다 고신호로 보이고 있다.

(c) 간의 T_2 강조영상으로 쓸개와 뇌척수액이 고신호로 보이고 있다.

(d) 전립샘을 시상면으로 검사한 T_2 강조영상으로 방광의 신호가 고신호로 보인다.

(e) 여자의 골반강을 검사한 T_2 강조영상으로 방광과 자궁내막이 고신호로 보인다.

(f) 머리를 관상면으로 검사한 T_2 강조영상으로 뇌척수액이 고신호로 보이고 있다.

(g) 신장을 관상면으로 검사한 영상으로 화살표의 종양과 척수에 뇌척수액이 고신호로 보인다.

(h) 경추 T_2 강조한 영상이다.

3 Proton density 강조영상(Proton density weighted image)

Proton density 강조영상은 환자의 일정 범위 속에 존재하는 원자핵, 즉 조직의 proton 수에 비례한 대조도를 얻는 영상으로 이 영상은 신호 강도가 가장 커서 넓은 범위의 조직들을 관찰하는데 주로 이용된다.

Proton density 강조영상은 T_1, T_2 성분을 최대한 최소화했을 때 진정한 proton density 강조영상을 얻게 되는데 T_1과 T_2 성분을 배제하기 위해서는 TR과 TE를 잘 선택해야 한다.

그림 5-10은 proton density 강조영상의 TR과 TE를 설명한 그림이다. 만약 TR을 짧게 하면 두 조직의 T_1 대조도 차이가 큰 signal을 나타내게 되므로 TR를 길게(TR : 1,000 ms) 인가해 T_1 성분을 배제시켜야 한다.

또한 T_2 성분을 최소화하기 위해 TE의 조절이 요구되는데 TE가 길게 되면 지방(fat)과 물(water) 사이에 큰 T_2 성분 차이를 나타내는 신호가 얻어진다. 그러므로 T_2 성분을 배제하기 위해서는 TE를 어느 정도 짧게 해야 하는데 임상적으로는 10~30 ms 정도를 이용한다. 이렇게 얻은 신호의 영상은 조직 간의 대조도 차이는 적고 영상이 전체적으로 밝게 보여 임상적으로 넓은 영역을 볼 때 이용되고 있다.

결론적으로 긴 TR에서는 fat과 water가 종축자기화로 거의 회복되므로 T_1 성분을 감소시킬 수 있고 짧은 TE는 T_2 성분을 감소시킬 수 있다. Porton density 강조영상은 TR이 길기 때문에 slice 수도 많고 두 개의 TE를 선택해 proton density 강조영상과 T_2 강조영상을 동시에 얻는 방법을 routine으로 사용하고 있다.

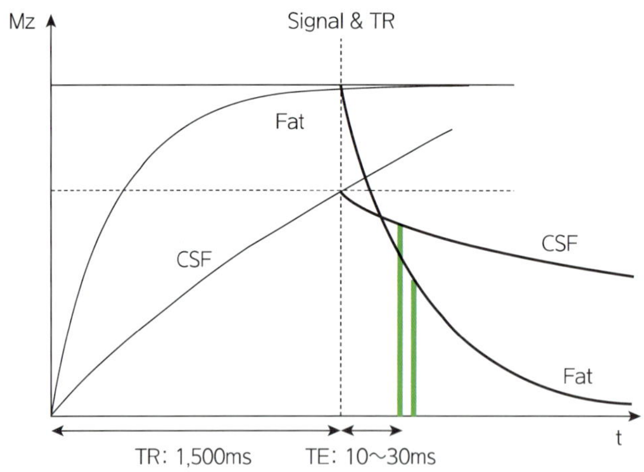

▲ 그림 5-10. Proton density 강조영상의 신호 및 대조도

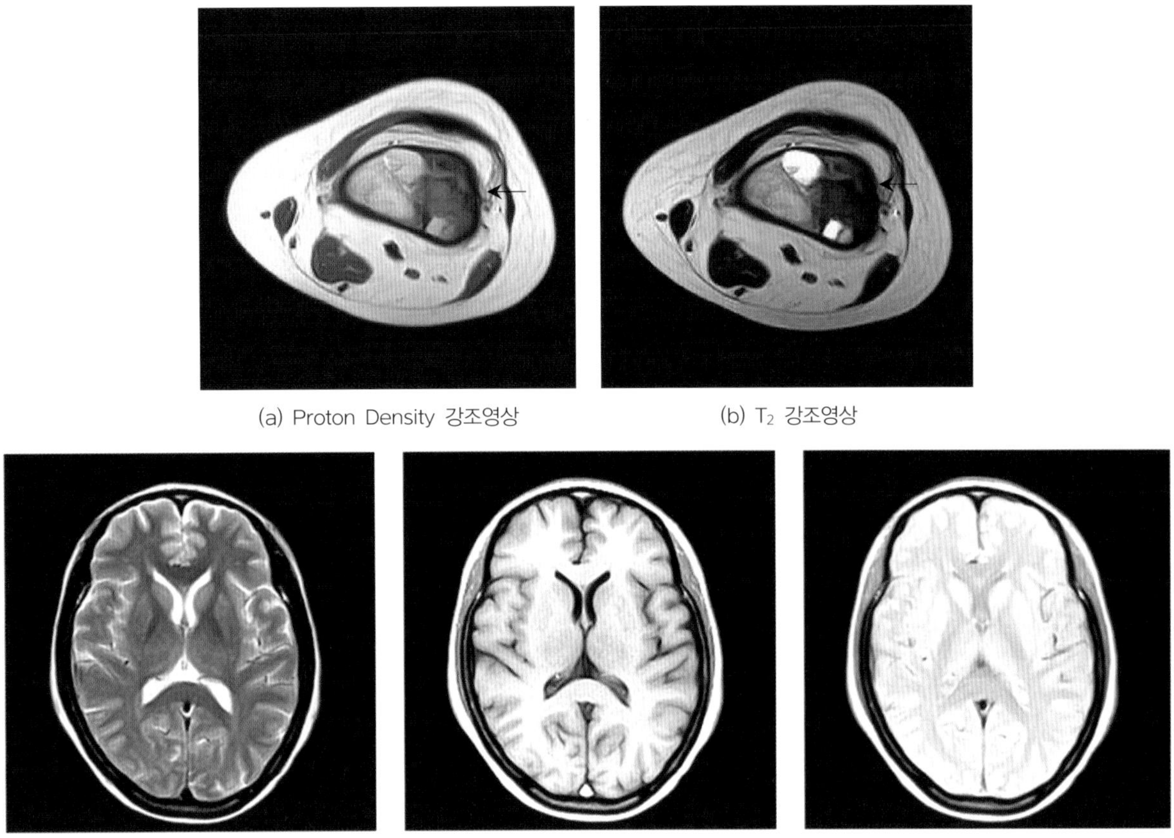

(a) Proton Density 강조영상

(b) T_2 강조영상

(c) T_2WI

(d) T_1WI

(e) pd WI

▲ 그림 5-11. 양자밀도(proton density) 강조영상

긴 TR을 이용해 proton density와 T_2를 동시에 얻은 영상이다.

(a) 양자밀도 영상은 TE가 짧기 때문에 대조도는 낮으나 (b)의 T_2 강조영상에서 잘 보이지 않는 조직들이 잘 보인다(화살표).

(b) T_2 강조영상으로 (a) 영상보다 대조도가 크게 강조되어 보인다.

(c) 머리의 T_2 강조영상이다. 뇌척수액의 신호가 증가되어 보인다.

(d) T_1 강조영상으로 뇌척수액의 신호가 어둡게 보이고 있다.

(e) 수소밀도 강조영상으로 뇌척수액과 주변 조직들 간에 대조도 차이는 없어 보인다.

참고문헌

1. 김동성 외 : MRI 연수강좌집, 서울대학교 병원, 1991.
2. 한국쉐링 출판부 : Magnevist, 한국쉐링, 1993.
3. 이성우 외 : 자기공명영상학 1994 : 43-58.
4. 이정우 외 : 자기공명입문, 대한자기공명기술학회, 1996.
5. 최보영 : 자기공명영상의 원리, 카톨릭의과대학, 19-42.
6. 이정우 외 : 자기공명연수강좌, 대한자기공명기술학회, 1997.
7. 이용문 외 : 자기공명연수강좌, 대한자기공명기술학회, 1999.
8. Alfred L. Horowits : MRI Physics for Radiologists.
9. Robert B. Lufkin : The MRI Manual.
10. Peggy Woodward, B.S, RT : MRI for Technologists.
11. Allen, D ELSTER : Magnetic Resonance Imaging.
12. Siemens 출판부 : Magnets, spins, and Resonance.
13. Carolyn kaut RT : MRI Practice.

Chapter 06

MR Image Formation

1 서론

이번 장에서는 NMR 신호를 이용해서 영상을 만드는 과정에 대해서 알아보고자 한다. 지금까지 우리는 MR 신호의 발생과정과 특성에 대해서 알아보았다. 외부 자기장에 노출된 스핀(spin)은 세차운동을 하고, 세차운동의 크기는 라모어 방정식을 따른다. 공명주파수(RF pulse)를 이용해서 순자화 벡터를 횡축자화로 변환시킨다. RF pulse를 끊은 후 스핀(spin) 이완과정에서 MR 신호가 발생한다.

이제 그 신호들이 어디서 나오는 것일까에 대해서 생각해보자. 외부자기장에 인체를 노출시키고, 공명주파수를 주고 끊으면, 신호가 발생된다. 그런데 측정되는 신호는 인체의 머리에서 발끝까지 발생한 모든 신호로 어떤 신호가 머리에서 나온 것인지 어떤 신호가 배에서 나온 것인지 전혀 알 수 없다(그림 6-1).

수신된 MR 신호의 위치를 정확히 알 수 있다면, 신호의 크기를 흑백 스케일로 표현하여 영상을 만들 수 있을 것이다. 그렇다면 어떻게 MR 신호를 이용하여 영상(Image)을 만드는 것일까? 이것을 알아보기 위해서 우리는 단면영상화 과정과 MR 신호의 특성, 영상화 과정과 관련된 다양한 coil의 역할에 대해서 공부할 것이다. 또한 MR 신호에 위치정보를 부여하는 부호화 방법과 수집된 신호를 모아두는 K-space에 대해서 알아보고, 수집된 신호의 위치정보를 해석하는 푸리에 변환에 대해서 공부할 것이다. 이를 통해서 MRI 영상 형성과정을 이해할 수 있게 될 것이다

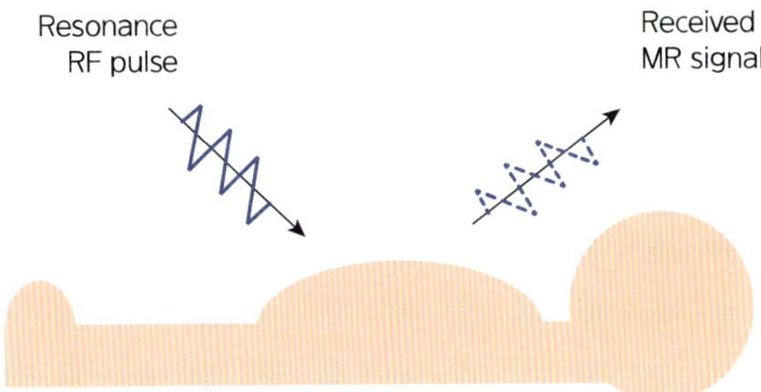

▲ 그림 6-1. NMR신호 발생

1) 영상화 과정의 이해

인체로부터 발생한 NMR 신호로 어떻게 MRI 영상을 만들 수 있을까? 이 과정을 잘 이해하기 위해서 우리에게 익숙한 Radiography 과정을 살펴보자. X-ray tube에서 발생한 선원이 우리 몸을 통과하여 detector에 도착해 전기신호를 발생한다. Detector에 도착한 x-ray는 인체 밀도에 따라서 감약된 정보를 가지고 있다. Detector는 감약된 크기에 맞는 전기신호를 발생하고 그 크기를 흑백의 스케일로 표현하여 영상을 만든다(그림 6-2).

이제 CT(computed tomography) 영상화 과정을 살펴보자. X-ray 선원과 피사체, detector를 위치시키고 x-ray를 노출(exposure)하여 감약된 신호를 얻는 것은 일반적인 Digital Radiography와 동일하다. 그런데 결과물 영상은 전혀 다르다. 왜 그럴까? 왜 x-ray 선원만큼 노출된 radiography 사진과 다르게 단면영상(tomography)이 나오는 것일까?(그림 6-3) 그 차이점은 CT는 X-ray 선원이 인체를 중심으로 회전하면서 data를 획득하기 때문이다. 회전하면서 획득된 data를 back-projection 이라는 수학적 알고리즘을 이용해서 인체의 앞, 뒤, 좌, 우 위치에 대한 x선 감약 값를 계산한 후, 그 값을 흑백의 스케일로 표현하여 영상으로 재구성하기 때문이다(그림 6-4).

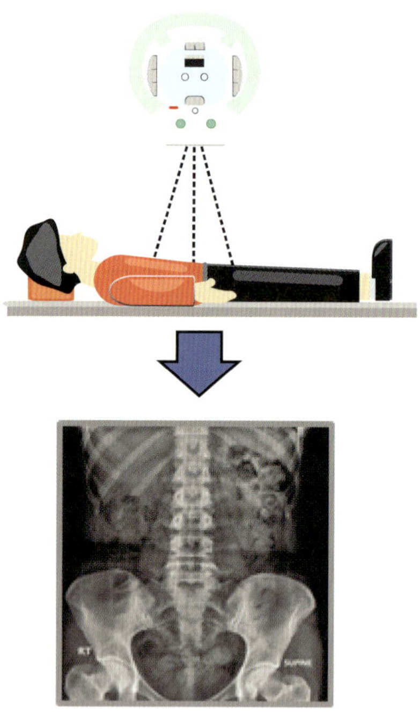

▲ 그림 6-2. Abdomen x-ray

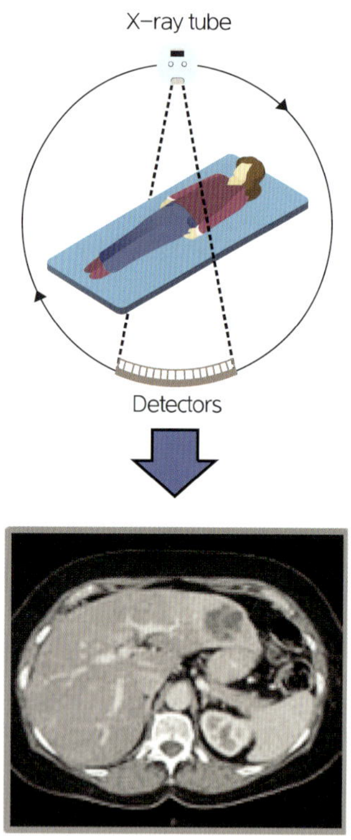

▲ 그림 6-3. Abdomen CT

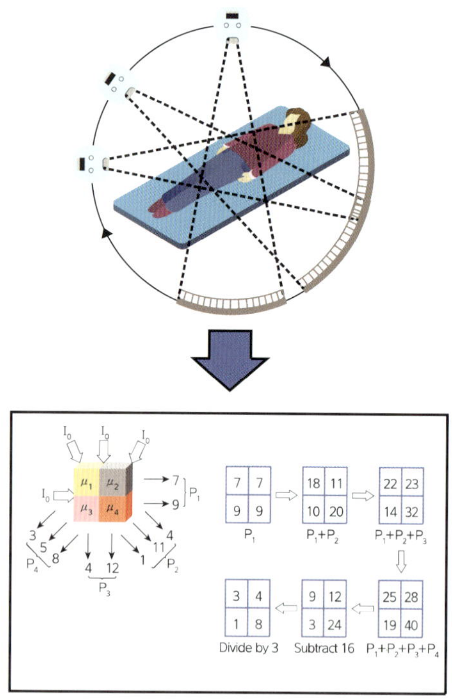

▲ 그림 6-4. CT back-projection

CT 영상 재구성법에 대해서 조금 더 알아보자. 이해 돕기 위해서 극히 단순화시켜 설명하겠다. CT 단면영상은 무수히 많은 pixel로 구성된 매트릭스로 나타낼 수 있다. 각 pixel의 x-ray 감약 값을 알기 위해서 회전하면서 정보를 얻는다. 무수히 많은 pixel 중, 2 × 2 매트릭스를 가정해 보자. 환자의

AP(anterior to posterior) 방향의 조사로 2개의 방정식을 얻는다. X-ray tube를 회전하면서 추가로 방정식을 얻을 수 있다. 수학적으로 미지수가 4개일 때 4개의 방정식을 가지면 그 해를 찾을 수 있다. 4개 이상의 방정식을 얻고 그것을 풀어 각 pixel에 대응시켜 흑백의 값으로 표현하면 영상을 재구성할 수 있다(그림 6-5). MRI의 영상재구성도 이와 비슷하다. CT에서 회전하면 반복해서 감약 정보를 얻듯이 MR에서 TR을 설정해서 반복해서 신호를 얻는다. Back-projection이라는 수학적 알고리즘 대신 푸리에 변환(Fourier transform)을 사용한다. 이것에 대해서 보다 자세히 알아보자.

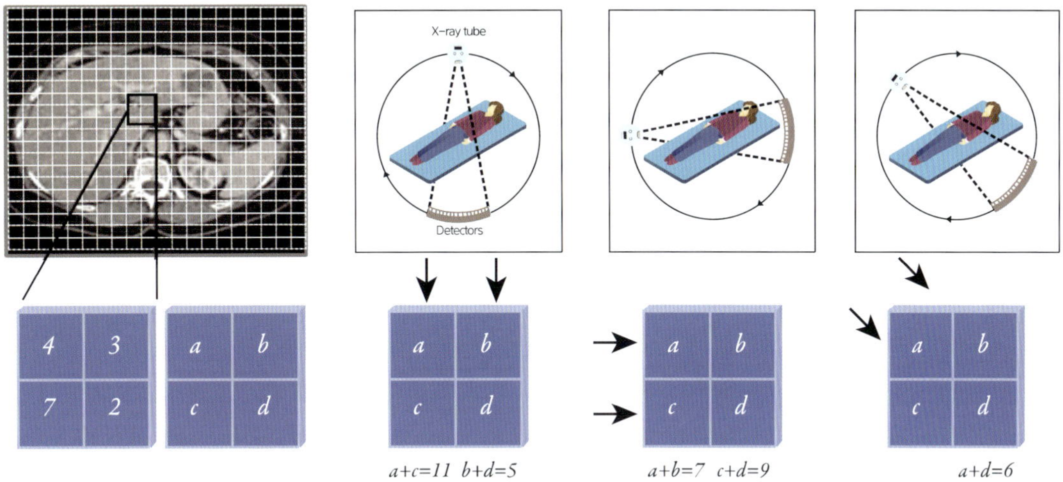

▲ 그림 6-5. CT 영상재구성방법(단순 예시)

2) 영상화 과정에서 Magnet system내의 각 coil의 역할

영상화 과정에 사용되는 MR magnet system 내의 각 코일들에 역할에 대해서 알아보자. MRI 장비의 보어(bore)에는 여러 종류의 코일이 있지만, 영상화 과정과 관련된 코일들의 역할에 대해서만 알아보자. 좀 더 자세한 사항은 MRI 장치 chapter에서 다루어질 것이다. 영상화과정에 관련된 코일은 주자기장(main magnet) 코일, 경사자장(gardient system) 코일, RF(radio frequency) 코일, 신호수집(surface) 코일이 있다. 주자기장 코일은 장치의 성능을 나타내는 큰 외부자기장을 형성하는 코일로, 인체가 보어내로 들어가면 스핀의 세차운동과 순자화 벡터를 만들어 내는 역할을 한다. 경사자장 코일은 크게 X축(axis), Y축, Z축 3쌍으로 구성되어 있고, 인체에서 발생한 MR 신호에 3차원의 위치정보를 부여하는 역할을 수행한다. 즉, slice selection, phase encoding, frequency encoding을 수행한다. 보어 내부의 RF 코일은 주로 radio frequency를 송신하는 역할을 수행한다. 외부자기장의 방향으로 정렬된 순자화 벡터를 횡단면(xy평면)으로 변환하는 역할, 즉 공명 주파수를 송신한다. 마지막으로 검사부위에 가장 가깝게 위치한 surface coil은 인체에서 발생한 MR 신호들을 수신하는 역할을 수행한다(그림 6-6).

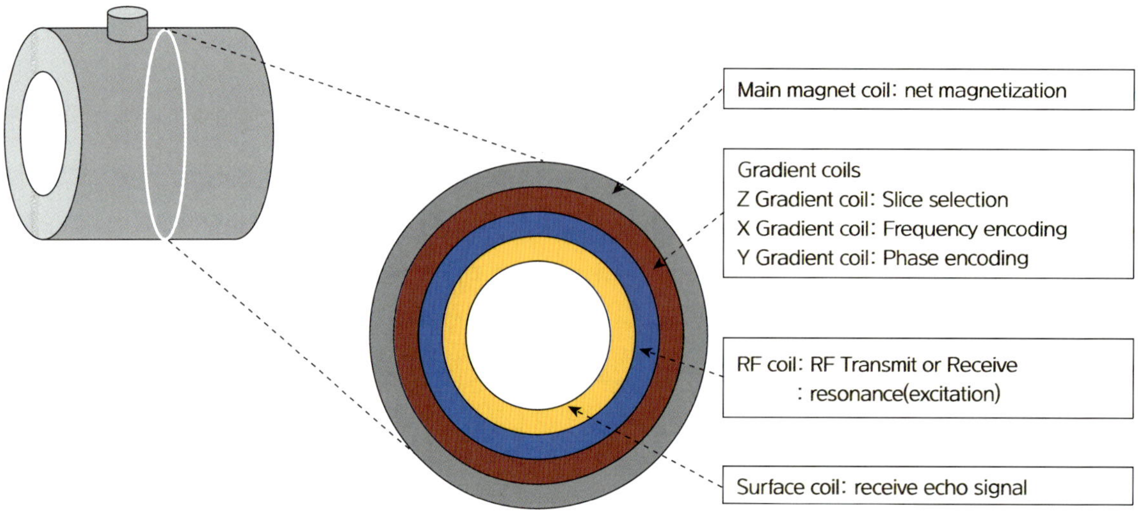

▲ 그림 6-6. MRI 영상화 과정에서 Bore 내의 각 coil의 역할

3) MR 신호의 특성

MR 신호 검출의 기본원리는 패러데이(Faraday)의 전자기유도 법칙을 따른다. 외부자기장 하에 생성된 순자화 성분을 공명을 통해서 횡축자화로 변환하고, 이완과정에서 발생하는 횡단면(xy평면)상의 자기 벡터의 크기 변화가 유도기전력을 발생시킨다. 이때, 수신 코일에 유도되는 전기신호가 MR신호인 것이다. 이 신호는 시간의 변화에 따라서 일정하게 진동하는 주기함수의 특성을 갖는다. 왜냐하면 순자화 벡터를 횡축으로 변환하기 위한 공명주파수가 주기함수의 특성을 갖고 있고, 공명시킨 RF pulse를 끊은 후에 발생하는 MR 신호는 공명주파수와 같은 성질을 갖기 때문이다(그림 6-7).

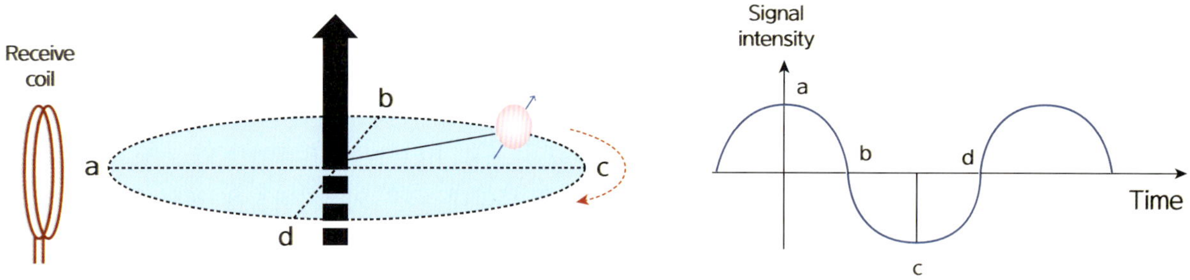

▲ 그림 6-7. 주기함수의 특성을 갖는 MRI 신호

주기함수의 특성에 대해서 알아보자. 주기함수의 특성을 이해하는 것은 MRI 영상화 과정을 이해하는 데 매우 중요하다. 왜냐하면, MR 신호에 위치정보를 부여하는 방법은 신호의 주기함수 특성을 이용하기 때문이다. 결론부터 이야기 하면 MR 신호의 주파수의 변화를 통해서 우리는 slice selection, frequency encoding 을 수행한다. 위상의 변화를 이용하여 phase encoding과 3D 기법에서는 slice encoding을 수행한다.

이제 주파수(frequency), 주기(period), 위상(phase), 진폭(amplitude)에 대해서 알아보자. 종축자화가 횡축자화로 변환된 뒤 xy평면을 회전운동 하듯이 시계방향으로 회전운동하는 벡터를 생각해 보

자. 회전운동을 하는 벡터의 크기는 일정 구간에서 반복되는 주기함수 S = So sin(2πf + θ)로 표현할 수 있다. 여기서 0도에서 360도까지 한 바퀴를 회전하는 것을 주기(period)라고 한다. 주파수(frequency; f)는 1초에 반복된 주기 횟수이다. 벡터가 최대값을 갖는 크기가 진폭(amplitude; S)이다. 위상(phase; θ)은 특정 순간의 벡터의 위치값이다(그림 6-8).

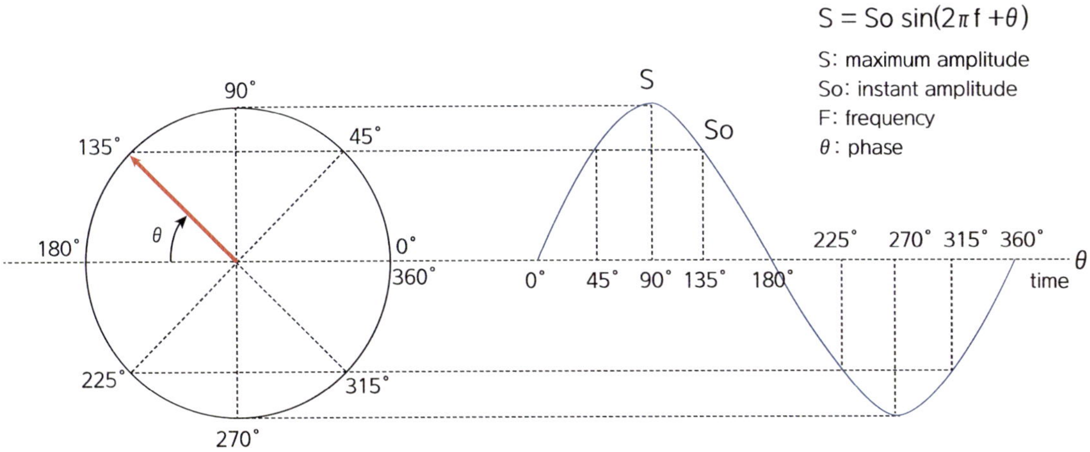

▲ 그림 6-8. 주기함수의 특성

MR 신호의 주파수는 세차주파수와 같은 42.56MHz(1.0 Tesla)이고, 1초에 42.56×10^6번의 회전운동을 한다. 신호의 위상은 공명 시 동위상(inphase), 동일한 θ값을 갖는다. 신호의 진폭(amplitude) 값은 벡터를 구성하는 spin들의 proton density, T1, T2, T2* 이완 등에 따라 변화된 크기의 합이다.

4) 경사자장의 역할

MR 영상화는 3차원 인체에서 발생한 신호의 위치를 구분하기 위해서 신호에 좌표정보를 부여하는 과정(encoding)이다. 이를 위해서 경사자장을 이용하고, MR신호는 좌표에 따라 값이 변화한다. 그렇다면 경사자장을 인가하면 MR신호의 어떤 특성이 변화하는 것일까? 결론부터 이야기하면, 앞서 공부한 주기함수의 특성 중 주파수와 위상의 변화가 발생한다.

첫째 경사자장 인가에 따른 주파수의 변화를 알아보자. 강력한 외부자기장 하에서 몸속의 proton(spin)들은 외부자장의 방향을 축으로 세차운동을 한다. 그렇다면 외부자기장의 크기가 달라지면 세차운동의 크기는 어떻게 변화할까? 세차운동의 크기는 라모어 방정식을 따르고, 지자화계수와 외부자기장 세기의 곱으로 결정된다(식 6-1). 따라서 외부자기장의 크기에 따라서 세차주파수는 변화한다. 경사자장을 이용하여 외부자기장의 크기를 변화시키면, 세차주파수의 크기를 변화시킬 수 있다. 즉, 경사자장으로 세차주파수를 변화시킬 수 있다(그림 6-9).

$$\text{Larmor frequency}: f(w) = r \times B_0 = r \times (B_0 + G)$$

$f(w)$: 라모아 주파수
r: 지자화계수(상수)
B_0: 주자기장의 세기
G: 경사자장의 세기

식 6-1. Larmor frequency and gradient magnet field

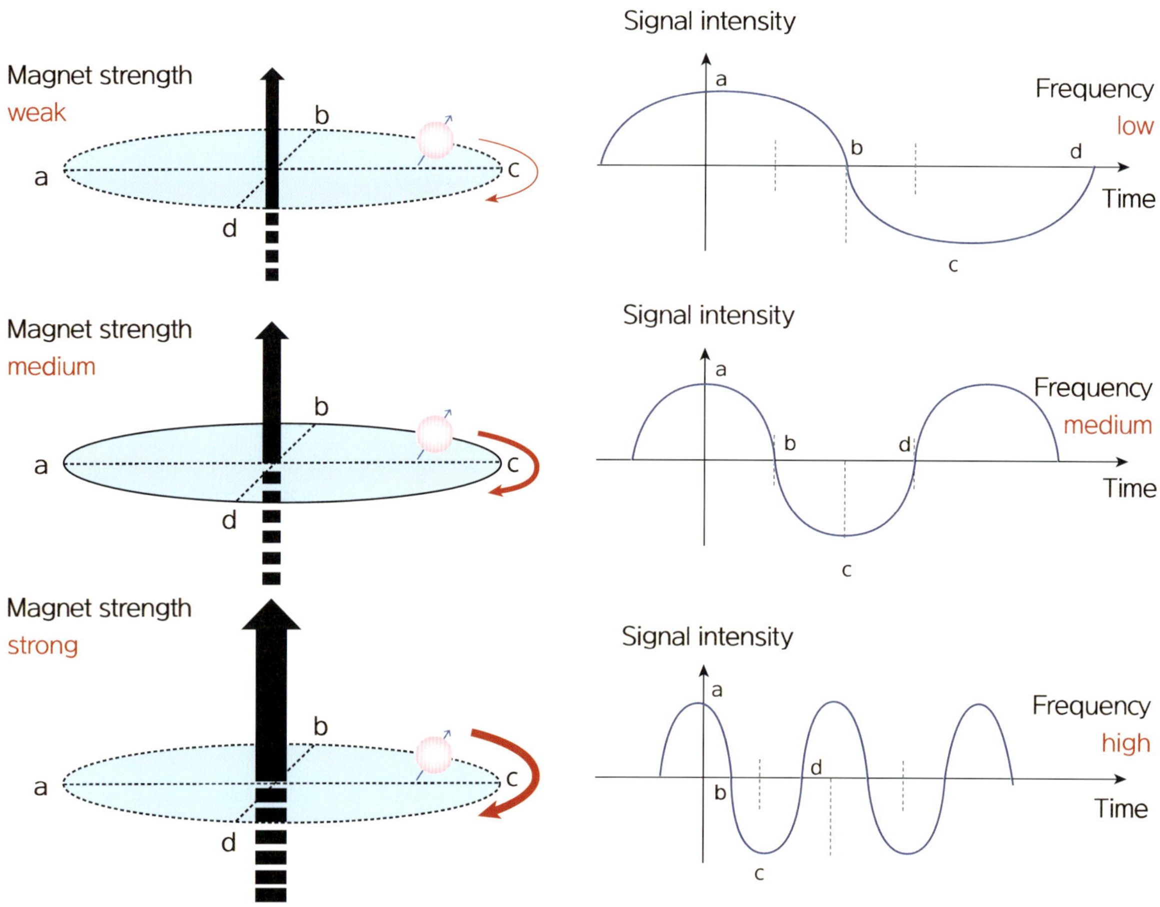

▲ 그림 6-9. 외부 자기장 세기 변화에 따른 세차주파수의 변화

둘째, 경사자기장의 인가에 따른 MR 신호의 위상 변화는 어떻게 되는지 알아보자. 앞서 위상은 횡단면(xy평면)에서 회전운동을 하는 자화 벡터의 특정시간의 위치, 각도로 정의하였다. 경사자장이 인가되면 세차주파수가 달라진다. 외부자기장과 같은 방향으로 경사자장을 인가하면 xy평면의 횡축자화의 회전운동 속도가 빨라지고, 외부자기장과 반대 방향으로 경사자장을 인가하면 회전운동의 속도는 느려진다. 그럼 이제 특정시간 후에 각 위치에서 횡축 자화 벡터는 어떻게 변화하였을까? 위상의 변화를 보자. 자화 벡터가 xy평면을 한 바퀴 회전하는 시간을 1msec라고 하자. 경사자장을 주자기장과 반대방향으로 인가하고(그림 6-10a), 경사자장을 인가하지 않고(그림 6-10b), 주자기장과 같은 방향으로 인가한 후(그림 6-10c), 1msec 후 xy평면 내의 스핀 벡터의 위치를 보자. 경사자장이 인가되지 않았을 때 스핀 벡터의 위치를 (b)라고 하면 (a)의 경우 주자장과 반대로 인가된 경사자장 때문에 회전운동의 속도는 감소하게 되고, 1msec 동안 한 바퀴 회전을 완성하지 못할 것이다. (c)의 경우 회전운동이 빨라졌기 때문에 1msec 동안 한 바퀴의 회전하고 조금 더 회전할 수 있을 것이다(그림 6-10).

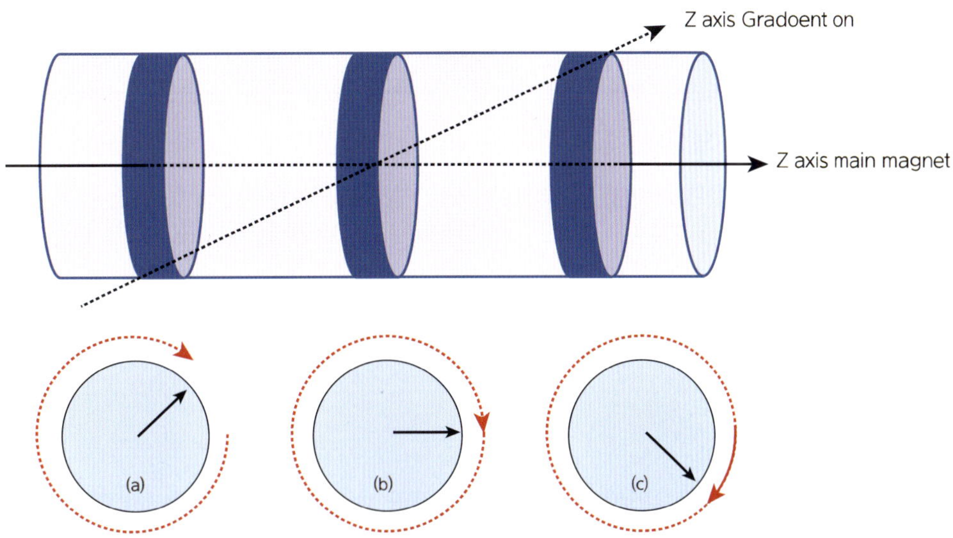

▲ 그림 6-10. 경사자장 인가 후 spin의 위상변화

이제 경사자장을 끄면, 어떻게 될까? 각 스핀들은 주자기장의 영향만을 받으므로 동일한 속도로 회전운동을 하게 된다. 하지만, 각 스핀의 위상은 변화되었다. 인가된 경사자장의 방향을 따라서 각 스핀들의 위상이 변화 되었다. 이해를 돕기 위해 회전운동을 하는 세 스핀을 순간 카메라로 촬영했다고 하자. 경사자장이 인가되기 전 세 스핀은 동일한 위상의 사진이 찍힐 것이다(그림 6-11). 경사자장을 인가하고 난 후 세 스핀은 서로 다른 위상을 갖는 사진이 찍힐 것이다(그림 6-12). 결론적으로 인가된 경사자장의 방향을 따라서 자화 벡터의 위상이 변화되었다. 경사자장 이용해서 자화 벡터의 위상 이동(phase shift)을 만들어 낼 수 있다.

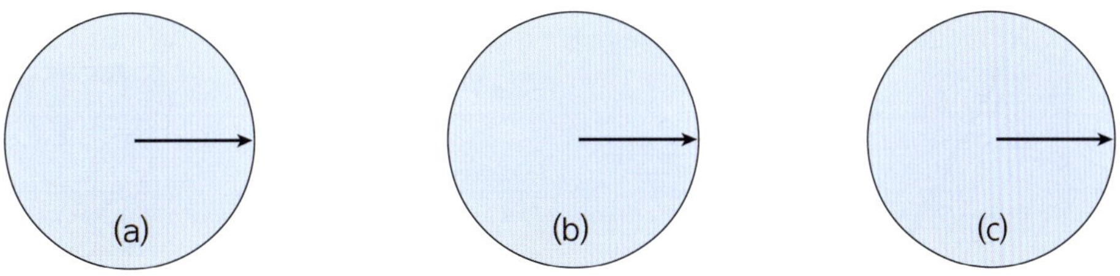

▲ 그림 6-11. 경사자장 인가 전 세 스핀의 순간촬영사진

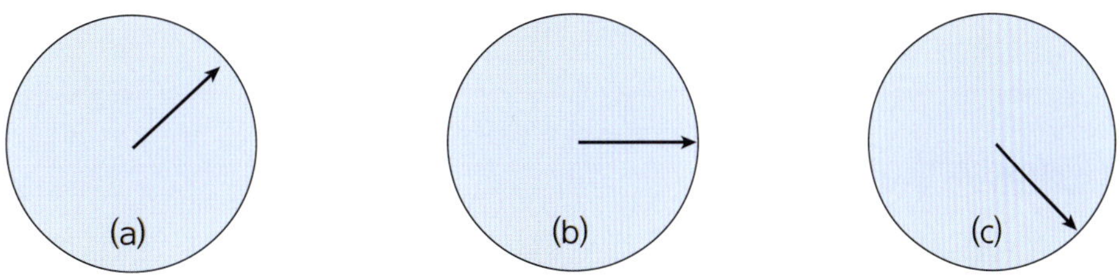

▲ 그림 6-12. 경사자장 인가 후 세 스핀의 순간촬영사진

5) 신호의 부호화 방법

이제 MR 신호의 부호화 방법에 대해서 알아보자. 첫째 우리는 인체의 전부가 아닌 원하고자 하는 일정부분만을 공명시킨다. 즉 영상화 하고자 하는 영상단면의 선택한다. 둘째 선택된 단면의 좌측과 우측을 구분하는 과정을 진행한다. 마지막으로 단면내의 위쪽과 아래쪽을 구분하는 과정을 진행하면서 동시에 신호를 수신한다. 이렇게 수신된 신호는 인체의 위치정보가 부여된 상태로, 영상 내 pixel 좌표에 맞추어 신호를 배치하고, 신호의 크기를 흑백의 스케일로 나타내면 영상을 만들 수 있다. 이제 그 과정을 살펴보기로 하자.

(1) 단면선택(Slice selection)

외부자기장에 노출된 인체 내의 프로톤들은 모두 동일한 속도로 세차운동을 하고 있다. 이제 Z-축 경사자장 코일에 전류를 흘려 인체의 머리 쪽에서 발쪽으로 경사자장을 인가한다. 변화된 외부자장의 크기에 따라서 각 위치별 세차운동의 속도, 즉 공명주파수가 변화된다(그림 6-13a). 영상화하려는 위치에 맞는 공명주파수(*64MHz*)를 인가하면 세차주파수가 동일한 부위만 공명되어 영상화 하려는 단면을 선택할 수 있다(그림 6-13b). 즉, 단면선택은 Z축 경사자장을 이용하여 공명주파수를 변화시키고, 영상화하려는 단면에 맞는 공명주파수를 인가하여 횡축자화로 변환시키는 과정이다. 이때, 선택된 단면내의 모든 스핀은 동일한 주파수와 동일한 위상을 갖는다(그림 6-13c). 예시는 외부자기장의 세기는 1.5 Tesla로 가정하고 이때, 공명주파수는 64MHz이다. 단면영상은 3 × 3 matrix를 갖는 것으로 하겠다.

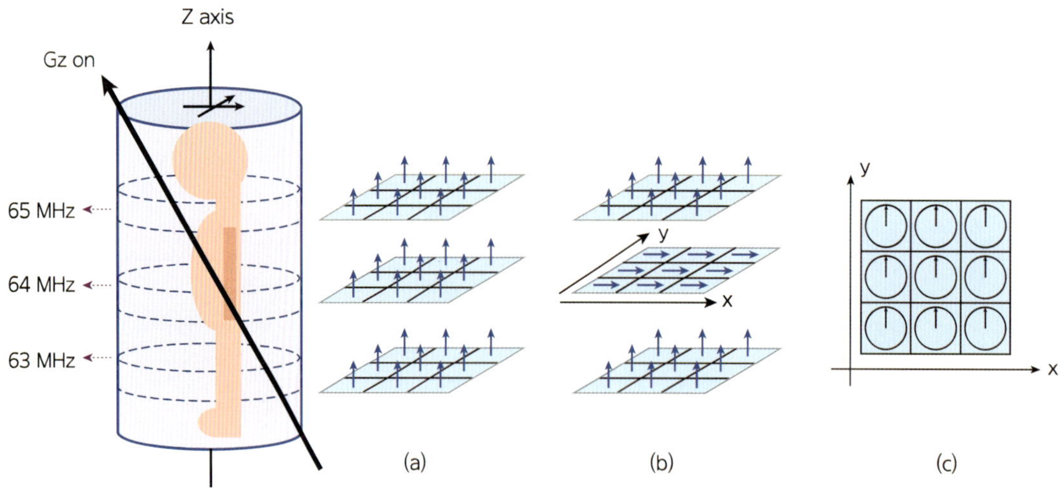

▲ 그림 6-13. 경사자장을 이용한 영상 단면 선택 과정

(2) 위상부호화(Phase encoding)

단면선택으로 우리는 3차원 인체에 한 가지 위치정보를 얻었다. 다음으로 2차원 단면에서 위치정보를 부여하는 과정을 살펴보자. 2차원 단면을 가로(x)축과 세로(y)축으로 일정한 간격 나누어 구역을 구분해 보자. 이렇게 구역이 나누어진 2차원 단면을 매트릭스(matrix)라고 부른다. 이 매트릭스의 형성된

한 개의 정사각형을 픽셀(pixel)이라 한다. 각 픽셀에서의 MR신호의 크기를 흑백의 크기로 나타내면 한 단면의 영상을 만들어 낼 수 있다. 그럼 매트릭스에 한축의 위치정보를 부여하는 과정을 살펴보자.

공명현상을 통해서 선택된 단면의 횡축자화들은 모두 동위상을 갖는다(그림 6-14a). 이제 x축 방향으로 경사자장을 인가해 보자. 경사자장으로 인해서 단면내의 좌, 우 위치에 따라서 각 픽셀의 스핀 벡터들은 서로 다른 속도로 세차운동을 하게 된다(그림 6-14b). 일정시간(1msec 이하) 후에 X축 경사자장을 멈추어 보자(turn off). 선택 단면내의 모든 스핀은 다시 외부자기장(main magnet field)만을 경험하게 되어 같은 속도로 세차운동을 하게 된다. 하지만 x축 경사자기장이 인가된 방향을 따라서 위상의 변화가 발생하였다(그림 6-14c). 즉, x축 방향으로 위상부호화 되었다. 이 x축 경사자장을 위상부호화 경사자장이라고 한다. 일반적으로 MRI 위상부호화 방향은 영상화 부위의 길이가 짧은 방향으로 설정한다. 예를 들면 복부의 axial 영상을 얻고자 한다면, 인체의 앞뒤방향을 위상부호화 방향으로 설정하는 것이 일반적이다. 왜냐하면 위상부호화 수만큼 신호획득 시간(scan time)이 증가하기 때문이다. 하지만 위 예시에서는 위상부호화 방향을 좌우로 설정하였다. 이것은 실제 임상 MRI 검사 중 brain 검사가 많기 때문이다. 인체의 머리 부분은 앞뒤 방향보다 좌우 방향의 길이가 더 짧기 때문에, brain 검사 시에는 위상부호화 방향을 좌우로 설정하는 경우가 더 일반적이므로 위와 같은 예시로 설명하였다.

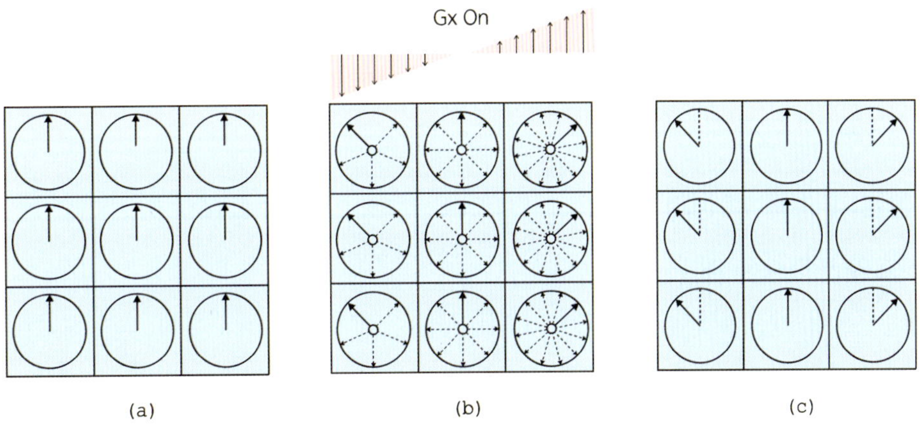

▲ 그림 6-14. X axis 경사자장을 이용한 위상부호화 과정

(3) 주파수 부호화(frequency encoding)

단면선택 경사자장(slice selection gradient)과 위상부호화 경사자장(phase encoding gradient)을 경험한 스핀들이 2차원 평면에서 주자기장(main magnet field)만을 경험하면서 같은 속도로 세차운동을 하고 있다(그림 6-15a). 이제 선택단면의 위쪽과 아래쪽 스핀 위치를 구분할 수 있도록 하면, 3차원 위치정보를 모두 부여하게 된다. Y축 방향을 따라서 경사자장을 인가해 보자. 주자장과 같은 방향으로 인가된 경사자장을 경험하는 스핀은 보다 빠르게 세차운동을 하게 되고(그림 6-15b 1행), 반대방향으로 인가된 경사자장을 경험하는 스핀은 처음보다 느리게 세차운동을 하게 될 것이다(그림 6-15b 3행). 또한 라모어 방정식에 따라서 위쪽과 아래쪽의 세차주파수가 달라질 것이다(그림

6-15c). 즉, 세차주파수의 크기에 따라서 2차원 평면의 위쪽과 아래쪽의 위치정보가 달라졌다. 이때 인가된 y축 경사자장을 주파수 부호화(frequency encoding) 경사자장이라 한다. 이제 MR 신호에 인체의 3차원 위치 정보를 모두 부여하였다. 이 순간 신호를 수집하여야 한다. 왜냐하면 y축 경사자장을 끄는(turn off) 순간 2차원 평면의 스핀들은 주자장(main magnet field)에 의해 동일한 속도로 세차운동을 하게 되고 y축 경사자기장으로 인해 발생한 주파수의 변화는 없어지고, y축 경사자장이 만든 위상 변위와 이전의 위상부호화 경사자장으로 발생한 위상변이가 합쳐져 각 방향에 따른 값의 차이를 서로 구분할 수 없게 되기 때문이다. 따라서 MR 신호는 주파수 부호화 경사자장이 인가된 상태에서 수신해야 한다. 그래서 주파수 부호화 경사자장을 판독경사자장(readout gradient)이라고 부르기도 한다.

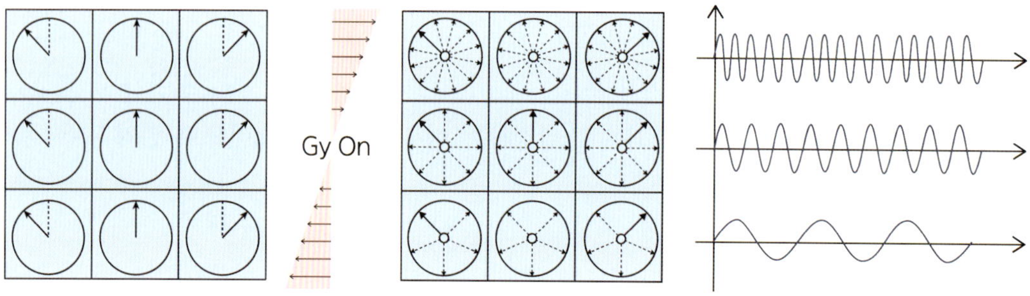

(a) (b) (c)

▲ 그림 6-15. Y axis 경사자장을 이용한 주파수 부호화 과정

6) MR 신호의 반복 측정과 특징

(1) MR 신호의 반복측정(TR)

이제 인체의 3차원 위치정보가 부호화된 신호를 수집하여 영상을 재구성해 보자. 그런데 한번 수집된 신호를 통해서 영상을 구성할 수 있을까? 한 번의 측정으로는 영상을 구성할 수 없다. 이해를 돕기 위해서 앞서 설명한 CT 영상화 과정을 상기해 보자. 단 한번의 x-ray 조사로 단면 영상을 만들 수 있을까? 단면영상을 구성할 수는 없다. 왜냐하면 이 신호는 x선이 진행방향에 있는 모든 물질의 감약 양이 합져진 값이기 때문에, 신호의 앞, 뒤, 좌, 우에 대한 위치정보가 없기 때문이다. 따라서 앞서 설명한 대로, 인체를 중심으로 회전하면서 x-ray을 측정하여 인체의 감약 정보를 분석해 단면영상으로 재구성하게 된다. MR 신호도 이와 비슷하다. 측정된 신호에는 위치정보가 부호화되어 있지만, 하나의 신호로 원래 신호들이 발생한 위치를 정확하게 찾는 것은 불가능하다. 따라서 CT가 반복해서 신호를 수집하는 것과 같이 MR도 동일한 과정을 반복해서 신호를 수집하게 된다. 단 CT에서 tube가 회전하면서 신호를 수집하는 것과 같이 MR에서는 반복 수집할 때마다 위상부호화 경사자장의 크기를 다르게 변화시키면서 신호를 수집한다. 앞선 예시와 같이 2×2 매트릭스를 갖는 CT 단면영상을 재구성한다고 하자. 미지수가 4개이기 때문에 우리는 4개의 방정식이 필요하다. 수학적으로 미지수가 4개일 때 4개의 방정식이 있으면 그 해를 찾을 수 있다. 그런데 X-ray tube가 회전하지 않고 같은 위치에서 2

번 신호를 측정하였다고 하자. 앞선 그림 6-5에서 AP projection을 2회 시행한 것이다. 4개의 방정식을 얻을 수 있지만, 2개는 같은 수식이다. 이 방정식 4개로는 해를 찾을 수 없다. 회전하면서 2번 이상 측정해야 값이 다른 4개의 식을 얻게 되고, 해를 찾을 수 있을 것이다. 동일하게 MR에서도 매번 신호를 측정할 때마다 위상부호화 경사자장의 크기를 변화시키면서 신호를 획득해야 한다. 위상부호화 크기를 변화시키지 않고 신호를 측정하는 것은 CT scan에서 x-ray tube를 같은 위치에서 측정하는 것과 같다. 결론적으로 정확한 위치 정보값을 찾을 수 없다. 그렇다면 MR에서는 몇 번 신호를 획득해야 하는 것일까? 위상부호화 매트릭스의 수만큼 획득하여야 한다. 영상단면을 256 × 256 매트릭스로 구성한다면 256번 서로 다른 크기의 위상부호화 경사자장을 인가한 후 신호를 획득하여야 한다.

(2) MR신호의 특성

반복 측정된 신호를 위치에 맞게 배치하여 신호의 크기에 맞추어 흑백으로 표현하면 영상을 만들 수 있다. 하지만 우리가 수신하는 신호는 모두 뒤섞여 있다. 전자기파의 특성상 두 가지 이상의 파동이 만나면 서로 합쳐져 새로운 하나의 파동을 만든다. 우리가 위치정보를 부여한 신호들이 위상과 주파수가 분리되어서 각각 수신되면 좋겠지만(그림 6-16 좌측), 실제로 수신되는 신호는 위상 부호화된 신호들과 주파수 부호화된 신호들이 뒤섞여 있는 하나의 새로운 신호로 수신된다(그림 6-16 우측). 이 신호를 분리해 제 위치에 배치하여야 영상을 재구성할 수 있다.

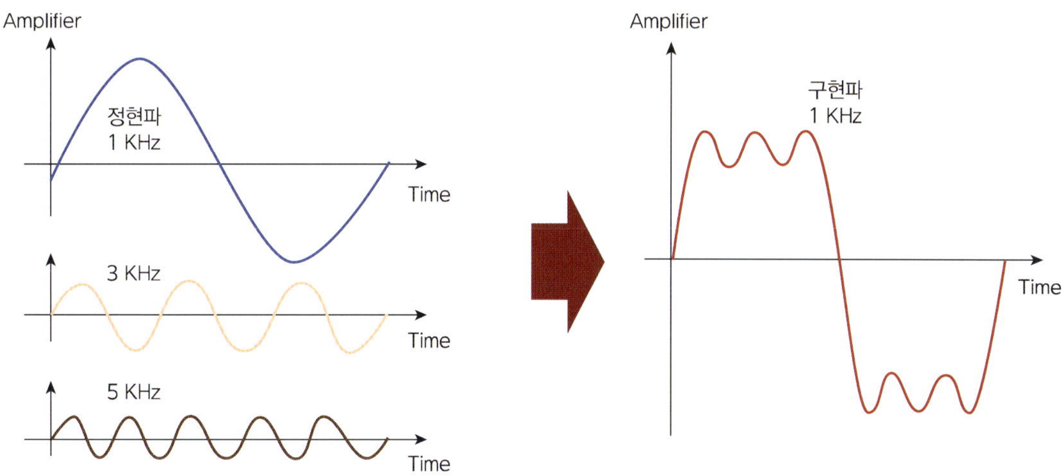

▲ 그림 6-16. 부호화된 신호 and 수신 신호

7) K space의 filling(신호 수집)과 특징

하나의 단면영상을 재구성하기 위해 부호화된 신호를 반복 측정한다. 매번 측정된 신호들은 영상으로 재구성되기 전까지 일정한 곳에 보관해 두는데, 이 raw data를 모아 두는 곳을 K-space라고 한다. 한 단면영상 당 하나의 k space가 존재한다. 여러 장의 단면영상을 만들려면 영상 수만큼의 k space가 존재하게 된다. K space는 phase encoding 매트릭스 수만큼 line을 가지게 되고, 신호가 측정될 때마다 각각 다른 line에 data를 채우게 된다.

(1) K space filling(신호 수집)

K-space에 신호를 수집하는 과정은 일정한 법칙을 따르는데, 이는 수집된 정보를 영상으로 재구성하는 수학적 기법(Fourier transform)과 관계가 있다. 우리에게 측정되는 신호는 시간에 따른 진폭의 크기로 표현되는 것에 비해서 K-space는 Kx와 Ky라는 좌표 공간으로 구성되어 있고, 일정한 법칙에 따라 신호를 채우게 된다. 이것을 이해하기 위해서 측정된 신호의 크기(amplitude)에 영향을 주는 인자에 대해서 생각해 보자. 단면 선택(slice selection) 경사자장(Z axis gradient: Gz)과 공명주파수를 인가해서 한 단면만의 신호를 얻을 수 있다. 단면상의 위치정보를 부여하기 위해 위상부호화(phase encoding) 경사자장(X axis gradient: Gx)과 주파수 부호화(frequency encoding) 경사자장(Y axis gradient: Gy)을 인가한다. 이 과정에서 신호의 크기는 최초 종축 자화 크기에 비해서 감소하게 된다. 우리에게 측정되는 신호의 크기는 일정한 상수값(K)을 가진다. 그렇다면 이 값에 영향을 주는 인자는 어떤 것이 있을까? 조직의 이완시간, TR, TE, 확산운동, flow 현상 등 여러 인자가 있지만, 지금은 영상화 과정만을 생각해 보자, 위치정보를 부여하기 위해서 인가되는 경사자장에 따라서 수신신호의 크기가 달라진다. 앞서 경사자장 인가에 따른 주파수 및 위상의 변화를 설명하였다. 단면 내 spin들의 주파수와 위상의 변화가 결국 최종 수신신호의 크기에 영향을 미친다. 우리에게 측정된 신호값(K)은 Gz + Gy + Gx의 크기에 따라서 달라지게 된다. 여기서 Gz는 단면선택에만 사용되므로, 측정되는 신호의 크기에 영향을 미치지 않는다. 우리가 측정하는 신호는 횡축자화(Mxy: magnetization xy plane) 성분이고 종축자화(Mz: magnetization z axis)는 측정되지 않으므로, 종축자화를 횡축으로 변환하는 Gz은 실제 측정되는 신호크기에 영향을 미치지 않는다. 따라서 수신신호의 크기 k값은 Gy와 Gx의 크기에 따라서 변화한다고 할 수 있다(k = Gy + Gx). 측정되는 신호의 크기 k값을 보자. K값에 영향을 주는 위상부호화 경사자장(Gx)과 주파수 부호화 경사자장(Gy)은 서로 독립적으로 작용하기 때문에, k값을 kx와 ky로 구분할 수 있을 것이다[Gx + Gy = K = kx + ky]. 예를 들어 Gy를 일정값으로 고정하고 Gx를 변화시키며 신호를 측정하면 측정된 신호의 크기는 일정하게 인가된 Gy로 인한 부분을 제외하고 Gx의 변화에 따라서 달라진다. 반대로 Gx가 일정할 때 Gy의 크기에 따라서도 측정되는 k값은 변화한다. 즉, Gx와 Gy의 변화에 따라서 측정되는 신호의 크기(k)가 달라지는데, 그 변화에 따라서 k값을 분리해 보면 Gx에 대응되는 kx 값을 찾을 수 있고, Gy에 대응되는 ky 값을 찾아 나누어 볼 수 있다.

1(Gx) + 2(Gy) = 1(kx) + 2(ky) = 3(k)	1(Gx) + 2(Gy) = 1(kx) + 2(ky) = 3(k)
2(Gx) + 2(Gy) = 2(kx) + 2(ky) = 4(k)	1(Gx) + 4(Gy) = 1(kx) + 4(ky) = 5(k)
3(Gx) + 2(Gy) = 3(kx) + 2(ky) = 5(k)	1(Gx) + 6(Gy) = 1(kx) + 6(ky) = 7(k)
4(Gx) + 2(Gy) = 4(kx) + 2(ky) = 6(k)	1(Gx) + 8(Gy) = 1(kx) + 8(ky) = 9(k)

이제 이 값들을 좌표로 생각해 보자. 우리에게 측정된 상수 값은 kx와 ky의 나눌 수 있고, kx와 ky의 값은 Gx와 Gy의 크기에 따라서 변화되었다.

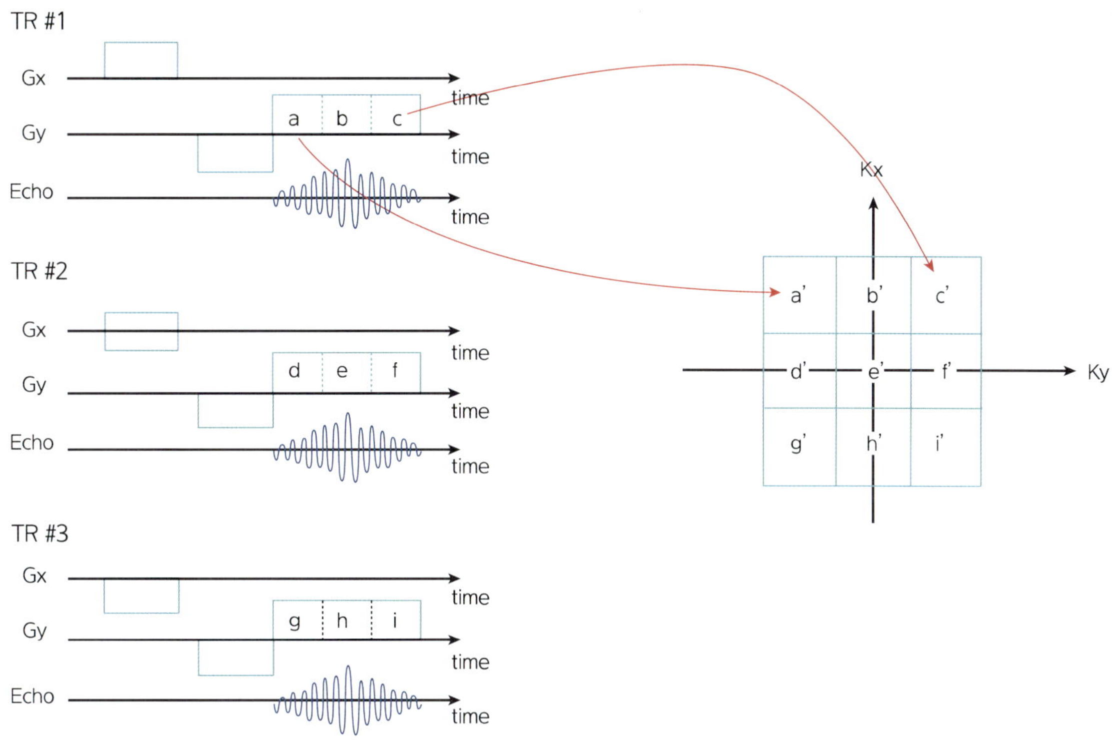

▲ 그림 6-17. 3 x 3 매트릭스의 k space filling 과정

그림 6-17은 3 × 3 매트릭스의 영상신호 수집과정을 도식적으로 나타냈다. Gx, Gy의 좌측 time line에서 위쪽으로 그려진 직사각형은 양(+)의 방향, 주자장의 방향과 동일한 방향으로 경사자장이 인가된 것이고, 아래쪽으로 그려진 직사각형은 음(−)의 방향, 주자장의 방향과 반대방향으로 경사자장이 인가된 것이다. 또 직사각형의 면적은 경사자장은 크기를 나타낸다. 신호를 수신하는 시점은 Gy가 양의 방향으로 인가되는 동안이다. Gy를 음(−)방향으로 인가한 후 다시 양(+)의 방향으로 인가하면, y축 방향으로 스핀들이 탈위상(dephase)되었다가 다시 재위상(rephase)된다. 이는 신호를 수신하는 시간을 조절하고 신호를 크게 모아 받기 위해서이다. 양의 방향 면적이 음의 방향 면적의 2배이기 때문에, 양의 방향 중심에서 y축 방향 스핀들은 모두 동위상(inphase)이 되고 신호의 최대값을 갖은 후 다시 탈위상(dephase)된다.

이제 k-space에 신호를 채우는 방법을 살펴보자. 첫 번째 신호를 획득할 때(TR #1), 위상부호화 경사자장(Gx)는 양(+)의 방향으로 인가되었다. 따라서 kx는 양의 값을 갖는다. 이후 주파수 부호화 경사자장(Gy)가 인가되었을 때 신호를 획득하는데, a만큼 인가된 시점에 획득된 신호는 ky의 좌측 좌표 a'에 a에서 b만큼 인가된 시점에 획득한 신호는 ky의 b'점 좌표에 넣고, a에서 c까지 인가된 시점에 획득한 신호는 ky의 c' 좌표에 값을 채운다. 두 번째 신호를 획득 시(TR #2), 위상부호화 경사자장(Gx)는 0으로 인가되었다(양과 음의 중간에 있어 서로 상쇄되어 0이 된다). Kx는 0인 line을 채우게 된다. 주파수 부호화 경사자장은 같은 크기로 인가되어, 첫 번째와 같이 d', e', f' 순으로 ky의 좌표를 채우게 된다. 동일한 방법으로 세 번째 신호획득 시(TR #3)에는 위상화 부호화 경사자장(Gx)은 음(−)의 방향으로 인가되었고, kx는 음의 값을 갖는다. 주파수 부호화 경사자장은 같은 크기로 인가되어,

g', h', i' 순으로 ky 좌표를 채우게 된다.

(2) K space의 특성

① K space의 data는 이산적인 값을 갖는 디지털 신호로 구성되어 있다.

위상 부호화 및 주파수 부호화된 신호들은 서로 뒤섞여 하나의 신호로 측정되며, 시간에 따라 연속된 진폭을 갖는 아날로그 신호이다. K space로 신호가 채워질 때, 신호는 디지털 신호로 변환된다. 아날로그 신호의 디지털 변환은 아날로그 신호를 일정구간으로 나눈 후, 각 구간별 대표값을 정하여 이산적인 값으로 표현하는데, 이를 샘플링 과정이라고 한다. 디지털 신호로 변환하는 과정에서 샘플링 수를 적게하면 원래신호를 제대로 구현할 수 없게 된다. 원래의 아날로그 신호를 왜곡없이 디지털 신호로 구현하기 위한 최소의 샘플 수를 정의한 것이 나이퀴스트 이론(Nyquist theory)이다. 이에 따라서 원래신호의 최대 주파수에 최소 2개 이상의 샘플을 얻어 디지털 신호로 변환하여 k space에 채우게 된다.

② K space의 좌표값은 최종 구현영상의 좌표값과 일대일 대응하지 않는다.

K space는 x, y 축을 갖는 좌표이고 하나의 매트릭스로 표현할 수 있다. 하지만 이 매트릭스는 우리가 최종적으로 구현할 영상의 매트릭스 정보와 일대일 대응하지 않는다. K space 매트릭스의 좌표값은 한 영상단면의 모든 신호들이 합쳐진 상태로, 영상의 pixel 좌표의 신호와 일대일 대응을 하려면, 합쳐진 신호를 분리하는 작업이 필요하다. 신호의 분리 작업이 푸리에 변환(Fourier transform)이고 뒤에서 설명할 것이다.

③ K space의 중앙은 저주파(lower frequency)의 고신호(high amplitude) 값을 가지며, k space의 주변부는 고주파(high frequency)의 저신호(lower amplitude) 값을 갖는다.

K space의 중앙을 채우는 신호를 살펴보자. 첫째 kx축 방향에서 중심부와 주변부의 신호 차이를 보면, kx 축은 위상부호화 경사자장이 인가된 축이다. Kx의 중앙값은 위상부호화 경사자장(Gx)이 가장 작은 크기로 인가된 신호가 채워지고, 중앙에서 주변으로 갈수록 위상부호화 경사자장이 점점 크게 인가된 신호들이 채워진다. 그럼 위상부호화 경사자장의 크기에 따라 수신 신호의 크기가 어떻게 변화하는지 생각해 보자. 위상부호화 경사자장이 인가되지 않으면, 단면내의 모든 스핀 벡터는 동위상을 갖는다. 위상이 같은 각각의 스핀들의 신호는 서로 더해져 매우 큰 진폭을 갖는 신호가 될 것이다. 이와는 반대로 위상부호화 경사자장이 크게 인가된 경우, 단면 내 각 pixel의 스핀 벡터들은 각기 다른 위상을 갖게 될 것이다. 서로 다른 위상을 가진 신호들의 진폭은 서로 합쳐질 때, 위상차이 만큼 더해지거나 상쇄된 진폭을 갖게 되어 신호의 크기는 위상 부호화 경사자장의 크기가 클수록 작게 될 것이다. 결국 위상부호화 경사자장의 크기에 반비례하여 수신되는 신호의 크기는 감소할 것이다(그림 6-18).

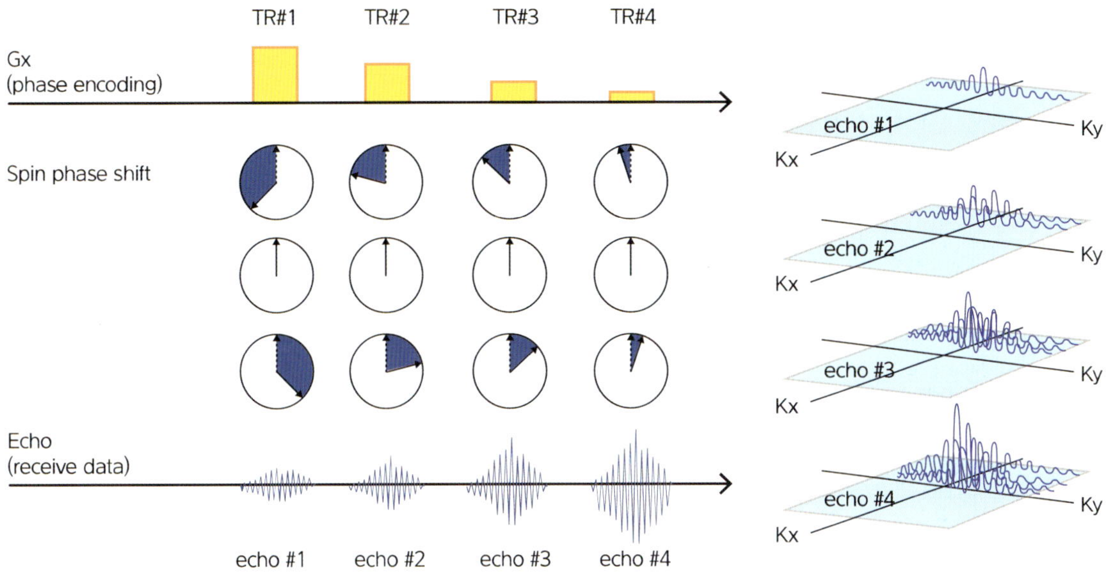

▲ 그림 6-18. Phase encoding gradient 크기에 따른 신호의 크기 및 K space 내 배치

둘째로 ky축의 신호들을 살펴보자. 신호수집과정에서 주파수 부호화 경사자장의 인가를 고려해 보면, 신호를 모아 받기 위해서 음의 방향으로 인가하여 스핀들을 탈위상시켰다가 양의 방향으로 인가하여 재위상시키면서 신호를 수집한다. 양의 방향으로 인가된 경사자장은 음의 방향으로 인가시킨 경사자장의 두 배의 크기이다. 주파수 부호화 경사자장이 양의 방향으로 인가된 시점부터 신호를 수집하는데, 처음 시점은 스핀들이 탈위상되어 있어 신호의 크기는 작다. 이후 계속 증가하다가 주파수 경사자장이 양의 방향으로 인가된 정중앙점에서 모든 스핀들은 재위상되어 가장 큰 신호를 만든다. 계속된 경사자장의 인가로 스핀들은 재위상된 후 다시 탈위상이 진행되어 신호의 크기는 점점 감소하게 된다(그림 6-19).

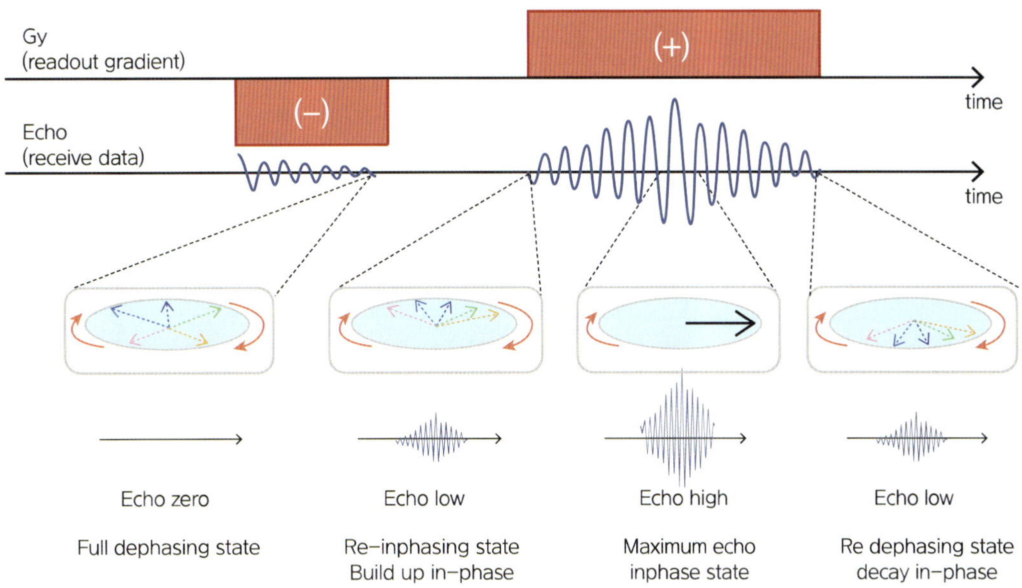

▲ 그림 6-19. Frequency encoding gradient 인가에 따른 신호의 크기 변화

따라서 ky축과 kx축의 중앙에는 스핀들이 동위상을 갖는 시점의 신호들만이 수집되어 진폭의 크기가 큰 신호들로 채워지게 된다. 이와는 반대로 ky축과 kx축의 중앙에서 가장자리로 갈수록 스핀들의 탈위상이 큰 신호들이 수집되어 진폭의 크기가 작은 신호들로 채워지게 된다. 스핀들의 위상의 차이가 클 때 합쳐진 신호는 위상차에 의한 신호의 크기는 작지만, 주파수 변화가 큰 고주파 신호가 된다. 반대로 스핀들의 위상차가 작을 때 합쳐진 신호는 큰 신호의 크기를 갖게 되지만 상대적으로 주파수의 변화는 작기 때문에 저주파 신호가 된다.

④ K space의 중앙은 영상의 SNR(signal to noise ratio, 신호대 잡음비)와 Contrast(대조도)에 영향을 주고, k space의 주변부는 영상의 resolution(해상도)에 영향을 미친다.

K space의 중앙은 신호의 크기가 큰 값이 놓인다. 영상신호 획득 시 불필요하게 수신되는 노이즈(noise) 신호들은 불규칙적으로 발생하고 진폭의 크기도 작다. 상대적으로 영상신호와 노이즈 신호들의 신호차가 크기 때문에 구분을 쉽게 할 수 있다. 따라서 k space의 중앙에 놓인 신호들은 신호대 잡음비가 크게 된다. 신호대 잡음비가 큰 신호들이 결국 영상에서 대조도의 차이 즉, 스핀들 간의 이완시간에 따른 신호의 차이를 만들어 내기 때문에 k space의 중앙 값은 영상의 대조도를 결정하게 된다. 하지만 k space 중앙값은 영상 단면 내 스핀들의 위상차와 주파수 차이가 거의 없기 때문에, 각각의 스핀신호들이 어디서 나온 것인지 명확하지 않다. 즉 위치정보가 상대적을 낮다. 왜냐하면, 단면내 스핀들의 각각의 위치정보를 위상차와 주파수 차이로 구분했기 때문이다. 이와는 반대로, k space의 주

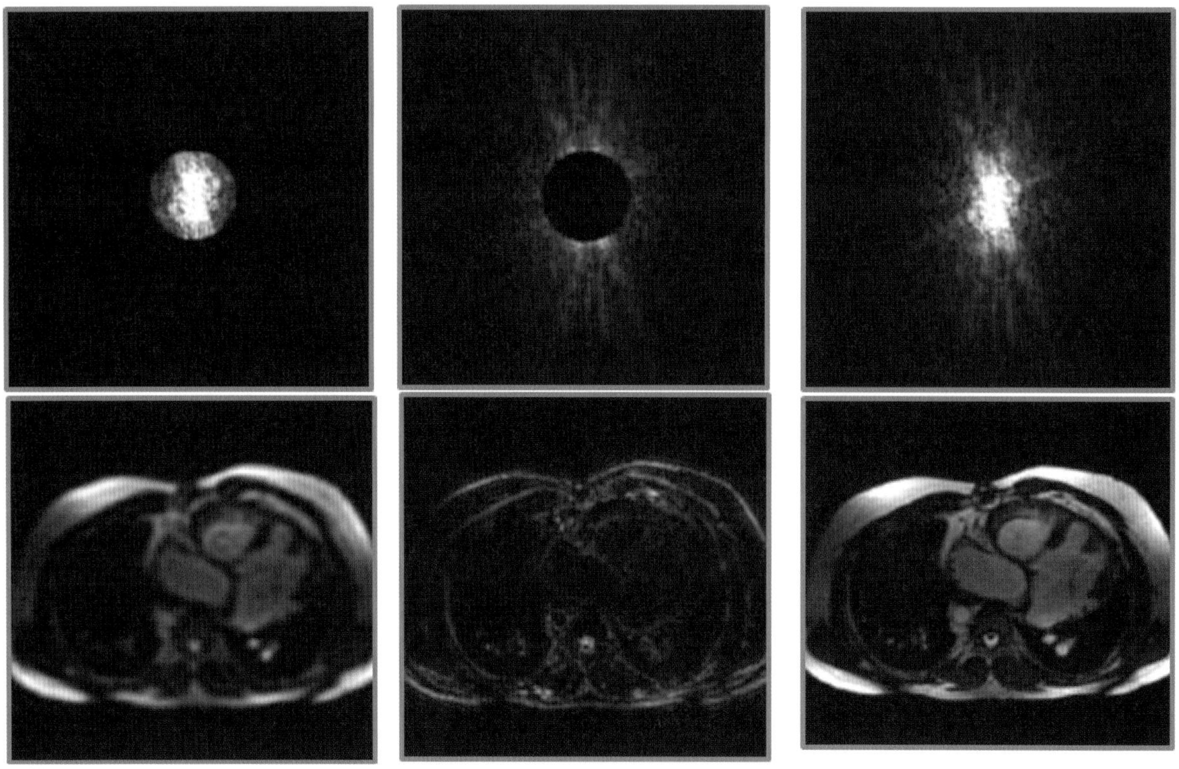

K-space center data reconstruction (a) | K-space outer data reconstruction (b) | Whole K-space reconstruction (c)

▲ 그림 6-20. K space의 data별 reconstruction images

변부에 놓인 신호들은 위상부호화 및 주파수 부호화 경사자장이 중앙부에 비해서 상대적으로 크게 인가되었기 때문에, 신호의 위치정보를 보다 더 많이 갖게 되어 영상의 해상도를 높이는 데 기여하게 된다. 하지만 상대적으로 주변부의 신호는 작기 때문에 노이즈와 구별이 어렵게 되어 낮은 신호대 잡음비를 갖게 되고 영상의 신호대 잡음비와 대조도 정보에는 크게 기여하지 못한다. 그림 6-20을 보면 k space은 중앙값(a) 혹은 주변부(b)만의 신호들로 영상의 재구성했을 때와 k space 전체 데이터(c)로 영상을 재구성했을 때의 차이를 볼 수 있다.

8) 신호의 분해(푸리에 변환)

이제 k space의 모든 신호를 수집하였다. 이 데이터를 이용해서 영상으로 재구성하여야 한다. k space의 각 좌표들은 영상의 pixel과 일대일 대응하지 않기 때문에 우리는 신호를 위상부호화 크기와 주파수 부호화 크기로 분리하여야 한다. 이제 신호를 분리하는 과정에 대해서 알아보자. CT에서 신호의 위치값을 찾기 위해서 back-projection을 이용하듯이, MRI에서는 푸리에 변환을 이용한다. 푸리에 변환은 신호처리에 대한 복잡한 수학적 기법이다. 여기서는 푸리에 변환의 역할과 그 결과에 대해서만 알아보자. 그 개념적 이해를 돕기 위해서 프리즘과 비교해 보자. 빛이 차폐된 공간에 하나의 구멍을 뚫어 빛이 들어 올 수 있도록 하고, 그 구멍을 통해서 들어온 빛이 프리즘을 통과할 수 있도록 배치해 보자. 구멍을 통해서 들어온 빛이 프리즘을 통과한 후에 빛은 여러가지색(빨주노초파남보, 무지개색)으로 분리되어 보인다. 하나의 색을 갖는 빛은 밝고 어두운 정도를 표현하는 cd(칸델라) 혹은 lux(룩스) 단위로 나타낸다. 프리즘을 통과한 후 빛은 여러 가지 색으로 표현되고, 이 색들은 파장의 길이(nm) 따라서 분리된다(그림 6-21). 프리즘을 통해서 우리는 빛을 파장의 크기에 따라서 분리할 수 있다. 다르게 표현하면 프리즘은 빛을 밝기 단위에서 파장의 단위로 변환하였다고 할 수 있다.

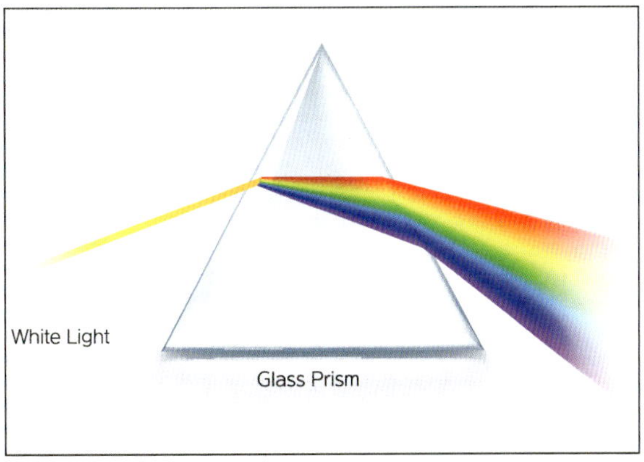

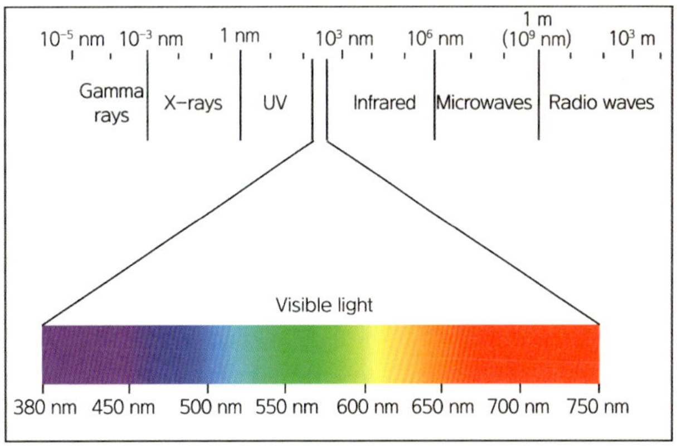

▲ 그림 6-21. Prism을 통한 빛의 분해

MRI 신호처리에서 푸리에 변환도 프리즘의 역할과 비슷하다. 우리가 획득한 신호는 영상화 단면의 각 pixel들의 신호가 합쳐진 하나 신호이다. 이 신호를 푸리에 변환을 하면 합쳐진 신호들을 주파수의 크기에 따라서 분리할 수 있다. 시간에 따른 신호의 크기를 주파수에 따른 신호의 크기로 구분할 수 있다. 이것은 시간영역의 신호의 크기를 주파수 영역의 신호의 크기로 변환한 것이다(그림 6-22). 또한 그 역변환도 가능하다. 정리하면, MRI 영상화 과정에서 푸리에 변환은 뒤섞여 수신된 하나의 신호를 주파별로 분리하는 역할이고, 이 주파수의 분리를 통해서 우리는 신호의 원래 위치값을 알 수 있다.

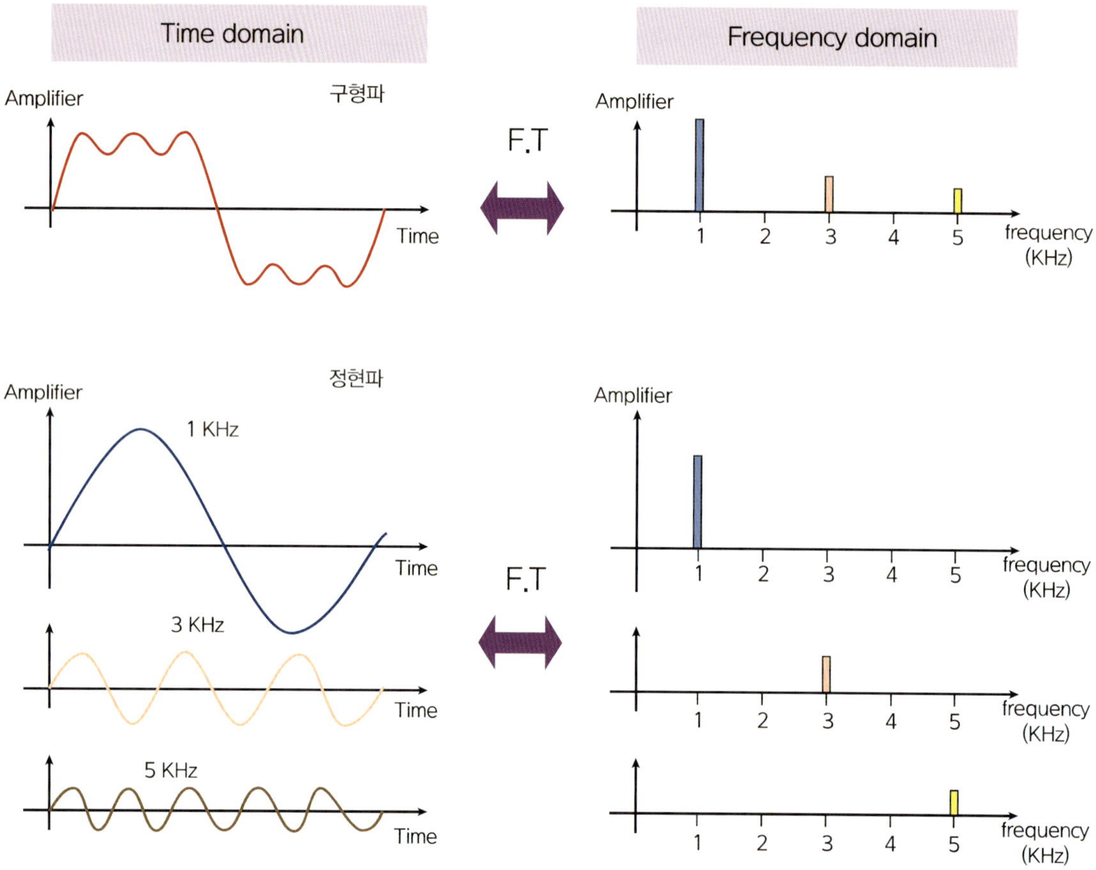

▲ 그림 6-22. 구형파와 정현파의 Fourier transform

K space의 신호들을 ky 축의 방향으로 푸리에 변환을 하면 ky축을 따라서 주파수의 크기가 큰 것과 작은 것으로 분리할 수 있다. 주파수가 높고 낮음의 차이로 신호의 원래 위치를 알아 낼 수 있다. 이제 kx 축의 방향으로 신호들을 푸리에 변환을 해 보자. kx 축의 중심은 위상부호화 경사자장이 인가되지 않았지만, 중심에서 멀어질수록 위상부호화 경사자장이 크게 인가된 신호들이 채워져 있다. 따라서 각 kx line마다 위상변화율의 차이가 발생한다. 위상부호화 경사자장의 중심에서 가까운 pixel의 위상변화율은 중심에서 멀리 있는 pixel에 비해서 적다. 이 위상변화율을 kx 방향에서 보면 주파수의 변화와 동일하다. 즉, 위상부호화 경사자장을 매 TR마다 변화시켜 신호를 얻으면, 위상부호화 경사자장의 방향으로 위상변화가 생기는데, 이 변화율이 영상화 단면의 중심에서 가장자리로 갈수록 비례적으로 증가되어, 동일한 시간(TR) 동안 위상의 변화가 큰 것과 작은 것으로 구분할 수 있다. 이 차이가 주파수의 변화로 나타난다. 따라서 kx 방향에서 푸리에 변환을 진행하면, 위상의 변화가 큰 신호와 작은 신호로 구분할 수 있게 된다. 이와 같이 k space의 ky축으로 1차 푸리에 변환을 하고 kx축을 따라

2차 푸리에 변환 시행하면, 원래 스핀의 위치에 맞게 수신신호를 배치할 수 있다. 배치된 신호의 크기를 흑백의 스케일로 나타내어 단면영상으로 재구성할 수 있다(그림 6-23).

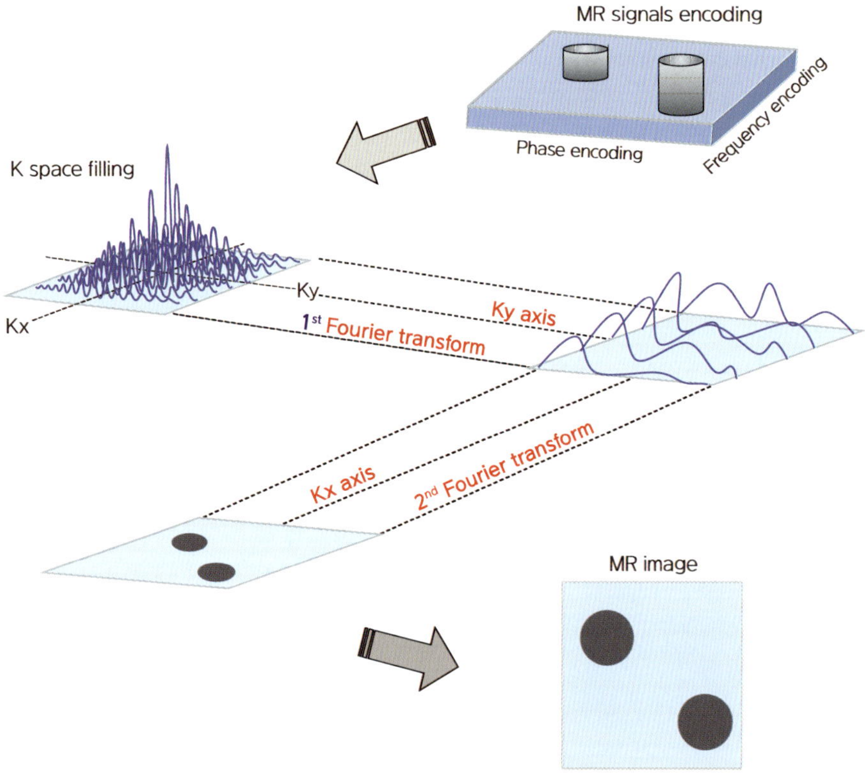

▲ 그림 6-23. 2-Dimensional Fourier transform을 통한 영상재구성

지금까지 우리는 MR 영상의 형성과정에 대해서 알아보았다. 영상 신호의 부호화, 부호화된 신호의 수집, 수집된 신호의 분해를 통해서 영상을 재구성할 수 있었다. 다소 복잡하고 이해하기 어려운 개념들이 있지만, 반복해서 읽고 생각하면 이해할 수 있을 것이다.

참고문헌

1. 문치웅 : image formation and fourier transform : 자기공명 영상 연수강좌. p 41-52, 1999.
2. 자기공명 영상 연수강좌 : 대한 자기공명 기술학회. p 71-87, 165-181, 1997.
3. 박일영외 3인 : 자기공명영상학. 청구문화사. p 105-144, 1993.
4. N. Kalouptsidis : signal processing systems theory and design. John wiley & Sons, Inc. p 247-289, 1997.
5. 오창현. 이성우 : K-Space의 원리. 대한 자기공명 의과학회지. p 1-5, 1999.
6. Catherine Westbrook외 2인 : MRI in practice, third edition. blackwell publishing. p 48-103, 2011.
7. Alfred L. Horowitz : MRI Physics for Radiologists, third edition. Springer-Verlag. p 53-100, 1994.
8. Ray H. Hashemi외 2인 : MRI The Basics, second edition. Lippincott Willians & Wilkins. p 90-177, 2003.
9. Donald W. McRobbie외 3명: MRI from picture to proton, second edition, Cambridge. p 108-136, 2008.
10. 김현자 : 자기공명의료영상학, 북힐스. p 66-83, 2008.
11. 대한자기공명의과학회 : 자기공명영상학, 일조각. P 57-74, 2008.

Chapter 07

Image Parameter

MR 영상의 화질에 영향을 미치는 파라미터의 종류는 매우 다양하며, 이들 파라미터를 적절하게 사용해야만 진단에 유용한 영상을 얻을 수 있게 된다. 진단적 가치가 높은 MR영상은 인체조직이 갖고 있는 고유한 성질을 최적의 해상도와 대조도로 표현해 놓은 것이라 할 수 있다. MR영상의 질을 결정하는 파라미터는 우리가 임의로 변경할 수 없는 고유인자(intrinsic factor)와 변경할 수 있는 부가인자(extrinsic factor)로 나눌 수 있다.

고유인자는 인체조직이 갖고 있는 본래의 물리·화학적 성질로서 변하지 않는 것이며, 프로톤 밀도(proton density), T_1 이완시간(T_1 relaxation time), T_2 이완시간(T_2 relaxation time), 혈액의 흐름(blood flow), 화학적 이동(chemical shift), 자기 감수성(magnetic susceptibility), 확산(diffusion), 관류(perfusion) 등이 있다.

부가인자는 주로 MR 장치의 성능과 관련된 것으로 우리가 임의로 바꾸어 사용할 수 있는 파라미터이다. 자장의 세기(magnetic field strength), 펄스파형(pulse sequence), 그리고 대부분의 촬영조건 등이 부가인자에 속한다. 이 장에서는 임상에서 자주 사용하는 부가인자에 대하여 각각의 특성과 화질에 미치는 영향을 알아보기로 한다.

1 반복시간(Repetition Time, TR)

TR은 반복하는 RF 펄스 시간의 간격으로 영상획득을 위해서 종축자화를 횡축자화로 변환하는 RF 펄스를 처음 보내고 동일한 RF 펄스를 다시 보낼 때까지의 시간으로 정의한다. TR의 역할은 RF 펄스에 의해서 횡자화(transverse magnetization)로 이동된 프로톤이 종자화(longitudinal magnetization)로 되돌아가는 양을 조절하는 것이다. TR이 길면 종자화로 회복되는 프로톤의 양이 많아져 다음 RF 펄스에서 횡자화로 이동되는 프로톤의 양이 많아지게 된다. 이때 횡자화로 이동되는 프로톤의 양이 많을수록 큰 신호가 발생되고 신호대 잡음비(signal to noise ratio, SNR)는 높아진다. TR이 짧으면 종자화로 회복되는 프로톤의 양이 적어져 수신되는 신호의 크기가 작아지게 된다(그림 7-1a). 반대로 TR을 길게 하면 종자화로 회복되는 프로톤의 양이 많아 높은 신호가 수신된다(그림 7-1b). 또한 TR은 영상의 대조도에 영향을 주는데, TR을 짧게 하면 종자화로 회복되는 지방성분과 물성분의 신호의 차이가 커져서 대조도가 높아진다(그림 7-1c). 반대로 TR을 길게 하면 종자화로 회복되는 지방성분과 물성분의 신호의 차이가 작아져서 대조도가 낮아진다(그림 7-1d).

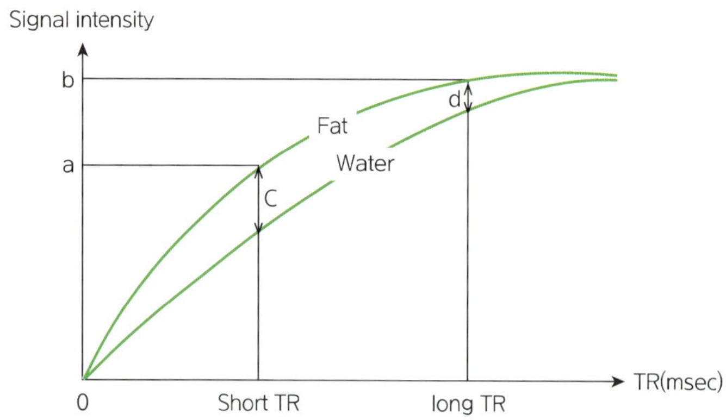

▲ 그림 7-1 TR 변화에 따른 신호강도의 변화

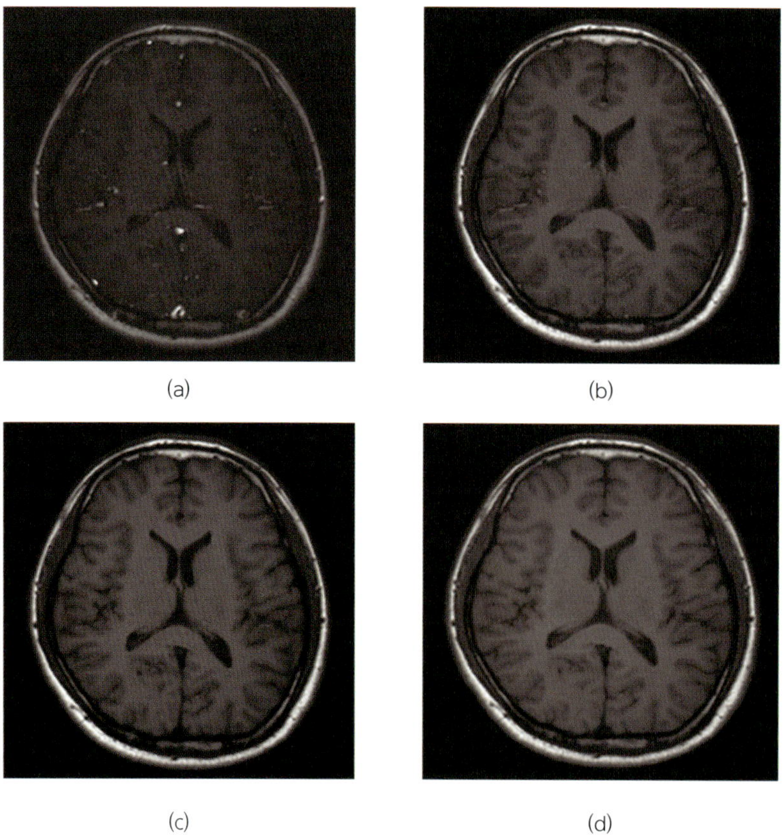

▲ 그림 7-2. TR 변화에 따른 영상

(a) TR = 100, (b) TR = 300, (c) TR = 600, (d) TR = 800

TR이 길어질수록 SNR이 높아져서 화질은 좋아진다. 그러나 TR을 너무 길게 하면 서로 다른 조직사이에 종자화로 회복하는 프로톤 양의 차이가 적어 영상의 대조도가 낮아지고 검사시간도 늘어나게 되므로, 적절한 TR을 선정하는 것이 중요하다. T_1 강조영상(T_1 weighted image)에서 TR을 너무 짧게 하면 각 조직의 프로톤들이 종자화로 충분히 회복되지 못한 상태에서 신호를 얻게 되어 SNR이 낮아지고 화질이 나빠진다(그림 7-2a). T_1 강조영상을 얻기 위한 적정한 TR은 약 300~600 msec이며, 이때 SNR과 대조도가 좋은 화질을 얻을 수 있다(그림 7-2b, c). 반면에 TR을 길게 할수록 조직 간의 대조도 차이가 낮은 프로톤 밀도 강조영상(proton density weighted image)에 가까워진다(그림 7-2d).

2 에코시간(Echo Time, TE)

TE는 RF 펄스를 보낸 후 에코신호의 최고점이 생성되기까지의 시간으로 정의한다(그림 7-3).

스핀에코 펄스 시퀀스에서 90°RF 펄스는 종자화를 횡자화로 바꿔주는 여기 펄스이고 180°RF 펄스는 에코신호를 생성하는 재초점 펄스(refocusing pulse)이다.

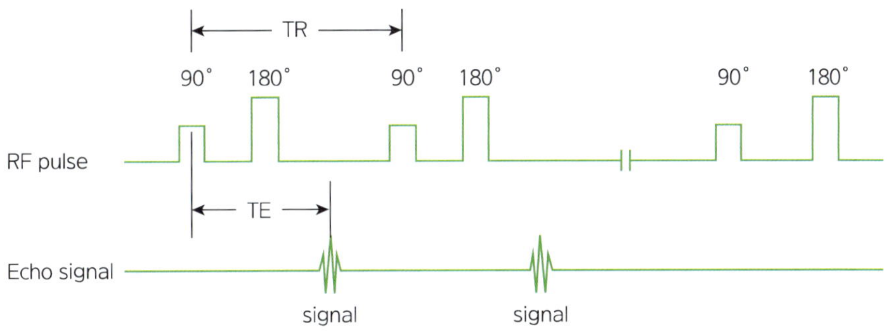

▲ 그림 7-3. 스핀에코 펄스파형

TE는 영상의 SNR에 큰 영향을 미치는 데, TE를 짧게 하면 횡자화 성분이 많이 남아있는 상태에서 180°RF 펄스가 보내져 재자화되는 에코의 신호가 크게 되어 영상의 SNR이 높아진다(그림 7-4a). 반대로 TE를 길게 하면 횡자화 성분이 상당부분 줄어들어 측정되는 영상신호의 크기가 작게 되고, 영상의 SNR이 낮아진다(그림 7-4b). 또한 TE는 대조도의 변화에도 중요한 역할을 한다. TE를 짧게 하면 물과 지방의 신호 차이가 작아져서 영상의 대조도가 낮아진다(그림 7-4c). 반대로 TE를 길게 하면 물과 지방의 신호 차이가 커져서 영상의 대조도가 높아진다(그림 7-4d).

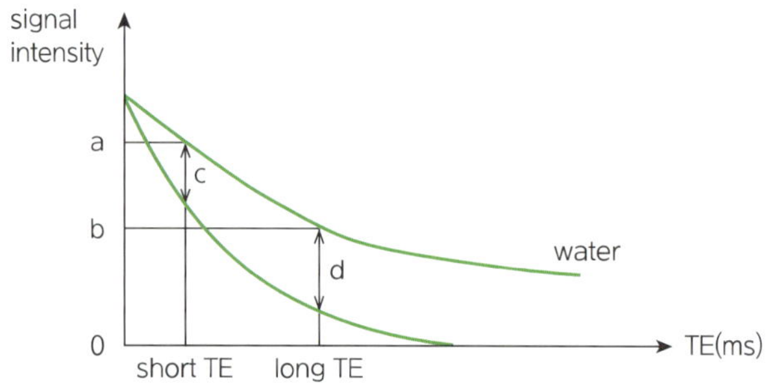

▲ 그림 7-4. TE 변화에 따른 신호강도의 변화

TR을 길게 하고 TE를 짧게 하면 대조도가 낮고 SNR이 높은 프로톤 밀도 강조영상이 된다(그림 7-5a). 반대로 TE만 길게 하면 SNR은 떨어지지만 지방의 신호가 적어지고 물의 신호가 상대적으로 큰 T_2 강조영상(T_2 weighted image)이 된다(그림 7-5d). 따라서 T_2 강조영상은 T_1 강조영상이나 프로톤 밀도 강조영상에 비하여 상대적으로 SNR이 떨어지므로 앞으로 다루어질 다른 영상변수의 조절을 통해서 SNR을 보상할 수 있다.

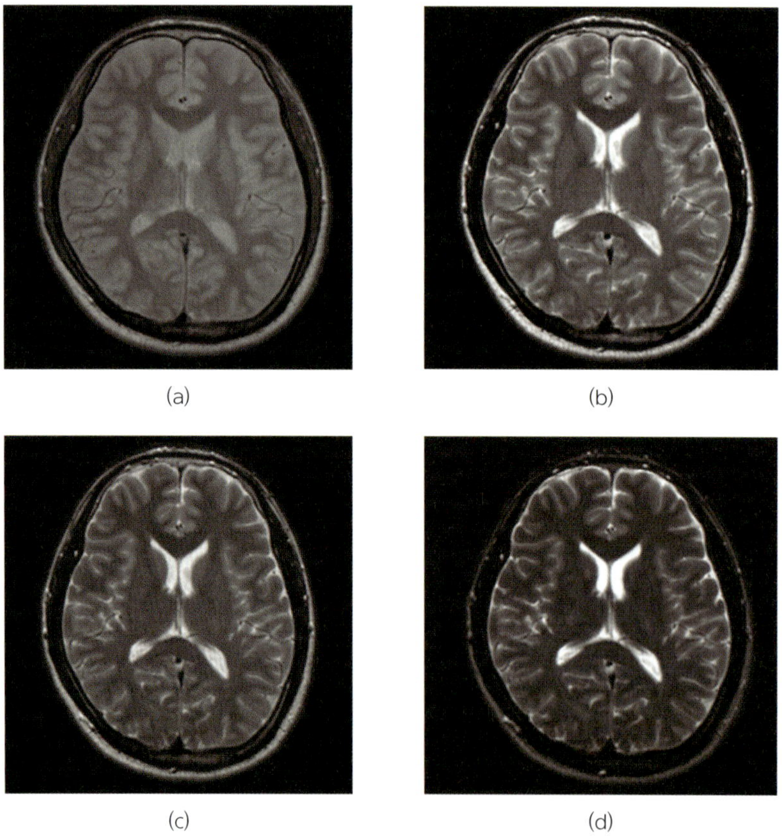

▲ 그림 7-5. TE 변화에 따른 영상(TR = 4,000 msec, FSE) (a) TE = 32 msec (b) TE = 64 msec (c) TE = 80 msec (d) TE = 128 msec

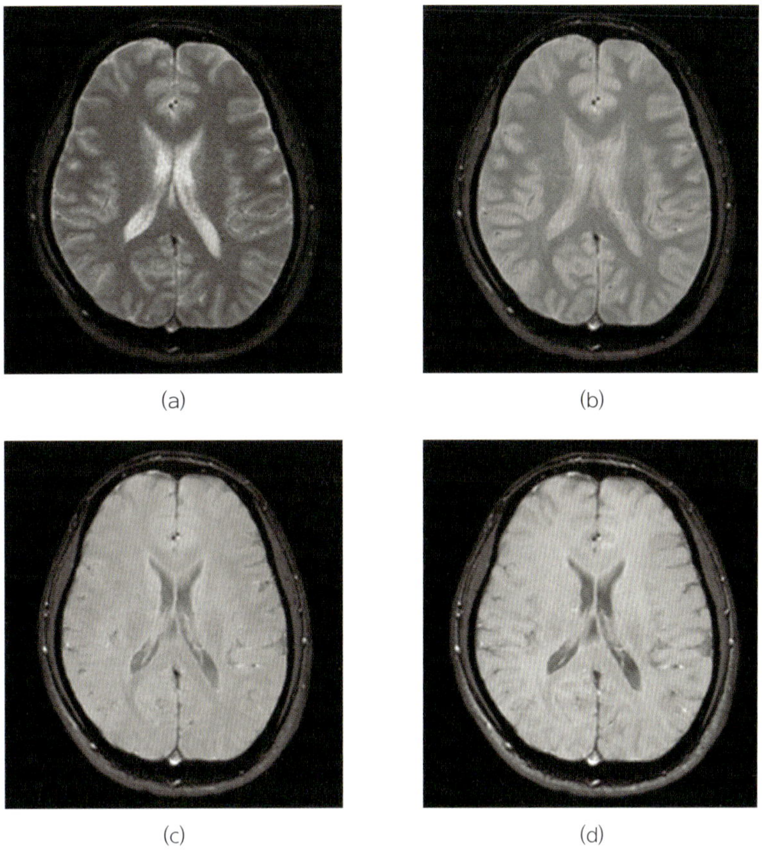

▲ 그림 7-6. 숙임각 변화에 따른 경사에코영상 (a) FA = 10° (b) FA = 30° (c) FA = 60° (d) FA = 90°

3 숙임각(Flip Angle, FA)

MR 영상신호를 얻기 위해서는 종자화 성분을 횡자화 성분으로 바꾸어 주는 과정이 반드시 필요하다. 스핀에코에서는 90° RF pulse를 사용하고, 경사에코(gradient echo) 영상에서는 1~90° 사이의 예각의 RF 펄스를 사용하여 종자화 성분을 횡자화 성분으로 바꾸어 준다. 이 때 RF 펄스로 종자화 성분을 횡자화 성분으로 바꾸어 주는 크기를 숙임각이라 한다. 숙임각의 크기가 클수록 횡축으로 변환되는 종축자화의 양이 많아지게 되고, 이때 TR과 각 조직의 이완시간에 따라서 영상의 대조도가 변화하게 된다. 일반적인 경사자장 기법에서 숙임각이 작을수록 T_2 강조영상에 가까운 대조도를(그림 7-6a), 숙임각의 크기가 클수록 T_1 강조영상에 가까운 대조도를 나타내게 된다(그림 7-6d). 그리고 T_1 강조영상과 T_2 강조영상 사이의 숙임각은 프로톤 밀도 강조영상의 대조도를 나타내게 된다(그림 7-6b). 숙임각의 크기는 인가하는 RF 펄스의 진폭의 크기와 RF 펄스를 주는 시간에 의해 결정되며 일반적으로 숙임각이 클수록 SNR과 대조도는 향상된다.

4 여기횟수(Number of Excitation, NEX)

여기횟수는 하나의 영상을 만들기 위해서 동일한 위상부호화 경사자장을 부여해서 영상신호를 몇 번 반복해서 얻는가를 의미한다. 신호를 한 번 얻으면 1NEX, 두 번 반복해서 얻으면 2NEX라고 한다. 영상영역(field of view, FOV) 내에서 신호를 수집하면 이 신호에는 우리가 원하는 프로톤에서 나오는 신호와 원하지 않는 신호, 잡음 신호들이 혼합되어 있고, 주파수의 형태로 나타난다(그림 7-7a). 모든 조건을 동일하게 하고 같은 점의 신호를 다시 한 번 수집하면 우리가 원하는 프로톤의 영상신호의 주파수의 크기와 위상은 동일하지만, 영상잡음의 주파수의 크기와 위상은 매번 변하게 된다(그림 7-7b). 2NEX로 신호를 수집한 후, 수집된 두 신호를 합해 주면 영상잡음의 신호는 발생된 주파수가 일정하지 않기 때문에 신호의 증가가 발생하지 않지만, 영상화 하려는 조직의 신호는 주파수가 동일하여 증가하게 된다(그림 7-7c).

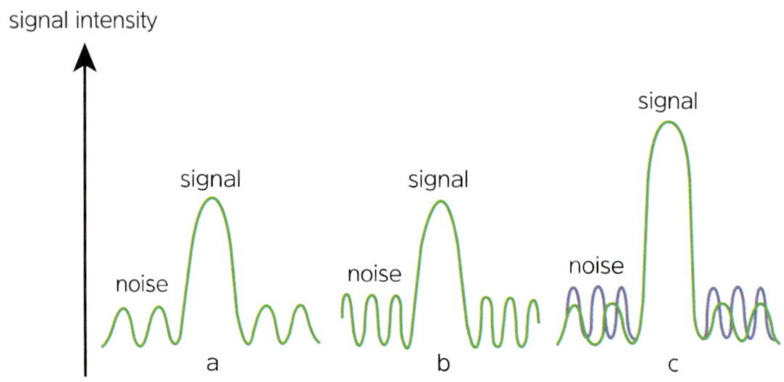

▲ 그림 7-7. 신호강도와 NEX의 관계

NEX를 증가시키면 영상의 SNR은 NEX의 제곱근($\sqrt{\ }$배)에 비례하여 증가한다. SNR을 높이기 위하여 NEX를 늘이면 촬영시간은 비례적으로 증가하지만, 영상의 신호의 크기는 제곱근에 비례하여 증가해 영상의 화질은 비례적으로 향상되지 않으므로 적정한 NEX의 사용이 요구된다.

5 매트릭스(Matrix)

매트릭스는 2차원 영상의 가로와 세로로 배열된 pixel의 수를 의미한다. 2차원 영상의 매트릭스를 구성하는 최소 단위를 pixel(picture cell, 화소)이라고 하고 이 pixel이 일정 두께를 가지면 3차원의 부피를 갖게 되고, 이것을 voxel(volume cell, 화적소)이라고 한다(그림 7-8).

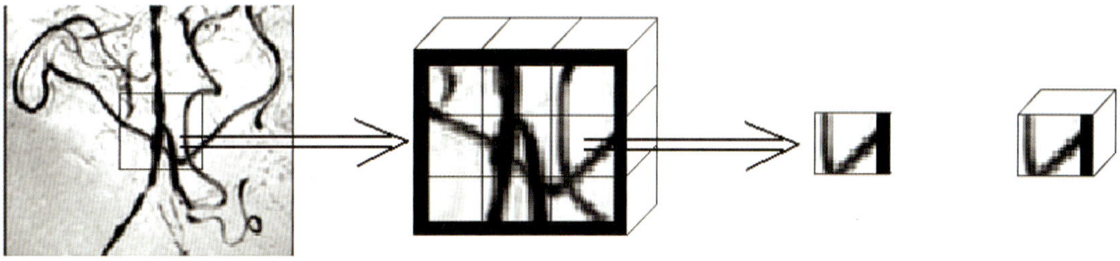

▲ 그림 7-8. 매트릭스, 화소, 화적소

매트릭스 크기는 검사시간과 SNR 그리고 공간분해능(spatial resolution)을 결정한다. FOV를 동일하게 하고 매트릭스를 높이면 많은 pixel이 영상영역 내에 분포하게 된다. 매트릭스를 높이게 되면 단위면적 당 pixel 수가 증가하게 되고 공간분해능이 높아진다. 그러나 증가된 pixel의 수만큼 pixel 하나의 크기는 작아지고 pixel 내에 포함되어 있는 프로톤의 절대량이 작아져 영상의 SNR은 낮아진다. 그리고 늘어난 pixel 수에 비례적으로 위상부호화 경사자장의 인가횟수의 증가로 검사시간은 늘어난다. 대부분의 매트릭스 크기는 '주파수 부호화수 × 위상 부호화수'의 형식 나타내고, 128×128, 256×256, 512×512와 같이 표시한다(그림 7-9). 예를 들어 매트릭스 크기를 128×128에서 256×256으로 늘이면 공간분해능이 높아지는 반면에 검사시간은 두 배로 늘어나고 SNR은 $1/\sqrt{2}$ 로 감소한다.

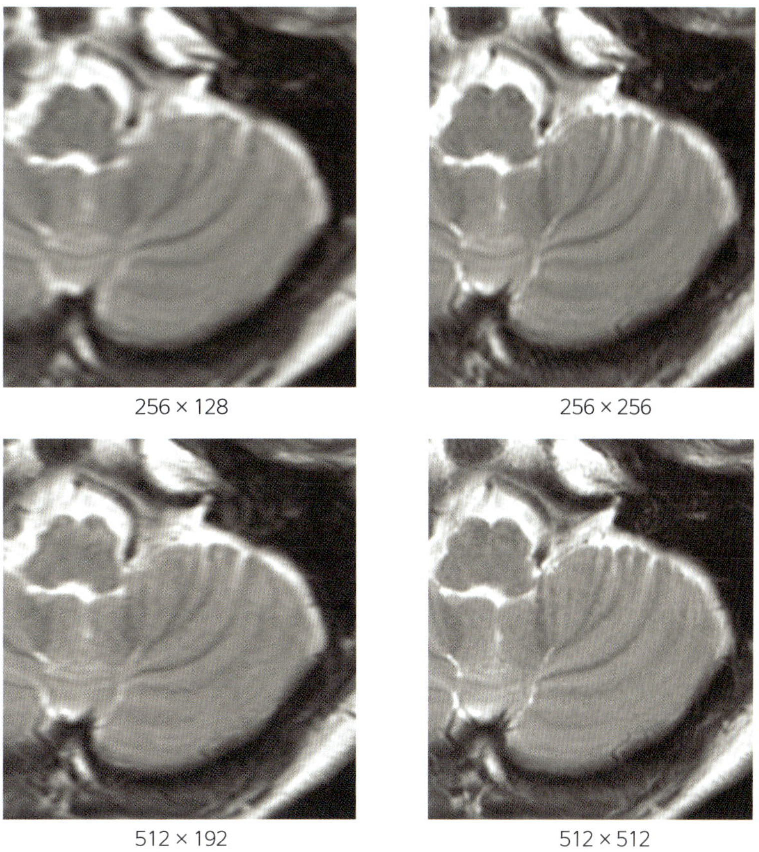

▲ 그림 7-9. 매트릭스 크기에 따른 영상

6 영상영역(Field of View, FOV)

FOV는 영상화 영역을 말하며 정사각형의 한 변의 길이로 표시한다. FOV와 공간분해능(spatial resolution) 그리고 매트릭스 크기와의 관계는 아래와 같은 식으로 나타낼 수 있다. 즉, 공간분해능은 FOV내의 pixel 크기에 따라 달라진다. Pixel의 크기가 작으면 공간분해능은 증가하고, pixel의 크기가 커지면 공간분해능은 감소한다.

$$\text{공간분해능(spatial resolution)} = \frac{\text{FOV}}{\text{matrix size}}$$

예를 들어 매트릭스 크기가 256 × 256이고 FOV가 256 mm라면 pixel 크기는 1 × 1 mm로 공간분해능은 1 mm가 된다. 만약 FOV가 128 mm로 작아지고 매트릭스 크기를 변화시키지 않으면 공간분해능은 0.5 mm가 되는 것이다. 이와는 반대로 다른 영상변수는 모두 동일하게 하고 FOV 크기만 늘이면 한 pixel내의 프로톤 양이 많아져 SNR은 증가하지만 영상의 pixel 크기의 증가로 인해 공간분해능이 낮아지고, 보고자 하는 검사부위의 영상이 작아진다(그림 7-10). 반대로 FOV 크기를 절반으로 줄이면 SNR은 75 % 정도 감소한다.

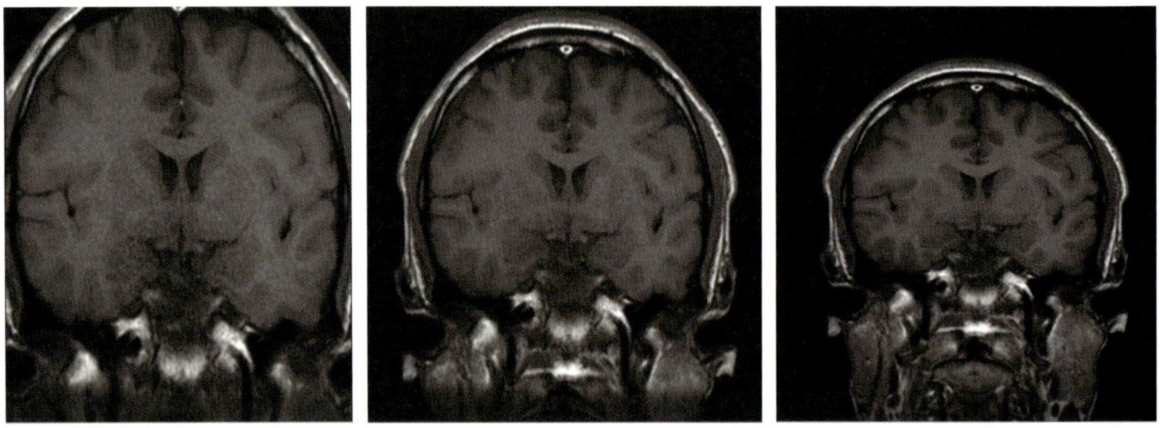

(a) (b) (c)

▲ **그림 7-10 FOV 변화에 따른 영상** (a) FOV = 14 cm, (b) FOV = 18 cm, (c) FOV = 24 cm

7 절편두께(Slice Thickness)

절편두께는 검사하고자 하는 단면의 폭을 의미한다. 영상단면의 폭은 절편선택 경사자장의 기울기와 송신(transmit)하는 RF pulse의 주파수의 폭에 따라서 변화한다. 절편선택의 방법 중 경사자장의 기울기를 이용한 방법과 송신 주파수의 폭을 이용한 방법이 있다. 첫번째로 경사코일(slice selection gradient coil)의 한쪽에는 양의 전류를, 다른 한쪽에는 음의 전류를 흘려 절편선택 방향으로 경사자장을 형성한다. 이때 높은 전류를 흘리면 경사자장의 기울기가 증가되어 절편의 두께는 얇아지고, 낮은 전류를 흘리면 경사자장의 기울기가 낮아져 절편의 두께는 두꺼워 진다. 두 번째로 절편선택 방향의 경사자장의 크기가 일정하게 한 후, 송신하는 RF Pulse의 주파수 폭을 넓게 하면 절편의 두께는 증가하고, 주파수 폭을 좁게 하면 절편의 두께는 감소하게 된다.

절편의 두께가 증가할수록 voxel의 부피는 증가하게 되고, voxel 내부에 포함되어 있는 프로톤의 양이 증가되어 SNR이 향상된다. 그러나 미세한 해부학적인 구조물을 검사하고자 할 때, SNR의 향상만을 생각하고 절편의 두께를 두껍게 하면 voxel의 크기가 증가하여 절편선택 경사자장 방향으로 인접한 구조물들끼리 서로 겹치는 부분용적효과(partial volume effect)가 발생되어 공간분해능은 낮아진다. 반대로 절편두께를 얇게 하면 공간분해능은 높아지지만 영상의 SNR은 감소한다. 그러므로 절편두께는 영상화 하고자 하는 조직의 해부학적 구조가 겹치지 않는 범위에서 가능한 얇게 선택해야 한다. 또한 얇은 절편두께로 인해 낮아진 SNR을 보완하기 위하여 검사부위에 맞게 평균신호보다 더 많은 신호를 받을 수 있는 표면코일(surface coil)을 사용하고, FOV를 넓게, NEX를 증가시켜 영상신호를 획득하기도 한다.

8 절편간격(Slice gap)

절편간격은 연속적인 절편과 절편 사이의 공간이다. 이상적으로는 절편간격을 최소화하는 것이 바람직하지만 현실적으로는 한계가 있다. 우리가 영상화 하고자 하는 조직의 영상단면의 경계는 평단면인데 비해서 보내는 RF 펄스의 파형은 직사각형 모양(구형파)이 아닌 사다리꼴 모양(타원형 혹은 종형)이므로 절편간격을 좁게 하면 인접한 절편들이 RF 펄스에 중복되어 노출되는 일이 발생된다(그림 7-11a). 만일 절편간격을 주지 않고 영상을 얻는다면 절편간의 RF 펄스 여기가 서로 과도한 간섭을 유발하게 되고 이로 인해 영상결손이 발생한다. 이 결과로 영상의 대조도와 SNR은 낮아진다. 이러한 영상결손을 예방하기 위해서는 최소한의 절편간격을 주어야 한다. 절편과 절편사이의 간격을 절편 자체두께의 25~50 % 정도 간격을 주면 인접한 절편에 불필요한 RF 펄스의 노출을 방지할 수 있다(그림 7-11b). 타원형에 가까운 RF 펄스를 정현파에 가까운 RF 펄스로 변환시켜 주면 영상정보의 손실과 검사시간의 변화 없이 절편간격을 10 %까지 줄일 수 있다(그림 7-11c).

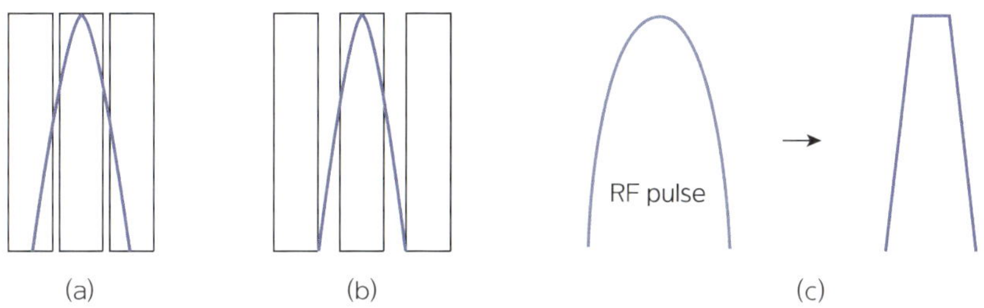

▲ **그림 7-11. 절편간격과 RF펄스의 영향** (a) 절편간격 25 % 이하 (b) 절편간격 25 % 이상 (c) 파형변환

9 주파수폭(Bandwidth)

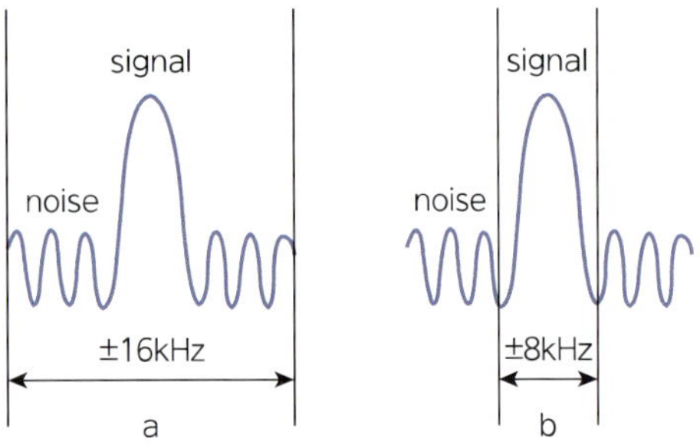

▲ 그림 7-12. 수신 주파수폭과 SNR의 관계

주파수폭은 주파수의 범위를 의미하며 헤르츠(Hz)의 단위를 사용한다. 수신 주파수폭(receiver bandwidth)은 영상의 SNR을 결정하는 많은 변수들 가운데 중요한 요소이다. 수신 주파수폭은 RF 펄스를 받은 조직으로부터 나오는 에코신호를 받아들이는 범위를 의미하며 중심 주파수를 기준으로 ±Hz로 표시한다. 수신 주파수폭이 넓으면 에코신호를 수집할 때 잡음 신호들도 많이 포함되게 되어 SNR이 낮아진다(그림 7-12 a). 반대로 주파수폭이 좁으면 잡음이 감소하여 SNR이 높아진다(그림 7-12 b).

수신 주파수폭과 SNR과의 관계는 아래의 식으로 구할 수 있다.

$$\mathrm{SNR} = \sqrt{\frac{\text{old bandwidth}}{\text{new bandwidth}}}$$

예를 들어 주파수폭을 ± 16 kHz에서 ± 8 kHz로 줄이면 $\sqrt{\pm 16\ \mathrm{kHz} / \pm 8\ \mathrm{kHz}} = \sqrt{2} = 1.41$로 SNR이 약 40 % 가량 증가한다. 또한 수신 주파수폭은 TE의 변화에도 영향을 끼친다. 예를 들어 주파수 부호화 방향의 스텝수가 192개이고 수신 주파수폭이 ± 16 kHz라면 신호수집시간은 6 msec (192/32,000)이다. 수신 주파수폭을 ± 8 kHz로 줄이면 신호수집시간은 12 msec로 늘어나게 된다. 따라서 수신 주파수폭이 좁으면 신호를 읽어 들이기 위한 신호수집시간(readout time)이 늘어나게 되고 전체적으로는 TE가 증가하게 된다(그림 7-13).

결과적으로 주파수폭이 넓으면 잡음이 증가하여 영상영역의 신호감소를 초래하지만 검사시간이 짧아진다. 이와 반대로 주파수폭이 좁으면 SNR이 증가한다. 그러나 너무 좁은 주파수폭을 설정하면 검사시간과 TE를 증가시키고, 화학적이동 인공물(chemical shift artifact)이 발생하므로 검사부위에 따라서 적정한 주파수폭을 선택해야 한다.

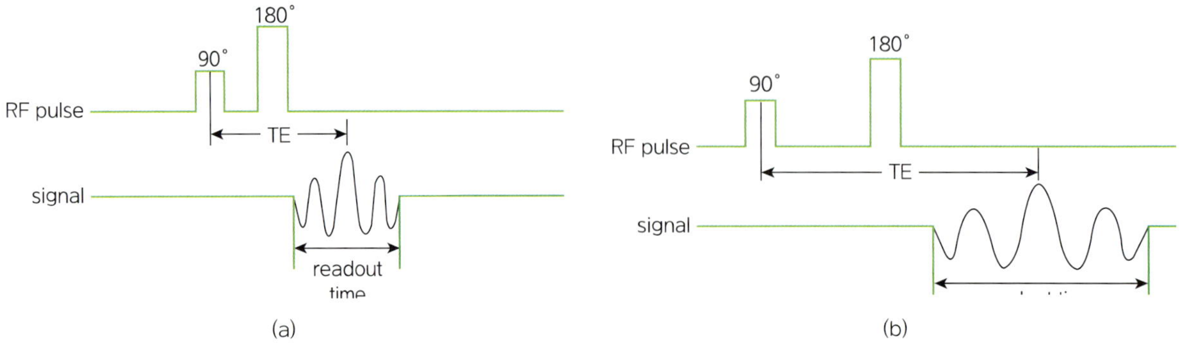

▲ 그림 7-13. 수신 주파수폭과 TE의 관계 (a) ±16 kHz (b) ±8 kHz

10 포화펄스(Saturation Pulse)

호흡이나 심장의 움직임에 비해 혈류는 초당 150 cm의 속도로 빠르게 움직인다. 스핀에코 펄스파형에서 90˚RF 펄스와 180˚RF 펄스 사이에는 약간의 시간간격이 있다. 이 시간 내에 혈액 속의 프로톤은 혈류를 따라서 위치가 바뀌게 되는데 이때 위상변위가 발생한다. 이 위상변위로 인해 영상에서 위상 부호화 방향으로 인공물이 발생하게 된다. 특히 횡단면 영상에서 두드러지게 나타난다. 포화펄스를 사용하지 않으면 혈관 내부의 신호가 증강되어 나타난다. 또한 혈관내의 프로톤이 일으킨 위상변위의 결과치가 영상 내에서 위상 부호화 방향으로 나타나 인공물의 형태로 보인다(그림 7-14a). 포화펄스를 사용하면 위상변위의 결과치가 영상에 나타나지 않을 뿐만 아니라 혈관 속의 신호가 감쇠되어 해부학적 구조가 명확히 관찰된다(그림 7-14b).

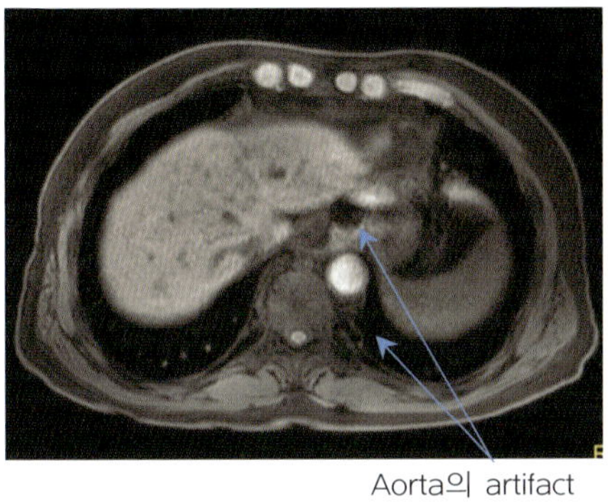

(a)

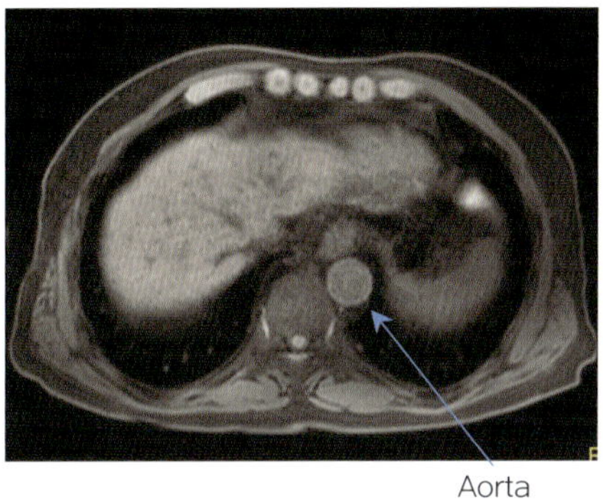

(b)

▲ 그림 7-14. (a) 포화펄스 적용 전(혈관 내부의 신호가 밝다)
(b) 포화펄스 적용 후(혈관 내부 신호강도가 어둡다)

이와 같이 빠른 혈류의 움직임에 의해 발생하는 영상의 인공물(artifact)을 가장 효과적으로 최소화시킬 수 있는 방법 중에 하나가 포화펄스의 적용이다. 포화펄스를 적용하는 방법은 영상화 하는 FOV로 유입되는 혈관이 있는 외부 지점에 90˚RF 펄스를 먼저 인가하는 것이다(그림 7-15). 이렇게 영상영역의 외부에 90˚RF 펄스를 먼저 보내고 FOV 내부에 90˚RF 펄스를 보내면 FOV의 외부에서 혈류의 움직임으로 내부로 움직인 프로톤은 90˚RF 펄스에 두 번 노출된다. 이때 180˚RF 펄스를 보내면 90˚RF 펄스에 한 번 노출된 프로톤에서만 신호가 발생되고 혈류에 의해 위상이 변화된 프로톤은 90˚RF 펄스를 연속해서 두 번 노출되게 되어 신호를 발생하지 못하게 된다.

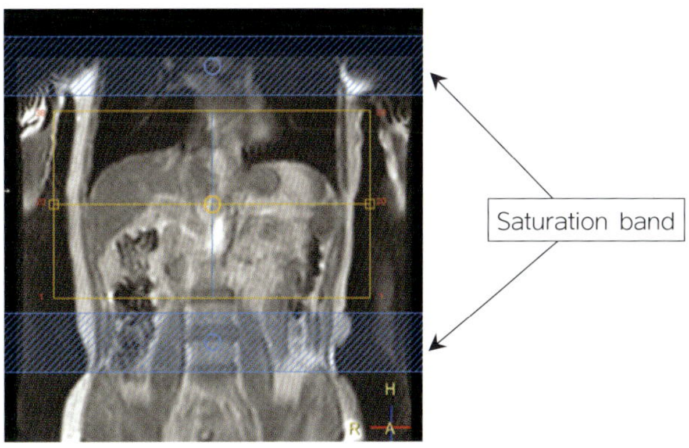

▲ 그림 7-15. 영상단면 위쪽과 아래쪽에 설정된 포화 띠 (saturation band)

포화펄스는 90˚RF 펄스보다 먼저 인가하

기 때문에 사전 포화펄스(pre saturation pulse)라고도 한다(그림 7-16). 이와 같이 90°RF 펄스를 보내기 전에 매번 포화펄스가 보내지므로 TR이 증가하게 된다. TR이 증가하면 영상의 SNR은 높아지지만 검사시간이 늘어나게 되므로 이를 감안하여 적절하게 사용해야 한다.

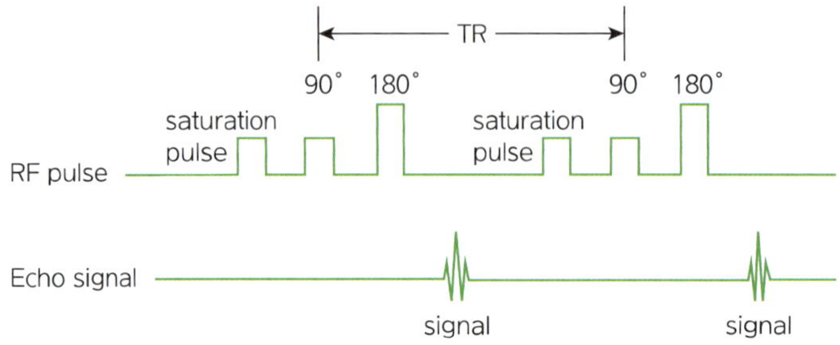

▲ 그림 7-16. 포화펄스를 사용한 스핀에코 펄스파형

11 유동보정(Flow Compensation, FC)

척수 강 내의 수액(spinal fluid)은 초당 수 cm의 진폭으로 진동하며 움직이는데, 경추 부위에서 가장 빠르고 요추 부위로 이동하면서 서서히 느려진다. 이와 같은 인체 내의 수액과 느린 혈액은 영상신호를 얻는 과정에서 스핀의 위상변이를 일으켜 영상의 인공물은 만들어 낸다(그림 7-17a). 유동보정을 사용하면 수액과 느린 혈류의 위상변이로 나타나는 인공물을 최소화할 수 있다(그림 7-17b).

유동보정은 영상화 하고자 하는 선택단면에 180°RF 펄스를 보내고 에코신호를 얻는 것은 기존의 방법과 동일하지만, 흐름에 의해 위상변화된 프로톤을 재자화시키기 위한 재위상화 경사자장(rephasing gradient field)을 부가적으로 인가하게 된다(그림 7-18). 유동보정을 사용하면 조직 내에 정지된 프로톤과 움직이는 프로톤의 위상 적분의 합이 정확하게 영(0)이 되어 인체 유동에 의한 인공물을 최소화 할 수 있다. 이때 사용하는 경사자장의 펄스파형을 'gradient movement nulling'이라고 한다. 이것은 이미 정해진 펄스파형에 추가로 경사자장을 한번 더 사용하기 때문에 TE를 증가시킨다. T_2 강조영상에서 유동보정을 사용하면 길어진 TE 만큼 영상의 T_2 강조효과와 대조도가 증가하자만 SNR은 감소한다. 그리고 TE를 짧게 해서 신호를 수집하는 T_1 강조영상에 유동보정을 사용하면 길어진 TE 만큼 영상의 T_1 효과가 떨어지므로 일반적으로 사용하지 않는다. 생리적 움직임, 즉 심장 박동, 혈류, 호흡, CSF 등의 흐름은 MR 영상에 인공물(artifact)을 유발시켜 영상진단에 장해를 준다. 이러한 생리적 운동에 의해 발생되는 인공물을 줄이거나 제거하는데 다음과 같은 방법이 있다.

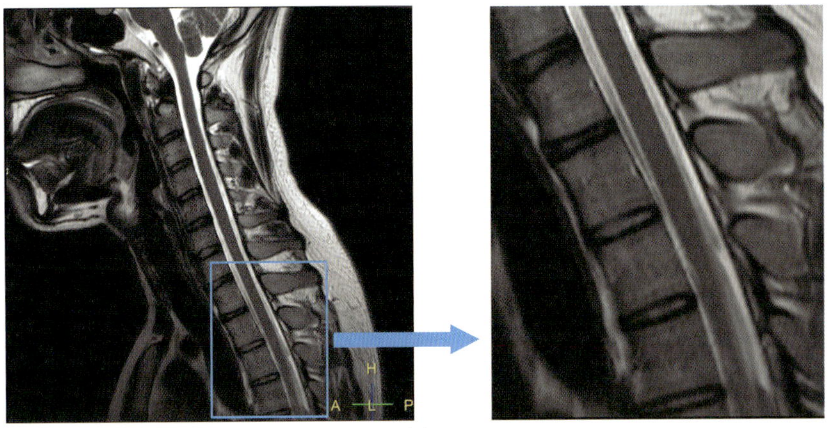

(a)

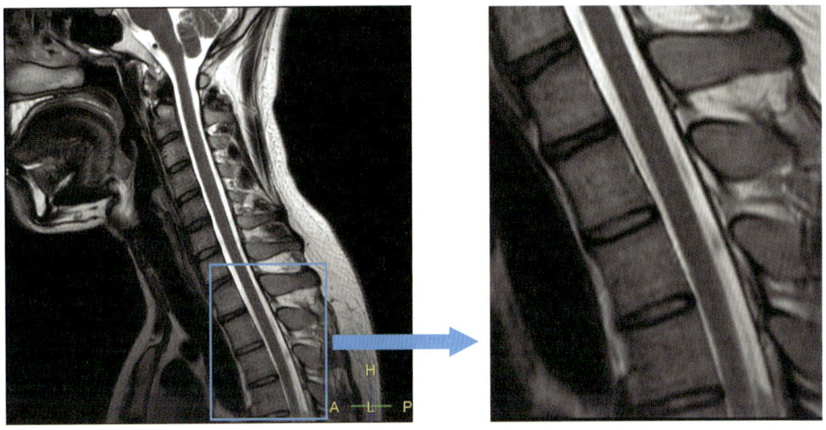

(b)

▲ 그림 7-17. (a) 유동보정 적용 전(인공물 발생), (b) 유동보정 적용 후 (인공물 보상)

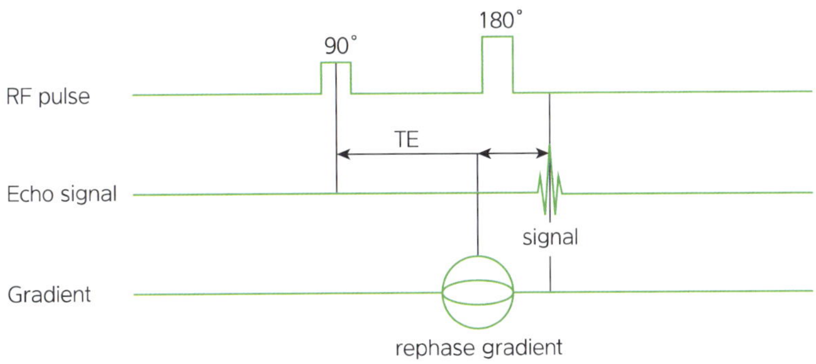

▲ 그림 7-18. 유동보정이 부가된 펄스파형

12 Gating

1) Cardiac gating

심장의 박동은 MR 영상에서 주변 구조물의 흔들림(blurring), 또는 그림자(ghost)를 일으키는 주된 인공물이다. 심박동은 인체가 생명을 유지하기 위해서 멈출 수 없는 움직임이므로 이로 인한 인공물(motional artifact)을 완전히 제거할 수 없지만, 이것을 최소화시키기 위하여 심장이 움직이는 주기에 맞추어 영상화 pulse의 인가를 동기화 시킨다(그림 7-19). 동기화 시킬 경우 TR은 심장의 주기와 같기 때문에 임의적으로 원하는 TR을 적용할 수 없다는 단점이 있다. 심장의 영상을 얻기 위해서 ECG(electrocardiogram) gating 기법을 사용하는데, 이것은 심장의 박동으로 나타나는 몇 개의 파(wave)를 전기적 형태로 나타낸 것으로, 이 전기적 파형은 심장 박동의 정상적인 주기를 나타낸다(그림 7-20). 이러한 파형의 구분은 보통 직선으로부터 변형되어 나타나며 P파에서 T파까지 표시된다. P파는 좌우 심방이 모두 수축될 때 발생되는 전압(전기적인 활동)으로부터 나오게 된다. QRS파는 좌우 심실이 모두 수축될 때 나타나게 되는 것이고, T파는 폐정맥으로부터 들어온 혈액이 좌심방을 가득 채우고 상대정맥과 하대정맥으로부터 들어온 혈액이 우심방을 가득 채우는 동안의 회복기간을 나타낸다. 심장의 한 주기는 P파, QRS, T파로 이루어지며 이 주기는 끊임없이 반복된다.

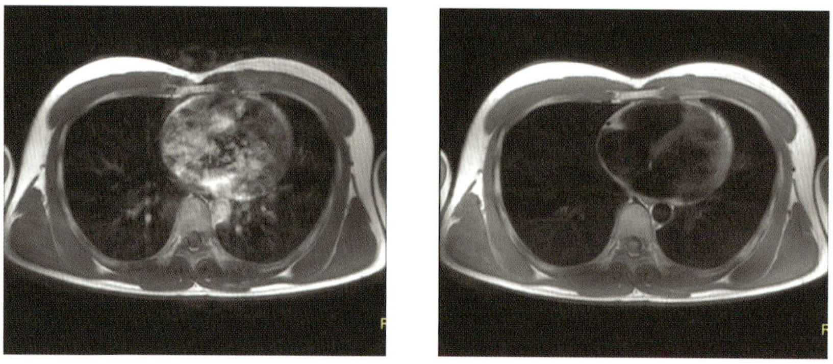

(a) (b)

▲ 그림 7-19. (a) cardiac gating을 하지 않은 영상 (b) cardiac gating을 한 영상

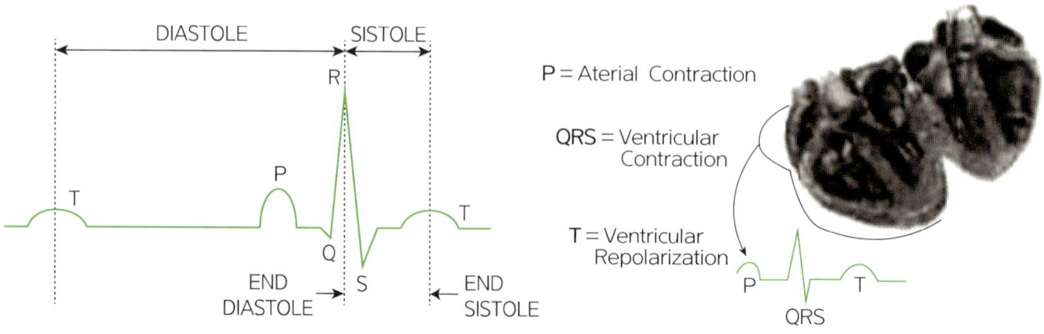

▲ 그림 7-20. 정상적인 ECG

P파는 심방이 수축되었을 때를 나타내고 QRS는 심실 수축의 전기적인 활동을 표현한 것이다. T파는 심방에 혈액이 채워지는 동안을 나타낸다.

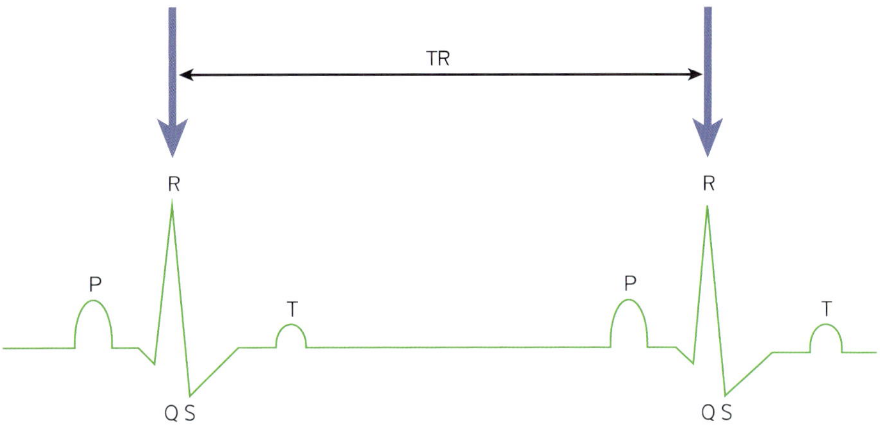

▲ **그림 7-21.** TR은 심박동에 의해 결정되고 R파와 R파 사이의 시간으로 정의될 수 있으며, 각 R파마다 RF 펄스가 주어진다.

일반적으로 심박동 파의 길이와 높이는 전압의 척도로서 이들 중 R파가 가장 두드러지고 다른 파들에 비해서 가장 높은 수치를 보이게 된다. 이러한 이유 때문에 가장 큰 전기적인 반응을 보이는 R파를 동기화 기준으로 사용한다. 이 때문에 R파는 심박동의 출발점, 즉 영상화 펄스신호를 출발하는 시점 trigger라고 할 수 있고, MR의 RF pulse는 심장 R파의 전기적인 신호가 감지될 때 나가게 된다. 이 때문에 RF pulse가 주어지는 간격인 TR은 환자의 심박동에 의해 결정된다(그림 7-21). 결국 검사시간은 환자의 심박동수에 따라서 달라지는데 심장의 R파와 다음 R파 사이의 간격(R-R interval)을 effective TR로 환산하면 좀 더 쉽게 이해할 수 있게 된다.

즉, R-R interval = 60 sec / 1분당 심박동수

2) Respiratory gating

호흡에 의한 움직임은 흉부나 복부를 영상화 하는데 있어 영상의 인공물(blurring)을 유발한다. 스핀에코 기법으로 데이터를 얻을 경우 경사자장기법에 비해서 상대적으로 오랜 시간이 소요되므로 환자의 호흡에 따른 흉부나 복부의 움직임 의해 영상이 흔들려 나오게 된다. 호흡동기화 기법(respiratory gating)은 이와 같은 호흡에 의한 인공물을 최소화 하는데 도움을 준다. 호흡 동기화 장치로 얻어지는 신호는 흡기하는 동안 올라가고 호기하는 동안 내려간다(그림 7-22). 이런 이유로 환자의 흡기 때 motion에 의한 영향을 줄이기 위해 낮은 경사자장을 사용하고, 호흡에 의한 움직임이 최소인 지점인 호기의 말기에서 급경사자장을 사용하게 된다.

이 방법은 정확한 TR의 사용으로 T_1이나 T_2 강조영상을 만들 수 있고 영상을 얻는 동안에 호흡에 의한 인공물을 줄이면서 검사시간의 증가를 막을 수 있다. 호흡에 의한 인공물을 줄이는 또 다른 방법으로 최근 fast image technique를 이용하는 것이다. 이는 검사자의 안내에 따라서 환자가 호흡을 멈추고(breath hold), 이 호흡을 멈추고 있는 동안 영상의 신호를 모두 획득하여 호흡에 의한 인공물을 최소화하여 영상화하는 기법이다. 호흡정지 기법은 보통 환자가 숨을 참을 수 있는 시간인 5~25초 사이에 영상신호를 모두 획득하도록 설정해 검사시간이 짧지만, 영상의 해상도를 높게 설정할 경우 호

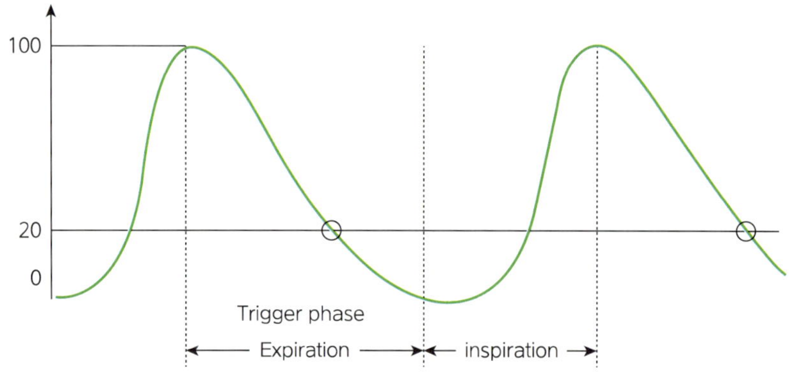

▲ 그림 7-22. Respiratory phase(호기 또는 흡기)와 trigger phase

흡정지 시간이 증가되어 높은 영상의 해상도를 얻는데는 제한적이다. 실제 검사에서 환자가 호흡을 멈추는 시간은 환자의 상태에 따라서 상이하지만 15초에서 20초 정도의 시간이 적정하고 그 이상의 시간은 비효율적이다.

3) Peripheral gating

Peripheral gating은 뇌 혈류에 의해서 일어나는 인공물을 최소화시키기 위해서 사용한다. 이는 광맥박 센서를 이용하여 인체 내에 흐르는 혈류의 압력을 감지하여 파형을 만들어 trigger 정보를 제공한다. 광 맥박 센서는 환자의 신체 말단부 주로 엄지 또는 검지손가락 끝에 부착시키는 탐촉자와 광케이블로 구성되어 있다.

참고문헌

1. Stewart C. Bushong, Sc.D. Magnetic Resonance Imaging Physical & Biological Principles, 1996, 2nd Edition Mosby Inc. 57~90.
2. Donald W. Chakeres MD, Petra Schmalbrock Ph.D, Fundamentals of Magnetic Resonance Imaging, Williams & Wilkins, 100~114.
3. 이성우, 은충기, 문치웅, 박수성 편저, 최신자기공명영상학, 여문각, 1998, 32~48, 71~81.
4. 대한자기공명기술학회, 실제 임상을 위한 자기공명학, 대학서림, 2000, 19~27, 87~98.
5. David D. Stark, Williams G. Bradley, Williams G. Bradley Jr, Walter G. Bradley, Magnetic Resonance Imaging, 2nd Edition, 22, 31~33, 37~38, 47, 51~62.
6. Robert R. Edelman, John R. Hesselink, Michael B. Zlatkin, Clinical Magnetic Resonance Imaging, 2nd Edition Vol. 1, 40~41, 61, 68~787. Catherine Westbrook, Handbook of MRI Technique, 15~20.
7. Catherine Westbrook, Handbook of MRI Technique, 15~20.

Chapter 08

Pulse Sequence와 Fast Scan

자기공명영상의 가장 큰 특징 중의 하나는 영상변수(imaging parameter)와 펄스시컨스(pulse sequence)가 다양하다는 것이다. MRI를 각종 질병의 진단에 이용할 때는 적절한 영상변수를 선택해야 원하는 대조도를 갖는 영상을 얻을 수 있으며 다양한 pulse sequence의 적절한 적용으로 보다 정확한 진단이 이루어질 수 있다. 즉, MRI의 특성을 잘 이해한 후에 질병에 따른 적절한 pulse sequence의 선택이 매우 중요하다는 것이다.

Pulse Sequence

펄스시컨스(pulse sequence)란 MR 영상을 얻기 위하여 설계된 일련의 펄스의 순서를 말하며 일반적으로 RF 펄스와 경사자계 펄스(magnetic field gradient pulse)로 구성되고 이 펄스들 사이의 시간간격의 조절로 이루어져 있다. 펄스(pulse)란 지속시간이 극히 짧은 전자기파의 반복을 말하며 일정한 주파수 범위를 갖는 전자기 에너지(electromagnetic energy)의 일종이다. 이러한 펄스파형은 마치 오케스트라 연주에서 음표와 쉼표가 표시된 '악보'가 필요하듯이 MR영상을 얻기 위해 필요한 펄스(음표)와 펄스들 사이의 시간간격(쉼표)을 의미한다.

1 Gradient와 Spin Phase

1) Dephase : X-Y 평면상에서 스핀들의 위상이 흩어지는 현상.

펄스시컨스를 이해하는데 있어서 각각의 펄스가 인가되었을 때 스핀들의 위상과 어떠한 상관관계가 있는지를 아는 것은 매우 중요하다. 따라서 각 펄스가 인가되었을 때 스핀들의 위상이 어떻게 변하고 신호의 크기가 어떻게 달라지는지에 대해서 알아야 한다.

(1) T_2 Decay(T_2 relaxation)

RF pulse는 외부자장과 나란히 종축(Z)으로 배열되어 있는 자화(또는 spin)를 횡축(X-Y) 평면으로 눕게 한다. 이렇게 누운 스핀은 종축성분(Mz)과 횡축성분(Mxy)으로 나눌 수 있는데 이들 중 Mxy만이 RF coil에 의해 MR 신호로 검출된다. 만일 90°RF pulse가 X-Y 평면으로 가해졌다고 하면 종축자화는 0(zero)이 될 것이고 횡축자화는 최대가 될 것이다.

이때 스핀들의 위상을 살펴보면 동위상(in-phase)이다. 시간이 지남에 따라 동위상의 스핀들은 스핀과 스핀의 상호작용(interaction)에 의해 횡축평면에서 흩어지게 되는데 이를 탈위상(dephasing)이라 하고 dephase가 많이 되면 될수록 MR 신호도 점점 작아져 나중에는 사라져 버린다. 이와 같이 스핀들간의 상호작용에 의하여 MR 신호가 감소하는 현상을 T_2이완(T_2 relaxation(decay))이라 하며 이러한 T_2이완에 의한 dephase는 어떠한 방법으로도 rephase(refocus) 시킬 수 없다.

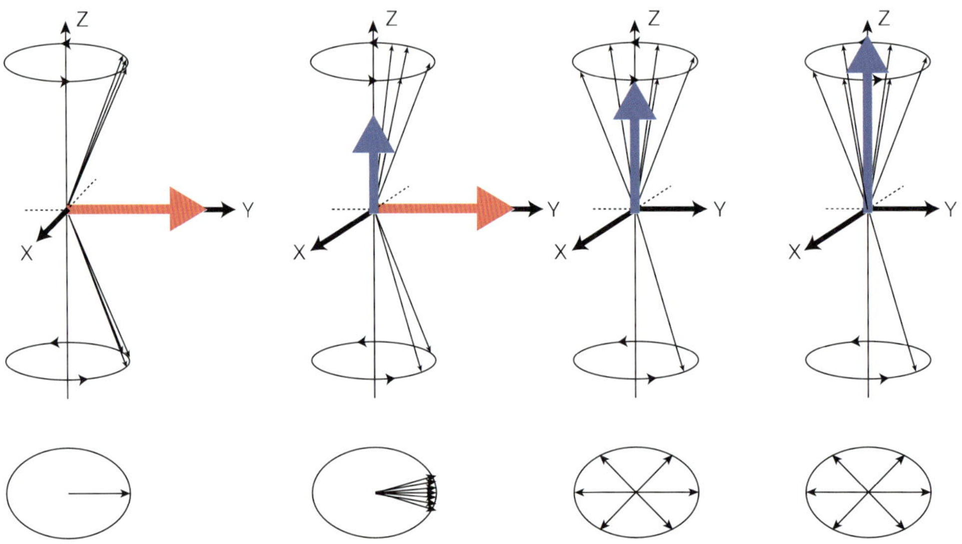

▲ 그림 8-1. 90°pulse 후의 스핀 이완 과정

(2) T_2*(T_2 star)이완

MR hardware의 발달로 자장의 균일성이 상당히 좋아지기는 하였으나 완벽하게 균일할 수는 없으며 영상화영역(imaging area) 안의 모든 부분이 아주 작은 차이이기는 하지만 조금씩 다른 자장강도를 경험하게 된다. 이렇게 되면 Larmor 방정식에 의해 위치에 따라 조금씩 다른 세차 주파수를 가지

게 되는데 이것이 dephase를 초래하게 된다. 이것을 자장 불균일성(magnetic field inhomogeneity)에 의한 dephase라 한다. 또한 우리 인체는 여러 물질로 구성되어 있는데 MR영상에 이용되는 수소원자의 경우 물에 붙어 있는 수소원자와 지방에 붙어 있는 수소원자는 화학적인 외부환경이 다르기 때문에 동일한 자장 하에서도 미세한 세차주파수의 차이를 나타낸다. 이것 또한 dephase를 초래하는데 이것을 화학적 천이(chemical shift)에 의한 dephase라 한다.

실제에 있어서 이러한 자장의 불균일성에 의한 dephase와 화학적 천이에 의한 dephase는 T_2이완과 합해져서 T_2이완보다 훨씬 빠른 dephase로 나타나는데 이것을 T_2*이완이라 한다. 이때 나타나는 신호를 FID(free induction decay)라 하고 이 신호는 극히 미약하여 실제 영상을 만드는데 직접 사용되지는 못한다(그림 8–2).

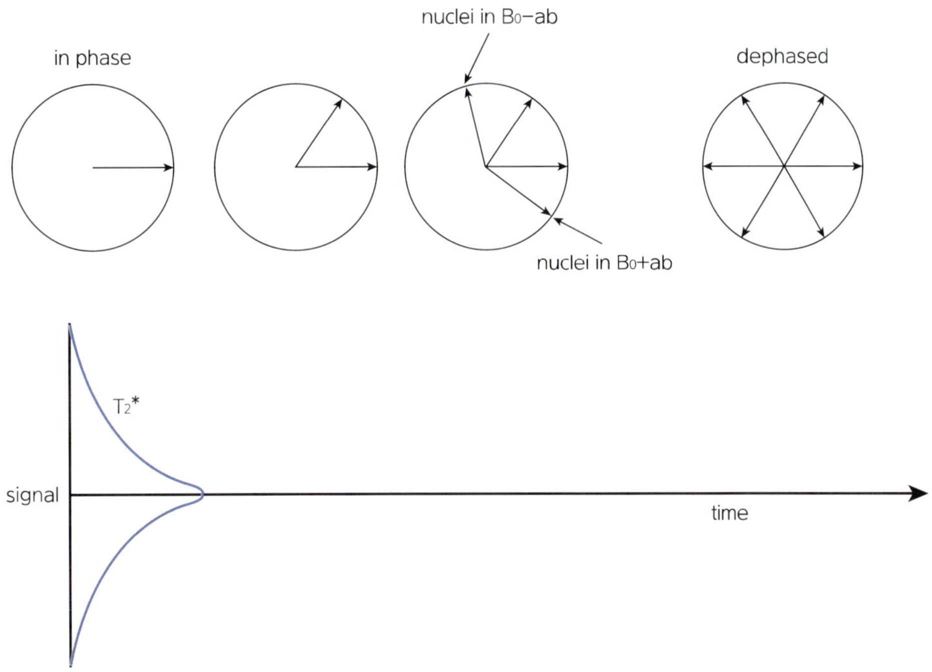

▲ **그림 8–2.** T_2* decay는 T_2 relaxation에 magnetic field inhomogeneity와 chemical shift에 의한 dephase가 합쳐져 급격한 신호 감소를 나타낸다.

한편 이 T_2*이완 중 magnetic field inhomogeneity와 chemical shift에 의한 dephase는 180°RF pulse에 의해 rephase(refocusing) 시킬 수 있다. Spin Echo 방식이 Gradient Echo 방식보다 신호(signal)가 큰 이유가 바로 여기에 있다.

(3) Gradient dephase

Gradient라 함은 자장의 세기가 위치에 따라 선형적으로 변하는 것을 의미하는데 보통은 경사자장 또는 경사자계라 하고 자장변화의 기울기가 경사자장의 세기가 된다. 경사자계가 없을 때는 균일한 자장의 스핀들은 같은 세차주파수를 갖는다. 그러나 경사자장이 인가되면 위치에 따라 다른 세기의 자장을 느끼게 되기 때문에 세차주파수의 차이를 초래한다. 이러한 dephase를 gradient에 의한 dephase라

하고 경사자계의 기울기가 크면 클수록 dephase의 정도는 커지게 된다(그림 8-3a). 또한 gradient를 인가하여 발생된 dephase는 극성이 반대방향인 gradient를 인가하면 rephase (refocusing) 시킬 수 있다(그림 8-3b).

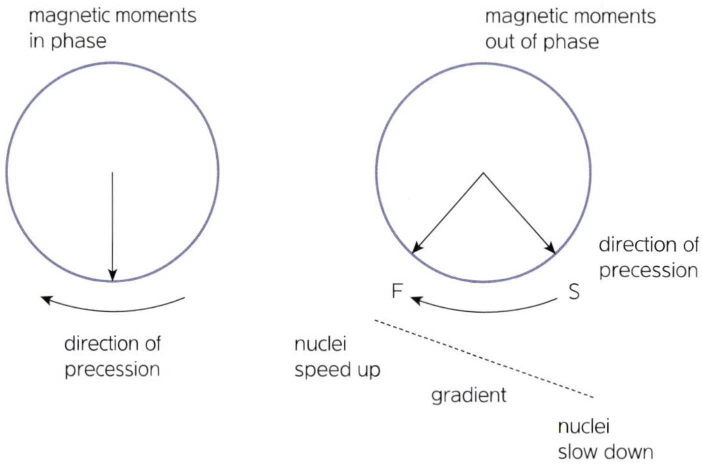

▲ 그림 8-3a. Gradient에 의한 dephase

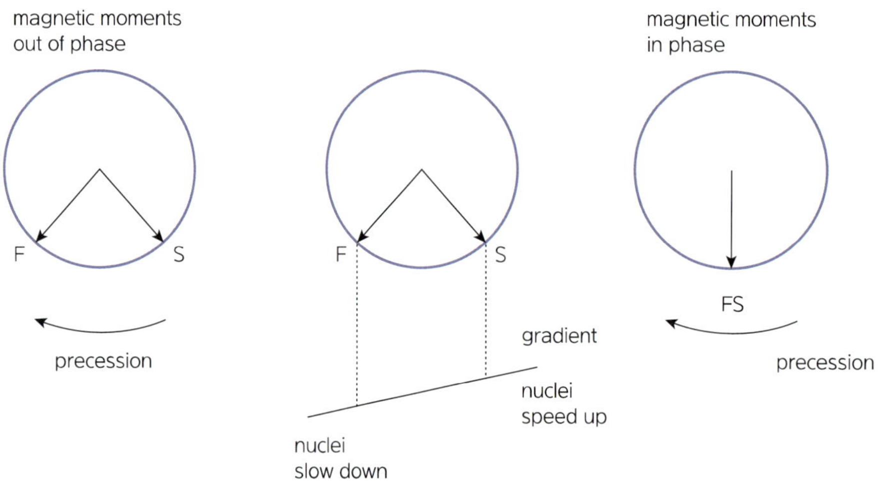

▲ 그림 8-3b. 극성이 반대인 gradient에 의한 rephase

2) Gradient Waveform

자석의 공간 내에서 인체의 내부를 더욱더 세밀하게 관찰하기 위해서는 무엇보다 인체내부의 위치정보를 먼저 알아야 할 것이다. 위치정보를 알아내기 위해서는 영상내의 화소(pixel)와 화소 사이를 구분 할 수 있는 어떤 차이가 있어야 하는데 MR영상에 사용되는 자장은 가능하면 균등한 것이 요구됨으로 모든 스핀들은 동일한 주파수를 가지고 운동하게 된다.

이것은 우리가 얻고자 하는 인체의 어느 한 단면의 선택이나 위치정보를 얻어내는데는 전혀 도움이 되지 않는다.

따라서 균등한 자장 내에 있는 인체의 위치정보를 알아내기 위해서 또 다른 경사자장을 주게 되는데 이것이 바로 경사자계(magnetic gradient field)이며 주 자석 내부에 설치된 경사자계 coil에 전류증폭기로 전류를 흘려 발생시킨다. 경사자계의 두 가지 목적은 바로 단면의 선택과 선택된 단면에 존재하고 있는 pixel의 위치측정(위치정보)이라고 할 수 있다.

MR영상 장치에 기본적으로 사용되는 gradient의 모양(wave form)은 다음과 같다.

(1) Gradient 진폭(amplitude)

그림 8-4는 전형적인 gradient 파형을 보여주고 있다. 이 waveform의 전체 면적은 gradient의 크기를 나타내며 가로축은 시간을, 그 높이는 gradient의 진폭을 나타낸다. 이 gradient의 진폭은 통상 mT/m 또는 G/cm로 측정되며 평탄한 부분이 얼마나 높은가로 규정된다. 그림 8-4의 gradient 파형이 주파수축(frequency encoding = readout gradient)이라면 평탄한 부분이 높을수록 FOV를 작게 할 수 있고 가로축을 짧게 할 수 있어 sampling time(signal을 받는데 걸리는 시간)을 줄일 수 있다. 또한 단면선택축(slice selection gradient)인 경우는 진폭이 높을수록 절편(slice) 두께를 얇게 할 수 있다.

일반적으로 MR system의 최대 진폭은 영상의 최대 공간분해능(resolution)에 관계된다.

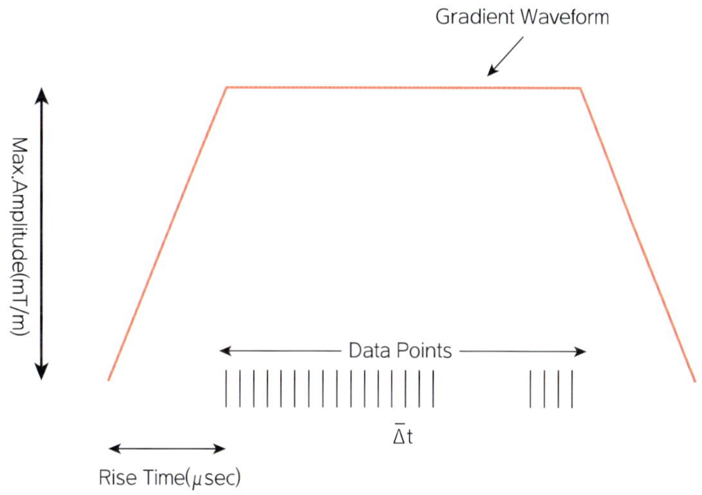

▲ 그림 8-4. Gradient wave form

(2) Gradient slew rate

Gradient slew rate는 gradient system의 속도를 결정짓는다. 그림 8-4를 보면 gradient slew rate는 실제 파형의 경사진 부분의 기울기이다.

slew rate = 최대 gradient 진폭/최대 진폭까지의 상승시간

Gradient slew rate는 T/m/sec 단위로 측정되는데 장비의 최대 slew rate는 최소 TR과 TE에 영향을 준다. 또한 FSE(TSE) 및 EPI 같은 특수한 pulse sequence에서는 echo의 간격(ESP ; Echo

Spacing)에 영향을 준다.

(3) Gradient duty cycle

최대 gradient duty cycle은 gradient가 ON되어 있는 시간의 양을 의미한다. 예를 들어 50 %의 duty cycle을 갖는 gradient system은 TR 시간의 50 %를 ON 될 수 있는 용량을 갖는다. 나머지 TR 시간의 절반은 gradient coil의 냉각을 위해 반드시 OFF되어야 한다. 모든 MR pulse sequence는 X, Y, Z축 각각의 gradient가 지속적으로 켜짐과 꺼짐을 반복하게 되는데 gradient가 냉각을 위해 꺼지기 직전까지의 최대 진폭을 유지할 수 있는 가설적인 TR 시간에 대한 백분율(%)로 정의할 수 있다.

▼ 표 8-1. Spin Echo, Gradient Echo, FSE, Fast Gradient Echo, EPI 등에 필요한 duty cycle의 예

Pulse Sequence	Protocol	Required Duty Cycle
Spin Echo (T_2 Head)	Matrix = 256×256 TR/TE = 200/30, 80 FOV = 20 cm Thick = 7 mm # slice = 21	8%
Gradient Echo (T_1 Spine)	Matrix = 256×256 TR/TE = 600/17 Flow Comp FOV = 24 cm Thick = 3 mm # slice = 12	19%
FSE (High Resolution Head)	Matrix = 512×512 TR/TE = 5,000/100 ETL = 32 FOV = 20 cm Thick = 3 mm # slice = 9	25%
FGRE (Breath-hold Cardiac)	Matrix = 256×256 TR/TE = 6/1.9 FOV = 16 cm Thick = 3 mm # slice = 1/Breath-hold	30%
EPI (Functional Brain Exam)	Matrix = 128×128 TR/TE = 1,000/80 FOV = 40×20 cm Thick = 10 mm # slice = 20 Repeat all slice every second for 120 sec	56%

(4) Receive bandwidth

RF receiver의 bandwidth에 관한 사양은 MR 신호가 얼마나 빨리 digital화 되는가를 나타낸다. bandwidth가 넓어질수록 data를 받아들이는 시간(sampling time)은 줄어들게 되고 gradient진폭은 커지게 된다. 예를 들어 receive bandwidth를 ±32 kHz로 사용했을 때 걸리는 sampling time이 4 msec라면 receive bandwidth를 ±64 kHz로 사용하게 되면 2 msec으로 sampling time이 줄어들게 된다.

$$\text{Bandwidth} = 1/\Delta t$$

이와 같이 bandwidth가 넓어지면 data 획득시간은 빨라지지만 그만큼 신호(signal)부분 외의 잡음(noise)이 많이 포함되어서 신호대잡음비(SNR)가 감소한다. 그러므로 적절한 bandwidth의 선택이 중요하다.

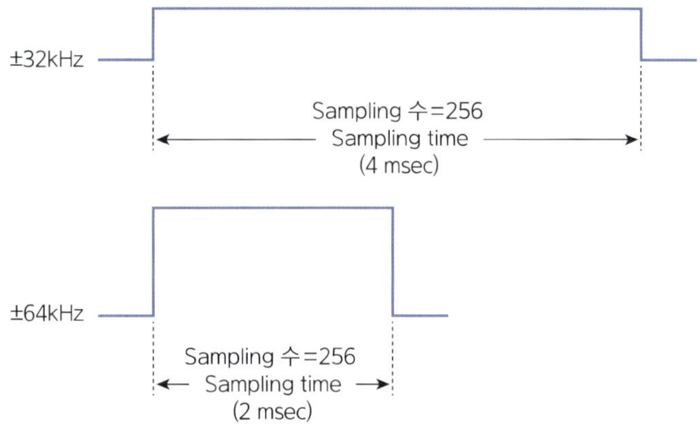

▲ 그림 8-5a. Receive Bandwidth와 Sampling time과의 관계
Receive bandwidth가 넓어지면 sampling time을 줄일 수 있다.

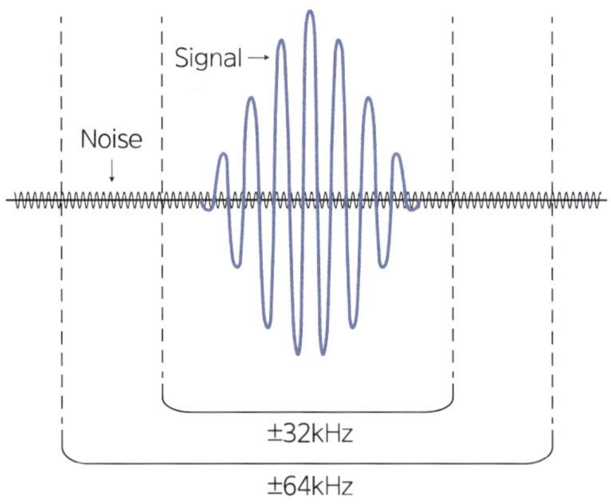

▲ 그림 8-5b. Receive Bandwidth와 SNR과의 관계
Receive Bandwidth가 넓어지면 noise 부분이 많이 포함되어 SNR이 떨어진다.

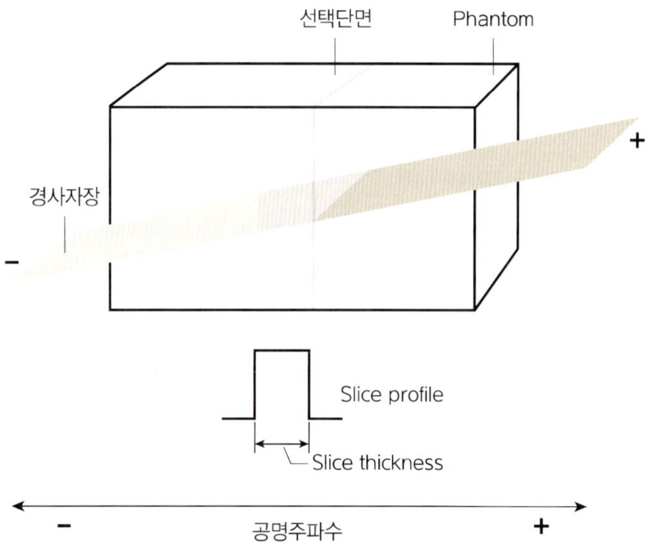

▲ 그림 8-6. 단면선택 경사자장이 걸렸을 때의 위치와 Larmor 주파수와의 관계

3) Gradient Pulse

(1) 단면선택 경사자장(Slice selection gradient)

MR 영상을 얻기 위해서는 먼저 영상화 하고자 하는 부위의 단면을 선택하여야 한다. 영상단면의 선택을 위해서는 경사자장을 가한 상태에서 원하는 단면의 두께에 해당하는 주파수범위를 갖는 RF 펄스를 가해준다. 영상단면의 방향으로 경사자장을 걸면 그림 8-6에서처럼 위치에 따라서 Larmor 주파수가 달라진다. 이때 원하는 영상단면에 해당하는 주파수 범위를 갖는 RF 펄스를 가해주면 해당되는 단면에서만 MR 신호를 내게 된다.

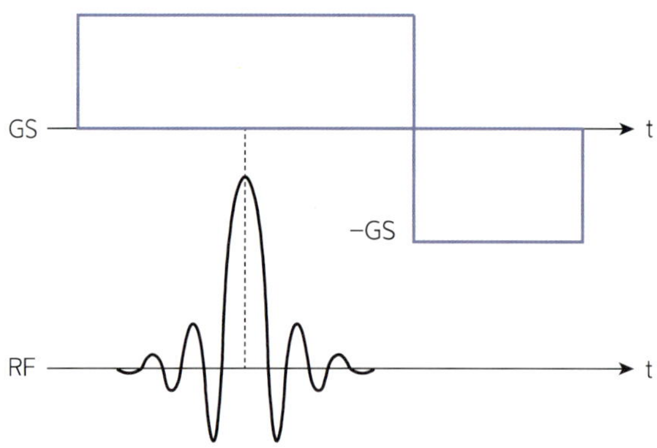

▲ 그림 8-7. 영상단면을 선택하기 위한 단면선택 경사자계(Gs)와 RF Pulse

이때에 인가되는 경사자장을 단면선택 경사자장(slice selection gradient : Gs)이라 한다. 그림 8-7은 단면선택 자장과 RF 펄스로 이루어지는 가장 간단한 단면선택 pulse를 나타낸 것이다. 경사자장이 가해지는 동안에는 스핀들의 위상이 흩어져(dephase) 신호가 작아지기 때문에 그림 8-7의 Gs에서 빗금 친 부분만큼 RF 펄스가 가해진 이후에 극성이 반대인 보상 경사자계 Gs(rephase gradient)를 가하여 신호가 최대가 되도록 하여야 한다.

(2) 위상부호화 경사자장(Phase encoding gradient)

영상의 단면이 선택된 다음에는 한 단면 안에서의 각각의 화소(pixel)에 대한 위치정보를 파악하여야 한다. 위치정보를 파악하기 위하여 단면의 한쪽 축(Y축으로 가정)으로 경사자장이 인가되는데 이 경사자장을 위상부호화 경사자장(phase encoding gradient ; Gp)이라 한다. 이 경사 자장이 인가되면 각 pixel과 pixel간의 위상이 달라져서 각 pixel간의 구분이 가능해진다. 이와 같은 과정은 매TR마다 반복되어 위상부호화수(phase 방향의 matrix수)만큼 실행되는데 매 TR마다 인가되는 경사자장의 크기는 단계적으로 변화한다. 이 때 인가되는 경사자장의 크기가 신호의 크기를 좌우하는데 경사자장의 크기가 클 경우에는 spin들의 위상이 많이 흐트러져서(dephase가 많이 되므로) 나오는 신호가 적고 경사자장의 크기가 작을 경우에는 spin들의 위상이 적게 흐트러져서(dephase가 적게 되므로) 나오는 신호가 크다. 반면에 경사자장의 크기가 클 경우에는 spin들의 위상이 많이 흐트러져서(dephase가 많이 되므로) 위치에 대한 정보를 많이 포함하게 되고 경사자장의 크기가 작을 경우에는 spin들의 위상이 적게 흐트러져서(dephase가 적게 되므로) 위치에 대한 정보를 적게 포함하게 된다. 그림 8-8에서 보는 것처럼 위상부호화수(phase encoding gradient step)가 256이라면 256번의 TR 동안 매번 다른 크기의 경사자장이 인가되고 128번째(128th step)의 경사자장의 크기가 가장 작기 때문에 이때의 신호(signal)가 가장 크다. 또한 첫 번째(1st step)와 맨 마지막(256st)의 경사자장이 가장 크게 인가되기 때문에 가장 작은 신호를 나타낸다. 또한 1st와 256th, 2nd와 255th, 3rd와 254th …는 크기가 같고 극성의 방향이 반대이므로 신호의 크기는 같고 그 위상(phase)은 반대가 된다.

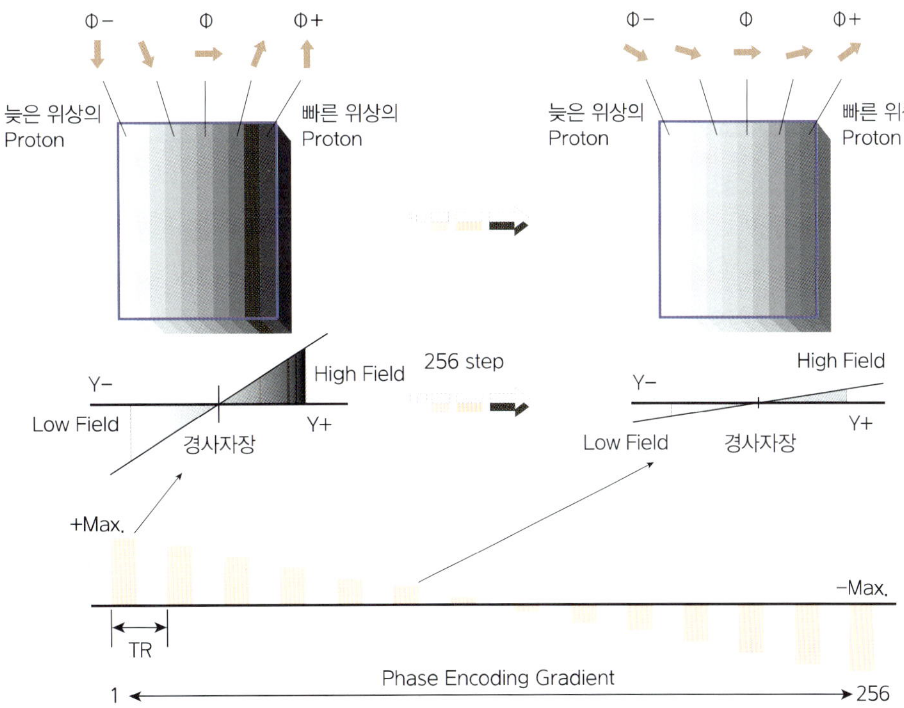

▲ 그림 8-8. 위상부호화 경사자장(Gp)과 Spin의 Phase

phase encoding gradient에 의해 Y축의 위상이 달라진다. Gp의 크기가 매번 변화되므로 위치에 따른 phase도 매번 변화한다. 이 phase의 변화가 Y축의 위치정보이다.

(3) 주파수 부호화 경사자장(Readout gradient = frequency encoding gradient)

위상부호화 경사자장에 의해서 한쪽 축(Y축)에 대한 위치 정보를 파악 한 것과 마찬가지로 다른 한쪽 축(X축)에 대해서도 위치정보를 알아야 한다. 이때 인가되는 경사자장이 주파수 부호화 경사자장(frequency encoding gradient ; Gr)이다. 이 주파수부호화 경사자장은 두 부분으로 나눌 수 있는데 그 첫 번째는 그림 8-9의 아래쪽의 빗금 친 부분으로 위상 부호화 경사자장처럼 경사자장을 인가하여 각 pixel마다 spin들을 dephase시켜 놓는다. 두 번째로는 그림 8-9의 위쪽의 빗금 친 부분(극성이 반대)을 인가하여 spin들을 rephase시키는데 이때 신호를 받는다. 실제로 검출되는 신호는 모든 신호가 합쳐져 각각의 주파수가 섞여 있기 때문에(그림 8-10) 퓨리에 변환(Fourier Transform : FT)이라는 단계를 거쳐야 각 위치에서 나오는 신호를 주파수별로 분리할 수 있다. 이와 같이 자장이 걸린 상태에서 신호를 읽는다고 해서 판독경사자장(readout gradient)이라고 하고 경사자장에 의해 위치정보가 주파수로 부호화된다고 하여 주파수 부호화 경사자장(frequency encoding gradient)이라고도 한다. 그림 8-9는 주파수 부호화 경사자장과 MR 신호, 그리고 그 신호로부터 위치정보를 얻는 관계를 나타내었다.

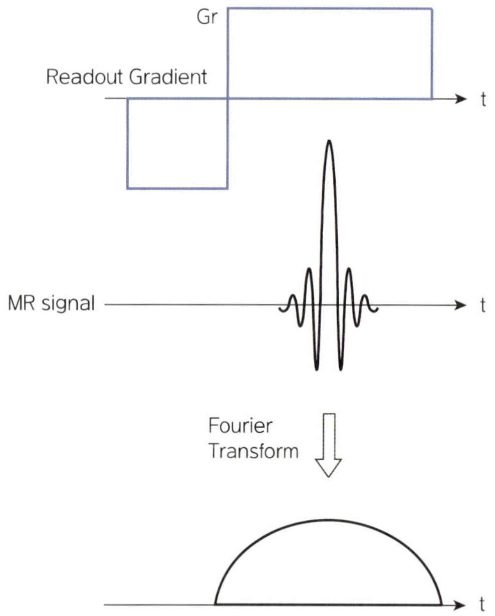

▲ 그림 8-9. 주파수 부호화 경사자장과 MR 신호, 그리고 위치정보와의 관계

아래쪽의 빗금 친 부분에 의해 dephase 시킨 후 극성이 반대인 위쪽의 빗금 친 부분에 의해 rephase 시킨다. 이때 위쪽의 빗금 친 부분의 크기가 2배이므로 가운데에서 경사자장이 상쇄되어 최대의 신호를 나타내며 그 이후부터는 다시 dephase가 시작된다.

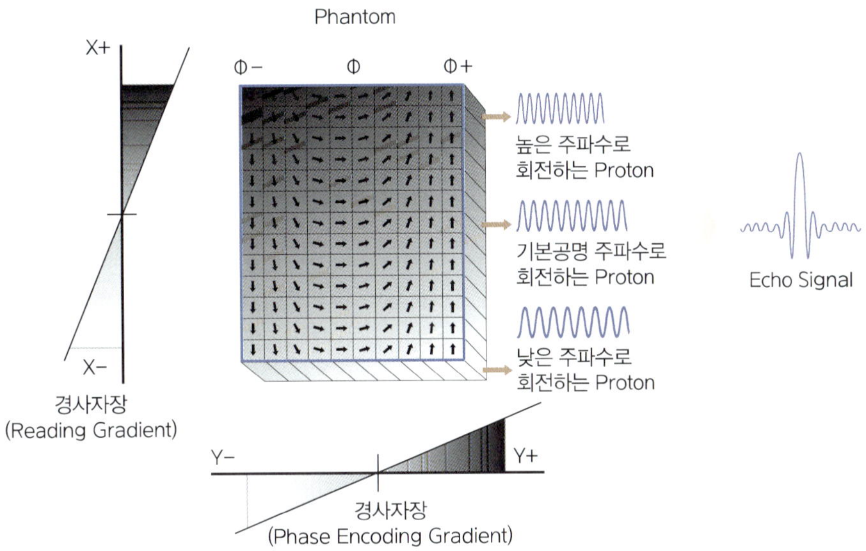

▲ 그림 8-10. Phase Encoding Gradient와 Reading Gradient가 차례로 인가되었을 때 X와 Y축의 주파수와 위상이 변화된 여러 종류의 신호가 복합된 echo signal이 나온다.

2 Conventional Pulse Sequence Diagram

임상에서는 MR 영상을 얻기 위해서 여러 가지 기법들이 사용되는데 기본적인 몇 가지 원리만 잘 이해하고 있으면 아무리 복잡한 pulse sequence라도 쉽게 그 원리를 터득하고 응용할 수 있다. 여기서는 가장 많이 사용되는 몇 가지 pulse sequence의 diagram에 대해여 살펴보도록 하겠다. 먼저 이해를 돕기 위해서 모든 pulse sequence에 공통으로 적용되는 용어를 spin echo의 예로 살펴보면(그림 8-11) MR영상을 얻기 위해서는 한번의 신호 획득으로 영상이 만들어지는 것이 아니라 위상(phase) 방향의 matrix수(phase encoding step의 수)만큼의 신호를 획득해야 한다. 그래서 일정한 시간 간격을 두고 반복적으로 신호를 획득하게 되는데 처음의 RF pulse에서 다음 번의 RF pulse까지의 시간을 반복시간(TR ; repetition time)이라 하고 RF pulse를 가하고 신호의 최대부분까지의 시간을 에코 시간(TE ; echo time)이라 한다. 이 두 변수(parameter)는 영상의 대조도를 변화시키는 중요한 요소가 된다.

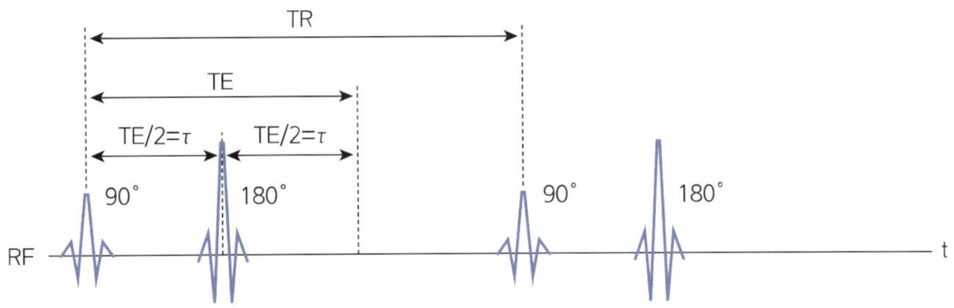

▲ 그림 8-11. Spin Echo sequence에서의 TR과 TE

1) Spin Echo(SE)

Spin Echo(SE) 방식은 MR영상을 얻는데 사용되는 가장 기본적인 pulse sequence로서 SNR과 대조도가 우수하기 때문에 가장 많이 이용되는 방법이다. 이 spin echo(SE) 방식은 90°와 180°RF pulse 파형을 이용하여 에코 신호를 얻는 것을 말하는데 이는 90°RF pulse에 의하여 생긴 X-Y 성분의 spin들을 τ(TE/2)라는 시간동안 dephase시켰다가 180°pulse를 인가하여 다시 τ(TE/2)라는 시간 후에 생성되는 신호를 영상으로 나타내는 방법이다. 180°pulse는 흩어진 spin들의 위상을 다시 모으는 역할을 하는데 이때 refocus되는 것은 T_2 relaxation에 의해서 dephase된 것을 제외한 주자장의 비균일성(magnet field inhomogeneity)과 화학적 천이(chemical shift)에 의해서 dephase된 것들만 다시 모인다(T_2에 의한 dephase는 rephase 시킬 수 없다)(그림 8-12a). 또한 이 영상기법은 180° pulse전에 주파수 방향으로 경사자계를 먼저 가하여 spin들의 위상을 서로 분산시켜 놓고 180°pulse 이후에 그것의 2배 크기를 다시 가하여 신호를 얻는데 이때 최대 신호는 두 경사자계가 상쇄되는 곳에 생기게 된다(그림 8-12b). 이 spin echo 신호를 이용한 영상기법은 180°pulse에 의해 주자장의 비균일성이 보상되기 때문에 비균일한 자장에서도 양질의 영상을 얻을 수 있는 장점이 있다. 반면에 90°와 180°라는 두 고주파를 사용하므로 TE(echo time)을 짧게 하는데 제한이 있고 검사시간(scan time)이 길다는 단점이 있다.

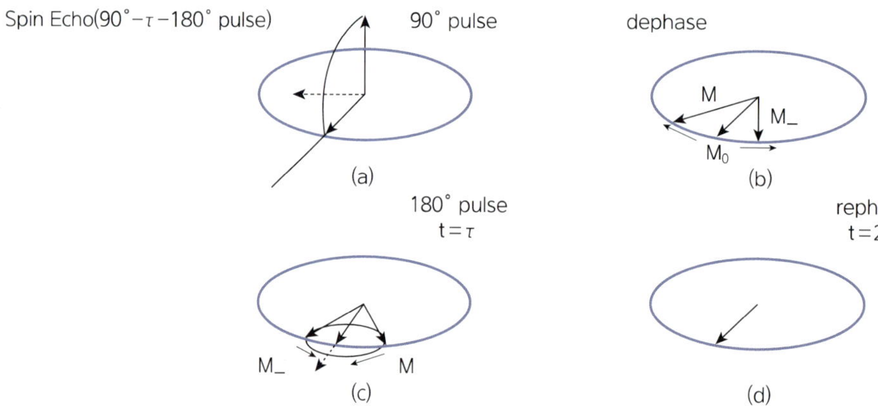

▲ 그림 8-12a. (a) 외부 정자장에 의해서 자화된 spin들이 90°pulse에 의하여 횡축 방향으로 넘어진다.
(b) T_2 relaxation과 비균일한 자기장의 영향을 받으면서 횡단면에서 dephase된다.
(c) τ (TE/2)라는 시간동안 dephase 되던 spin들이 180°pulse에 의해서 rephase 되기 시작한다.
(d) 2τ (TE)라는 시간이 되면 완전히 rephase된다(T2 relaxation에 의한 dephase는 제외).

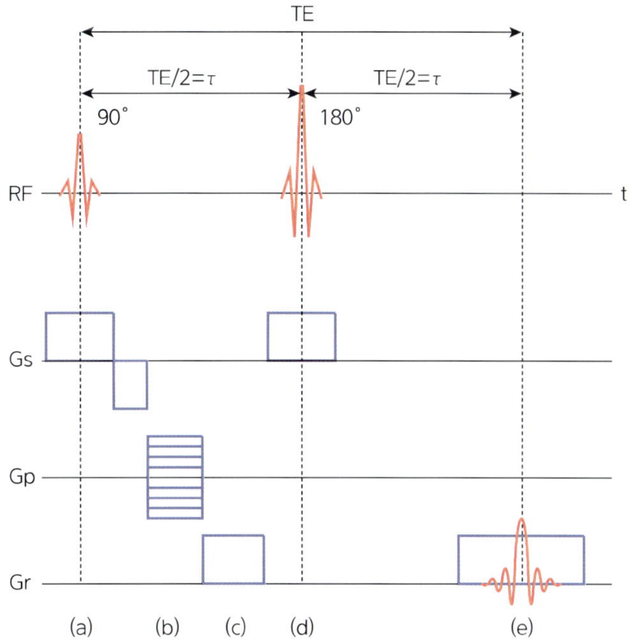

▲ 그림 8-12b. Spin Echo pulse sequence

(a) 90˚pulse와 동시에 slice selection gradient가 인가되어 일정한 단면에만 공명현상이 일어난다.

(b-c) T_2 relaxation과 비균일한 자장에 의해서 dephase되는 동시에 phase encoding과 frequency encoding이 인가되어 각 pixel마다 다른 위상을 만든다.

(c) 180˚pulse가 인가되어 magnet field inhomogeneity나 chemical shift에 의해서 dephase되는 spin들이 rephase 되기 시작한다.

(d) 먼저 인가한 주파수 방향 gradient와 나중에 인가한 주파수 방향 gradient가 상쇄되는 점에서 gradient rephase가 생기고 여기에 180˚pulse에 의한 rephase가 합해져 최대의 신호를 나타낸다(나중에 인가한 주파수 방향 gradient가 먼저 인가한 주파수 방향 gradient와 같은 방향이지만 중간에 180˚pulse가 있기 때문에 실제로는 극성이 반대로 작용한다).

한편 이러한 방식으로 한 단면 한 단면씩 영상을 얻는다면 전체 영상을 다 얻는데 많은 시간이 소요되므로 한꺼번에 여러 단면을 얻게 된다. 예를 들어 TR이 1,000 ms이고 TE가 20 ms이면 다음 TR까지 980 ms를 기다려야 한다. 이 기다리는 시간 동안에 2번째 단면에 RF 펄스를 가하여 신호를 얻어도 첫 번째 영상에는 아무런 영향이 없다. 그리고 2번째 단면의 신호를 받고 나서도 960 ms가 남게 되므로 계속해서 3번째, 4번째 단면의 신호를 받을 수 있다. 이렇게 여러 단면을 한꺼번에 받는 방법을 다단면(multi planar) 방법이라 한다. 절편을 얻을 수 있는 최대의 수는 TR에 비례하고 TE에 반비례 하지만 영상을 얻는데 필요한 여러 변수(option)의 영향을 받는다.

$$\text{Max. slice number} = TR / (TE + \text{option})$$

2) Gradient echo(GE)

(1) Gradient Echo

Gradient Echo는 spin echo 보다 검사시간이 짧기 때문에 fast scan이라 불려 왔으나 최근에는 훨씬 빠른 sequence들이 많이 개발되었기 때문에 fast scan의 목적보다는 MR angiography나

cardiac image, 3-dimension image 등의 다른 목적을 위해 많이 이용되고 있으며 장비 회사마다 조금씩 변형된 형태로 다양한 종류의 pulse sequence를 가지고 있다. 이 gradient echo는 spin echo와 같이 90°와 180°라는 두개의 RF pulse 파형을 이용하지 않고 주로 90° 보다 작은 하나의 RF pulse 파형을 이용하여 FID 신호로부터 영상을 얻는다. 그림 8-13a는 gradient echo 영상을 얻는 과정을 보여 주고 있는데 먼저 α°의 RF pulse 파형으로 종축 자화를 횡축 자화로 눕게 한 후 주파수 방향으로 negative(−) gradient를 인가하여 spin들을 dephase시켰다가 positive(+) gradient를 인가하여 spin들을 refocus시켜 신호를 얻는다. 자세히 설명하면 주파수 방향 negative(−) gradient를 처음 가했을 때 (그림 8-13b의 Gx 중 아래로 내려간 부분) 영상단면내의 spin들은 위상이 흩어져 FID 신호의 크기가 작아지지만 이어서 극성이 반대인 positive(+) gradient를 인가하면 (그림 8-13b의 Gx 중 위쪽으로 올라간 부분) 각 스핀들의 회전방향이 반대가 되어 극성을 바꾸기 전의 Gx와 면적이 같아지는 시간에 spin들의 위상이 다시 모여 신호를 형성하게 된다. 이와 같이 경사자계를 이용하여 신호를 얻기 때문에 이것을 경사자계 에코신호(gradient echo)라 하고 이렇게 만들어진 영상을 T_2^* 영상이라 한다. 이 gradient echo방식은 90°보다 적은 숙임각(α°)을 사용하기 때문에 TR을 짧게 할 수 있어 짧은 검사시간으로 영상을 얻을 수 있고 TR시간 동안 영상단면 내로 들어오는 혈액의 신호가 밝게 나타나기 때문에 MR angiography의 pulse sequence로 사용된다. 반면에 gradient echo는 180°pulse가 없기 때문에 T_2 relaxation에 의한 dephase뿐만 아니라 자장의 불균일성에 의한 dephase 역시 refocus할 수 없으므로 주자장의 균일성이 영상의 질을 좌우하는 중요한 요소가 된다. 또한 자장의 불균일성에 의한 dephase를 다시 모을 수 없으므로 동일한 조건일 경우 spin echo 보다 신호가 작게 나타난다.

한편 gradient echo에서는 매우 짧은 TR 간격을 두고 RF pulse가 인가되기 때문에 Mz성분이 충분히 회복(recovery)되지 않은 상태에서 다음의 RF를 받게 되므로 Mxy 성분이 점점 작아지게 된다. 이러한 신호의 손실을 최소화하기 위해서는 적당한 숙임각(flip angle)이 필요한데 어떤 TR과 조직의 T_1사이에서 최대의 신호를 내는 flip angle을 Ernst angle이라 한다. 이 Ernst angle보다 큰 flip angle을 사용하면 T_1강조영상에 가까운 영상을, Ernst angle보다 작은 flip angle을 사용하면 T_2^* 강조영상에 가까운 영상을 얻을 수 있으나 인체에는 여러 조직들이 모여 있기 때문에 Ernst angle 자체는 큰 의미가 있지는 않다.

$$\cos\alpha = \exp(-TR/T_1) \quad \text{-------------} \quad \text{Ernst angle}$$

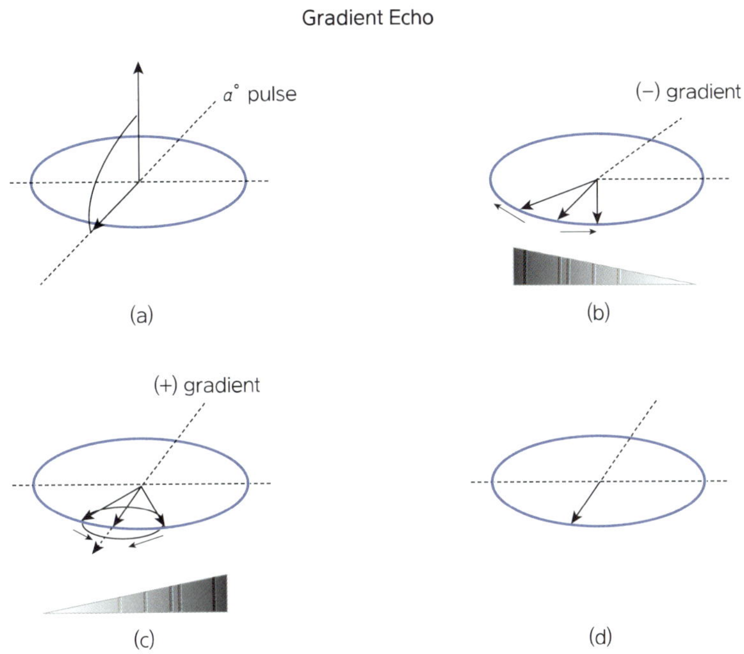

▲ 그림 8-13a. Gradient Echo pulse sequence

(a) 외부 정자장에 의해서 자화된 spin들이 α°만큼 횡축 방향으로 넘어진다(본 그림에서는 90°).

(b) negative(−) gradient에 의해서 횡단면에서 dephase된다.

(c) dephase 되던 spin들이 positive(+) gradient에 의해서 rephase되기 시작한다.

(d) negative(−) gradient와 positive(+) gradient가 상쇄되는 점에서 최대 신호를 낸다(T_2 relaxation에 의한 dephase와 자장의 불균일성에 의한 dephase는 rephase되지 않는다).

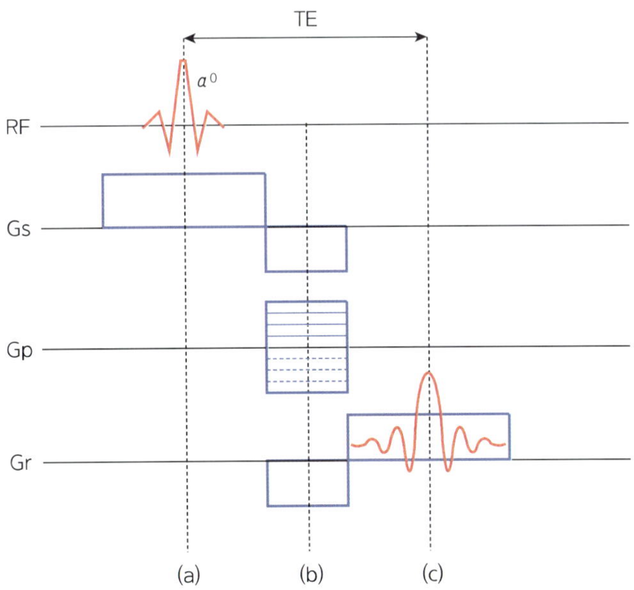

▲ 그림 8-13b. Gradient Echo pulse sequence

(a) α° pulse와 동시에 slice selection gradient가 인가되어 일정한 단면에만 공명현상이 일어난다.

(b) T_2 relaxation과 비균일한 자장에 의해서 dephase되는 동시에 phase encoding과 frequency encoding이 인가되어 각 pixel마다 다른 위상을 만든다(spin echo와 동일).

(c) 먼저 인가한 주파수 방향 negative(−) gradient와 나중에 인가한 positive(+) gradient가 상쇄되는 점에서 gradient rephase에 의한 신호가 생긴다(spin echo에서는 중간에 180° pulse가 있어 극성이 같은 방향이지만 gradient echo는 180° pulse가 없기 때문에 극성이 반대이어야 한다).

(2) Gradient Echo의 종류

Gradient echo에서는 flip angle이 90°보다 훨씬 적은 것을 사용하기 때문에 가로평면(x-y 평면) 성분 Mxy 외에 세로축 성분 Mz도 생기게 된다. 이때의 Mz 성분은 다음 RF pulse가 가해졌을 때 신호를 발생시키기 때문에 짧은 반복시간(TR)의 영상이 가능해진다. 그러나 TR이 T_2보다 짧은 경우 신호를 형성했던 가로축 성분의 자화가 다음 TR에서도 계속 존재하기 때문에 다음 신호에 부가되어 나타나므로 영상에 인공물(artifact)을 형성하게 된다. 이러한 인공물을 제거하고 보다 좋은 신호를 만들기 위해서 각 장비회사에서는 자기들만의 고유한 pulse sequence를 개발하여 다양한 종류의 방법들을 만들어 내는데 실제로는 거의 비슷한 방법들이 사용되고 있다.

① GRASS(Gradient Recalled Acquisition in the Steady State), FISP*(Fast Imaging with Steady Precession)*

그림 8-14는 GRASS(= FISP) pulse파형을 모식도로 나타낸 것이다. 일반적인 gradient echo sequence와 거의 동일한 방법이나 영상신호를 수집한 직후 x-y 평면상에 잔류하는 spin들을 rewinding gradient를 사용하여 재초점화(refocus) 시킨 후 다음 TR 때 신호로 이용하기 때문에 조직의 신호 강도를 높일 수 있다는 장점을 가지고 있다. 따라서 GRASS(= FISP)에서는 조직의 T_2값보다 훨씬 짧은 TR값을 사용할 수 있으므로 T_2^* 효과가 강조된 영상을 얻을 수 있다. 즉, T_2값이 긴 조직일수록 Mxy의 성분이 많이 잔류하게 되므로 보다 밝은 신호를 나타낸다.

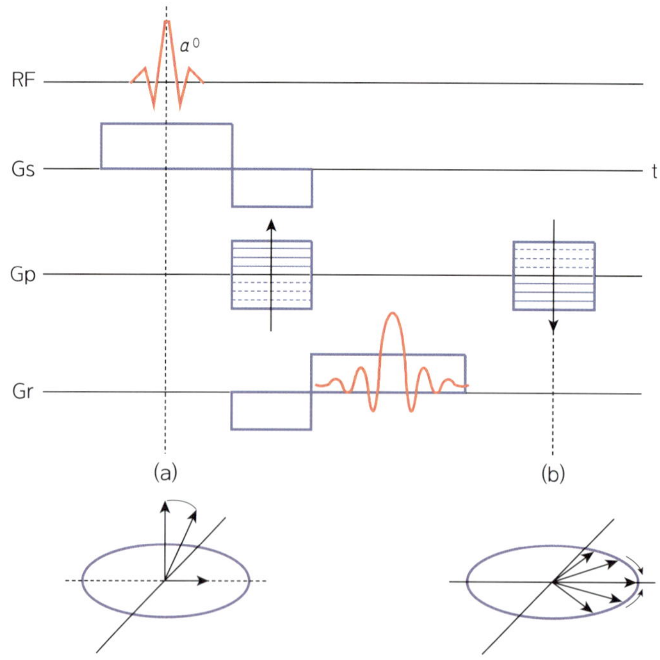

▲ 그림 8-14. GRASS (FISP) pulse sequence
영상신호를 수집한 직후 x-y평면상에 잔류하는 spin들을 rewinding gradient를 사용하여 재초점화(refocus) 시킨 후 다음 TR 때 신호로 이용한다.

② FLASH(*Fast Low Angle Shot*), SPGR(*Spoiled GRASS*)

FLASH와 SPGR은 GRASS나 FISP처럼 x-y평면에 잔류하는 Mxy 성분을 재초점화 시키지 않고 신호획득 후에 gradient spoiler라는 강한 경사자계를 인가하여 spin들의 위상을 spoiling 시키거나(FLASH)(그림 8-15a) 또는 종축자화(Mz)를 항상 같은 방향으로 flip시키지 않고 phase shift된 방향으로 flip시켜 잔류하는 Mxy 성분을 서로 상쇄시키는 방법(SPGR)(그림 8-15b)이다. 이러한 방법은 잔류의 Mxy신호를 대부분 제거시키므로 T_1 대조도가 강조된 영상을 얻을 수 있고 TR이 T_2보다 짧은 경우에 발생하는 인공물을 제거할 수 있는 장점이 있다.

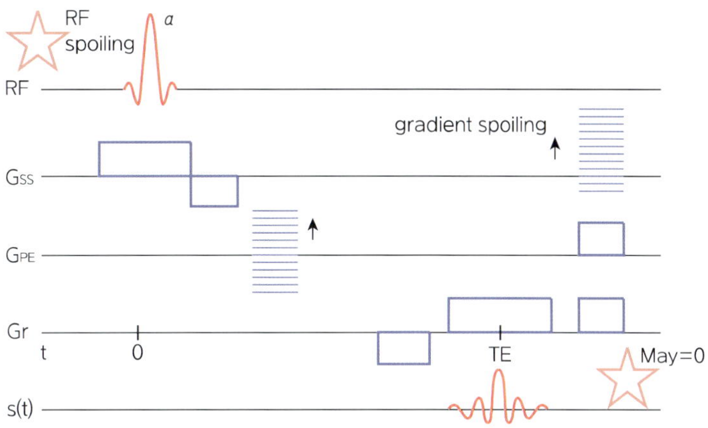

▲ 그림 8-15a. FLASH pulse sequence
영상신호를 수집한 직후에 강한 경사자계(gradient spoiler)를 인가하여 x-y평면상에 잔류하는 spin들을 흩어버리고 Mz 신호만을 다음 TR시간에 영상신호로 이용한다.

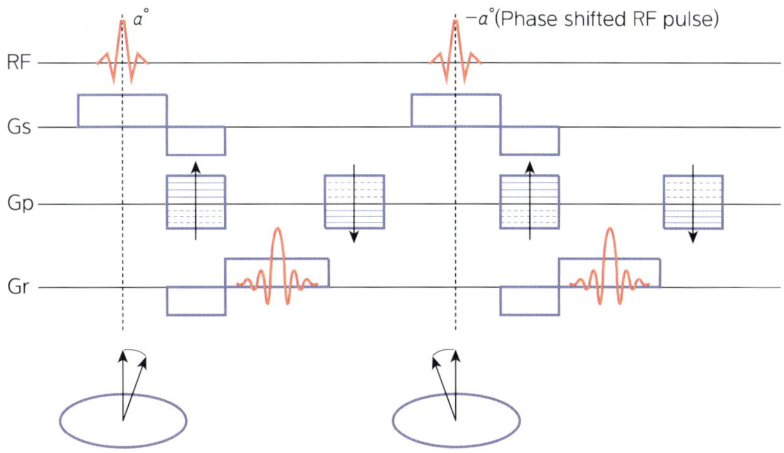

▲ 그림 8-15b. SPGR pulse sequence
영상신호 획득 후 다음 RF pulse는 phase shift된 방향으로 Mz를 flip시켜 잔류의 Mxy 성분을 서로 상쇄시키는 방법이다.

장비회사별 GRADIENT ECHO의 종류

Acronym	Explanation(manufacturer)
GRASS	Gradient Recalled Acquisition in the Steady State (GE)
MPGR	Multi Planar GRASS (GE)
SPGR	Spoiled GRASS (GE)
SSFP	Steady State Free Precession (GE, SHIMADZU, TOSHIBA)
FLASH	Fast Low Angle Shot (SIEMENS)
FISP	Fast Imaging with Steady state Precession (SIEMENS)
PSIF	Reversed FISP (SIEMENS)
True FISP	True Fast Imaging with Steady state Precession (SIEMENS)
FE	Field Echo (PHILIPS, PICKER, TOSHIBA)
GE or GFE	Gradient Echo or Gradient Field Echo (HITACHI)
GRE	Gradient Recalled Echo (GE, SIEMENS)
GFEC	Gradient Field Echo Compensation (HITACHI)
GRECHO	Gradient Recalled Echo (RESONEX)
PFA	Partial Flip Angle (TOSHIBA)
RF-FAST	RF spoiled FAST (PICKER)
RS	Rapid Scan (HITACHI)
SMASH	Short Minimum Angle Shot (SHIMADZU)
STAGE	Small Tip Angle GRE (SHIMADZU)
DE-FGR	Driven Equilibrium Fast GRASS (GE)
FGR	Fast Gradient Echo (GE)
FFE	Fast Field Echo (PHILIPS)
FSPGR	Fast SPGR (GE)
FMPSPGR	Fast Multi Planar SPGR (GE)
3D MP-RAGE	3D Magnetization Prepared Rapid Gradient Echo (SIEMENS)
RAM-FAST	Rapidly Acquired Magnetization-prepared FISP (PICKER)
RF_FAST	RF spoiled FAST (PICKER)
TFE	Turbo Field Echo (PHILIPS)
STERF	Steady State Technique with Refocused FID (SHIMADZU)

3) 3Dimension Volume Image

MR영상에서 말하는 3D의 개념은 영상을 획득하는 방법을 말하는 것이지 입체적으로 display된 3차원 영상을 지칭하는 것은 아니다(2-dimension 영상으로도 3차원 영상은 만들 수 있음). 일반적인 MR영상은 2-dimension 기법으로서 앞에서 살펴본 바와 같이 각각의 단면을 선택하고 나서 선택된 단면 내에서 위상부호화(phase encoding)와 주파수부호화(frequency encoding)를 인가하여 위치정보를 파악하고 신호를 측정한다. 그러나 3-dimension 방법은 영상화하려는 volume 전체에 RF pulse를 인가(그림 8-16a)하여 위치정보를 파악하고 신호를 측정한다. 위치정보를 파악하기 위한 방법으로는 2-dimension에서의 방법과 거의 동일하나 여기에 slice selection gradient 방향으로 slice encoding gradient(phase encoding과 유사)를 추가함으로써 가능하다(그림 8-16b). Slice encoding gradient도 phase encoding처럼 매 TR 마다 변화하는데 그 step의 수가 단면(partition)의 수를 의미한다. 그렇기 때문에 3-dimension 기법에서의 검사시간은 2-dimension에서의 [TR × phase encoding수 × NEX]에 slice수를 곱한[TR × phase encoding수 × NEX × slice수]가 된다.

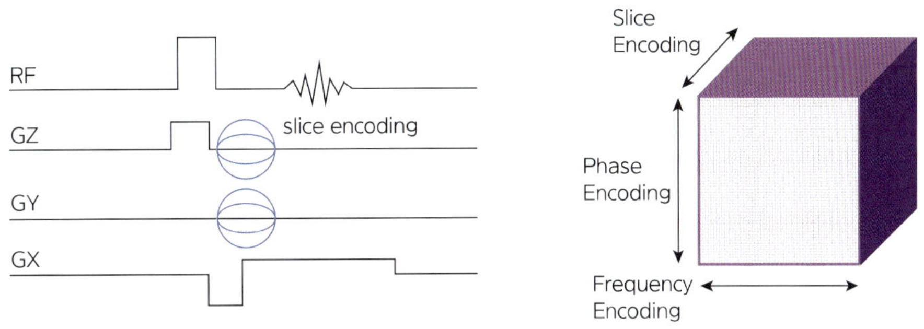

▲ 그림 8-16a. 3D Gradient Echo sequence

2-dimension 기법과 유사하나 Gz 방향으로 slice encoding gradient가 추가된다.

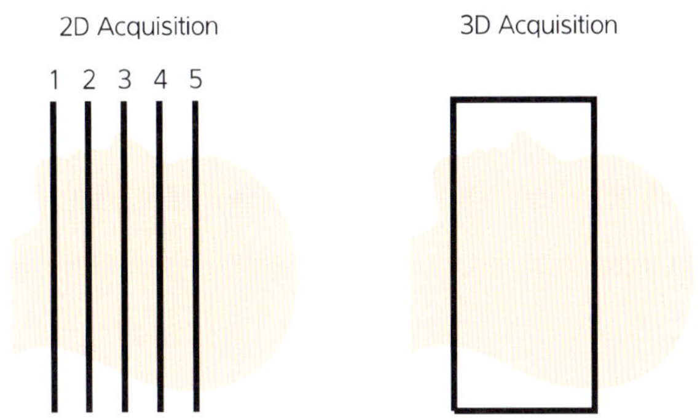

▲ 그림 8-16b. 2-dimension 기법과 3-dimension 기법

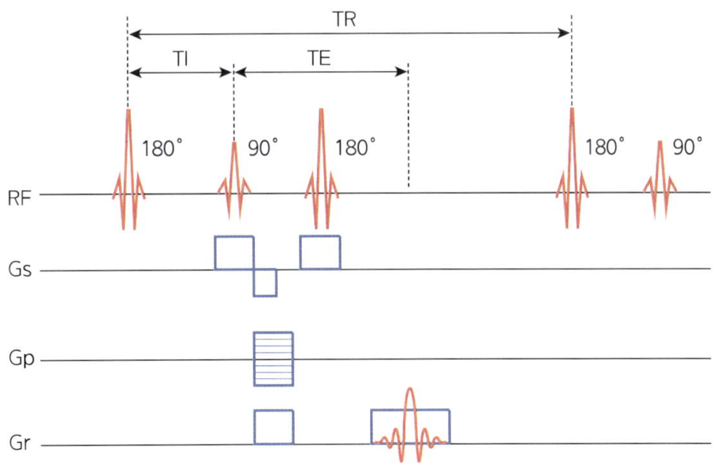

▲ 그림 8-17. Inversion Recovery(반전회복) pulse sequence

이와 같이 3D 기법은 검사시간이 많이 소요되므로 TR이 짧은 gradient echo에서만 주로 사용된다. 한편 3D 기법은 간격(gap) 없이 영상을 얻을 수 있고 각 단면(partition)당 신호 측정 수가 많아져 좋은 신호대잡음비(SNR)의 영상을 얻을 수 있는 장점이 있다. 임상에서는 주로 MR angiography나 각종 joint, c-spine 등에 이용되며 그 이용도는 점차 확대되고 있는 추세이다.

4) Inversion Recovery

Inversion Recovery(반전회복) pulse sequence는 180°RF pulse를 먼저 인가하여 종축자화를 Z축 방향에서 −Z축 방향으로 반전시켜 놓고 90°와 180°RF pulse를 인가하여 영상을 얻는 방법이다. 그림 8-17에서 보듯이 먼저 인가한 180°RF pulse에서 90°RF pulse까지의 시간을 TI(inversion time)라 하고 이 TI의 조절에 의해서 대조도를 조절할 수 있다.

Inversion Recovery 방식은 spin echo에서의 T1 강조영상 보다 더욱 대조도가 강한 T_1 강조영상을 만들 수 있는데 그 이유는 먼저 인가한 180°RF pulse에 의해서 조직의 spin들을 −Z축 방향으로 반전시킴으로서 T_1 relaxation time이 빠른 조직과 느린 조직 간의 대조도를 극대화 할 수 있기 때문이다. 1.5T 장비에서는 일반적으로 spin echo를 이용하여 T_1 강조영상을 얻고 있지만, 3.0T 장비에서는 조직의 T_1 이완시간이 증가하여 백질과 회백질 간의 대조도가 저하되므로 백질과 회백질 간의 대조도를 높이기 위하여 Inversion Recovery를 이용하여 T_1 강조영상을 얻는 방법도 추천될 수 있다(그림 8-18). 한편 Inversion Recovery sequence는 TI time이 추가되기 때문에 일반적으로 spin echo 방식보다 검사시간이 길고 조영제 사용 시 spin echo T_1 강조영상과 비교해서 조영 증강이 덜 되는 경향이 있다. 또한 Inversion Recovery sequence는 특정한 조직의 신호를 억제(suppression)하기 위한 목적으로 사용되는데 그 원리는 어떤 조직의 T1 recovery가 xy평면(nulling point)에 도달한 순간을 TI로 정해서 영상을 얻게 되면 그 조직의 신호를 억제할 수 있기 때문이다.

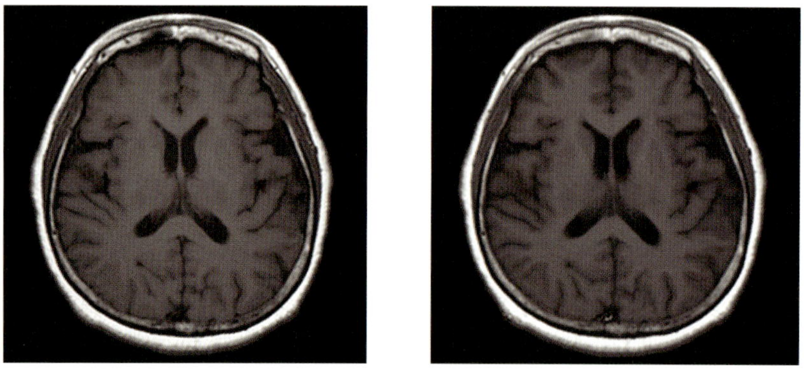

(a) (b)

▲ 그림 8-18. SE와 IR 기법의 T_1 강조영상 (1.5T 영상)

(a) TR = 500 ms, TE = 10 ms으로 얻은 spin echo T_1WI.

(b) TI = 500 ms, TR = 1,000 ms, TE = 10 ms으로 얻은 inversion recovery T_1WI. 거의 유사한 대조도를 나타내나 inversion recovery 영상이 white matter와 gray matter의 구분이 더 잘된다.

(1) STIR(Short TI Inversion Recovery)

STIR 기법은 TI를 짧게 주어서 지방신호를 제거하는 방법을 말한다. 그림 8-19에서처럼 지방(fat)과 물(water)의 두 조직을 예로 들면 먼저 180°RF pulse를 인가하여 -Z 방향으로 두 조직을 반전시킨다. 그 후 두 조직은 T1 recovery를 시작하는데 지방조직의 T1 relaxation time이 짧기 때문에 지방조직이 먼저 xy평면(nulling point)에 도달하게 된다. 이때 물성분은 T1 relaxation time이 길기 때문에 아직도 -Z 근처에 있게 된다. 이 시점을 TI로 정해서 90°와 180°RF pulse를 인가하여 영상을 얻게 되면 지방조직의 신호는 Z방향을 향하고 있어서 xy평면에서 측정되는 신호가 거의 없다. 그러나 물성분의 신호는 xy평면에서 측정이 되어 영상에는 지방신호는 억제되고 물성분의 신호만이 나타난다. 이렇게 지방의 신호를 억제하기 위해서는 짧은 TI time을 적용해야 하는데 1.5T 자장일 경우 보통 130~160 ms 정도이고 자장의 세기에 비례하여 3.0T 자장은 180~230 ms 정도의 TI time을 적용 하여야 한다. 또한 TR이 충분히 길 경우(5×TR 이상)에 어떤 물질의 nulling point는 그 물질의 T1 relaxation time의 69 %에 해당된다.

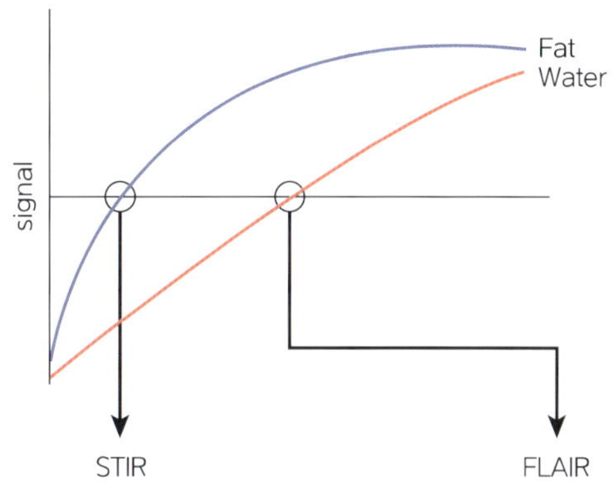

▲ 그림 8-19. Fat 조직과 Water 조직의 nulling point

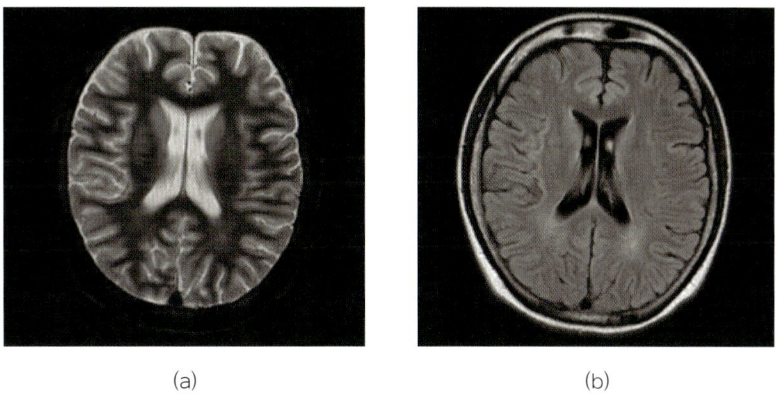

▲ 그림 8-20. STIR기법과 FLAIR기법 (1.5T 영상)

(a) Fast IR sequence(TR = 4,000 ms, TE = 15 ms, TI = 150 ms)로 얻은 STIR image. 피하지방의 신호가 suppression되어 있다.

(b) Fast IR sequence(TR = 10,000 ms, TE = 120 ms, TI = 2,200 ms)로 얻은 FLAIR image. 뇌실내의 CSF 신호가 suppression되어 있다.

(2) FLAIR(Fluid Attenuated Inversion Recovery)

STIR 기법이 지방 신호를 억제하는 방법이라면 FLAIR 기법은 물성분의 신호를 억제하는 방법이다. 그 방법은 STIR 기법에서와 마찬가지로 물성분이 xy평면(nulling point)에 도달한 시점을 TI로 정해서 90°와 180°RF pulse를 인가하면 물성분의 신호는 억제되고 지방조직의 신호만 영상에 나타난다. 실제 인체에서는 지방과 물성분만 있는 것이 아니고 다양한 T_1 relaxation time을 갖는 조직들과 병변들이 있기 때문에 물성분의 신호가 억제된 좋은 대조도의 영상을 얻을 수 있다. FLAIR영상은 대개 2,000~3,000 ms 정도의 긴 TI time과 10,000 ms 정도의 TR을 요구하기 때문에 고식적인 방법(conventional IR)보다는 Fast IR sequence가 사용되고 있고 두부(brain)영상에 기본검사(routine)로 사용되고 있다.

Fast Imaging

인체는 외부로부터 영양분과 공기를 섭취함으로써 생명 현상을 유지하고 있다. 즉, 인체에 유입된 영양분과 산소는 혈액에 의해서 인체조직으로 공급되고 이러한 생명유지 현상은 호흡과 심장박동 및 장기의 연동 운동 등으로 나타난다. 이러한 혈액의 이동과 장기의 움직임은 자기공명영상에서 인공물을 유발하여 영상의 질(quality)을 저하시킨다. 이와 같은 이유로 자기공명영상이 개발된 이후 현재까지 촬영시간을 단축하기 위한 연구가 진행되어 왔다. 특히 최근의 하드웨어와 소프트웨어의 눈부신 발전은 1초에 십여 장의 영상을 획득하는 수준에까지 이르고 있다.

일반적인 자기공명영상 기법일 경우 2차원의 영상을 얻기 위해 소요되는 시간은 앞에서 살펴 본 바와 같이 TR(반복시간)과 phase encoding수 그리고 영상신호의 반복횟수(NEX ; number of excitation = average)에 의해 결정되어 진다.

$$TR \times Phase\ \ Encoding \times NEX$$

여기서 TR은 대조도(contrast)와 밀접한 관계가 있으며 phase encoding은 해상력(resolution)과 그리고 NEX는 신호대잡음비(SNR ; signal to noise ratio)에 영향을 주므로 검사기간을 줄이기 위해 무조건 줄일 수만은 없다. 또한 단순한 해부학적 관찰의 차원을 넘어 특정기관의 기능을 밝혀내기 위해서는 극도로 빠른 영상을 필요로 하는데 이와 같은 이유에서 검사시간을 줄일 수 있는 새로운 pulse sequence와 software들이 개발되고 있다.

1 Fast Pulse Sequence

1) Fast Spin Echo(Turbo Spin Echo)

고식적인 spin echo 방식은 한번의 TR에서 한 개의 echo를 얻는다. 결국 매 TR마다 하나의 echo를 받아서 phase encoding step의 수만큼의 echo로 K-space를 다 채워야만 영상을 얻을 수 있었다. 그림 8-21a는 spin echo의 다중신호(multi echo)방식인데 한 TR 안에 4개의 180° RF pulse를 인가하여 4개의 echo를 얻으나 이때의 echo들은 동일한 gradient가 인가된 신호로써 각각의 K-space의 한 줄씩만을 채우므로 결국 phase encoding step의 수만큼의 TR이 반복된 후 TE가 다른 4종류의 영상을 만든다. 그러므로 이 방법은 동일한 시간에 여러 종류의 영상을 얻을 수는 있으나 검사시간을 줄이는 데는 도움이 되지 않는다.

FSE 방식은 spin echo의 multi echo 방식을 고속 영상법으로 변형한 것으로써 multi echo 방식과 마찬가지로 한 TR 안에 여러 개의 180°RF pulse를 인가한다. 이때 발생되는 echo에는 각각 다른 크기의 phase encoding gradient step을 인가하여 하나의 K-space만을 채우게 함으로써 검사시간을 줄이는 방법이다. 그림 8-21b는 FSE pulse sequence인데 한 TR 동안에 8개의 180° RF pulse가

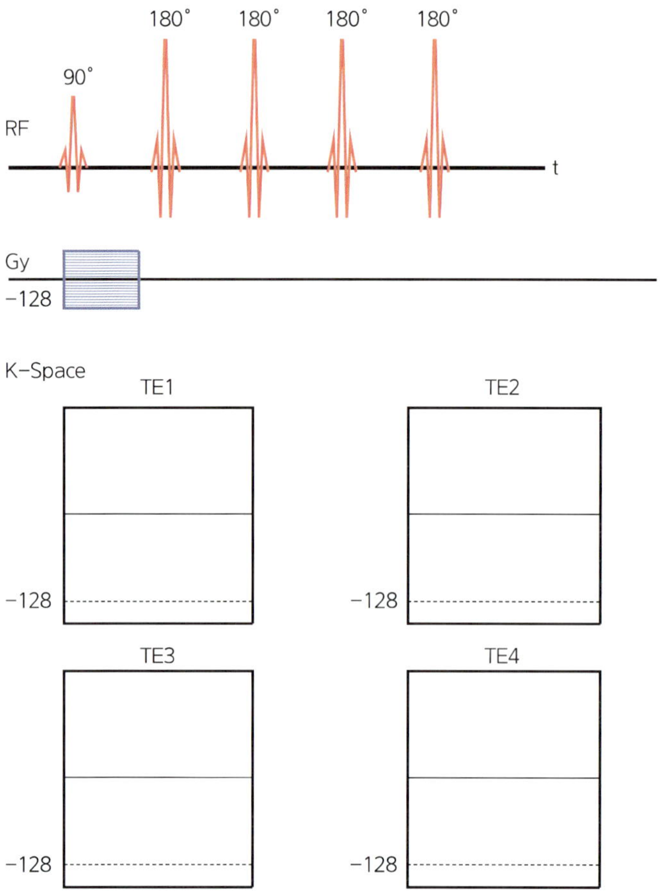

▲ 그림 8-21a. Multi Echo sequence와 K-space filling 방법

한 TR 동안 4개의 echo가 같은 phase encoding gradient의 영향을 받고 각기 다른 K-space의 한 줄씩을 채우게 된다.

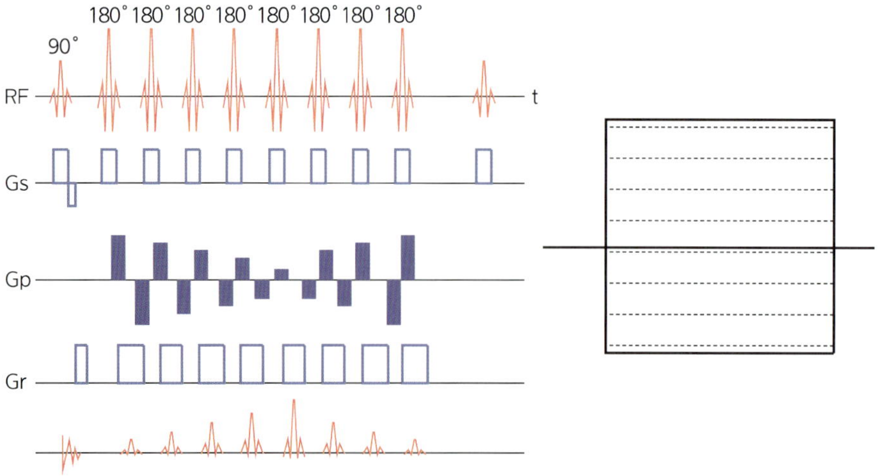

▲ 그림 8-21b. FSE pulse sequence

한 TR 동안 8개의 echo가 각기 다른 phase encoding gradient의 영향을 받고 하나의 K-space의 8줄을 채우게 된다. 그러므로 scan time이 1/8로 단축된다.

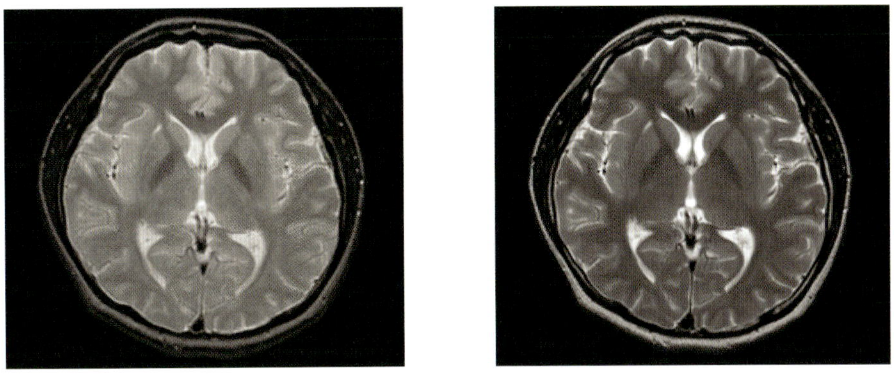

(a) (b)

▲ 그림 8-22. SE T_2강조영상과 FSE T_2강조영상

(a) SE sequence로 얻은 T_2WI(TR = 2,500 ms, TE = 80 ms, Matrix = 256×192, 1NEX, scan time = 8 min 30 sec)

(b) FSE sequence로 얻은 T_2WI(TR = 4,000 ms, TE = 102 ms, Matrix = 256×256, 2NEX, scan time = 3 min 12 sec)

인가되어 8개의 echo를 만들어내고 있다. 이때 만들어지는 모든 에코 신호 앞에 다른 크기의 위상 부호와 경사자계(Gy)를 인가하여 하나의 K-space를 채우게 하면 한 반복시간(TR) 동안에 K-space의 8줄을 채우게 되므로 전체 검사시간은 1/8로 줄어들게 된다. 이때 인가되는 여러 개의 180°RF pulse를 ETL(echo train length) 또는 turbo factor라 하고 한 TR 내의 ETL의 수가 많을수록 검사시간은 그만큼 짧아지게 된다. 그래서 FSE에서의 검사시간은 TR × Phase Encoding × NEX / ETL이 된다.

FSE sequence에서는 4~64 정도의 ETL이 사용될 수 있는데 여러 개의 각기 다른 TE들이 하나의 영상을 구성하게 되므로 echo의 수(ETL, tubo factor)가 늘어날수록 T_2 이완에 의한 신호감쇄효과 때문에 영상의 해상도가 떨어지고(T_2 blurring) 약간의 움직임에도 영향을 받는 단점을 가지고 있다. 또한 K-space의 중앙에 몇 번째 echo를 넣느냐에 따라 영상의 대조도가 결정되는데 proton density 영상을 얻기 위해서는 짧은 TE의 echo를, T_2 강조영상을 얻기 위해서는 긴 TE의 echo를 K-space의 중앙 부근에 위치시켜야 한다. 이렇게 K-space의 중앙 부근에 위치한 echo의 TE를 유효에코 시간(Effective TE)이라 하고 유효 에코 시간(Effective TE)을 얻기 위해서는 phase encoding gradient가 적은 것을 인가하여 큰 신호를 얻어야 한다.

FSE 영상은 spin echo 영상과 거의 같은 대조도를 나타내면서도 빠른 시간에 영상을 얻을 수 있으므로 NEX나 matrix를 증가시켜 좋은 화질(quality)의 영상을 만들 수 있다. 그래서 최근에는 spin echo T_2 강조영상을 거의 대체하고 있는데 다음과 같은 특징을 가지고 있다. 첫째 180°RF pulse를 연속적으로 사용하므로 지방분자의 확산효과가 감소하고 지방분자의 J-coupling(spin-spin coupling) 효과가 약화되기 때문에 지방의 신호가 SE영상 보다 밝게 보인다. 둘째 연속적인 180° refocusing pulse를 사용하기 때문에 자장의 비균일성에 의한 dephase 효과가 적어지고 자화율(susceptibility)의 효과가 감소한다. 즉, 강자성에 의한 영향을 다른 sequence보다 적게 받는다. 셋째 180°pulse를 매우 짧은 시간 간격으로 인가 하기 때문에 단백질과 같은 거대 분자와 결합해 있는 결합수(bound water)와 그 주변에 분포한 자유수(free water)의 양성자들 사이에서 자화전이(MT ; magnetization transfer)효과가 잘 일어난다.

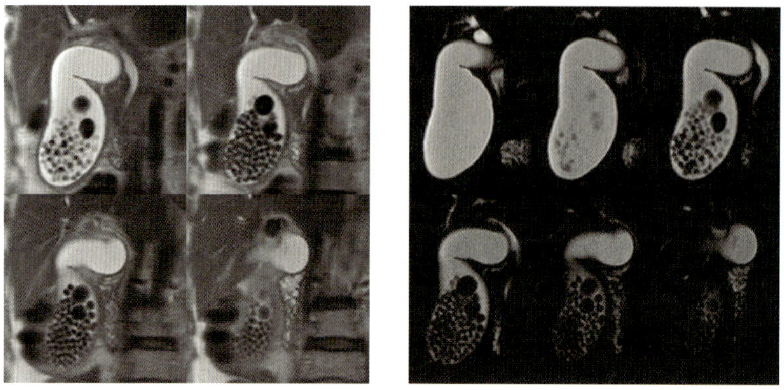

▲ 그림 8-23. *SSFSE* pulse sequence를 이용한 MR cholangiography

2) SSFSE(Single Shot Fast Spin Echo), HASTE(Half Fourier Acquisition Single Shot Turbo Spin Echo)

FSE와 같이 여러 개의 ETL 사용과 half fourier acquisition 방법을 병용하여 영상을 얻는 방법이다. 한번의 TR 동안에 64~126개의 echo를 얻어 K-space의 절반만을 채워서 영상을 만들기 때문에 1~2초 안에 영상을 얻을 수 있다. 영상 획득속도가 매우 빠르기 때문에 motion artifact가 나타나기 쉬운 복부 영상에 많이 이용되고 있다. 이 SSFSE 방법은 한번의 TR안에 영상이 구성됨으로 T_2 강조 영상만을 얻을 수 있고 echo와 echo 간의 간격(ESP ; echo spacing)이 짧아야만 좋은 영상을 얻을 수 있다.

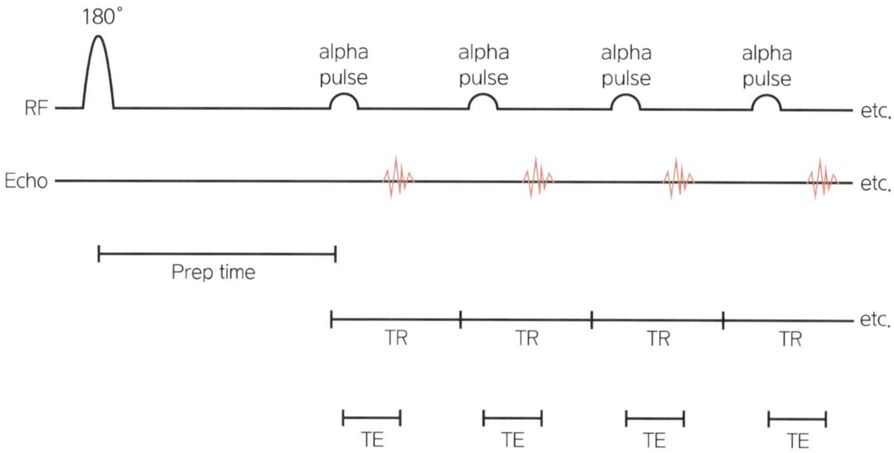

▲ 그림 8-24. *IR-Prepared Fast SPGR*

180° pulse를 미리 인가하여 T_1 대조도를 만든다.

3) Fast Gradient Echo

MRI 영상기법과 아울러 hardware의 급속한 발전에 따라 기존의 gradient echo보다 단축된 TR과 TE를 사용하여 신속한 영상을 획득할 수 있는 pulse sequence들이 개발되었는데 이러한 신속영상기법을 Fast Gradient Echo(FSPGR, FGRASS, Turbo-FLASH)라 한다. 이러한 기법은 1초 미만으로 영상을 얻을 수 있어 복부 검사 시 breath holding 방법을 이용해 호흡에 의한 인공물을 줄일 수 있고 짧은 T_2를 갖는 조직의 촬영에도 사용될 수 있다.

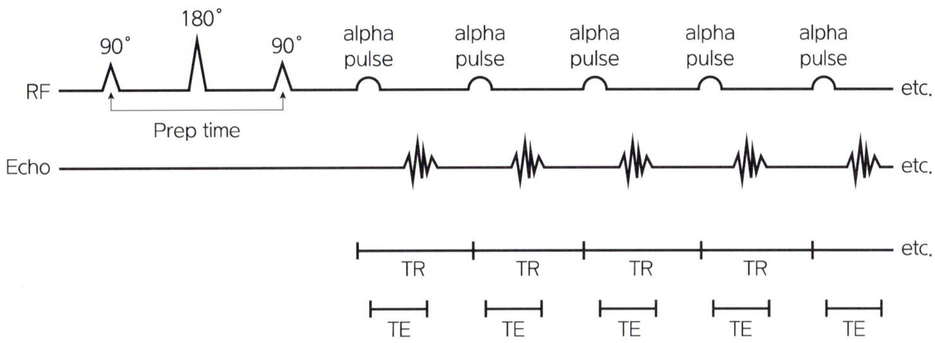

▲ 그림 8-25a. *DE-Prepared Fast GRASS* pulse sequence diagram

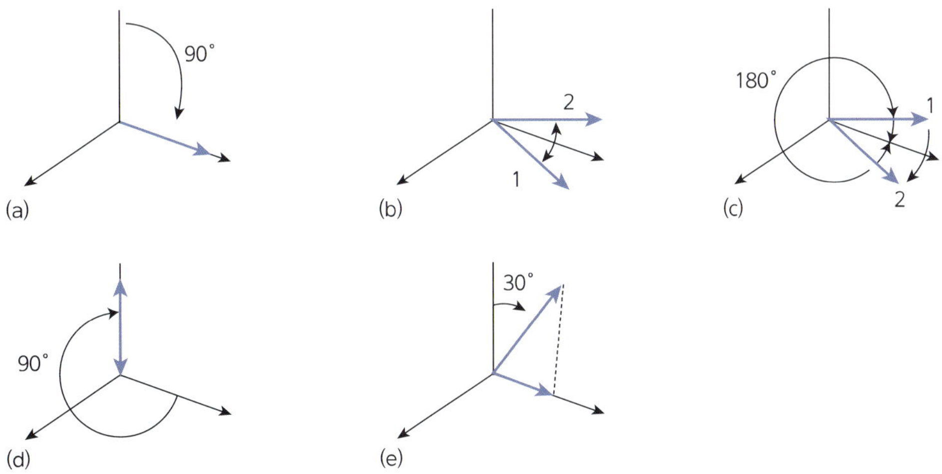

▲ 그림 8-25b. (a) 90˚RF pulse에 의해서 spin들이 xy평면으로 눕는다.
(b) dephase가 발생된다.
(c) 180˚pulse를 인가하여 refocus 시킨다(T_2에 의한 dephase는 모이지 않는다).
(d) 90˚RF pulse를 다시 인가하여 Z축으로 보낸다.
(e) alpha pulse를 인가하여 영상을 얻는다.

검사시간을 줄이기 위해서는 TR과 TE를 줄어야 되는데 그렇게 하기 위해서는 다음과 같은 방법들이 사용된다. 첫째는 fractional RF의 사용이다. 단면에 인가되는 RF pulse를 spin들이 여기 될 수 있을 정도의 부분적인 RF pulse를 인가해 RF pulse가 인가되는 시간을 최소화시킨다. 둘째는

fractional echo의 사용이다. 단면으로부터 나오는 신호전체를 다 받는 것이 아니고 부분적으로만 받아들여 TE를 최소화시킨다. 셋째는 넓은 receive bandwidth의 사용이다. Bandwidth를 넓혀서 sampling time을 최소화 시켜 TR time을 줄인다.

이러한 Fast Gradient Echo를 사용할 경우 T_1, T_2 강조영상을 얻기 어려우므로 main RF pulse 시작 전에 미리 준비된(preparation) RF pulse를 인가하여 대조도를 강조하는 방법이 사용된다. 그림 8-24는 IR-prepared FSPGR 또는 Turbo-FLASH pulse 파형을 보여주고 있다. T_1 대조도를 강조하기 위해서 사전준비 pulse로 Inversion Recovery(180°) pulse를 인가하여 -Z축 방향으로 spin들을 반전시킨 다음 -Mz가 Mo로 회복되는 동안 Gradient echo를 얻어서 T_1 강조영상을 만드는 방법이다. 일반적인 Inversion Recovery기법과 다른 점은 매 TR마다 180°pulse를 인가하지 않고 전체 TR과정 중 처음 한 번만 180°pulse를 인가하여 T_1대조도를 얻는다는 점이다. T_1 대조도는 180°pulse에서 첫 번째 α°pulse까지의 반전시간(TI)에 의해서 결정된다.

T_2 대조도를 강조하기 위해서는 사전준비 pulse로 180°pulse를 인가하는 대신 90°- 180°- 90°RF pulse 대열을 사용한다. 그림 8-25a는 *Driven Equilibrium*(DE) *preparation Fast GRASS pulse* 파형을 보여 주고 있다. T_2 대조도를 강조하기 위해서 xy평면으로 spin들을 눕게 한 다음 T_2의 대조도를 발생시킨 후 다시 Z축으로 올려놓고 영상을 얻어서 T_2 강조영상을 만든다.

4) Echo Planar Imaging(EPI)

EPI pulse sequence는 1978년 Mansfield에 의해 처음으로 시도된 기법으로써 영상화를 위해 필요한 phase encoding 단계를 한 TR 동안에 모두 측정하는 방법이며 현재 사용되는 sequence 중에서 가장 빠른 영상법이다.

(1) EPI를 위하여 필요한 하드웨어

EPI는 약 100 msec 내에 한 영상에 대한 data를 획득하므로 일반적인 장치보다 훨씬 upgrade된 hardware가 필요하다.

① EPI 영상을 얻기 위해서는 빠른 시간 내에 data를 sampling해야 하는데 그렇게 하기 위해서는 receive bandwidth를 충분히 넓혀야 한다. receive bandwidth가 넓어지려면 경사자계의 최대 진폭을 크게 해야 하는데 보통 20 mT/m 이상의 강한 경사자계가 필요하다.

② 아무리 강한 경사자계가 인가된다 하더라도 최대 진폭까지의 상승시간(rise time)이 길다면 빠른 영상을 만들어 내지 못할 것이다. 즉, EPI 영상을 위해서는 경사자계가 짧은 시간 내에 최대 진폭까지 상승해야 하므로 높은 slew rate의 경사자계 장치가 필요한데 보통 200~250 T/m/sec 정도가 사용된다.

③ EPI에서는 data가 매우 빠르게 발생되기 때문에 매우 빠른 속도로 숫자화(sampling)할 수 있는 고속의 수신장치(fast receiver)가 필요하다.

④ 짧은 시간에 많은 양의 data를 처리해야 하므로 256~512 MB 이상의 RAM이 필요하다.

(2) 영상 획득 원리

EPI 영상 기법은 단 한번의 RF pulse를 가해 주고서 한번의 TR 동안에 모든 공간 정보를 획득할 수 있기 때문에 1초당 10~20여 개의 영상을 얻을 수 있는 초고속 영상획득 기법이다.

기본적인 EPI pulse 파형은 그림 8-26에서처럼 양자를 여기 시킬 수 있는 RF pulse를 비롯하여 positive(+)와 negative(−) 극성이 매우 신속하게 바뀔 수 있는 주파수 부호화 경사자계(frequence encoding gradient) 그리고 작고 크기가 변하지 않는 여러 개의 위상부호화 경사자계(phase encoding gradient ; blips)의 조합으로 구성되어 있다. 우선 단면선택 경사자장에 의해 단면이 선택된 후 위상부호화 경사자장을 인가하고 주파수부호화 경사자장을 (+)와 (−) 방향으로 반복적으로 진동시키며 인가한다. 이때 여기 되었던 spin들이 (+)와 (−) 방향으로 진동하는 주파수부호화 경사자계에 의하여 gradient echo 신호들을 연속적으로 발생시킨다. 또한 이때 발생되는 신호들은 각각의 작은 phase encoding gradient가 계속해서 더해지면서 나오기 때문에 전부 다른 크기의 신호가 된다. 이제까지 설명한 EPI기법은 한번의 TR동안에 K-space 전체를 zigzag 모양으로 다 채우는 blipped single shot(snap shot) EPI기법으로서 MR영상에 기하학적 왜곡(geometric distortion)을 동반하게 되어서 찌그러진 영상을 얻기 쉽다는 단점이 있다. 이러한 단점을 보완하기 위해서 임상에서는 multi shot EPI기법도 간혹 사용되는데 이 방법은 K-space를 중복해서 채움으로써 K-space step과 step과의 시간 간격인 echo spacing을 줄일 수 있기 때문에 영상의 왜곡을 감소시킬 수 있다. 반면 multi shot EPI기법은 가해지는 shot 수에 비례하여 검사시간이 길어진다는 단점이 있다.

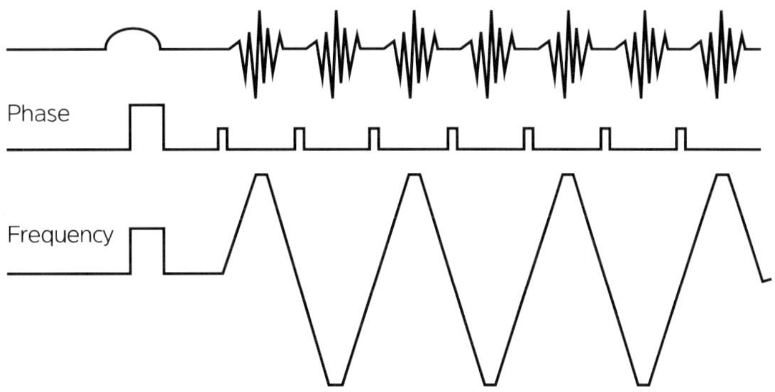

▲ 그림 8-26. EPI pulse sequence diagram

positive(+)와 negative(−) 방향으로 진동하는 주파수부호화 경사자계를 사용하여 gradient echo를 연속적으로 발생시키므로 단 한번의 TR 동안에 영상구성에 필요한 모든 정보를 동시에 얻는다.

$$\text{EPI scan time} = \text{TR} \times \text{number of } shot \times \text{NEX}$$

EPI pulse 파형은 인가하는 RF pulse에 의하여 Spin Echo EPI(90°−180°), Gradient Echo EPI(90° or α°), Inversion Recovery EPI(180°−90°−180°) 등으로 구분할 수 있는데 모든 EPI 방법에서는 물과 지방 신호의 화학적 이동(chemical shift)에 따른 artifact가 위상부호화 방향으로 발생되므로 반드시 지방신호 억제(fat suppression)가 필요하다.

또한 EPI는 raw data를 K-space에 채워 가는 방법에 따라 blipped EPI, spiral EPI 등으로 분류할 수 있다. 그림 8-27은 SE와 EPI의 K-space trajectory의 차이점을 나타내고 있는데 SE(그림 8-27a)의 경우 한번의 TR동안 하나의 echo를 K-space의 한 줄씩 채워 가는 반면에(K-space를 전부 채우려면 phase encoding step 수만큼 TR을 반복해야 함) blipped EPI(그림 8-27b)는 단 한번의 TR 동안에 K-space의 전체를 zigzag 모양으로 다 채워가고 spiral EPI(그림 8-27c)는 중심부에서 시작하여 나선 모양으로 돌면서 주변부로 채워 나가는 모양을 하고 있다.

EPI 영상은 현재 해상도나 대조도 면에서 다른 sequence에 비해 떨어지기 때문에 기본(routine) 방법으로 이용되지 못하고 있지만 극도로 짧은 검사시간을 이용하여 기능적 영상(functional image)이나 확산(diffusion), 관류(perfusion) 영상 등에 유용한 방법으로 이용되고 있다. 향후 하드웨어의 발전과 더불어 획기적인 발전이 있을 전망이다.

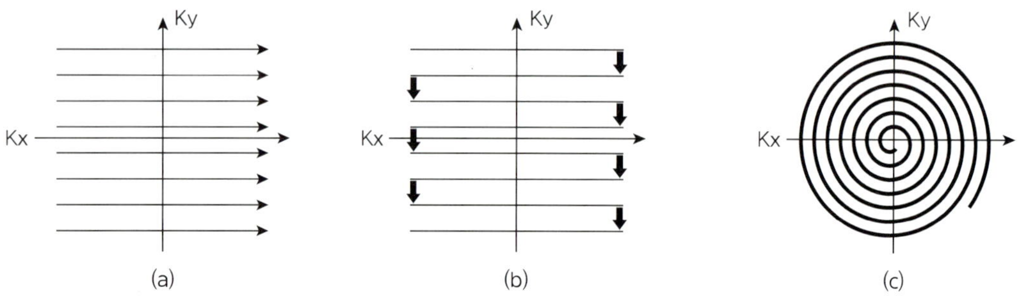

(a) (b) (c)

▲ 그림 8-27. K-space trajectory 구성 방법

(a) SE는 한 번의 TR동안 하나의 echo로 K-space의 한 줄씩 채워 나간다.

(b) blipped EPI는 한 번의 TR동안에 전체 echo를 다 받아서 K-space 전체를 zigzag 모양으로 다 채운다.

(c) spiral EPI는 한 번의 TR동안에 전체 echo를 다 받아서 K-space의 중심부에서 시작하여 나선 모양으로 돌면서 주변부분으로 채워 나간다.

2 Software를 이용하는 방법

1) Partial Fourier Phase Encoding(Fractional NEX)

K-space안의 raw data들은 phase encoding의 과정에서 채워진 data들이다. 만일 128개의 phase encoding step으로 K-space을 채웠다고 가정하면 1st와 128th, 2nd와 127th, 3rd와 126th, ……는 gradient의 크기는 같고 방향만 반대 방향이다. 그래서 K-space 안의 대각선 쪽의 data들은 서로 대칭을 이루고 있다. 이러한 원리에 착안하여 K-space의 절반정도(약 50~75 %)만 실제 scan data로 채우고 나머지 부분은 mirror data의 대칭된 data를 채우는 방법을 Partial Fourier Phase Encoding이라 한다. 이러한 방법은 실제 phase encoding의 절반정도만을 시행하기 때문에 Fractional NEX라 하고 촬영시간을 절반정도로 줄일 수 있는 방법이다.

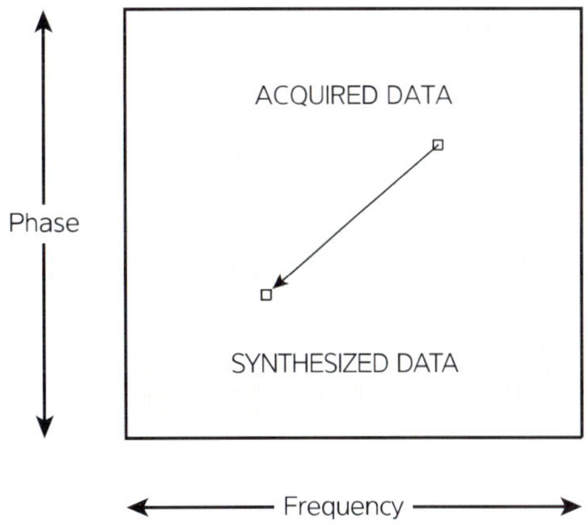

▲ 그림 8-28a. Partial Fourier Phase Encoding(Fractional NEX) technique

절반정도만 실제 data를 얻고 대각선 쪽은 mirror data를 대입하여 검사시간을 절반정도로 줄인다.

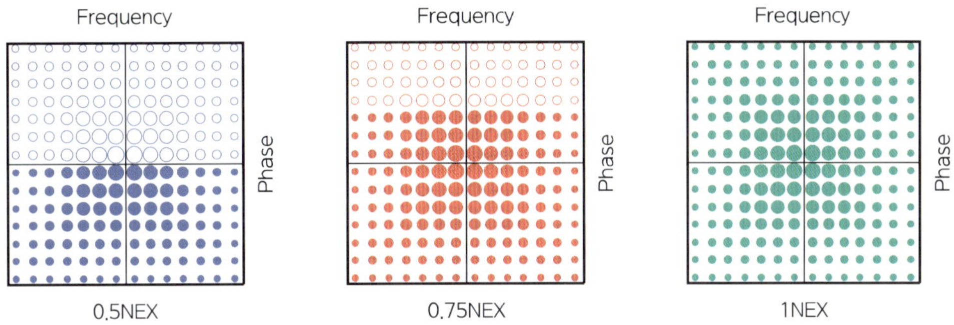

▲ 그림 8-28b. 0.5NEX, 0.75NEX, 1NEX의 K-space filling 방법

이와 같이 partial fourier phase encoding(fractional NEX)방법은 공간 분해능을 떨어지지 않게 하면서 촬영시간은 단축시키지만 실제 data를 받는 숫자가 적기 때문에 신호대잡음비(SNR)가 떨어지게 된다. 그래서 임상에서의 사용은 검사의 목적이나 환자의 상태 등을 고려해서 사용하여야 한다.

2) Fractional Echo(Partial Echo)

Fractional NEX 방법이 phase 방향으로 K-space를 절반정도만 채우는 방법이라면 Fractional Echo 방법은 echo의 일부분만을 sampling하여 frequency 방향으로 K-space를 절반정도(60% 정도)만 채워서(그림 8-29a) TE를 짧게 만드는 방법이다. 이 방법은 TE를 짧게 함으로써 영상의 T_2 의존도를 감소시키고 susceptibility와 flow에 의한 motion artifact를 감소시킬 수 있다. 그 원리를 그림 8-29b의 SE에서 본다면 full echo때보다 180°RF pulse를 조금 먼저 인가하고 주파수 부호화 경사자계 Gx 중 90°와 180°pulse 사이에 인가되는 dephaser gradient의 크기(면적)를 줄임으로써 echo를 먼저 발생시킨다(TE가 짧아짐). 이렇게 되면 readout gradient에서는 echo의 뒷부분만 읽어드리는 fractional echo를 얻을 수 있다(그림 8-29b).

3) Rectangular Field of View

Rectangular FOV는 phase encoding gradient의 step을 하나 간격으로 건너뛰면서 data를 획득하여 영상을 구성하므로 전체 phase encoding의 수를 절반으로 줄여서 촬영시간을 단축하는 방법이다. phase encoding step 중의 최대(max.), 최소(min.) 진폭(amplitude)은 해상력(resolution)과 비례관계가 있고 phase encoding step과 step간의 간격(⊿K)은 FOV와 반비례하는데 Rectangular FOV는 최대, 최소 진폭은 변화시키지 않고 step간의 간격(⊿K)만 두 배로 하기 때문에 해상력은 변화하지 않으면서 phase 방향의 FOV는 절반으로 줄어들게 된다. 그렇기 때문에 Rectangular FOV를 사용한 영상은 정사각형이 아닌 직사각형의 형태로 나타나는데 척추(spine)나 사지(extremity) 검사에 유용하게 사용된다. 한편 Rectangular FOV는 측정하는 data의 수가 보통의 방법보다 적기 때문에 신호대잡음비가 저하되고 위상 방향의 FOV가 감소하여 wrap around(aliasing) artifact가 발생되기 쉽다.

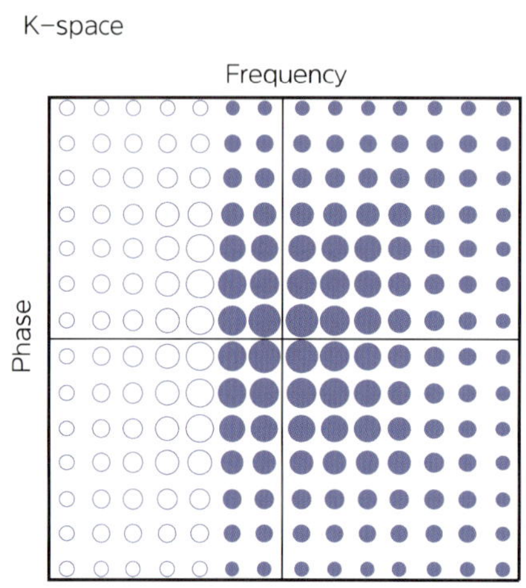

▲ 그림 8-29a. Fractional Echo (Partial Echo)의 K-space filling 방법

frequency 방향으로 K-space를 절반정도(60 % 정도)만 채우고 나머지는 mirror data를 입력한다.

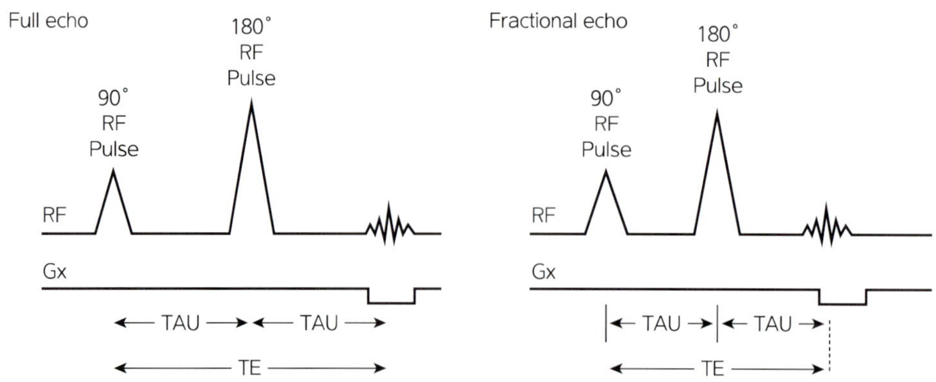

▲ 그림 8-29b. Full Echo와 Fractional Echo

Fractional Echo는 full echo때보다 180°RF pulse를 조금 먼저 인가하며 주파수 부호화 경사자계 Gx 중 90°와 180°pulse 사이에 인가되는 dephaser gradient의 크기(면적)를 줄임으로서 echo를 먼저 발생시키고 echo의 뒤쪽 일부분(60 % 정도)만 읽어드린다.

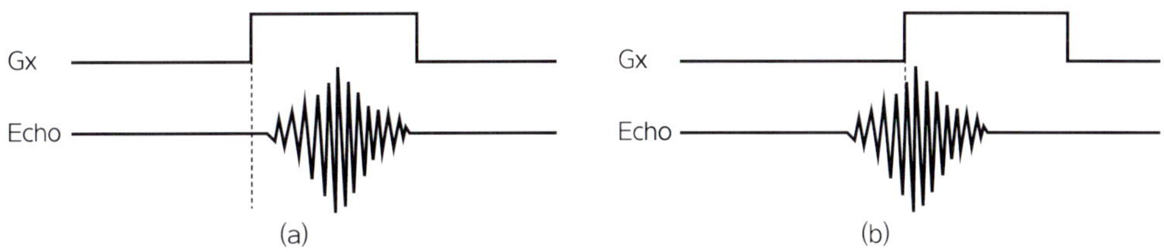

▲ **그림 8-29c.** (a) full echo는 echo 100 %를 다 읽어준다.
(b) fractional echo는 echo의 일부(60 %)만 읽어 준다.

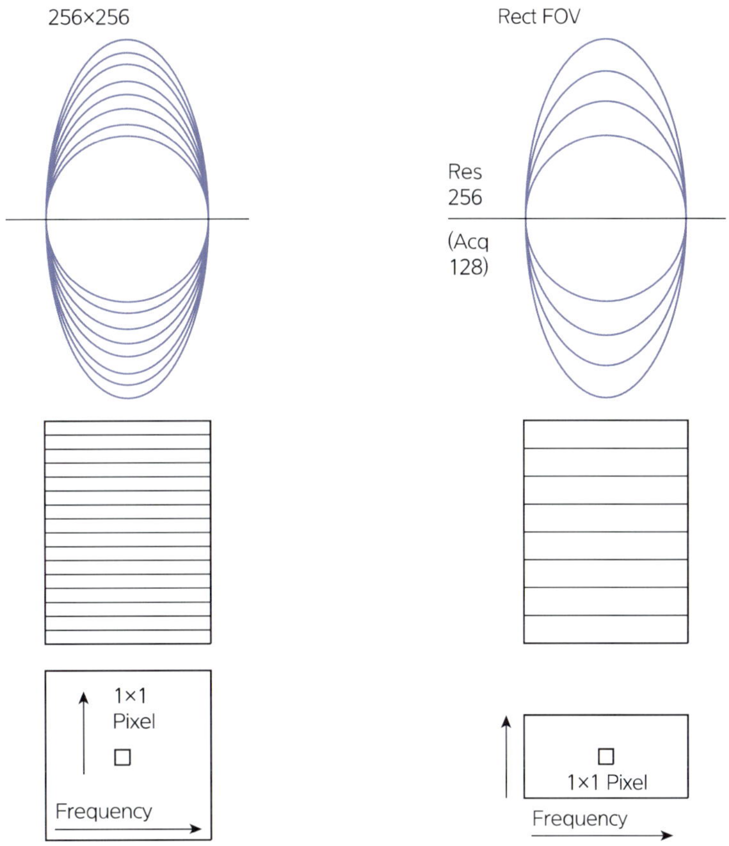

▲ **그림 8-30.** Rectangular FOV

Rectangular FOV는 일반적인 영상과 비교하여 phase encoding의 최대, 최소 진폭은 변화시키지 않고 step간의 간격(⊿K)만 두 배로 하기 때문에 해상력은 변화하지 않으면서, phase의 방향의 FOV는 절반으로 줄어 들게 된다. 또한, 검사시간은 절반으로 줄어든다.

4) SMS(Simultaneous Multi Slice)

보통의 영상기법은 하나의 RF pulse로 하나의 단면을 여기 시켜서 신호를 획득한다. 이와는 다르게 SMS 기법은 복합된 하나의 RF pulse로 n개의 단면을 동시에 여기 시켜서 신호를 획득하는 방법이다. 이와 같은 SMS 기법은 일반적인 영상기법과 비교하여 동일한 촬영시간 동안에 n배의 slice수의 영상을 획득 할 수 있다(그림 8-31a).

SMS 기법을 위해서는 일반적인 위상 부호화 방법과는 다르게 여러개(n개)의 k-space를 동시에 채워 나가야 하고, 데이터 획득 후에 Parallel 기법과 유사한 특별한 방법의 decoding reconstruction 이 필요하다. SMS 기법은 짧은 시간에 많은 수의 단면 수를 획득할 수 있으므로 EPI 기법을 이용한 functional MR이나 Diffusion 영상에 많이 응용되고 있다.

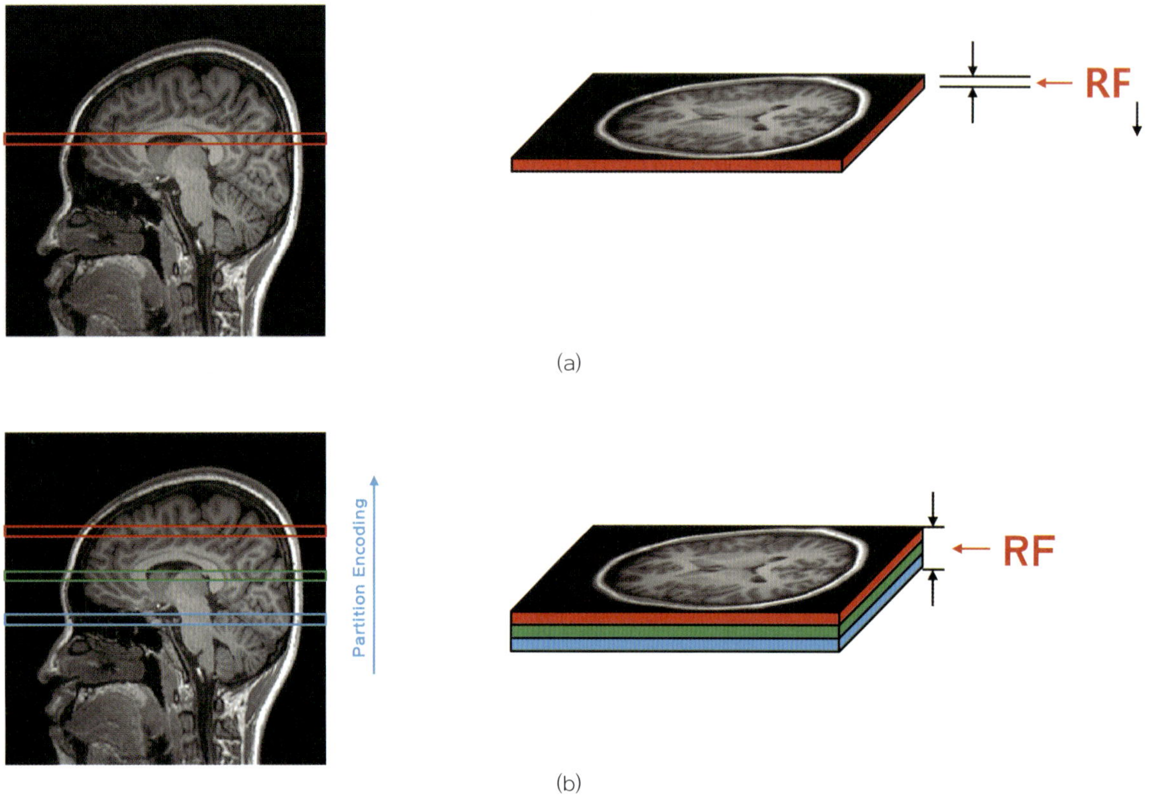

▲ **그림 8-31a.** (a) 보통의 영상기법은 하나의 RF pulse로 하나의 단면만을 여기 시킨다.
(b) SMS 기법은 복합된 하나의 RF pulse로 여러 단면을 동시에 여기 시킨다.

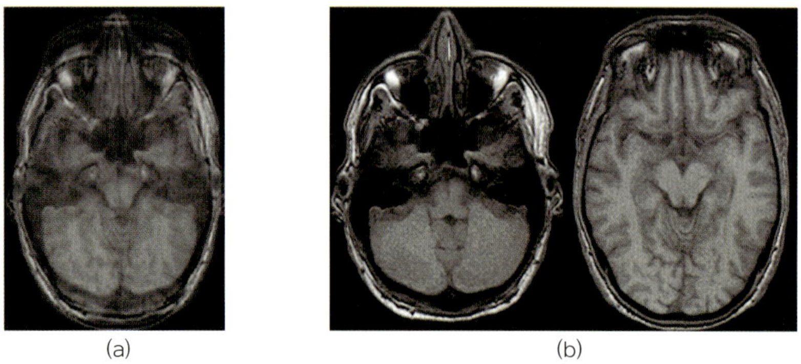

▲ **그림 8-31b.** (a) SMS 기법을 사용하고 일반적인 reconstruction을 적용하면 두 단면이 겹쳐져서 나타난다.
(b) SMS 기법은 Parallel기법과 유사한 reconstruction을 적용하여 두 단면을 분리하여 display 시킨다.

3 Parallel Imaging

지금까지 대부분의 pulse sequence 방식은 한번의 gradient에 한번의 encoding 밖에 되지 않으므로 정해진 encoding수를 채우기 위해서는 일련의 gradient를 계속적으로 걸어주어야만 했다. 따라서 그 시간을 줄이기 위해서는 gradient strength와 slew rate, switching rate가 높아야만 했다. 즉, 얼마나 자장을 세게 걸어줄 수 있고 빨리 바꾸어줄 수 있느냐 하는 점이 관건이었다. 최근에 개발된 gradient coil은 이런 조건을 충족할 수 있을 만큼 강한 것이지만 가격이 비싸고 환자의 전기생리에 변화를 일으킬 수 있어 안전도가 검증되지 못하였다. 이러한 한계에 부딪힌 자기공명영상에서 새로운 대안으로 떠오른 것이 바로 parallel imaging 방법이다.

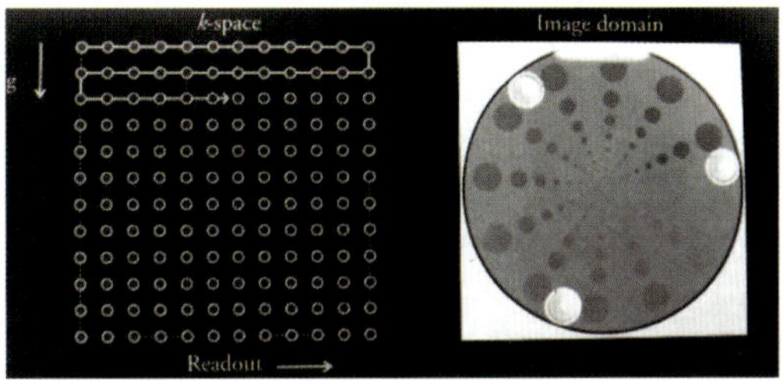

(a)

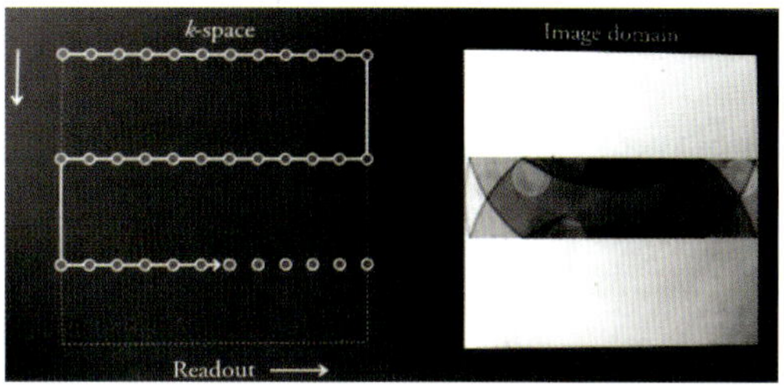

(b)

▲ 그림 8-32 (a) 일반적인 sequential phase encoding 방식
(b) SENSE 방식

1) SENSE(Sensitivity-Encoded)

SENSE는 장비의 종류에 따라서 ASSET 또는 m-SENSE 등으로 불리고 있는데 기본 원리는 coil의 구조에 있다. phase array coil(=synergy coil = multi coil)을 사용함으로써 sensitivity를 가진 receiver에 의해 sequential gradient switching을 parallel sensitivity encoding으로 대체하는 것이다.

그림 8-32a는 일반적인 EPI 영상을 얻을 때 볼 수 있는 sequential phase encoding 방식으로 처음부터 끝까지의 k-space 전체를 모두 채워 정상적인 영상을 얻는 방식이다. 그러나 SENSE 방식은 그림 8-32b와 같이 phase encoding step을 건너뛰면서 data를 획득한다. 이렇게 되면 앞에서 서술한 바와 같이 rectangular FOV(위상방향 FOV가 작아짐)가 되어 촬영시간은 단축되지만 wrap around(aliasing) artifact가 발생하여 신호가 겹쳐서 나오게 된다. 만일 이 겹친 신호 부분만 펴낼 수 있다면 촬영시간은 단축시키면서도 정상적인 영상을 얻을 수 있을 것이다. 이 방법이 바로 SENSE 방법이다.

(1) SENSE의 원리

SENSE의 원리를 이해하는데 있어서 가장 중요한 것은 어떻게 겹친 신호를 분리해 내느냐가 될 것이다.

SENSE 방식으로 영상을 획득하기 위해서는 반드시 phase array coil이 사용되어야 하는데, 그림 8-33에서처럼 coil 1과 coil 2의 synergy coil과 A와 B라는 가상의 지점이 있다고 하면 coil 1에서 받아들이는 신호는 coil에서 가장 가까운 앞쪽의 신호가 가장 클 것이고, 이때의 coil 감도(sensitivity)를 1이라 한다면 coil에서 멀어지면 멀어질수록 감도는 떨어져서 0.8, 0.6, 0.4, 0.2, 0으로 점점 작아지게 될 것이다(그림 8-33a). 이때 A지점은 0.85의 감도로 B지점은 0.35의 감도로 측정될 것이다. 반대로 coil 2에서 받아들이는 신호는 뒤쪽의 신호가 가장 클 것이고, 앞쪽의 신호가 가장 작을 것이다(그림 8-33b). 이때 A지점은 0.2의 감도로 B지점은 0.7의 감도로 측정될 것이다. SENSE 방식으로 영상을 획득하면 FOV가 작아져서 그림 8-33(c)처럼 A지점의 신호와 B지점의 신호가 합해져서 B지점에 A+B의 신호로 겹쳐서 나타나게 될 것이다. 하지만 SENSE 방식에서는 미리 coil의 감도를 측정해 놓기 때문에 간단한 계산으로 A지점과 B지점의 신호를 분리하여 wrap around(aliasing) artifact 없는 영상을 단축된 시간에 얻을 수 있는 것이다(그림 8-33(d)).

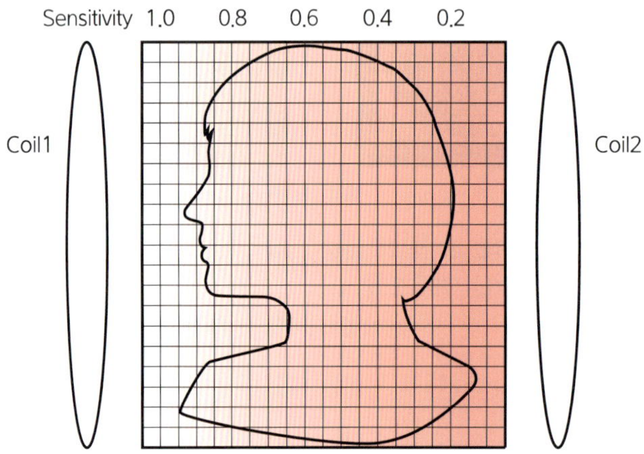

▲ 그림 8-33a. coil 1에서의 감도(sensitivity)

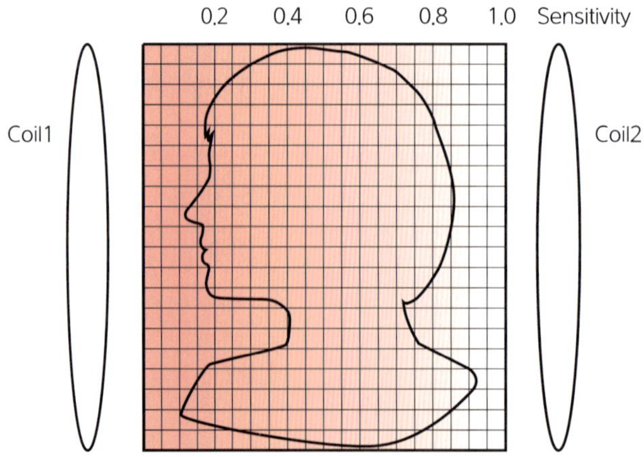

▲ 그림 8-33b. coil 2에서의 감도(sensitivity)

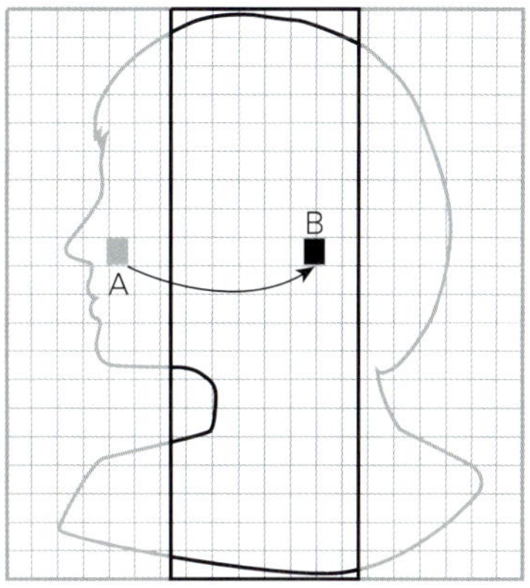

▲ 그림 8-33c. A지점과 B지점의 신호가 겹쳐서 나온다.

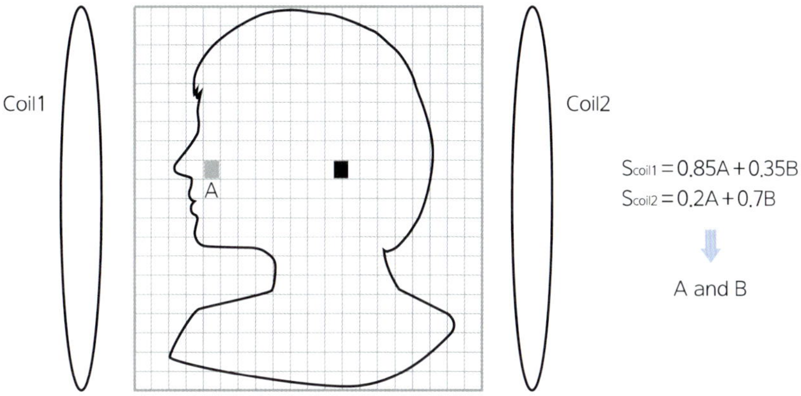

▲ 그림 8-33d. A지점과 B지점의 신호가 분리된다.

2) Parallel Imaging의 응용

Parallel imaging 방식으로 영상을 얻기 위해서는 반드시 phase array coil을 사용하여야 하고, coil과 피사체간의 감도(sensitivity) 측정이 필요하다. 또한 phase encoding의 수가 줄어들기 때문에 신호대잡음비(SNR)가 감소한다는 단점이 있지만, 앞서 언급한 parallel imaging 기법의 장점을 이용하는 경우 현재 임상적으로 사용되는 거의 모든 프로토콜에서 응용될 수 있을 것으로 기대된다. 일 예로, 뇌(brain) 영상 촬영의 경우 기본적으로 사용하는 프로토콜인 T1-weighted spin echo, T2-weighted spin echo 영상 획득 시 영상 획득 시간을 단축시킬 수 있고, Diffusion MR 촬영 시에는 자기감수성(susceptibility) artifact가 줄어든 좀 더 깨끗한 Diffusion weighted image를 얻을 수 있을 것으로 기대된다. 이러한 parallel imaging 기법의 장점 때문에 최근에는 MR coil도 multi channel coil로 바뀌고 있는 상황이다. parallel imaging 기법의 장점인 영상획득 시간의 단축효과를 사용함으로써 많은 개선을 볼 수 있는 또 다른 임상분야는 Cardiac MRI일 것이다. 심근 기능(Ventiricular function)을 보기 위해서 volume 혹은 CINE study를 시행할 때 balanced-SSFP(True FISP, FIESTA, B-FFE)와 같은 fully refocused gradient-echo 계통의 시퀀스를 사용하는데 이때 parallel imaging 기법을 병행하여 사용하는 경우 영상획득 시간을 단축함으로써 시간 분해능(temporal resolution)을 증가시키거나 또는 동일 영상획득 시간 내에 공간적 해상도(spatial resolution)를 증가시킬 수 있다. 이러한 parallel imaging의 장점은 호흡정지가 필요한 복부영상에서도 동일한 장점으로 사용될 수 있다. 또한 3 Tesla 이상의 고자장(high field)에서 대두되고 있는 SAR(specific absorption rate)의 문제도 parallel imaging 기법을 통해 인체에 인가되는 RF의 양을 줄임으로서 해결책으로 기대하고 있다.

참고문헌

1. 이정우, 이용문, 김동성, 김세영 외 : 자기공명 연수강좌집. 대한자기공명기술학회. 53-70. 1997.
2. Paul J. Keller : Basic Principles of MR Imagion. GE Medical System. 1988.
3. David M. Weber : Echo Planar Imaging. GE Medical System.
4. Rchard J. Prorok, Anne Marie Sawyer : Signa Advantage Applications Guide Volume Ⅳ. GE Medical System. 1992.
5. 정광우, 강형근 : 대한자기공명의과학회지. 대한자기공명의과학회. 1-13. 1998.
6. Thomas Schrack : Signa Applications Guide. GE Medical System. 1996.
7. 정은기 : Clinical Applicability & Artifact of Echo-Planar Imaging. MRI Update. 연세대학교 의과대학 진단방사선과교실. 17-20. 1997.
8. Catherine Westbrook, Carolyn Kaut : MRI in Practice. Blackwell Science. 1993.
9. K.P. Pruessmann, M. Weiger, P. Boeiger ; Medica Mundi : Pilips. 2000.

Chapter

09 유속현상(Flow Phenomena)과 자기공명혈관조영술(MR Angiography)

인체 내에서 움직임이나 흐름을 보이는 것들은 보통 flow라고 불리운다. 이러한 flow들을 MR장치를 이용하여 영상화하는 것을 우린 MR Angiography(이하 MRA) 또는 자기공명혈관조영술이라고 명명하고 있다.

이번 장에서는 인체 내의 flow현상과 종류에 대해서 알아보고 flow에서 보여 지는 특이한 효과와 이를 이용한 영상화 과정과 방법 등을 논하고자 한다. 혈액이나 뇌 척수액 같은 액체가 인체 안에서 흐르는 효과는 자기공명영상에서 여러 가지 신호강도 변화를 일으키며 공간적 위치 또한 오인하게 한다. 일반적으로 분자의 확산이나 모세 관류 등의 미시적 움직임은 예외로 하더라도, 혈류와 같은 육안적인 흐름은 영상의 신호강도에 큰 영향을 준다. 자기공명영상에서 혈류의 신호는 촬영방법에 따라 다양하게 나타난다. 주변조직의 신호에 비하여 신호가 강화되어 밝게 나타나기도 하고, 약화되어서 주변조직에 비하여 어둡게 나타나기도 한다. 자기공명 혈관조영술(MRA)은 혈관질환을 평가하는데 유용한 방법이나 영상의 질이 디지털 감산 혈관조영술(digital subtraction angiography, DSA)에 비해 떨어지며 영상을 얻는데 시간이 오래 걸리는 단점 때문에 디지털 감산 혈관조영술을 대신하지 못하였으나 계속되는 기술의 진보로 영상의 질이 획기적으로 향상되고 비교적 짧은 시간에 혈관 묘사가 가능하게 되어 실제 임상적용에 충분할 정도로 발전하였다. 자기공명 혈관조영술이 고식적인 혈관조영술을 대체하여 가고 있는 상태로 그 미래는 더욱 밝으며 이러한 자기공명을 이용한 다양한 혈류검사는 자기공명영상에서 매우 유용한 검사로 자리 잡았다. 자기공명 혈관조영과 이에 의한 영상을 정확히 이해하고 검사하기 위해서는 몇 가지 혈류의 기본적인 특성을 알아야 한다. 또한 이러한 혈류의 특성을 이해하는 것은 자기공명 혈관조영과 디지털 감산 혈관조영의 차이를 이해하는데 큰 도움을 준다. 이 양자 사이의 가장 큰 차이점은 자기공명 혈관조영은 유체의 생리학적 특징을 그대로 반영하는데 비해 디지털 감산 혈관조영은 혈관 내를 조영제로 채움으로써 혈관 내강의 형태만을 반영한다는 것이다. 따라서 자기공명 혈관조영이 디지털 감산 혈관조영보다 혈액의 흐름을 생리적, 기능적으로 더욱 잘 나타낸다고 볼 수 있다. 그러므로 본장에서는 혈류 역학의 이해와 2D, 3D Time of flight(TOF) 및 2D, 3D Phase contrast(PC) 등 여러 가지 다양한 자기공명영상기법과 신호의 증강, 감쇠에 관한 이해를 도울 것이며, 최근 들어 유용하게 활용되고 있는 조영제를 투여하는 자기공명혈관조영술(Contrast enhanced MRA,이하 CE MRA)에 대해서도 알아보고자 한다. 마지막으로는 획득된 2D, 3D 데이터를 혈관영상으로 가시화 하는 방법인 데이터 후처리 과정에 대하여 설명하도록 하겠다.

1 혈류의 이해 및 영향

1) 인체의 혈류와 물리적 특성

인체 내에서 보여 지는 flow에는 여러 가지가 존재하지만 대표적으로 세 가지만 꼽는다면 동맥(arteries), 정맥(veins), 뇌척수액(CSF) 등을 들 수가 있겠다.

이러한 flow들은 몇 가지 물리적 특성을 가지고 있는데 첫째로 방향성을 들 수 있다. 형태학적으로 중간 또는 큰 직경을 가지고 있는 혈관들은 한쪽 방향으로 직진을 하는 양상을 보이고 있고 모세혈관 쪽에서는 나뭇가지 모양으로 복잡하게 얽힌 혈류의 형태를 보이고 있으며, 현미경을 통해 들여다보듯 미시적인 분자(molecules) 레벨에서는 특정적인 방향성이 없는 자유로운 확산운동을 보여 준다.

둘째로는 각각의 flow들은 속도에 있어서도 차이를 보인다. 예를 들어 심장과 가깝게 위치한 혈관일수록 심장의 수축운동에 의해 가속도가 붙기 때문에 심장과 멀게 위치한 혈류보다는 빠른 속도로 진행하고 있다. 마지막으로 혈관을 가로 또는 세로로 뚝 잘라서 단면을 내었을 때 보여 지는 내부구조 또한 제각각 임을 알 수 있다.

2) 혈류의 종류

혈관내 혈액의 흐름은 일정한 속도가 아니라 맥동성이므로 심장박동에 따라 수축기에는 빨라지고 이완기에는 느려지며 물에 비하여 약 3배의 점도를 가지고 있어 여러 가지 양상으로 나타나는데 혈관의 형태에 따라서 다양한 흐름의 변화를 보이기도 한다. 혈류의 유형을 살펴보면 층류(laminar flow), 용적류(plug flow), 난류(turbulent flow), 분리유체(flow separation) 등으로 나눈다.

(1) 층류(Laminar flow)

첫째, 층류(laminar flow)이다. 이는 그림 9-1에 제시된 것처럼 혈관 내에서의 유속의 양상이 혈관벽 쪽으로 갈수록 혈류와 혈관 벽의 마찰에 의해 저항이 생겨 혈류의 속도가 느려지는 것을 알 수 있으며, 혈관중심부에 위치할수록 유속이 빨라짐을 볼 수 있다. 이러한 형태의 혈류는 혈관의 크기가 중간이나 작은 일반적인 대부분의 혈관에서 관찰된다.

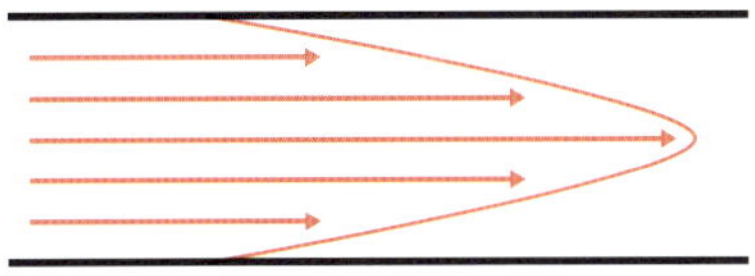

▲ 그림 9-1. laminar flow(층류)

혈관 내를 흐르는 혈류는 가장 바깥쪽을 흐르는 혈류와 혈관의 벽으로부터 마찰에 의해 흐름에 대항하는 방해를 받는다. 그리고 이 저항은 유체의 점성에 의하여 흐름 전체로 퍼져나가는데, 층류는 퍼져나가는 양상이 중심 쪽을 향하여 서서히 작아져서 속도의 분포가 이차 포물선 형태를 보인다. 단면 중심의 속도를 Vmax라고 할 때 중심에서 r만큼 떨어진 위치의 혈류속도 V(r)는 다음과 같다.

$$V(r) = V_{\max}(1 - \frac{r^2}{R^2})$$

이때, 단면 전체의 평균혈류속도(V_{ave})는 다음과 같다.

$$V_{ave} = \frac{V_{\max}}{2}$$

(2) 용적류(Plug flow)

둘째, 용적류(plug flow)이다. 이 혈류는 그림 9-2에서와 같이 혈관의 중심부와 바깥쪽에서의 유속의 차이가 없이 빠르게 직진하는 형태를 보여준다. 주로 직경이 큰 상행대동맥과 같은 굵은 직선형의 혈관에서 나타나는 혈류의 종류이다.

▲ 그림 9-2. plug flow(용적류)

가장 이상적인 형태의 혈류로 단면 중심부와 변연부 혈류의 속도가 모두 동일한 경우를 말한다. 비교적 큰 동·정맥에서 몇 가지 요인, 즉 심장의 박동에 의한 혈액의 맥동류, 혈관의 크기, 모양 등에 의해 일정한 모양의 속도분포를 갖는 유체를 용적류라고 한다. 각 위치의 속도와 평균속도와의 관계는 다음과 같다.

$$V(r) = V_{\max} = V_{ave} = constant$$

(3) 난류(Turbulent flow)

셋째, 난류(turbulent flow)이다. 난류 또는 와류, 소용돌이 혈류(vortex flow)라고도 불리운다. 이는 처음에는 laminar flow나 plug flow와 같은 형태로 진행을 하다가 갑자기 좁은 혈관이나 넓은 혈관으로 통과하게 되면 소용돌이현상이 발생되고 이후 다시 laminar flow나 plug flow형태로 진행하는 혈류이다. 주로 비정상적인 혈관이나 협착이 생긴 혈관, 또는 혈관의 분지부에서 발생되는 형태이다.

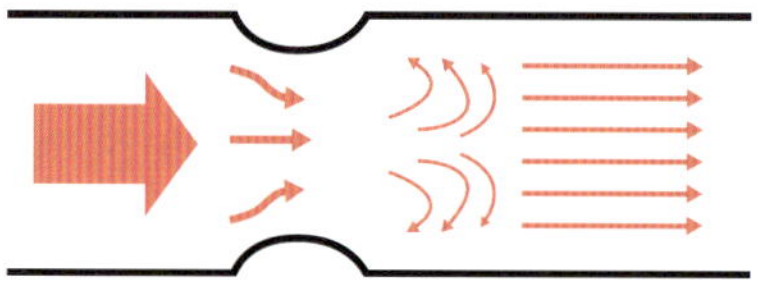

▲ 그림 9-3. turbulent flow(난류 혹은 와류)

이러한 유발인자들과 상관관계는 Reynolds 수(Re)로 유체의 특성을 나타낼 수 있다.

$$Re = \frac{(density \times velocity \times diameter)}{viscocity}$$

질량밀도density(g/cm^3), 유속velocity(cm/sec), 유관직경diameter(cm), 점성도viscosity(g/cmsec)

Reynolds 수(Re)가 약 2,000 정도이면 불안정한 흐름을 형성하고, 2,100 이하에서는 층류(laminar flow)를, 그 이상은 난류(turbulent flow)를 보인다.

(4) 분리유체(Flow separation)

넷째, 분리유체(flow separation) 또는 유속분리(flow stream separation)이라고 할 수 있다. 이는 혈관의 주된 줄기로부터 분리되어 진행되거나 주된 혈관과의 연결된 각도가 클 때 발생된다. 예를 들면, 총경동맥에서 내경동맥과 외경동맥으로 분지된 곳에서 보이는 것처럼 총경동맥의 주혈관내에서 보여 지는 혈류의 형태가 얼마간 진행한 후 분리되는 혈류의 입구부근 혈관 벽에서 일어나는 현상에서 볼 수 있다. 인체의 동맥류는 펄스형의 유체이므로 분리유체도 시간에 따라 다른 양상을 보인다.

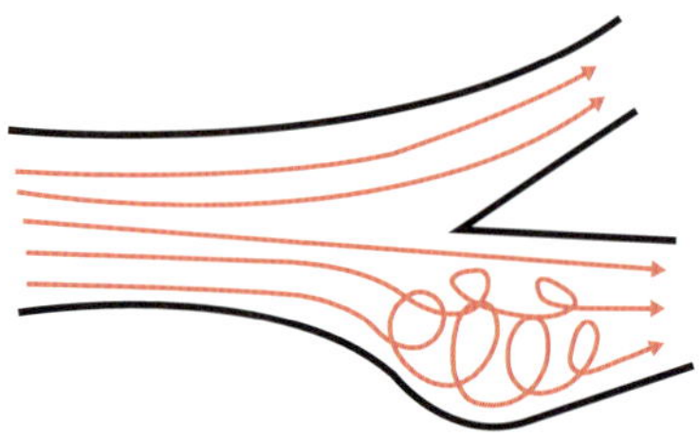

▲ 그림 9-4. flow separation(분리유체 혹은 유속분리)

3) 혈류역학(Hemodynamics)

자기공명영상에서 한 화소의 신호 강도(signal intensity : SI)는 RF파형의 반복시간(TR), 반향시간(TE), 조직의 T_1, T_2 이완시간(T_1, T_2), 스핀밀도(ρ)라 할 때

$$SI = \rho_0 (1 - e^{-TR/T_1}) e^{-TE/T_2}$$

로 표시된다. 여기서 T_1이 길고 T_2가 짧은 조직에서 나오는 신호는 작은 반면 T_1이 짧고 T_2가 긴 조직에서 나오는 신호는 크다는 것을 알 수 있다.

정체된 혈액인 경우는 T_1이 중간정도이고 T_2가 길어 비교적 큰 SI 값을 갖는다. 흐르는 혈액의 경우는 SI를 결정하는 추가조건 F(v)가 더 들어가 위의 식을 다음처럼 고칠 수 있다.

$$SI = \rho_0 F(v)(1 - e^{-TR/T_1}) e^{-TE/T_2}$$

여기서, V는 혈액의 유속이고 F(v)는 혈류에 의한 SI 변화율이다.

공간상의 한 점(x, y)에서 유량은 혈관의 단면을 단위시간당 흐르는 혈액의 양을 말하고 혈관의 단면적과 유속의 곱으로 표시된다. Bernoulli의 원리에 의하면 관내의 임의의 두 점에서 유량은 같다. 이는 V를 평균혈류속도, A를 단면적, r을 혈관의 반지름이라 할 때 위치 1, 2에서 다음과 같이 표시할 수 있다.

$$V_1 A_1 = V_2 A_2 \quad \text{또는} \quad V_1 = V_2 (r_2/r_1)^2$$

위 식에서 혈액이 흐르는 혈관의 단면적이 달라질 경우 혈액의 유속은 $(1/\text{혈관반지름})^2$의 함수가 됨을 알 수가 있다.

4) 흐름(Flow)현상의 매개변수

MR영상은 신호강도에 따라 영상의 밝기가 결정되어진다. 고 신호 강도는 밝게 또는 희게 표현되고, 저 신호 강도는 어둡게 또는 검게 나타내어진다. 이러한 신호강도의 차이를 만들어 내고 밝게 또는 어둡게 영상의 농도를 조절할 수 있는 것이 바로 MR parameter 즉, 매개변수인 것이다.

매개변수의 역할을 수행하는 각각의 인자들을 살펴보면 수많은 인자들이 있겠지만 대략

1) 펄스시퀀스
2) 반복시간/에코시간
3) 숙임각
4) 단면두께
5) 흐름보상기법(경자자장 무효화기법)
6) 포화펄스

7) 심장동기화

8) 혈류의 속도 등으로 정리되어 진다.

이와 같이 위에 제시된 여러 가지 매개변수들의 변화나 조정을 통해 혈류의 신호가 어떻게 변화되는가는 각기 다른 혈류효과와 사례가 제시되는 다음 장부터 설명이 될 것이다.

2 자기공명영상에서 유속의 영향

MR 신호는 (x-y)평면에 누운 자화 M의 Mxy 성분이 검출기인 RF coil에 전기적 신호로써 검출된다. Mxy는 x축의 Mx 성분, y축의 My 성분으로 나눌 수가 있어 복소수(complex) 신호를 형성하며 각각 Mxy의 실수부, 허수부로 불리기도 한다.

이들을 제곱하여 더한 후 제곱근 $\sqrt{M^2_{\ x} + M^2_y}$ 을 구하면 신호의 크기(magnitude or intensity)가 되고 위상(phase)은 $\Phi = \tan^{-1}(M_y/M_x)$로 표시된다. 비균일 자장 내에서 움직이지 않는 스핀은 경험하는 자장의 세기가 변하지 않으므로 일정한 세차운동 주파수를 유지한다. 그러나 움직이는 스핀은 위치마다 경험하는 자장의 세기가 변하여 세차운동 주파수가 달라지므로 위상은 Mx, My 변화로 시간에 대하여 축적되어 나타난다. 즉 MR신호는 크기와 위상을 갖고 있으며 이 둘 다 움직이는 스핀(혈류)에 대하여 영상을 만들 경우 영향을 받는다.

자기공명영상에서 흐르는 혈액의 신호는 움직임이 없는 물질에서보다 강한 신호가 발생하는데 이를 유속신호증강(flow-related enhancement or paradoxical enhancement)이라 한다. 이 현상은 영상 단면내의 움직임이 없는 부분에서 나오는 포화(saturation)된 신호보다 새로이 영상단면으로 유입되어 들어오는 혈액의 신호가 더 크다는 것이다. 여기서 포화란 수소신호의 모임인 세로축 자화 Mz가 그 최대값인 평형자화 M_0보다 작은 값을 갖는 것을 말한다. 조직 내의 자화 Mz는 영상을 얻기 전에는 가장 큰 값인 M_0를 갖고 있다.

MR신호를 수집하기 시작하면 조직내의 수소원자 스핀들은 반복된 RF파형을 받게 되는데 한번 RF를 받은 자화 M의 z성분 Mz는 시간이 지남에 따라 $M_z = M_0(1 - e^{-TR/T_1})$의 관계로 커진다. 반복시간 TR이 T1보다 충분히 긴 경우는 Mz가 거의 M_0와 같아 스핀들은 비포화(평형) 상태가 된다. TR이 T1보다 짧으면 위 식에 의해 Mz가 최대값인 M_0로 다 커지기 전에 RF에 의해 가로평면으로 누워 신호를 만들어야 하므로 포화된 작은 신호를 발생한다.

TR이 짧을수록 포화된 정도는 커지고 따라서 MR신호는 작아진다. 단면 선택 RF를 사용할 경우 영상단면 바깥스핀은 RF를 경험하지 않아 비포화 상태로 남아있게 된다. 영상단면의 움직임이 없는 조직의 스핀들은 반복해서 RF를 경험하므로 포화되어 신호가 작은 반면 혈액이 영상단면으로 유입되어 들어오는 경우 비포화 상태의 새로운 혈액스핀인 RF를 처음 받게 되므로 M_0의 큰 신호를 낸다. 결국 유속을 지닌 혈액은 T1이완시간이 길어도 정지된 조직 내의 다른 신호보다 큰 신호를 낸다. 이 현상을 유속신호 증강효과(flow-related signal enhancement)라고 한다.

유속신호가 감쇠되는 경우는 스핀에코영상법(spin-echo sequence)에서 나타난다. 고주파 스핀에코신호(RF spin-echo signal)는 90°파형이 주어진 후 TE/2의 시간 간격으로 180°파형을 받은 스핀에 의해서만 신호를 발생시킬 수 있다. 두 RF파형 모두 영상단면을 선택할 때 혈관속의 혈류속도가 0이면 선택된 단면 내의 모든 스핀은 두 RF파형 모두를 경험하여 신호를 낸다. 혈관속의 혈류가 V≤dz/(TE/2)의 속도로 흘러 단면 선택적 90°RF파형을 경험한 스핀 중 TE/2 동안 선택된 단면을 빠져나간 부분은 180°RF파형을 경험하지 못해 신호를 내지 못하고, 단면을 빠져나가지 못한 부분은 180°RF를 받아 신호를 낸다. 이 때 신호를 발생시킬 수 있는 부분의 체적은 속도가 빠를수록 감소하여 신호크기(SI)는 V = 0일 때 SI_0의 신호크기를 갖고 단면의 두께를 dz, 그리고 혈류속도를 V라고 하면 혈관 내의 신호의 크기는 아래의 식으로 나타내진다.

$$SI = SI_0[1-\{(TE/2)V/dz\}] \qquad [식\ 1]$$

혈류의 속도가 V 〉dz/(TE/2)여서 TE/2 사이에 모두 빠져나간 부분은 단면선택 90°RF 파형만 경험하고 180°RF 파형을 받지 않으므로 신호를 발생하지 않는다. TE/2 사이에 새로 유입된 부분도 180°RF 파형만 경험하므로 신호를 내지 못한다. 따라서 이 경우는 MR 영상에서 혈관속이 상대적으로 어둡게 보인다. 이처럼 속도가 커질수록 신호크기가 줄어드는 것을 유속신호 감쇠효과 또는 씻김효과(wash-out effect)라 한다. 위의 식에서 보인 바와 같이 씻김효과를 줄이고 혈관신호를 강조하려면 단면두께(dz)를 두껍게 하고 TE를 줄여야 하며 영상 파형을 심장의 확장(diastole) 상태에 동기시켜 혈액의 속도가 최소일 때 영상정보를 얻어 영상의 질을 높여야 한다(밝은 혈관영상). 반면에 혈관신호를 보이지 않게 하려면 씻김효과를 극대화시키면 된다(검은 혈관영상).

앞서 설명된 부분이 혈류가 속도에 의한 움직임이 있을 때 혈류신호가 증강된다는 이론이라면 이와는 다른 시점에서 지켜봐야 할 것이 움직이는 혈류는 위상의 변화가 발생되고 이는 곧 혈류신호의 변화를 생성한다는 또 다른 이론의 설명이 필요하겠다.

스핀이 r 위치에서 움직이지 않는다고 하면 경사자계의 세기는 G·r이 되어 세차주파수는 $\gamma \cdot G \cdot r$로 주어지므로 T시간 이후의 스핀위상 Φ_s는 다음과 같다.

$$\Phi_s = \gamma \cdot G \cdot r \cdot T \qquad [식\ 2]$$

반면에 스핀이 경사자계가 걸려있는 공간상을 지나가면 지나는 위치마다 세차주파수가 점점 변하면서 위상의 변화도 생긴다. 예를 들면 t = 0이란 시간에서 위상이 0인 스핀이 일정한 속도 V로 경사자계 G가 걸린 공간상을 방향을 바꾸지 않고 지나간다고 하자.

처음 스핀이 위치한 곳을 r이라 두면 t시간 동안 스핀이 움직인 거리는 V·t가 되고 이곳에서의 자장세기는 G·r(= G·V·t)가 되어 t 이후의 스핀 세차운동 주파수 f는 $\gamma \cdot G \cdot V \cdot t$가 된다. 즉, 세차운동 주파수는 시간에 따라 달라지는데 속도에 따라 다른 주파수를 갖는다. 유속에 의한 위상 Φ_v는 주파수 f를 시간에 대해 적분한 꼴로 다음과 같이 표현된다.

$$\Phi_V = \int \gamma \cdot G \cdot V \cdot t \; dt \qquad [식\ 3]$$

만약 폭이 T이고 세기가 G인 경사자계를 가하면 위상 Φ_V는 정지된 스핀의 위상 Φ_S와는 다른 꼴인 다음 식과 같이 주어진다.

$$\Phi_V = \frac{\gamma \cdot G \cdot V \cdot T^2}{2} \qquad [식\ 4]$$

스핀의 움직임에 의해 변하는 신호의 위상은 속도와 가해진 경사자계의 세기에 비례하고 경사자계의 폭에는 제곱에 비례함을 알 수 있다. 여기서 유속에 의한 위상은 경사자계에 의해서 조절되는데 이를 경사자계에 의한 유속부호화(flow encoding)라 한다. 경사자계가 끝난 다음부터는 스핀이 움직여도 G＝0이므로 위상 Φ_V는 $\gamma \cdot G \cdot V \cdot T^2/2(t=T)$에서 변하지 않는다. 이처럼 경사자계가 걸린 상태에서 스핀의 움직임은 위상의 변화로 알 수 있는데 이 움직임은 환자의 움직임, 혈관내의 혈류, 액체상태의 분자가 불규칙적인 Brownian 운동에 의한 확산운동(random diffusional motion) 등도 포함한다.

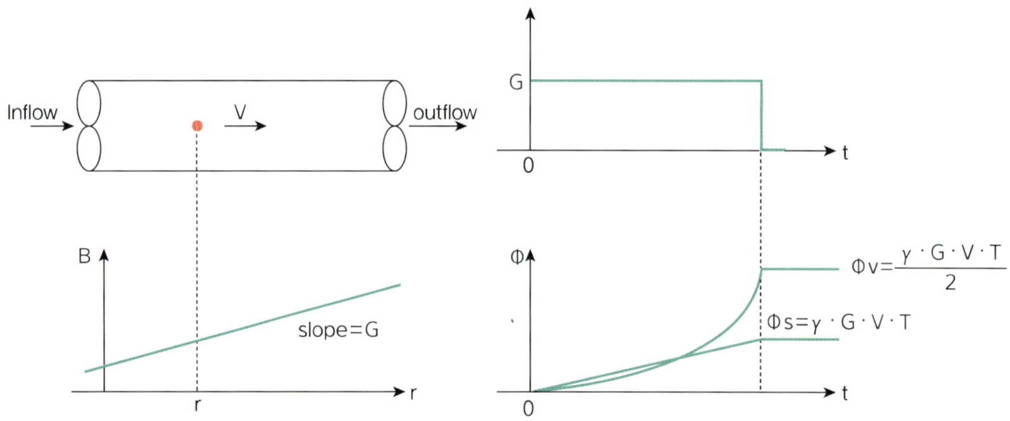

▲ 그림 9-5. 유체의 속도와 경사장계에 의한 스핀의 위상관계

1) 혈류속도에 의한 MR 신호 강도의 변화

(1) 흐름시간효과(time of flight effect, 이하 TOF)

TOF효과는 다시 두 가지로 나눌 수 있는데

① 유속신호 증강 효과(flow related enhancement effect, 이하 FRE)

② 유속신호 감쇠 효과(wash-out effect, 이하 WOE, 씻김효과 또는 high velocity signal loss effect: 고속혈류 신호저하 효과라고도 함.)로 구분되어진다.

먼저 TOF 효과 중에서 FRE 효과에 대해서 알아보기로 하겠다.

아래에 제시된 그림을 보면 혈류의 속도에 따라 MRA를 표현하기 위한 펄스시퀀스로 GRE 시퀀스가 사용되었음을 알 수 있다(그림 9-6 참조).

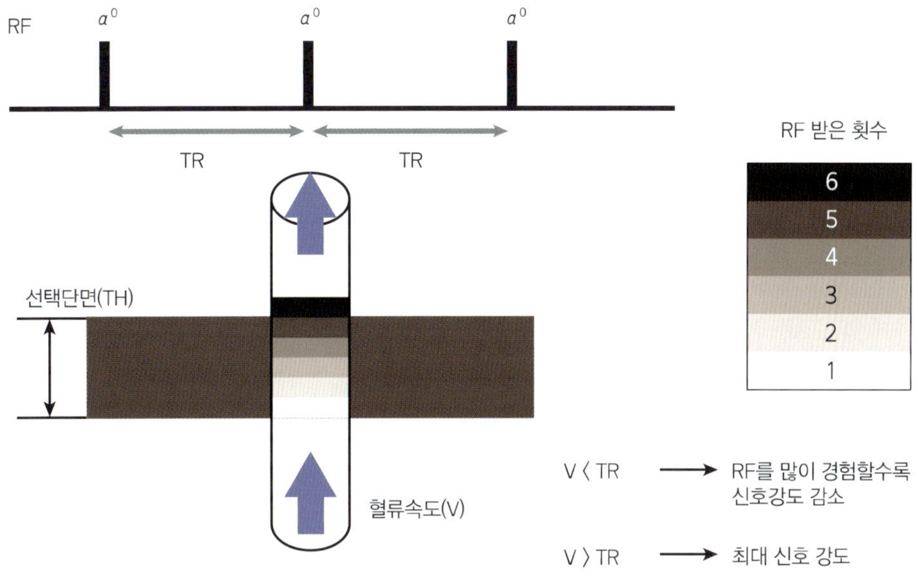

▲ 그림 9-6. FRE 효과의 개념

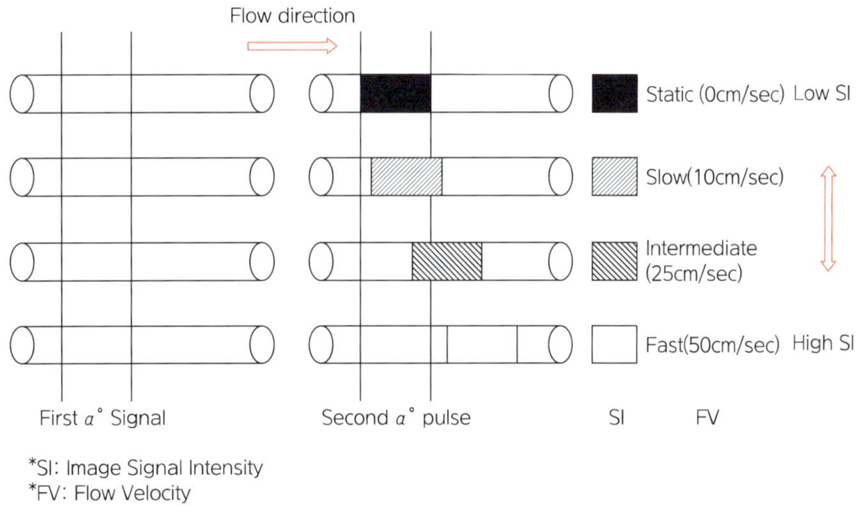

▲ 그림 9-7. GRE sequence에서 혈류속도의 변화에 의한 혈류신호의 변화에 대한 이해

그림 9-7을 보면 속도가 "0"인 즉, 고정된 조직에서는 주어진 단면 내에 포함된 proton들이 GRE 시퀀스의 특성상 각각의 짧은 TR동안 반복되는 RF펄스의 영향으로 인해 완전히 종축 자화로의 회복을 하지 못하고 다음 RF펄스를 받게 됨으로써 포화(saturation)현상에 의해 저 신호 강도를 보이게 됨을 알 수 있다.

그림 9-7에서 약간의 속도가 있는 느린 혈류의 예를 보면 혈류가 단면 내를 통과할 때 이미 RF펄스를 맞고 여기 되어 신호를 내는 proton과 완전히 단면을 통과하기 전에 이미 여러 번의 RF펄스를 맞으면서 포화되어 가는 proton, 그리고 뒤따라 단면 내로 들어와서 RF를 한 번도 맞지 않은 신선한 proton 등이 서로 섞여 있어 MRA 영상 상에서 너무 밝지도 어둡지도 않은 중등도의 신호를 낼 수 있음을 짐작할 수 있겠다.

세 번째로 그림 9-7을 참조하면 혈류의 속도가 매우 빨라서 스캔단면통과 시 한 TR내에서 여러 번의 RF펄스를 맞지 않고 한 번의 RF펄스를 경험함으로써 항상 proton의 포화현상 없이 제대로 된 여기신호를 낼 수 있는 상황을 표현한 경우로 혈류의 신호는 항상 밝은 신호를 낼 수 있다.

앞서 TOF 효과 중 FRE 효과에서 언급된 포화(saturation)현상에 대하여 좀 더 설명을 덧붙이자면 계속되는 RF펄스에 노출된 proton들이 매우 짧은 TR내에서 자신의 T1이완시간만큼 충분히 회복하지 못하고 다음 RF펄스를 맞게 되고 다음 TR에서도 또다시 충분한 종축자화의 회복 없이 계속되는 RF펄스를 경험하게 되므로 결국은 작은 횡축자화를 만들게 되며, 이는 작은 종축자화가 생성되는 원인이 된다(그림 9-8 참조).

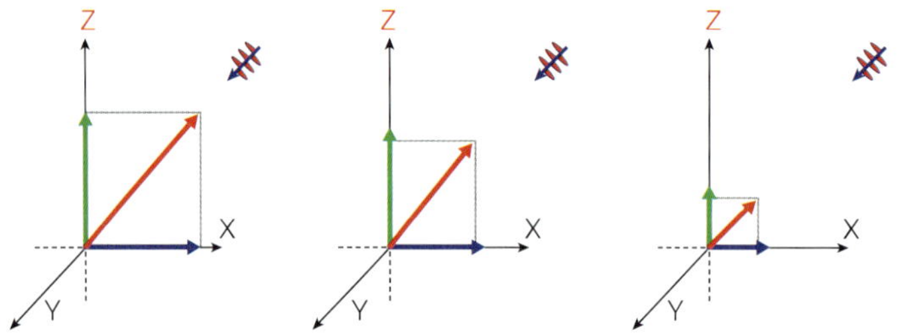

▲ 그림 9-8. 포화현상 : TR《T1일 경우 종 자화와 횡 자화의 변화

그러므로 [약간 짧은] TR보다는 [매우 짧은] TR로 조합된 펄스시퀀스에서 포화현상은 강하게 나타나게 되고(그림 9-9 참조), 조직이 가진 고유의 T1이완시간보다 MR장치의 콘솔에 입력되는 TR이 훨씬 짧을 때에도 포화현상은 더욱 두드러지게 생성되어 MR영상에서 볼 때 포화된 조직의 신호는 저 신호 강도로 어둡게 나타나게 되는 것이다.

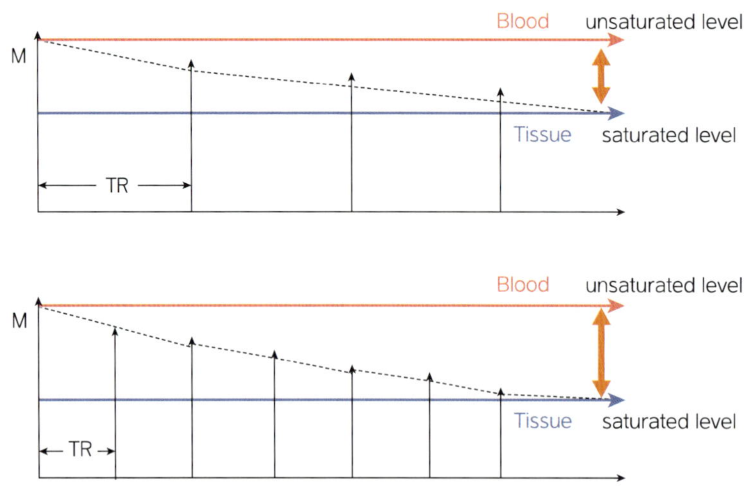

▲ 그림 9-9. 포화현상: TR변화(약간짧은 VS 매우짧은)에 따른 혈류신호와 조직신호 간의 대조도 차이

정리하자면 조직의 신호가 저하되어 어둡게 나타나게 하는 포화현상은 MRA 영상에서 혈관을 표출해 내는 데에 있어 적지 않은 공헌을 하게 되는 것이다. 일반적으로 조영제를 쓰지 않는 TOF MRA영상에서 GRE 펄스시퀀스를 사용하는 이유는 지금까지 학습해온 바와 같이 조직의 T1이완시간보다 [매우 짧은] TR을 사용할 수 있는 것이며 이로 인해 움직임이 없는 고정된 조직과 움직임이 왕성하고 속도를 가진 혈류 간에 proton의 포화되는 정도의 차이를 극대화함으로써 혈관의 모양을 잘 표현한 영상을 얻을 수 있기 때문이다.

두 번째로 TOF 효과 중 유속신호 감쇠 효과(wash-out effect, 이하 WOE)에 대하여 알아보기로 하겠다. 아래에 제시된 그림 9-11을 보면 혈류의 속도에 따라서 네 가지 경우로 나누어 설명되어지는데 이는 여러 가지 다양한 펄스시퀀스 중 스핀에코 펄스시퀀스에서 나타나는 혈류효과이다. 그림 9-10과 그림 9-11을 참조하면 속도가 "0"인 즉, 고정된 조직에서는 주어진 단면 내에 포함된 proton들이 스핀에코 펄스시퀀스의 특성상 90도 RF 펄스를 맞고 잠시 후에 다시 180도 RF 펄스를 경험함으로써 강한 스핀에코 신호를 내게 된다(선택단면내의 고정된 조직은 움직임이 없으므로). 하지만 약간의 속도가 있는 느린 혈류의 예를 보면 첫 번째 90도 펄스를 맞고 선택 단면 내를 이미 통과한 proton, 즉 90도 펄스만을 경험한 proton과 90도와 180도 펄스를 둘 다 경험한 proton, 그리고 180도 펄스만을 경험한 proton등이 함께 존재하는 것을 알 수 있다. 그러므로 그림 9-11에서와 같이 스핀에코 펄스시퀀스의 특성상 90도와 180도 펄스를 둘 다 경험한 proton만이 신호를 낼 수 있고, 신호를 내는 proton과 신호를 내지 못하는 proton이 동시에 존재할 때에는 신호강도는 그다지 세지 않고 중등도의 신호를 낼 것이다. 그러나 혈류의 속도가 매우 빨라서 스캔단면통과 시 90도 RF펄스든지 180도 RF펄스 중 한 가지 펄스만을 경험하게 되면 스핀에코 신호는 생성되지 못할 것이다. 그러므로 그림 9-10과 그림 9-11에서 보여주듯이 MRA상에서 혈류의 신호는 저 신호 강도 또는 검게 나타나게 되는 것이다. 이를 TOF 효과 중 유속신호 감쇠효과(wash-out effect: 씻김 효과, 고속혈류 신호저하효과: high velocity signal loss effect)라고 표현하고 있다.

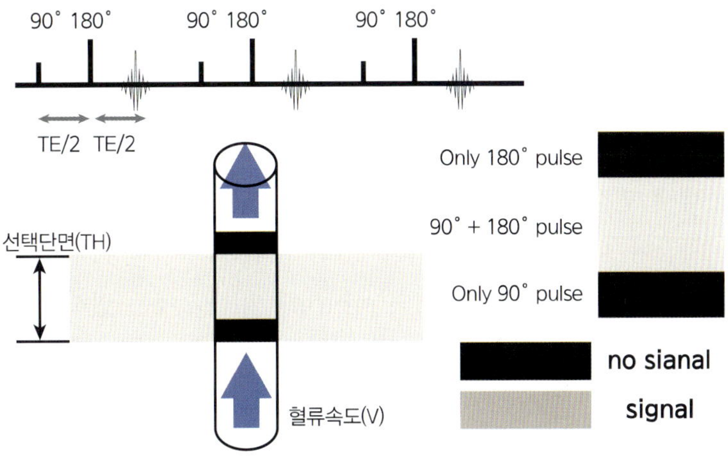

▲ 그림 9-10. wash out effect의 개념

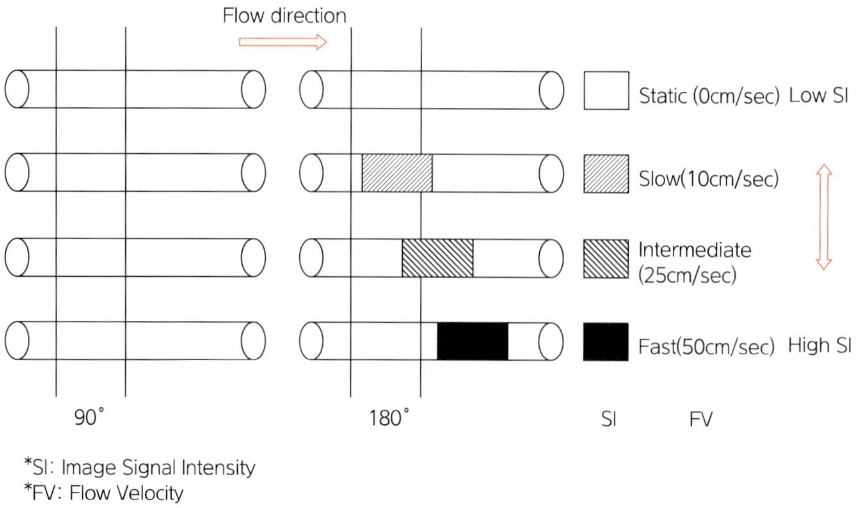

▲ 그림 9-11. SE sequence에서 혈류속도의 변화에 의한 혈류신호의 변화에 대한 이해

▼ 표 9-1. 다양한 TOF 효과의 신호변화변수

	FRE	WOE
signal increase	- flow liquid - unsaturation blood flowing	- thick slice thickness - short TE
signal decrease	- stationary liquid(ex:cysts etc.) - saturated tissue	- spin echo pulse sequence - thin slice thickness - long TE

2) 혈류의 움직임에 의한 위상이동효과(Phase shift effect)의 이해

자기공명영상에서 영상단면과 화소의 가로, 세로, 그리고 두께에 의해 정해지는 화소의 체적에서 나오는 신호의 크기는 그 안에 들어있는 스핀들이 내는 신호들의 대수합이라는 것을 이미 알았다. 만약 스핀들이 정지해 있고 모두 위상이 같다면 최대의 신호를 내고, 위상이 흩어져 있으면 같은 위상에 비해 그 대수합이 감소하여 작은 신호가 나온다. 움직이는 스핀에 대해서도 마찬가지인데 어떠한 꼴로 움직이는가에 따라 다음과 같이 달라진다.

고정된 조직 내의 proton이 변화되는 경사자장을 통과할 때의 위상과 움직임이 있는 혈류 내의 proton들이 변화되는 경사자장을 통과할 때의 위상은 현격한 차이를 보여 주게 된다. 이때 인가되는 경사자장은 flow에 매우 민감한 경사자장으로 경사가 높은 (+)와 경사가 낮은 (-)로 결합된 이극성 또는 양극성의 경사자장이 한 쌍으로 이루어져 있다. 이러한 경사자장을 flow sensitized bipolar gradient라고 부르기도 한다. 고정된 조직 내의 proton들의 경우에는 변하지 않는 위치에서 +(높은) 경사자장과 -(낮은)경사자장을 차례로 경험하게 된다. 즉, flow sensitized bipolar gradient를 가해지더라도 움직임이 없는 고정된 조직 내의 정지해 있는 프로톤들이기 때문에 위상의 변화는 없게 되어 다시 있던 제자리로 정확하게 위치하게 된다.

(순 위상변화 = 0 혹은 net phase 변화 = 0)

그러나 혈류내의 프로톤들은 flow sensitized bipolar gradient를 지나면서 혈류가 고정된 것이 아니고 움직임이 있기 때문에 순 위상의 변화가 발생하게 된다. 원리와 개념이 복잡하고 난해해서 아직 이해가 가지 않는 독자들은 아래의 가장 기본적인 정의와 식만이라도 숙지해야 할 것이다. 이때의 위상이동의 정도 Φ는 경사자장의 세기 G, 혈류의 속도 v, 그리고 경사자장 펄스 지속시간 τ, 펄스간격 T에 각각 비례하므로 자기 회전 비를 γ라 할 때 다음의 식으로 나타난다.

$$\Phi = \gamma \cdot G \cdot V \cdot \tau \cdot T$$

따라서 혈류에 의한 위상이동효과는 혈류의 속도가 빠를수록, 경사자장의 세기가 클수록, 그리고 경사자장을 걸어주는 시간이 길수록 커지는 것을 알 수 있다. 또한 영상화되는 voxel내에서의 신호강도는 위상이동의 범위가 클수록 작아지므로 혈류의 속도가 빠를수록 그 voxel에서의 영상신호는 작아지는 것을 알 수 있고, 반대로 위상이동이 작을수록 또는 위상이동이 발생되지 않는다면 영상신호강도는 감소하지 않을 것이다.

(1) 모두 정지된 스핀(Static spins)일 경우

화소내의 스핀 모두가 정지되어 있는 상태(그림 9-12(a))에서 경사자계가 G인 세기로 가해졌다고 하자(그림 9-12(b)). 스핀 ①, ②, ③은 모두 같은 위상에 있어서 같은 크기의 경사자계를 경험해서 시간에 따르는 위상변화도 점선처럼 선형적으로 증가한다. 경사자계가 −G로 바뀌는 t = T/2 이후부터는 이들 스핀이 반대로 회전하여 제자리로 돌아가는데 경사자계가 끝나는 T 시간에는 위상 Φ_V가 0이 된다.

그림 9-12(a)의 스핀 ④(⑤)는 스핀 ①, ②, ③ 보다 경사자계에 의한 자장의 세기가 약(강)하므로 세차운동 주파수가 작아(커)서 스핀 ①, ②, ③들 보다는 느리게(빠르게) 회전한다. 하지만 그림 9-12(c) 처럼 T/2 이전에 가한 경사자계 G와 반대극성을 갖는 경사자계 −G에 의하여 스핀들은 반대로 회전한다.

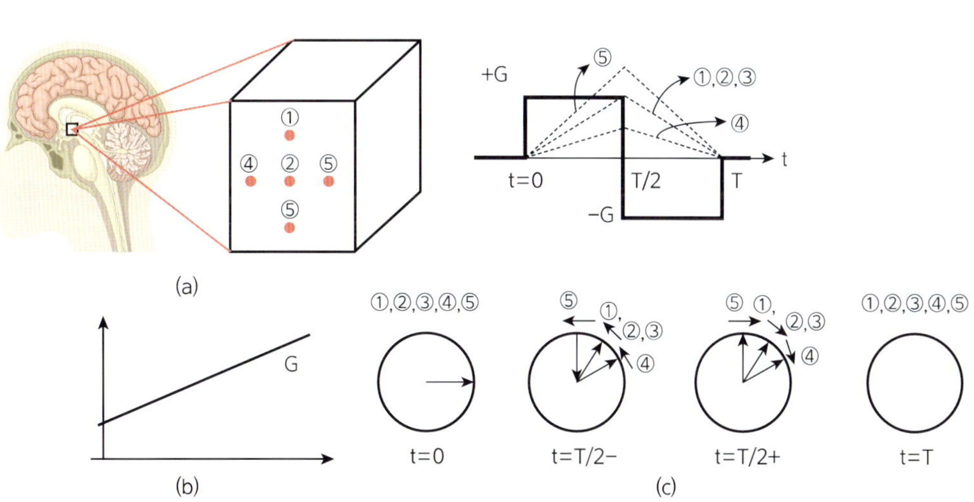

▲ 그림 9-12. 경사자계 내에 있는 스핀들의 위상

+G에서 느리게(빠르게) 회전하여 ①, ②, ③보다 적게(많이) 돌아간 스핀 ④(⑤)는 −G에 의해서도 반대방향으로 느리게 회전하여 T 시간에는 제자리로 다시 돌아와 위상이 모두 0이 된다. 결국 그림 9−12(c)와 같은 경사자계에 의해서 화소내 정지된 스핀들의 위상변화는 0이 된다.

(2) 화소내의 스핀들이 모두 같은 방향과 같은 속도로 움직일 때

화소내의 스핀 모두가 일정한 속도 V로 같은 방향으로 움직인다고 하자(그림 9−13(a)). 이들은 시간에 따라 위치가 바뀔 때마다 경험하는 자장의 세기가 달라져 세차운동 주파수가 달라진다.

스핀위상의 변화는 시간에 대한 적분으로 표현된다(식 3 참조). 경사자계를 반대로 가해주면 스핀들은 반대방향으로 회전하지만 스핀들은 계속 움직이기 때문에 t = 0일 때의 위치에 있지 않아 다른 세기의 경사자계를 경험하므로 회전속도가 처음과는 다르다. 따라서 t = T에서 위상이 0이 되지 않는다.

이때 스핀 ①, ②, ③은 같은 자장의 변화를 경험하여 같이 행동하므로 모두 같은 위상을 갖게 되며 이때 신호의 크기는 최대가 된다. 식 (4)에 의하면 속도의 방향에 따라 위상의 부호가 다르므로 위상을 이용한 유속영상은 유체의 속도뿐만 아니라 방향에 대한 정보도 포함한다. 화소에서 나오는 신호의 위상은 유체의 속도에 비례하므로 MR 영상정보로부터 각 화소에서 위상을 계산하여 표시하면 MR 유속영상이 된다.

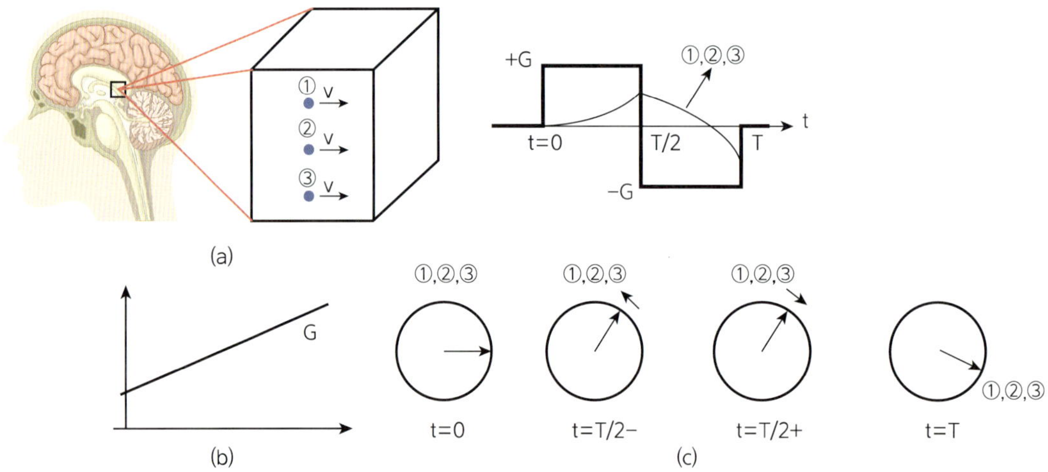

▲ 그림 9−13. 같은 속도로 움직이는 스핀들의 위상

(3) 화소내의 스핀들이 각기 다른 방향으로 움직일 때

화소내의 스핀들이 모두 다른 방향을 가지고 움직일 때(그림 9−14(a)) 경사자계가 걸린 방향에 대하여 ①은 오른쪽, ③은 왼쪽으로, ②는 움직임이 없다고 하자. ②는 움직임이 없기 때문에 T시간에는 제자리로 다시 돌아와 위상이 0이고 스핀 ①과 ③은 각각 $+\Phi_v$와 $-\Phi_v$의 위상을 갖게 된다. 따라서 스핀 ①, ②, ③에서 나오는 신호의 대수합은 동위상일 때보다 작게 된다. 이 경우의 예로는 난류나 Brownian 운동에 의한 확산, 미세혈관들이 모여 생기는 혈류(perfusion) 등이 있다. 이처럼 화소내의 스핀 움직임의 형태에 따라 신호의 크기나 위상이 다르게 나온다.

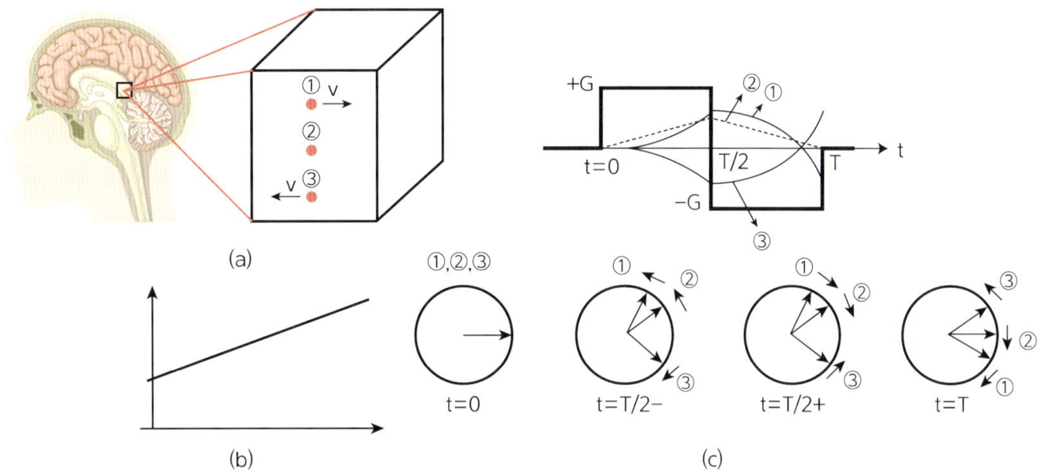

▲ 그림 9-14. 제각기 움직이는 스핀들의 위상

3 자기공명혈관조영술(MR Angiography)

MRA의 대표적인 기법으로는 TOF와 PC기법이 있다. 이번 장에서는 임상에서 가장 많이 환자의 진단에 이용되고 있는 이 두가지 기법을 설명하겠다. 최근 들어 각광받고 있는 조영제를 사용하는 MRA(Contrast enhanced MRA, 이하 CE-MRA)는 제4장에서 서술하겠다.

1) TOF MR Angiography

TOF MRA는 2D TOF MRA와 3D TOF MRA 기법으로 나누어 설명할 수 있다.

(1) 2D TOF MR Angiography

기본적으로 혈류보상 gradient echo 영상방법이다. RF pulse에 의해 영상절편(imaging slice) 조직 내의 정지된 spin은 포화(saturation)되어 있으나 imaging slice로 들어오는 혈류는 완전히 자화되어 고신호 강도를 보이게 된다. 만일 선택단면의 위 혹은 아래에서 포화 pulse를 주면(presaturation), 그 방향에서 들어오는 혈류의 신호를 모두 없앨 수 있어 선택된 방향의 혈류만 볼 수 있게 된다. 2D TOF MRA 영상에 영향을 미치는 요인으로는 혈류 속도, 혈류 방향, 혈관의 모양, 혈액 및 조직의 T1, pulse parameters 등이 있다. 혈관이 선택단면 내를 비스듬히 달릴 때 혈액은 상대적으로 많은 고주파를 받게 되므로 slice 내에서 포화될 수 있다. 따라서 선택단면과 평행하게 달리는 혈관은 잘 보이지 않게 되는 현상이 생길 수 있다(그림 9-15 참조). 만일 절편두께(slice thickness)를 매우 얇게 한다면 이러한 in-phase signal loss를 감소시킬 수 있으나, 신호 대 잡음비(signal-to-noise ratio, SNR)가 감소하는 단점도 있다. 그 밖에도 급경사의 경사자계가 필요하게 되고 큰 혈류 보상 경사자계가 필요하여 TE를 증가시킬 수밖에 없는 단점이 있다.

포화(saturation)란 특정 조직의 T1 이완시간보다 짧은 TR(20~90 msec)을 주는 경우 spin은 T1

이완(relaxation)이 모두 되기 전에 다음 고주파를 받으므로 종자화(longitudinal magnetization)가 점차 감소하게 되고 이것의 여기(excitation)에 의해 형성되는 횡자화(transverse magnetization)도 줄어들게 되어 결국 신호가 감소되는 상태를 말한다. 사실상 TOF MRA에서는 GRE(gradient echo)를 이용하므로 90° 이하의 flip angle을 사용하게 되고, 작지만 TR이 존재하여 신호를 완전히 제거하지 못하는 부분포화(partial saturation)가 되므로 background는 약한 신호를 내고 주위 조직이 희미하게나마 보인다(특히 3D를 사용한 경우). 따라서 혈관벽(vessel wall)의 구분이 어느 정도 가능하고 혈관내의 병변과 난류(turbulence)도 구분이 가능하다. 이러한 TOF MRA는 두부(head), 경부(neck), 흉부(body), 사지(extremitys) 등의 비교적 빠른 혈류를 검사할 수 있다. MRA는 고식적 혈관조영술(conventional angiography)에 비해 해상력이 떨어질 수 있으므로 동맥과 정맥을 구분하여 영상화하기 위해 절편선택(slice selection) gradient 방향으로 넓은 대역폭(band-width)의 spatial saturation pulse를 걸어주는데 이를 사전 포화(presaturation)라 한다. 이때 경사각도(flip angle)는 100° 정도를 이용하며, 제거하고자 하는 혈류의 유입방향에 위치시킨다(그림 9-16).

이러한 사전포화 범위는 imaging volume에 인접하게 위치시키게 되는데 절편 이동시 같이 움직이는 walking saturation band도 있다. imaging volume의 아래에 걸어줄 경우는 약간 겹치게 걸어주기도 하는데 이는 포화효과로 신호가 약해진 혈류를 잘 보일 수 있게 영상 volume 아래 부분의 background 신호를 좀 더 제거시키기 위함이다.

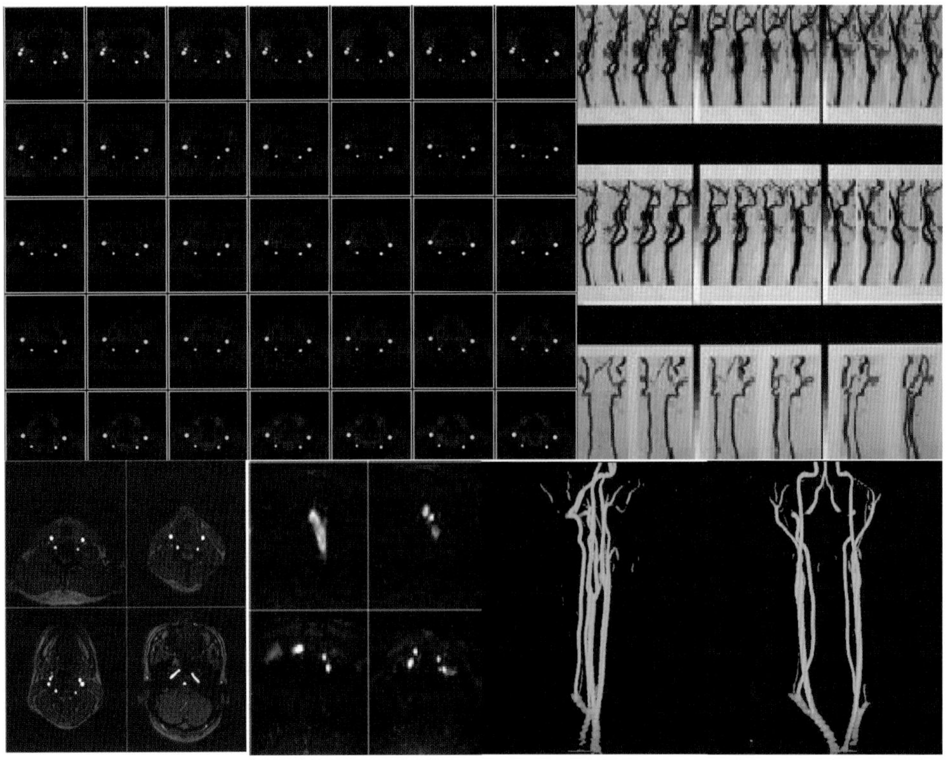

▲ 그림 9-15. 2D TOF source data 영상과 MIP MR angiography 영상

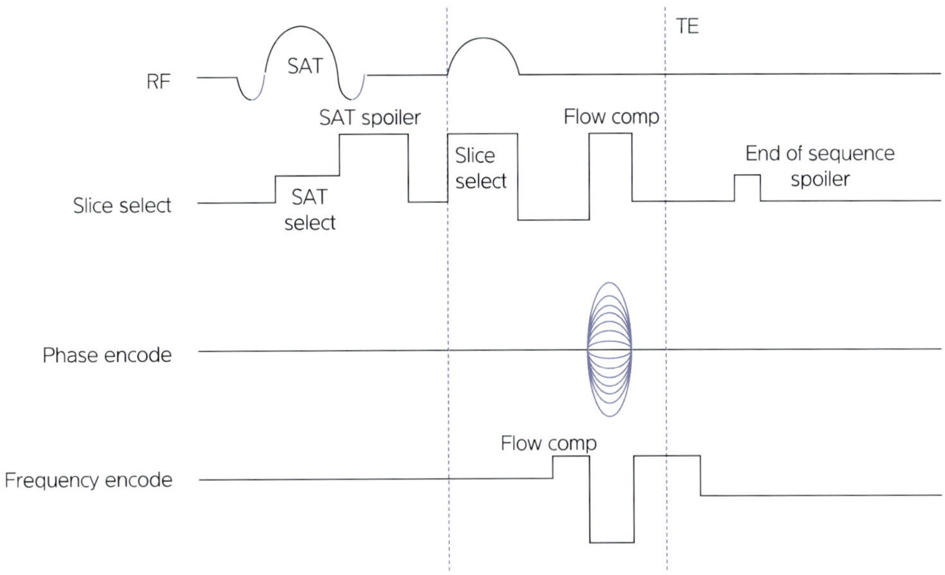

▲ 그림 9-16. 2D TOF MRA 펄스 다이아 그램

실제 임상에서 2D 기법은 flip angle 60°, TR 15~25 ms, TE 4~7 ms, 단면두께 2~3 mm 정도로 설정되어 있으므로 3D 기법에 비해 큰 flip angle, 짧은 TR과 TE를 사용하고 있으며, 타 검사기법에 비해 비교적 얇은 단면두께로 해당 단면을 스캔하고 있다는 것을 알 수 있다. TR은 조직의 T1값보다 짧게 설정하여 혈관외의 고정된 주변조직의 신호를 포화현상에 의해 인위적으로 감소시키는 효과를 볼 수 있으며, 스캔단면두께를 얇게 하는 것은 혈류의 신호를 포화현상으로부터 최대한 억제시켜 flow related enhancement effect에 의한 고신호강도의 혈류신호를 얻기 위함이다. 또한 스캔되는 모든 단면이 각각의 단면에 여기펄스가 인가되는 유입단면이 되므로 보고자하는 혈류영상의 진행방향에 있어 유입부나 유출부의 혈류신호의 차이가 없이 균일한 신호분포를 보여 주므로 정맥 등과 같이 느린 혈류의 묘사에 유용하다. 하지만 3D 기법에 비해 스캔단면 두께가 두꺼우므로 공간해상력이 낮게 되고 데이터를 두꺼운 volume으로 얻지 않고 얇은 slice별로 얻게 되므로 3D 기법에 비해 SNR이 저하된 영상을 획득하게 된다. 또한 voxel의 크기가 3D 기법보다 크기 때문에 voxel내 탈위상(intra-voxel dephasing)효과가 증가되어 혈관이 여러 갈래로 분지되는 부분이나 갑자기 좁아지는 협착부위에서 발생되는 신호의 저하현상이 나타나기도 한다. 스캔단면과 평행하게 진행되는 혈관의 경우에는 RF펄스에 노출되는 혈관 내 proton의 수량이 스캔단면과 수직으로 진행하는 혈관 내 proton보다 훨씬 많기 때문에 짧은 TR로 계속되는 RF펄스에 의해 포화되는 proton의 수량이 증가하게 되므로 결국은 스캔단면과 평행하게 진행하는 혈류에서의 신호소실현상이 나타나게 되는데 이를 in-plane saturation현상이라고 하고 특히 2D 기법에서 두드러지게 나타나게 된다(그림 9-17 참조).

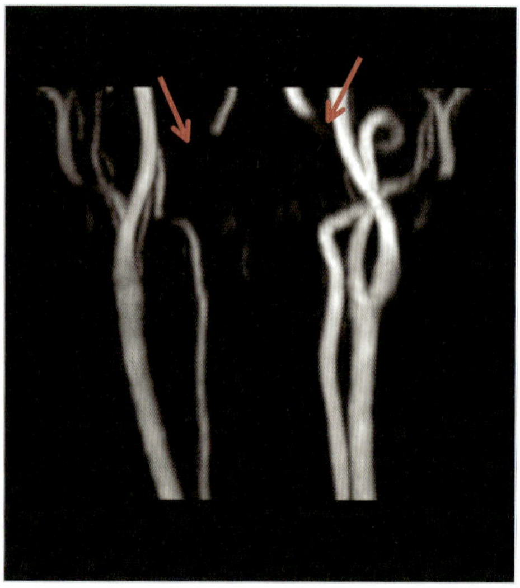

▲ 그림 9-17. In-plane saturation현상: 선택단면과 평행하게 진행되는 혈류의 신호가 감쇠된 영상

(2) 3D TOF MR Angiography

2D TOF 방법과 마찬가지로 유입되는 혈류의 유속신호강조현상을 이용하는 방법이며 2D 기법과 비교하여 다음과 같은 장점이 있다. 즉, 대체로 3D volume acquisition 기법은 더 좋은 신호 대 잡음비(SNR)를 기대할 수 있으며 매우 얇은 절편의 영상이 가능하여 voxel 크기를 감소시키고 따라서 intravoxel dephase를 줄일 수 있다. 이러한 이유로 두개강내 혈관성 병변의 진단에 많이 이용된다. 2D acquisition과는 달리 3D volume acquisition 방법에서는 imaging slice 대신 imaging slab 이라는 용어를 사용한다.

3D TOF 기법의 영상에 영향을 미치는 요인으로는 혈류 속도, imaging slab에 대한 혈관의 방향, imaging volume의 크기(slab thickness), pulse parameter 등이 있다.

실제 임상에서는 일반적으로 flip angle 20°, TR 20~25ms, TE 2~3ms, 단면두께 1.0mm 혹은 그 이하로 설정되어 있으며, 2D 기법에 비해 작은 flip angle을 사용하고 있으며, 얇은 단면두께로 해당 단면을 스캔하는 것이 아니고 3D 볼륨으로 영상화하는 방법으로 얇은 slice대신 두꺼운 용적을 갖는 slab을 선택하여 스캔을 진행하고 3D 퓨리에 변환을 통해 얻고자 하는 얇은 두께로 영상을 획득하는 기법이다. 2D기법과 마찬가지로 TR은 조직의 T1값보다 짧게 설정하여 혈관외의 고정된 주변조직의 신호를 포화시키게 되며 slab을 스캔하므로 slab내에서 혈류의 유입부와 유출부의 거리의 차이가 크게 되어 혈류유입부에서는 신선한 혈류가 RF펄스를 맞고 강한 신호를 낼 수 있지만 혈류 유출부 쪽으로 진행될수록 유입부에서부터 RF펄스를 경험한 혈류의 proton들이 유출부 쪽으로 빠져 나갈 때까지 RF 펄스를 계속해서 반복적으로 맞게 되므로 유출부 쪽으로 갈수록 혈류의 신호는 점점 감소하게 된다. 그러므로 3D TOF기법은 slab의 두께가 두꺼울수록 혈류의 속도가 느릴수록 혈류유입부와 유출부의 신호의 차이는 포화현상에 의해 더욱 커지게 된다. 이를 through plane saturation 현상이라고도 한다(그림 9-18 참조).

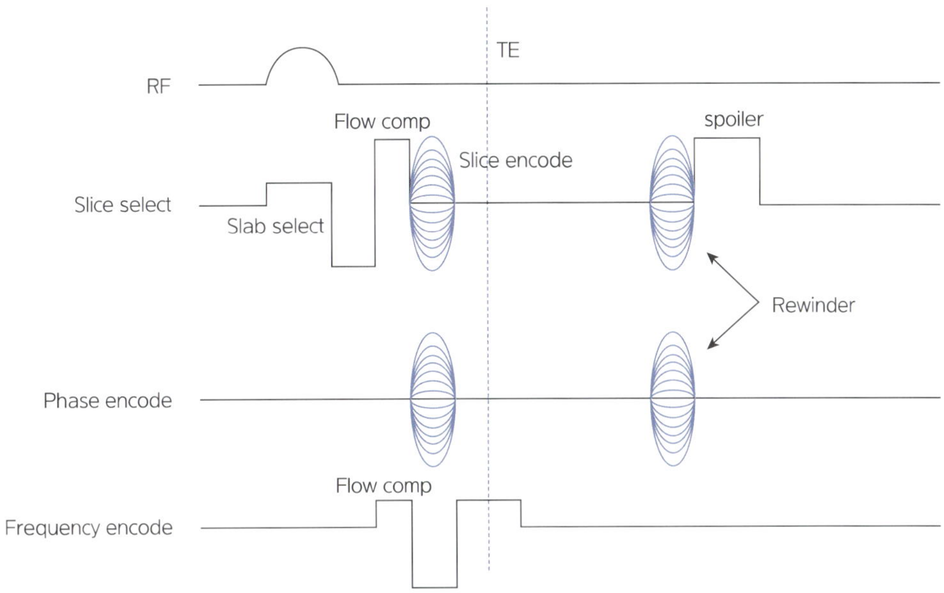

▲ 그림 9-18. 3D TOF MRA 펄스 다이아 그램

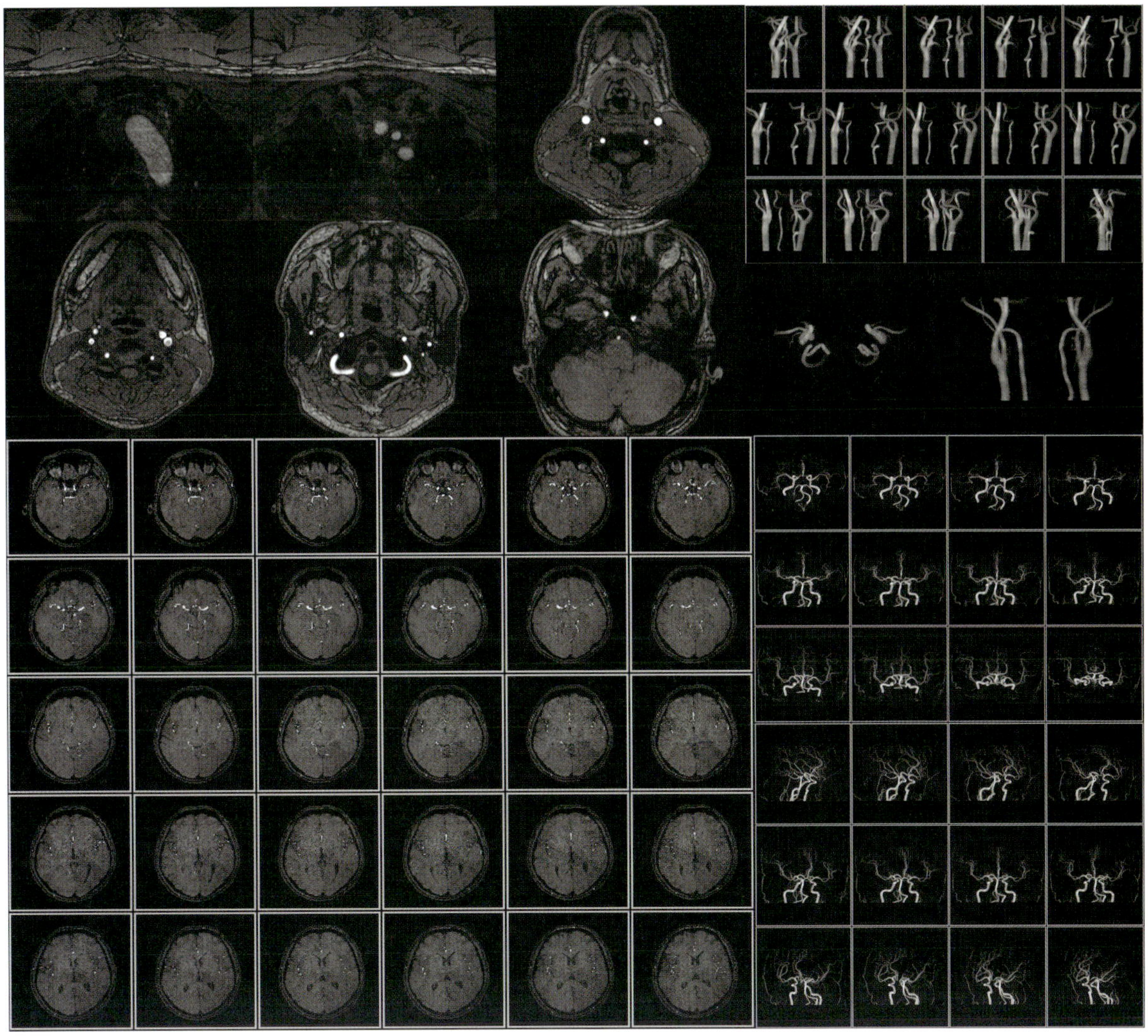

▲ 그림 9-19. 3D TOF source data영상과 MIP MR angiography 영상

▼ 표 9-2. 자기공명혈관조영술에 이용되는 각 영상기법간의 장단점(2D TOF와 3D TOF와의 비교)

MRA 기법	장 점	단 점
2D TOF	- 3D TOF 보다 느린 혈류에 민감하다. - 각각의 단면이 유입단면이므로 신호의 강도가 높다(강한 Flow related enhancement effect). - 3D TOF에 비해 영상획득시간이 짧다.	- 영상절편과 평행하게 주행하는 혈관은 잘 보이지 않는다(In-plane saturation effect). - T1이 짧은 물질이 밝게 보이므로 혈류로 오인할 수 있다.
3D TOF	- 3D기법이기 때문에 얇은 slice의 선택 및 matrix수의 대폭적인 증가가 가능하므로 공간해상도가 높다. - 3D slab의 volume 에서 얻는 신호이기 때문에 신호 대 잡음비가 높다.	- 정맥 같은 느린 혈류에 덜 예민하다. - 두꺼운 절편 즉, slab에서 data를 획득하므로 2D TOF보다 포화효과에 민감하다. (3D Multi-slab의 이용으로 보완하고 있음.) - 2D TOF와 마찬가지로 짧은 T1으로 인해 T1 WI에서 고신호로 보이는 물질이 혈류처럼 보인다.

혈류 속도는 혈류가 연속적인 RF 사이에 imaging slab을 모두 지날 수 있을 정도로 빨라야 유입되는 효과가 충분히 나타나 강한 혈류신호가 나타나게 되지만 혈류 속도가 느린 경우 imaging slab을 흐르는 동안에 포화될 수 있으므로 혈류의 신호강도가 감소하게 된다.

3D TOF MRA는 주파수 방향과 위상 방향 이외에 절편선택(slice selection)방향으로 z축 부호화(slice encoding)를 해줌으로써 3 dimensional volumetric data를 획득하는 방식이다. 이때 slab의 두께는 약 5 cm 정도로 하고 그 slab 내에서 60개 절편까지의 slice encoding을 한다. 장점은 큰 volume에서 신호가 나오고 3 dimensional k-space filling을 하므로 SNR이 높고 절편두께와 pixel 크기가 작으므로 높은 공간 분해능의 영상이 가능하다. 또한 난류(turbulence)에 영향을 덜 받으므로 협착 부위의 신호 손실 또는 허상이 덜하다. 단점으로는 포화효과(saturation effect)에 더 민감하고 느린 혈류는 잘 포착이 되지 않는다. 따라서 혈류속도가 빠른 뇌동맥(cerebral artery)의 관찰에 유용하고 뇌동맥기형(AVM), 동맥류(aneurysm) 등의 진단에 사용된다.

(3) 다양한 TOF MRA 영상개선기법

① MOTSA(Multiple Overlapping Thin Slab Aquisition)

3D TOF기법은 두꺼운 slab을 선택하여 RF펄스를 인가하기 때문에 높은 SNR을 유지할 수 있으며 2D TOF에 비해 얇은 단면두께로 영상을 획득할 수 있으므로 공간해상력이 높은 영상을 얻을 수가 있다.

그러나 slice별 영상획득이 아닌 slab별 영상획득이기 때문에 혈류유입부의 신호는 강하게 나타나고 혈류유출부의 신호는 포화현상(정확히 말하자면 through plane saturation 현상)에 의해 저하되어 불균질한 영상으로 표출되는 단점을 지니고 있다. 이를 개선하고자 두꺼운 slab을 몇 개의 얇은 slab으로 나누어 스캔을 시행한다면 얇아진 각각의 slab들의 혈류유입부와 유출부의 거리가 좁혀지게 되므로 앞서 발생했던 through plane saturation 현상의 억제 및 감쇠가 가능하게 된다. 이를 MOTSA(Multiple Overlapping Thin Slab Aquisition)기법이라고 한다. 그러나 얇아진 각각의 slab의 경계면에서 혈류유입부와 유출부의 신호차이에 따라 대나무 마디모양의 artifact가 발생되기도 하는데 이

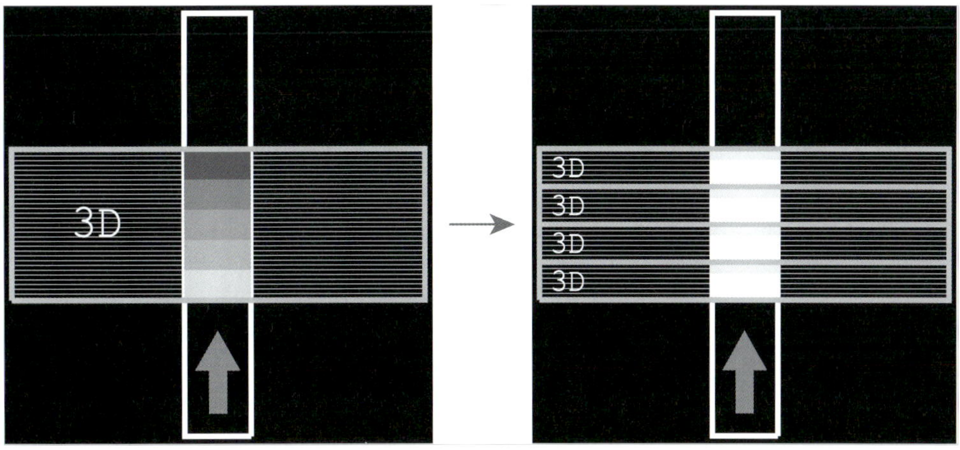

▲ 그림 9-20. MOTSA(Multiple Overlapping Thin Slab Aquisition)기법의 개념

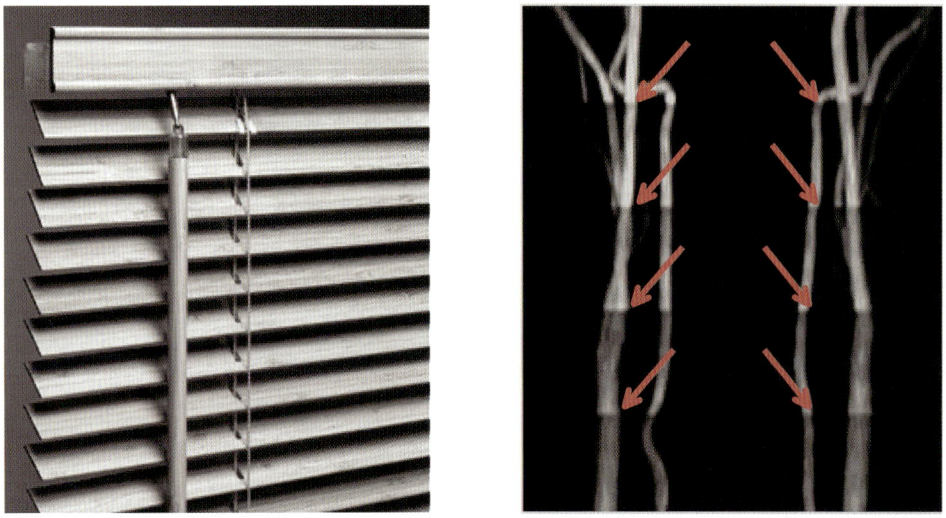

(a) (b)

▲ 그림 9-21. Venetian blind(a)와 Venetian blind artifact(b)가 나타난 영상

는 "venetian blind artifact"라고 불리어진다. 이를 제거하기 위해서는 slab과 slab을 약 25%~50% 정도씩 겹쳐서 위, 아래 slab에서의 신호차이를 보상해 주어야 한다.

② TONE(Tilted Optimized Non-saturating Excitation)

TONE기법은 3D TOF기법에서 두꺼운 slab으로 스캔 시 발생하는 혈류유입부의 신호는 강하게 나타나고 혈류유출부의 신호는 포화되어 어둡게 나타나는 현상을 감소시키기 위해 가해지는 RF펄스의 각도를 조절하며 스캔하는 방법이다. 보통은 혈류유입부의 신호는 포화되지 않은 원래의 강한 신호가 발생되므로 RF펄스의 각도를 10~15도 정도로 인가하다가 혈류유출부로 갈수록 RF펄스의 각도를 20~45도 정도까지 점점 증가시켜서 유출부로 근접할수록 포화되는 혈류신호를 큰 flip angle을 사용함으로써 자화의 크기를 보상하게 되어 결국은 혈류유입부와 유출부의 신호의 차이를 비교적 균등하게 만들어 주는 기법이다. 이렇게 RF펄스의 각도를 서서히 증가시켜 인가하는 펄스를 ramped RF펄스라고 부르고 있

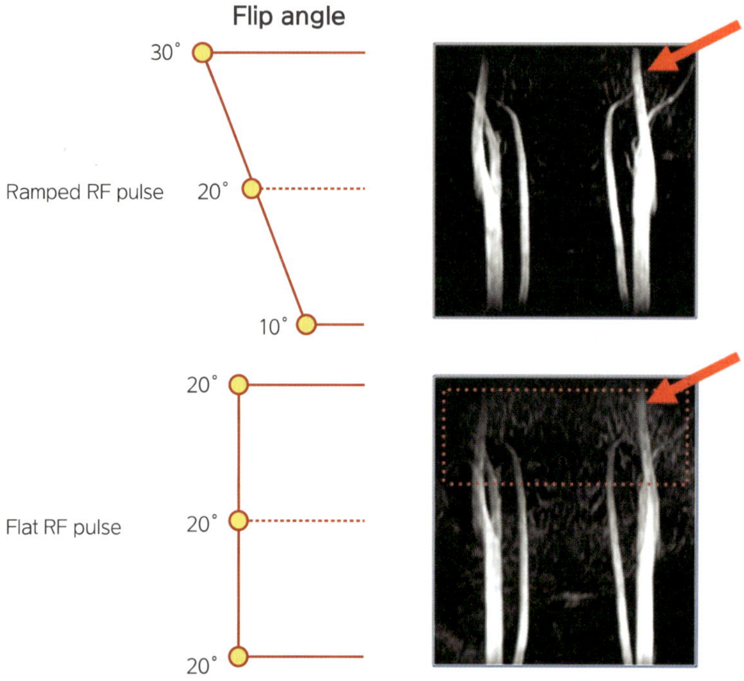

▲ 그림 9-22. TONE(Tilted Optimized Non-saturating Excitation)의 개념

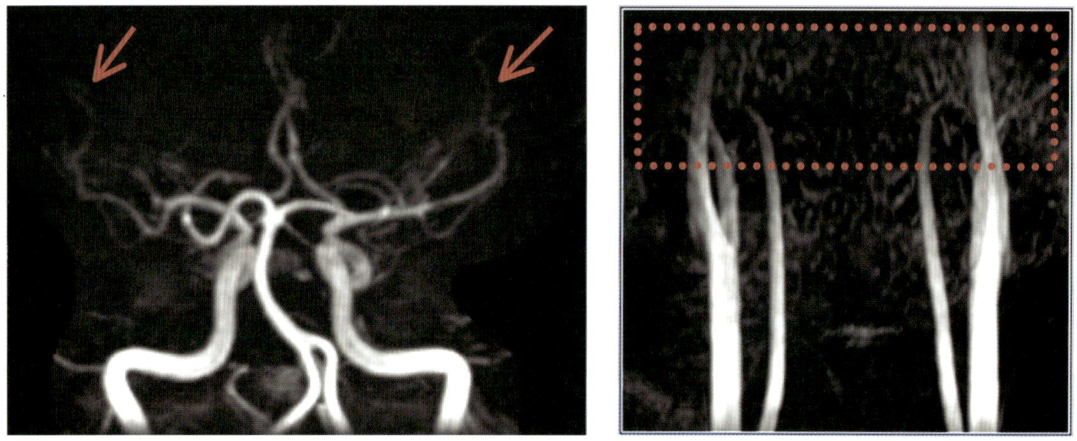

▲ 그림 9-23. Through plane saturation 현상으로 혈류 유출부 신호의 감쇠가 발생된 영상

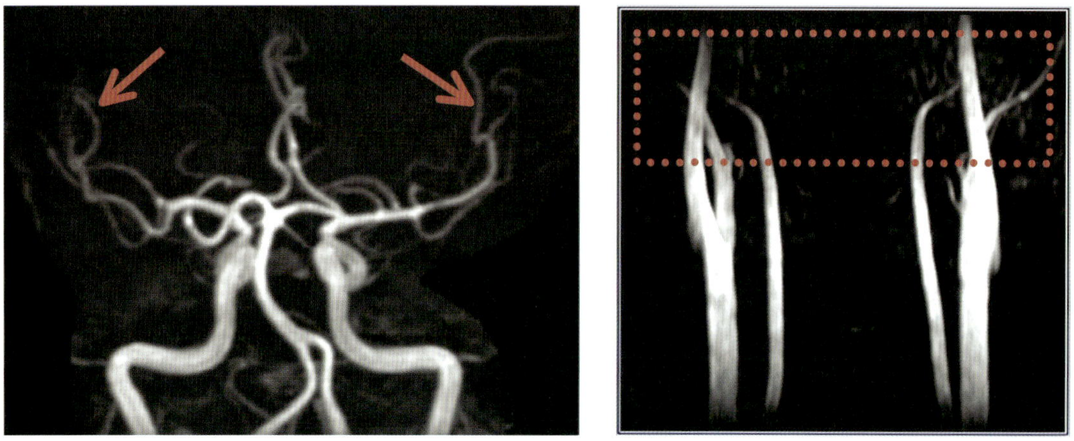

▲ 그림 9-24. TONE(Tilted Optimized Non-saturating Excitation)기법의 적용으로 혈류신호가 보상된 영상

으며, 이러한 펄스를 사용 시에는 혈관의 신호는 비교적 균등하게 보상이 되나 주변조직의 신호는 매우 불균질하게 나타나는 단점이 발생한다. 이를 또한 보상하기 위해서 fat suppression기법 등의 혈류 외의 주변조직의 신호를 억제하는 추가적인 방법을 병행하여 시행하게 된다.

③ 자화전이(MT, Magnetization Transfer) 기법

인체를 구성하고 있는 프로톤들은 크게 두 가지 형태로 존재하게 된다. 움직임이 없는 거대단백분자(macromolecule) 등과 결합되어 있는 프로톤과 거대단백분자 주위를 자유롭게 움직이는 프로톤(free water proton, 자유수 양자)으로 나눌 수 있는데 MR 스펙트럼 상에서 거대단백분자와 결합되어 있는 프로톤들은 진폭이 낮고 주파수 범위가 넓게 분포하고 있으며 자유수 양자들은 진폭이 높고 공명할 수 있는 주파수범위가 매우 좁게 나타나게 된다. 실제로 MRA를 위해 이용되는 프로톤은 자유수 양자이지만 MT기법의 시작은 자유수 양자 즉, 물 분자의 중심피크에서 약 10~1000 khz 떨어진 곳에 있는 거대단백분자와 결합되어 있는 프로톤에 중심주파수를 맞추어 비교적 넓은 범위의 RF펄스를 가하게 된다. 이러한 펄스를 MT 펄스 혹은 off-resonance RF 펄스라고 한다. off-resonance RF 펄스를 가한 후 나타나는 효과는 자유수양자와 거대단백분자와 결합된 물 분자와의 상호간 자화교환이 일어나서 자유수양자의 진폭이 낮아지게 되어 물 분자의 신호가 감소되는 결과가 나타나게 되나 거대단백분자 및 이 주위에 분포되었던 물 분자들은 CHESS펄스의 역할을 하는 off-resonance RF 펄스를 경험하게 되므로 신호가 포화되게 된다. 그러므로 자유수양자의 신호감쇠보다 거대단백분자 및 그 주변에 분포된 물 분자들의 신호의 감쇠가 훨씬 크게 되므로 두 가지 프로톤간의 신호차이는 두드러지게 나타나게 된다. 결국 혈류와 거대단백분자와의 신호차이를 극대화함으로써 혈류의 신호가 더욱 강하게 나타나는 MRA를 얻을 수가 있다.

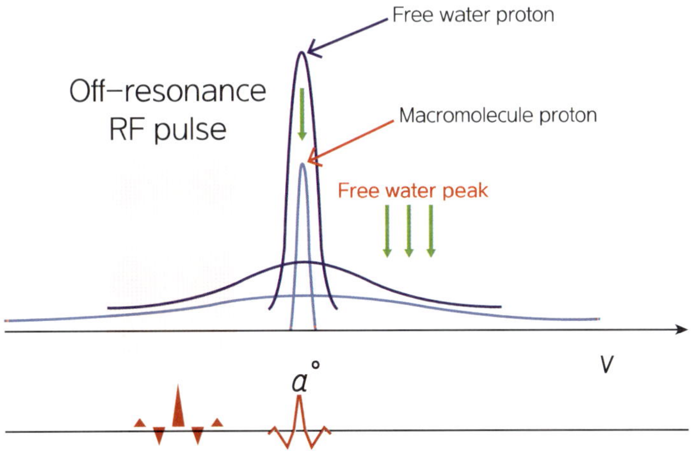

▲ 그림 9-25. MT 기법의 개념

2) PC(Phase Contrast)MR Angiography

PC MRA기법은 phase shift effect를 이용하여 flow sensitized bipolar gradient가 걸렸을 때 정지된 조직과 혈류의 시간에 따른 위상변화를 영상화하는 기법이다. 경사자장이 걸리면 proton들은 위상변화가 일어나게 된다. 우선 정지된 proton들의 경우에는 +G의 경사자장이 가해지고 난 후 −G의 경사자장이 가해지면 시간 t후의 위상은 완벽하게 재 결집되어 처음의 위상과 일치하므로 위상의 변화는 "0"이 된다. 그러므로 원래대로의 영상신호를 유지하게 된다. 하지만 움직이는 proton들의 경우에는 proton들의 위상이 혈류의 속도와 경사자장의 세기 및 폭에 비례하는 만큼 위상변화도 "0"이 아니게 된다. 즉, 위상변화가 생겼다고 하는 것은 위상의 뭉침이 아닌 흐트러짐이 발생한 것이므로 영상신호의 감쇠를 의미하는 것이다. 그러므로 PC(Phase Contrast) MR Angiography 영상화 과정을 정리해 보면 고정된 조직 내의 proton과 움직이는 혈류의 proton들에서 일어나는 고유의 위상이동효과를 바탕으로 flow sensitized bipolar gradient를 인가하였을 때의 결과가 움직이는 혈류에서만 위상이동에 의한 위상차이가 발생하게 됨으로서 혈류와 고정된 조직 간의 신호차이를 영상화하게 되는데 위상차가 발생한 혈류의 신호는 저 신호강도로 나타날 것이고 완벽하게 refocusing된 고정된 조직의 proton들은 고 신호강도를 내게 될 것이다.

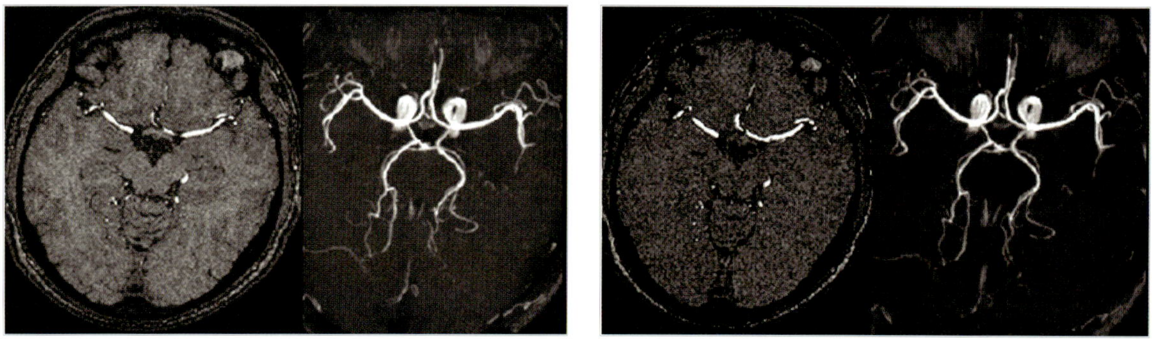

(a) (b)

▲ 그림 9-26. MT기법이 사용되지 않은 영상(A)과 MT기법이 사용된 영상(B)

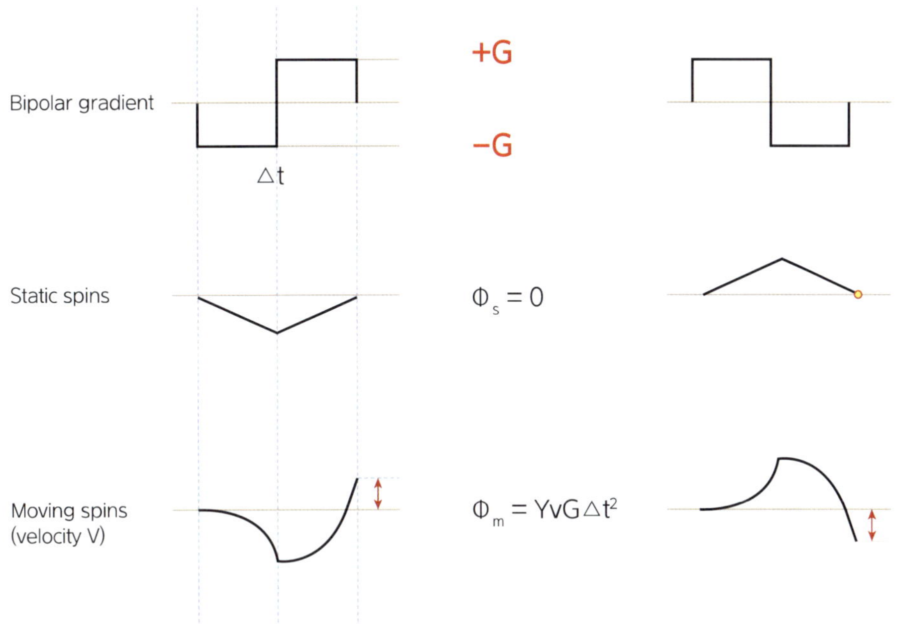

▲ 그림 9-27. flow-sensitized bipolar gradient를 이용했을 때의 위상변화

그러나 후처리 작업으로 subtraction 시킴으로서 오히려 혈류의 신호는 강하게 나타나고 조직의 신호는 어둡게 표현하게 되는 것이다. 여기에다 한 가지 작업을 스캔시작 전에 설정을 해주어야 하는데 이를 velocity encoding(VENC) 혹은 혈류속도 부호화라고 한다. VENC는 얻고자 하는 혈관의 추정되는 최대 혈류속도를 사전에 정해주는 것이다. flow-sensitized bipolar gradient의 세기를 조절하게 되는데 0°부터 +180°까지와 0°에서 −180°까지이므로 0°에서 360°까지의 위상이 되는 것이고 두 구간으로 나누어 혈류가 flow-sensitized bipolar gradient와 같은 방향 혹은 반대방향으로 흐르는지 구분하도록 하는데 사용하고 추정 최대 혈류속도가 위상차 +180°가 되도록 하여 얻고자 하는 혈관의 신호가 영상에서 가장 고 신호 강도로 보이도록 한다. 이는 위상차가 최대일 때 신호감소가 최대가 되고 이로 인해 혈관과 조직 간의 대조도가 최대가 되므로 위상차가 +180°일 땐 혈관의 신호가 가장 밝게 되고 −180°일 땐 혈관의 신호가 가장 어둡게 되는 것이다. 임상에서는 PC MRA전에 이러한 VENC값을 스캔 전에 정확하게 입력하지 않았을 경우에는 혈관의 위상이 오히려 반대방향으로 인식되어 신호의 강도가 반대로 나올 수 있게 되므로 주의가 필요하지만 현재는 정량화된 데이터로 VENC값이 정해져 있고 장비 프로토콜 안에 입력이 되어 있기 때문에 크게 걱정할 필요는 없다.(표 9-3 참조)

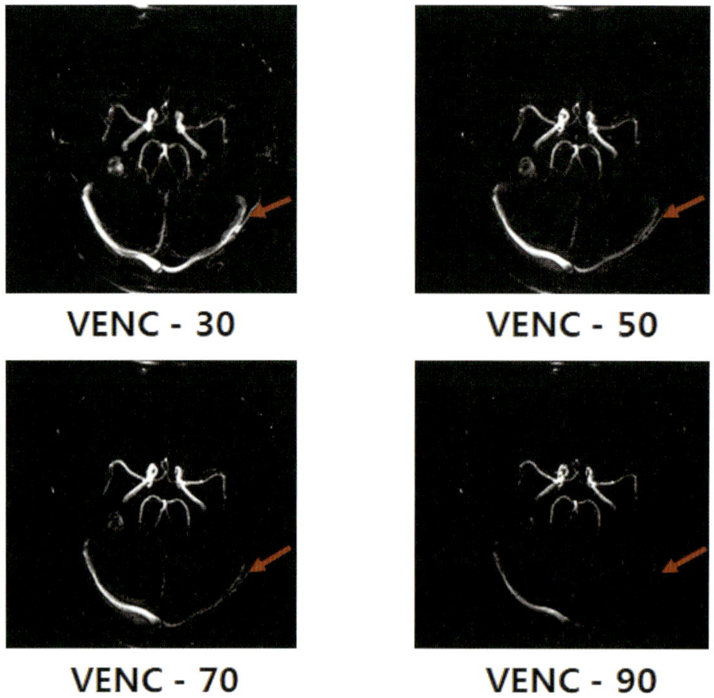

▲ 그림 9-28. VENC값 변화에 따른 PCA영상의 변화

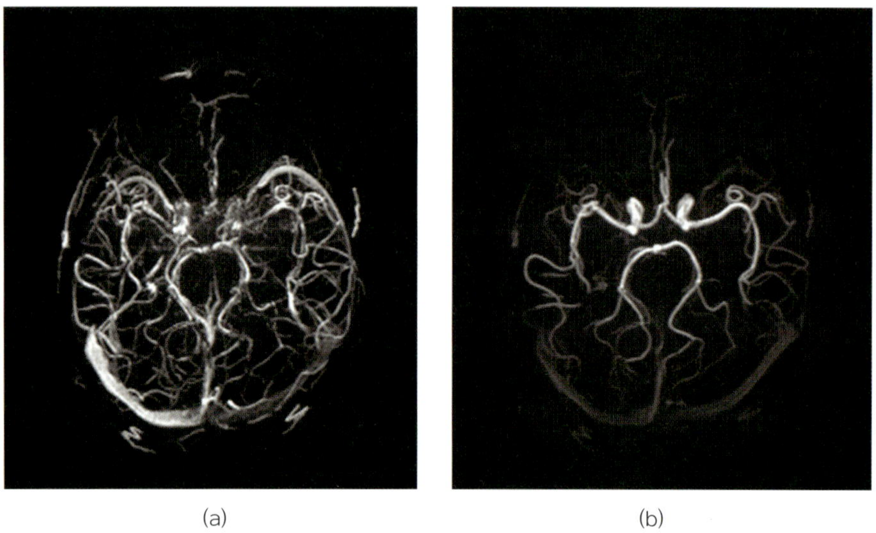

▲ 그림 9-29. MCA를 보고자 할 때 VENC값의 잘못 입력 시(A)와 정확한 VENC값의 입력 시의 영상(B)

▼ 표 9-3. VENC값의 정량화된 데이터

Artery	Velocity (cm/sec)
Middle cerebral artery	62
Anterior cerebral artery	52
Posterior cerebral artery	42
External illiac artery	119
Aorta(thoracic)	100~150
Common carotid artery	100~120
Vertebral/Basilar artery	30~45
Sagittal sinus	10~30
Renal artery	45~60
Arms/Legs vessels	10~30
Hands/Feet vessels	5~10

(1) 2D PC MR Angiography

PC기법은 혈류의 위상변화를 혈류의 속도와 경사자장이 걸렸을 때 시간의 변화에 따라 다르게 나오는 것을 영상화시키는 것이다. 일반적인 2D PC MRA는 영상획득시간이 짧아 3D PC MRA의 검사 전 검사하고자 하는 혈류의 VENC를 찾기 위해 사용된다. 검사 후 바로 혈관 영상이 관찰되어 영상처리는 하지 않으며 혈류 흐름을 역동적으로 관찰할 수 있는 장점이 있다. 제한적인 부위에서 속도 부호화를 바꾸어 가면서 검사를 할 수 있으며 여러 번 획득하여 averaging하므로 허상 없는 영상을 얻을 수 있다. 실제 임상에서 2D PCA는 TR/TE/flip angle/VENC = 33/8.7/20/30, slice(slab) thickness = 20~70 mm, FOV = 20 cm, matrix = 256 × 192, NEX = 8 등의 parameter로 검사하게 되며 NEX를 늘일수록 pulsatile artifact는 감소된다. 간 문맥, 뇌척수류 검사와 위치 또는 VENC 등을 알기 위한 목적으로 유용하다. 촬영 후의 영상처리는 거의 쓰이지 않으며 촬영 후 바로 혈관 촬영상이 관찰될 수 있기 때문에 검사를 하고 있는 동안에 이상 소견 부위를 확인할 수 있으며 촬영시간도 보통 2~6분으로 먼저 전체상을 파악할 수 있다. 그러나 다양한 재투사영상이 불가능하고 voxel 크기가 클수록 Intra voxel dephasing이 증가한다는 단점이 있다.

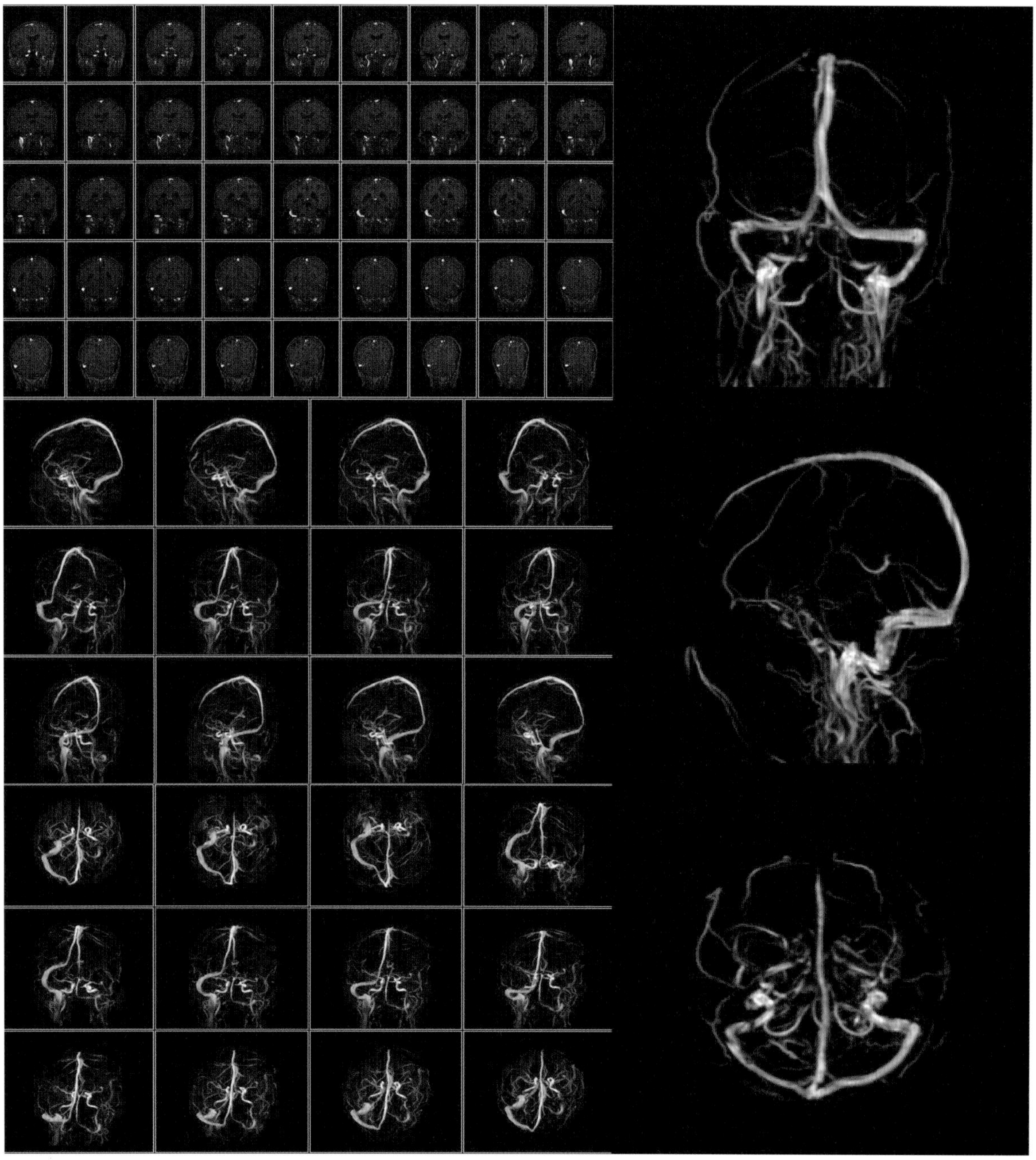

▲ 그림 9-30. 2D PC source 영상과 MIP MR angio 영상

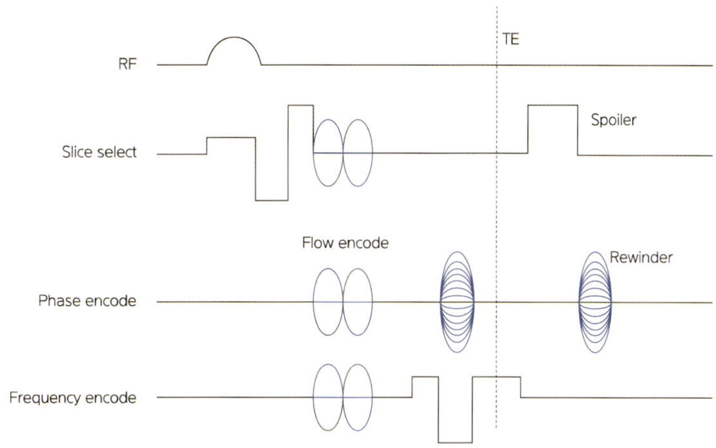

▲ 그림 9-31. 2D PC MRA 펄스 다이아 그램

(2) 3D PC MR Angiography

3D PC MRA는 혈류의 속도를 측정하기 위해서 X, Y, Z 축의 세 방향으로 flow sensitized bipolar gradient 경사자장을 걸어 신호를 획득한 다음 위상영상을 재구성하고 flow sensitized bipolar gradient를 가하지 않은 위상영상을 얻기 때문에 총 4번의 영상획득으로 영상획득시간이 오래 걸리지만, 경사자장을 조절하여 다양한 속도를 가진 혈류를 영상화 시킬 수 있다. 또한 혈류속도의 정량적 평가가 가능하여 검사하고자 하는 부위와 혈관질환 등에서 VENC값을 조절하여 원하는 혈관영상을 얻을 수 있다.

경사자장 내에서 이동하는 혈류는 그 속도에 비례하는 위상이동(phase shift)을 가지게 되는데 이 위상변화(phase change)를 이용하여 영상을 만드는 기법이 PCA이다. 같은 크기와 정반대극성을 가지는 bipolar gradient를 Gx, Gy, Gz에 모두 걸어주면(flow encoding) 정지된 조직은 상쇄되어 없어지지만 혈류는 velocity에 비례하는 위상이동이 생기게 된다. 이러한 위상의 shift 정도를 이용하여 영상화하며 moving proton의 위상이동이 클수록, 즉, 속도가 빠를수록 밝은 신호강도를 나타낸다. 이때 bipolar gradient의 진폭(amplitude)과 지속시간(duration)을 조절함으로써 혈류속도의 sensitivity를 변화시킬 수 있다. 이렇게 얻어진 정보(data)를 유속부호화(flow encoding)하기 전의 영상으로 감산(subtraction) 해주면 moving proton에 의한 영상(flow image)이 얻어지게 되어 혈관영상이 가능하다. 이러한 감산으로 background 신호는 소실되고 혈류신호는 두 배로 커지게 된다. 자장의 불균질에 의해 background 위상이동에 차이가 있을 수 있으나 감산하면 같이 소실되므로 무방하다. 이와 같이 background 소거가 완벽하므로 다른 MRA 기법에서 단점으로 작용하는 짧은 T1 이완시간을 가지는 구조물이나 enhanced structure의 영향이 거의 없다.

3D PC 영상에 영향을 미치는 요인은 혈류 방향, velocity encoding, phase dispersion, saturation effect 등이 있다.

만일 어느 혈관이 최대속도 이하로 부호화 되었다면, 부호화 된 최대속도 이상의 혈류는 저속의 혈류처럼 aliasing 되어 나타나게 되어 저신호 강도로 보인다. 대체로 한 혈관에서 최대속도를 보이는 부위는 층류(laminar flow)의 중심부이므로 혈관의 중심부가 저신호 강도로 나타나게 된다. 매우 낮게 속도부호화를 하면(20 cm/sec) 빠른 혈류는 aliasing 되어 흐리게 보이고, 속도가 느린 말초 혈관이 상대적으로 고신호 강도를 보이게 된다. 이와 같이 PC 방법으로 혈류속도의 정량적 평가가 가능하여 검사하고자 하는 부위, 혈관질환의 종류(혈관내부에 저속 혈류가 있을 수 있는 동맥류, 뇌동맥기형, 저속 정맥류 등)에 따라 속도부호화를 조절하여 검사할 수 있다는 장점이 있다. 한편 PCA는 느린 혈류의 검사에 유용하며 혈류 자체의 정량화(quantification)가 가능하다. mask image와 x, y, z 방향의 flow image를 받아야 하므로 TOF 기법보다 대략 4배 이상의 검사시간이 필요하다는 단점이 있다. 더구나 x, y, z 방향으로 bipolar gradient를 주기 전에 각각의 mask image를 얻는 경우에 는 6배 이상의 시간이 필요하다. 또한 난류에 매우 민감하고 검사대상 혈류의 최고 속도를 예측하여 입력하여야 하는 단점도 있다. PCA의 pulse sequence는 bipolar flow encoding gradient와 standard gradient recalled echo(GRE)이며, TE는 bipolar gradient를 추가해야 하므로 TOF MRA때 보다 약간 길어져서 8.3 msec 정도이다. 감산하여 재구성을 하므로 혈관을 뚜렷하게 나타내어야 하는데 포화효과에 덜 민감하므로 TR은 TOF보다 짧게 사용할 수가 있어 30 msec 정도이다. Flip angle은 20~30°이며 NEX는 1~2회이다. PCA를 시행하기 위해서는 velocity encoding(VENC)이라는 변수를 입력해야 하는데 이것은 검사대상 혈류에 최대로 근접한 velocity(cm/sec)이다(표 9-3).

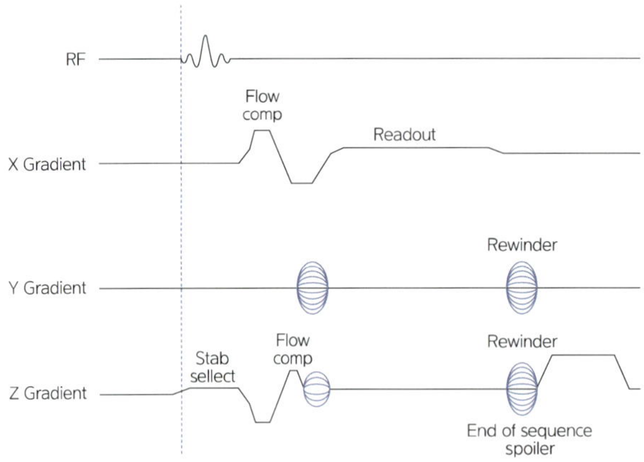

▲ 그림 9-32. 3D PC MRA 펄스 다이아 그램

VENC를 입력함에 있어 주의해야 하는 이유는 혈류속도 범위를 지정하여 검사함으로써 최대의 신호를 얻기 위함이다. 즉, 얻고자 하는 혈관의 혈류가 VENC와 일치할 때 SNR이 최고인 영상을 얻을 수 있다. 이러한 VENC는 bipolar gradient의 범위로 결정하게 되는데 180°까지 phase shift시킬 혈류속도를 결정하는 것과 같다. 즉, 실제의 혈류속도가 VENC보다 큰 경우 180° 이상의 phase shift를 가지게 되고 이것은 반대방향의 느린 혈류속도로 인식된다(velocity aliasing or phase wrap). 예를 들어 VENC를 30 cm/sec로 설정했지만 실제 혈류속도가 40 cm/sec인 경우 이 혈류는 phase image(flow image)상 −10 cm/sec의 속도로 나타난다(aliased velocity = VENC − actual velocity). 그러나 대체로 중심 혈류가 빠른 혈류속도를 가지므로 가장자리 느린 혈류에 의해서 혈관의 margin은 잘 구분된다. VENC를 작게 줄수록 느린혈류에 더 민감한 영상이 얻어지므로 정맥(venous flow), 난류(turbulent or vortex flow), 또는 가는가지 혈관의 검사에 유용하고 크게 할수록 moving spin의 위상이동이 작아져 빠른 혈류 외에는 background와 구분이 어렵다. 한 절편에서 동시에 서로 다른 VENC를 설정할 수도 있다.

PCA 질을 향상시키기 위한 방법으로서 조영증강(contrast enhanced) PCA를 이용할 수도 있는데 이는 포화효과를 최소화하여 SNR을 높이기 위함이다. 이때 조영제의 농도와 신호강도는 비례하게 되는데 0.5 mmol/kg 이상의 농도에서는 T2 이완시간의 shortening(T2* 효과)이 와서 신호강도는 오히려 감소되게 된다. 따라서 0.3 mmol/kg 정도의 농도가 적당하다고 하며 이때 신호강도는 100 %가 증가된다. 혈류의 속도와 방향을 정량적으로 검사할 수 있다는 것이 PCA의 가장 큰 장점이 라고 하겠지만 반대로 두 번 영상을 얻어 subtraction 영상을 얻는 방법이므로 두 배 가까운 시간이 걸리는 단점이 있고 많은 시간이 걸리는 검사일수록 움직임에 따른 영상의 질 저하가 있을 수 있다.

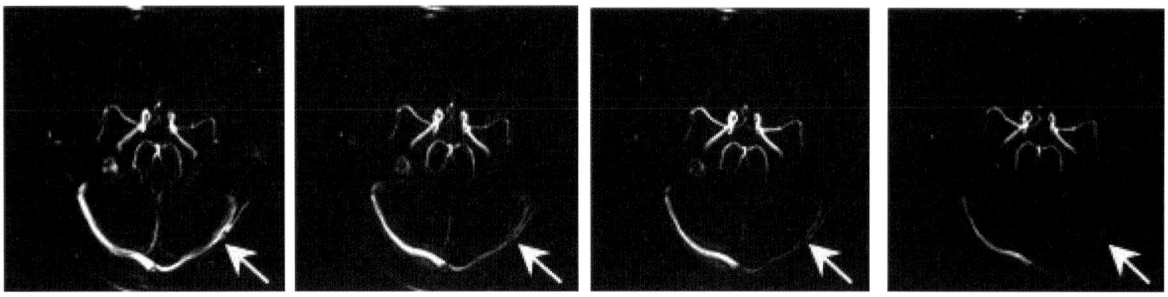

▲ 그림 9-33. VENC값 변화에 따른 3D PC MR angio 영상

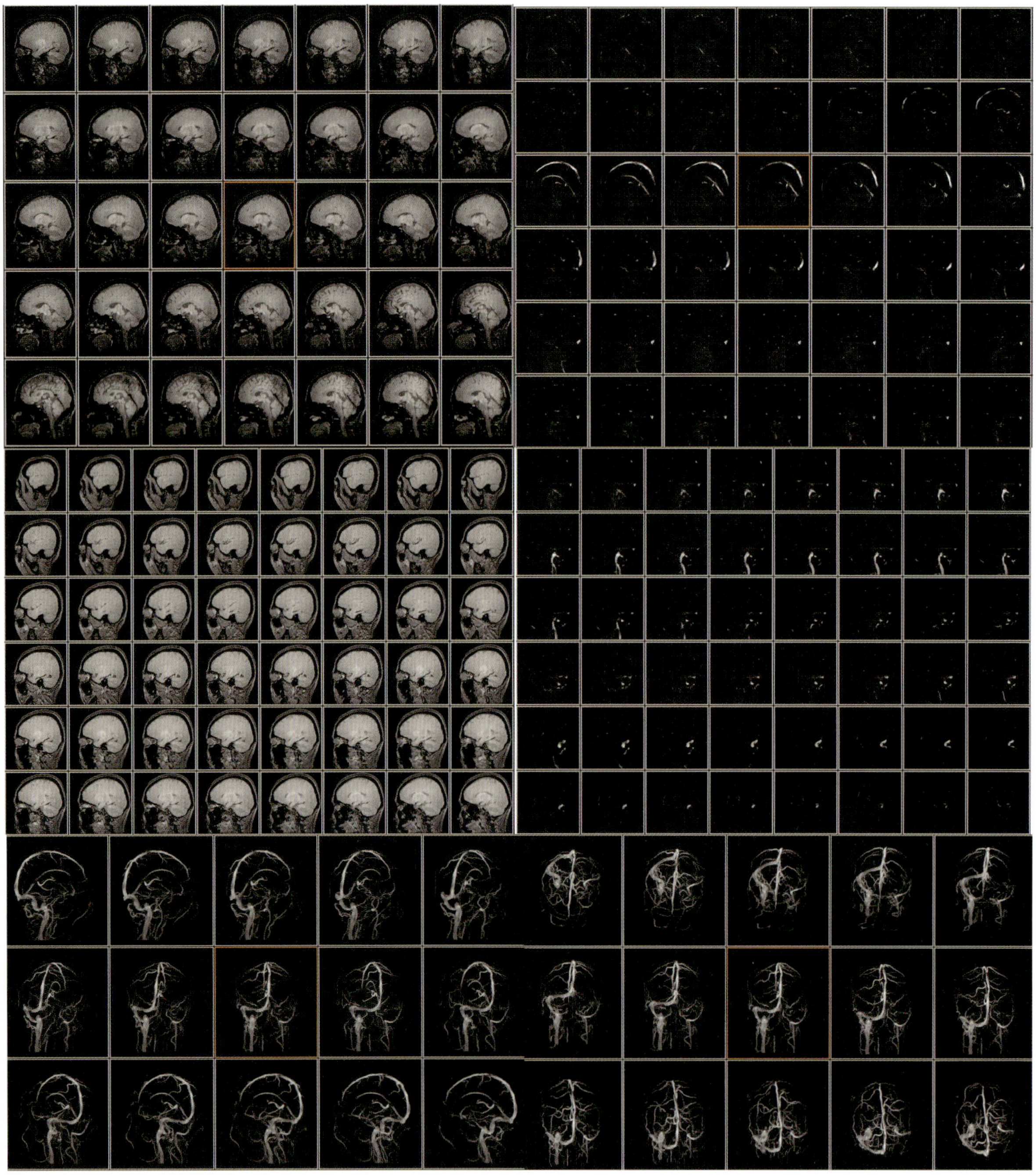

▲ 그림 9-34. 3D PC magnetude영상과 flow sensitizing gradient가 인가된 phase shift영상 및 MIP 3D PC MR angio영상

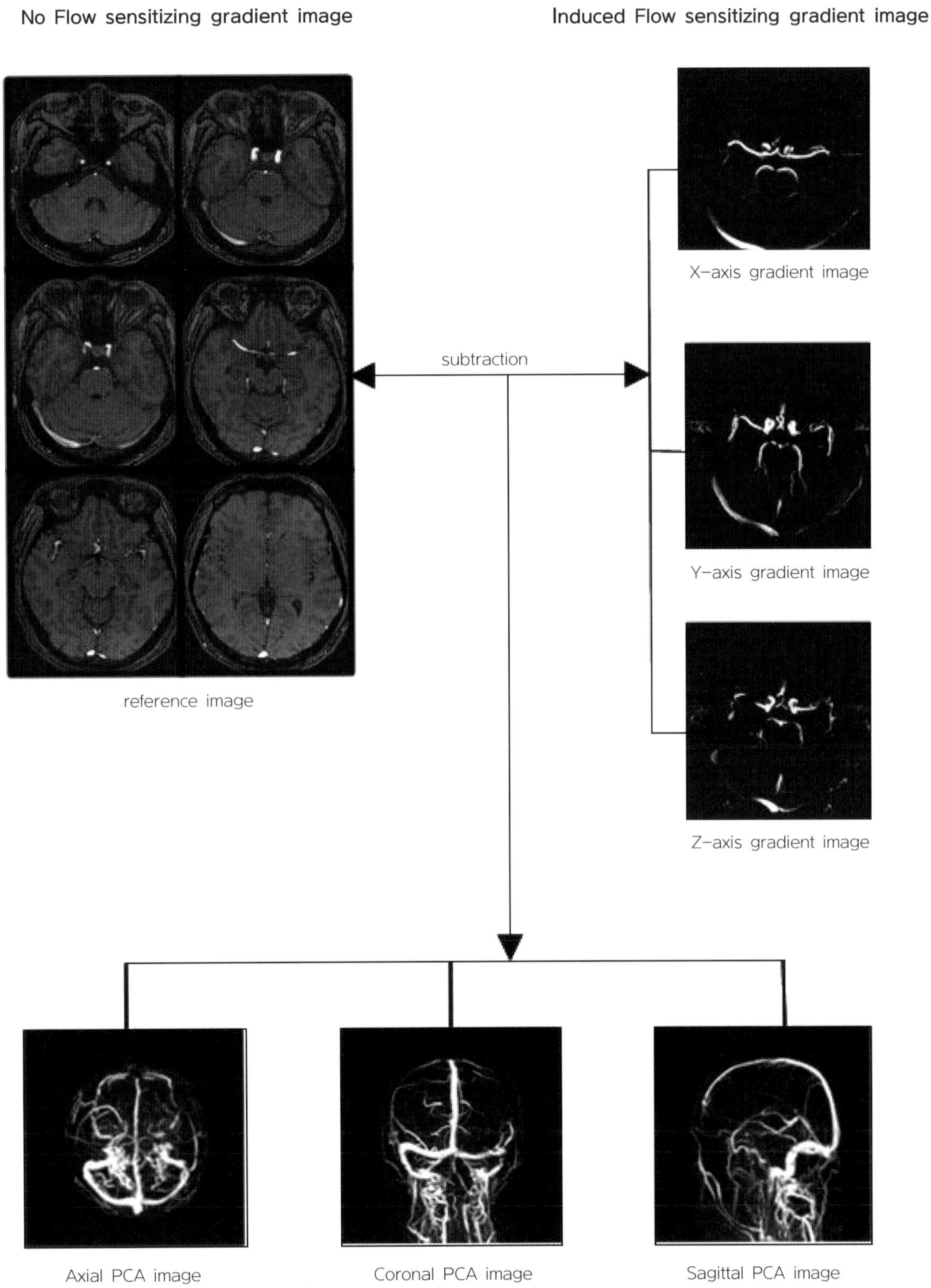

▲ 그림 9-35. Phase Contrast Angiography(PCA) 영상 생성과정

▼ 표 9-4. 자기공명혈관조영술에 이용되는 각 영상기법간의 장단점(2D PC와 3D PC와의 비교)

MRA 기법	장 점	단 점
2D PC	- 3D PC보다 영상획득시간이 짧다. - 혈류의 속도나 방향을 알 수 있다. (정확한 3D PCA를 위한 정보의 사전제공)	- Single slab 영상이므로 projection view로 볼 수 없다. - 화적소가 크면 위상분산이 커서 신호가 감소한다. (Intra-voxel dephasing effect)
3D PC	- 경사자계를 조절하면 다양한 속도를 가진 혈류를 영상화 할 수 있다. - 혈류속도부호화(VENC)를 사용하므로 혈류의 속도 및 방향성에 대한 정량분석이 가능하다. - 배경신호 억제가 아주 우수하다. - 2D PC보다 우수한 신호대 잡음비를 갖는다.	- 2D PC를 통해 혈류속도를 미리 예측하여야 한다. - 영상획득시간이 길다. - 와류(난류)에 의한 신호소실이 TOF기법에 비해 심하다.

3) MRA영상에서 혈관신호의 변화인자

유속현상을 응용하여 가장 많이 쓰이는 곳이 환자진단을 위한 MR 혈관영상이다. 이 영상에서는 혈관이 검게 보이기도 하고 밝게 보이기도 하는데 이러한 현상의 원리를 파악하여 보기로 한다.

(1) 사전포화 방법(Presaturation technique)

사전포화방법은 신호를 억제시키고자 하는 혈액이 선택 단면에 들어오기 전에 사전포화 RF 펄스를 인가하여 혈액의 들어오는 방향의 앞쪽을 포화시키는 방법이다. 혈액이 선택 단면으로 들어오기 전에 사전포화 RF 펄스를 받아 선택 단면으로 들어온 혈액은 사전포화 되어 영상에서 밝은 신호를 내지 못하게 된다. 이러한 원리를 이용하여 동맥을 검사하고자 할 때는 정맥이 선택 단면으로 들어오는 앞쪽에 사전포화를 시키게 되면 동맥은 밝은 영상으로 나오고 정맥은 사전포화를 받아 어두운 영상으로 나온다. 반대로 정맥을 검사하고 할 때에는 반대로 동맥이 선택 단면으로 들어오는 앞쪽에 사전포화를 시키면 동맥은 어두운 영상으로, 정맥은 밝은 영상으로 나오게 된다. 동맥과 정맥을 동시에 신호억제 시키기 위해서는 선택 단면의 위와 아래쪽으로 사전포화펄스를 걸어주면 둘 다 신호를 억제 시킬 수 있지만 실제 임상에서는 사용되지 않는다.

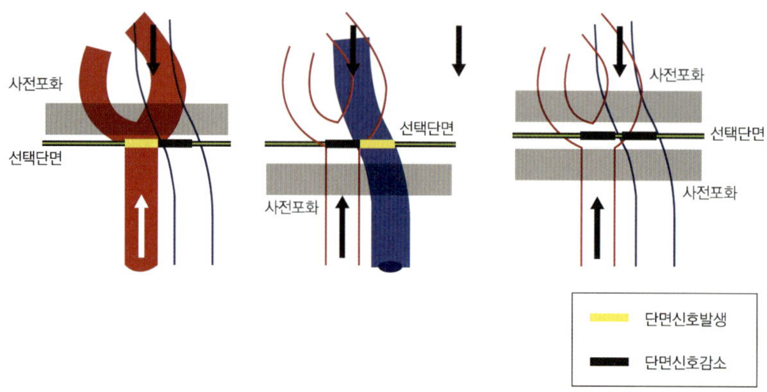

▲ 그림 9-36. 사전포화기법의 원리

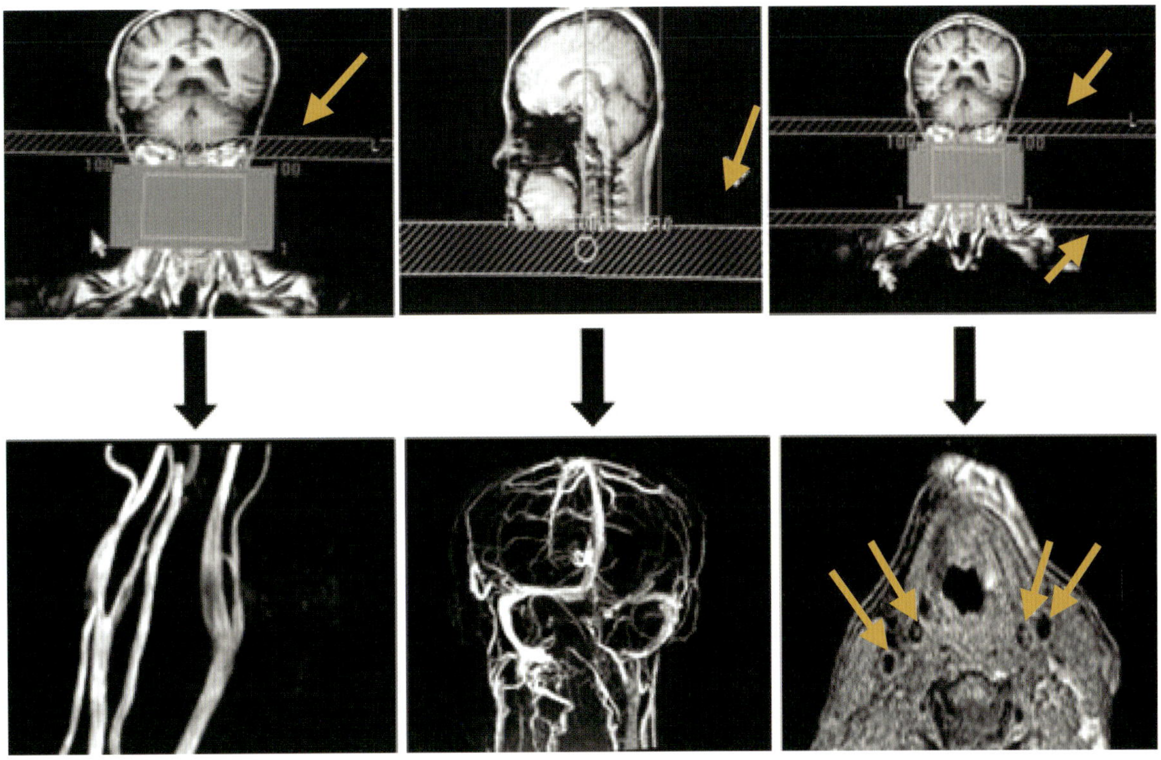

▲ 그림 9-37. 사전포화 방향에 따른 혈관 영상의 변화
*빗금으로 된 saturation band의 위치에 따라 보여지는 혈관의 종류도 달라진다.

(2) 유입단면 신호증가효과(Entry-slice phenomenon)

선택 단면을 혈관이 직각의 형태로 통과한다고 가정할 때, 들어오는 혈액들은 계속적인 유입을 통해 TR동안에 계속적인 포화를 경험하게 된다. 하지만 처음에 들어오는 혈액에서는 비 포화 상태에서 RF pulse를 맞으면 포화상태가 아니기 때문에 신호가 강하게 나오지만, 선택 단면을 통과하는 동안에는 계속적인 RF pulse를 받기 때문에 포화되어 혈액의 신호가 나오지 않게 된다. 이처럼 선택된 단면을 통과하는 동안 RF pulse를 계속적으로 받은 혈액보다 처음 유입된 혈액이 처음의 단면에서 밝은 신호를 나타나게 되는 현상이다. 결과적으로 선택단면 내에서 혈류 유입부의 신호는 고신호 강도로 나타나고 혈류 유출부의 신호는 저신호 강도로 나타나는 현상을 Entry-slice phenomenon이라고 한다.

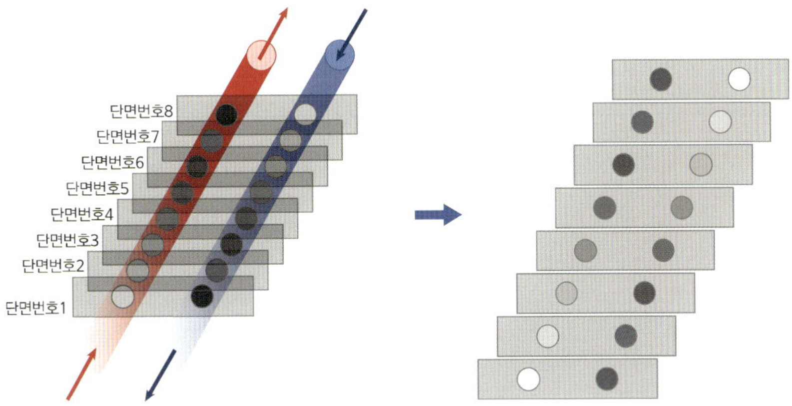

▲ 그림 9-38. Entry-slice phenomenon의 개념

(3) 짝수 반향신호 위상모임(Even-Echo Rephasing)

90°RF펄스 후 proton들은 위상이 흐트러지게 된다. 위상이 흐트러진 proton들은 180°RF 펄스를 받아 echo signal이 생기게 되고 이어서 계속되는 180°RF 펄스를 받게 되면 또 다른 echo signal들이 생기게 된다. 여기서 홀수 번째의 신호는 혈관이 어둡게 나오고 짝수 번째의 신호는 혈관이 밝게 나오는 현상이다. 이는 홀수 번째의 신호에서는 proton들의 위상이 다르게 흐트러지지만, 짝수 번째의 신호에서는 proton들의 위상이 같은 위상으로 재 정렬되는 현상을 이용한 것이다. proton의 위상은 경사자계를 가하지 않는 동안은 변하지 않는다. 그러나 임의의 크기를 갖는 경사자계가 항상 가해지고 있다고 하고 위상이 시간에 따른 변화는 proton의 위상이 시간에 대한 2차식, 즉 포물선이 되어 짝수반향신호 중심에서는 "0"이 된다. 홀수반향신호에서는 속도가 다른 proton끼리 위상이 흩어져 신호의 크기가 작다가 짝수반향 신호에서는 모두 "0"으로 모이므로 신호가 커지게 되는 것이다.

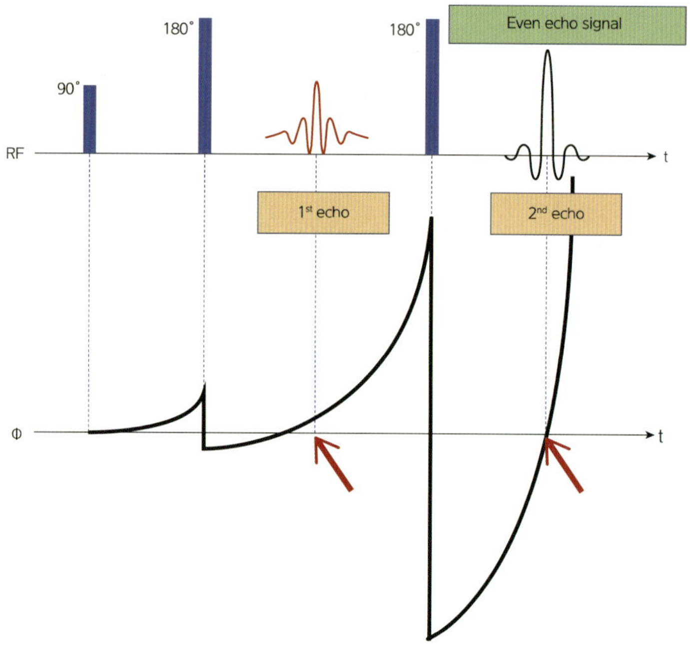

▲ 그림 9-39. Even-Echo Rephasing의 개념

(4) Gradient Moment Nulling(flow compensation)

경사자장을 이용하여 움직이는 proton의 흐트러진 위상을 모을 수가 있다. 일반적인 경사자장으로는 움직이는 proton에 의한 위상이 "0"이 되지 않았으나 먼저 가해진 한 쌍의 경사자장의 끝점에서 선대칭 되도록 한 쌍의 새로운 경사자장을 가하면 움직이는 proton의 속도에 관계없이 proton의 위상이 "0"이 된다. 혈관에서의 혈류에 의한 움직임에 의한 phase shift는 신호감소나 artifact발생 등 영상에 좋지 않은 영향을 주기도 한다. 이런 경우에는 선대칭형의 경사자장을 인가하는 흐름에 의한 움직임 보상기법(Gradient Moment Nulling 또는 flow compensation)을 사용할 수 있다.

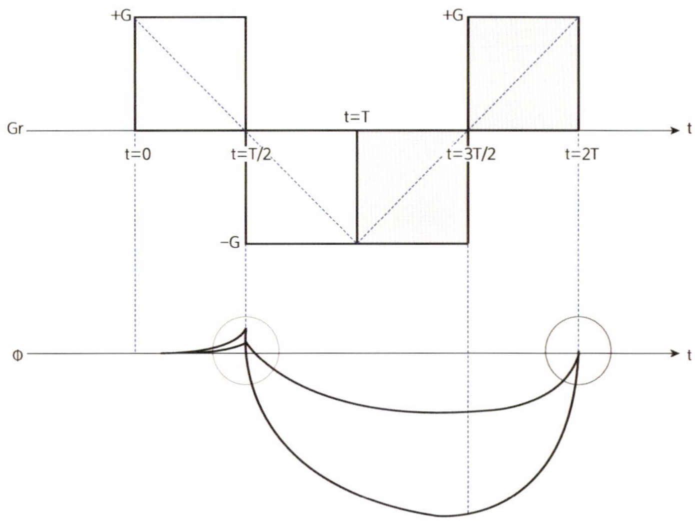

▲ 그림 9-40. GMN 의 원리

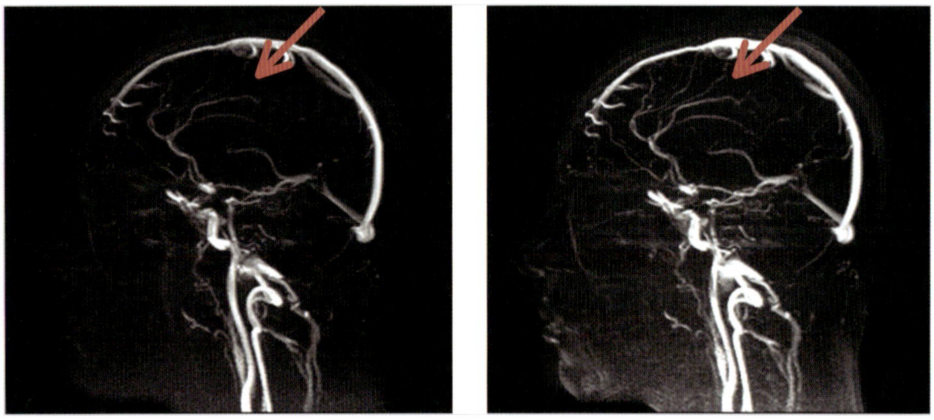

(A) (B)

▲ 그림 9-41. GMN을 사용하지 않은 영상(A)과 GMN을 사용한 영상(B)비교

4 조영증강 자기공명 혈관조영술(Contrast Enhanced MRA)

최근 software의 발전으로 TR, TE를 매우 짧게 함으로서 3D기법을 적용하더라도 고해상도의 3D 영상을 짧은 시간에 획득할 수 있다. 이렇게 짧은 TR, TE를 사용하는 경우 heavily T1 강조영상을 획득하게 되며 주변조직들의 포화가 심하게 일어나서 아주 작은 신호를 만드는 반면 혈액은 조영제에 의해 상대적으로 포화가 적게 되어 우수한 대조도의 영상을 획득 할 수 있다. 한편, 조영제를 원하는 혈관의 적절한 조영효과를 얻기 위해서 정맥을 통하여 주입하는 것이 중요하다. 조영제 주입 후 영상을 얻기 시작하는 시간을 결정하는 것은 적절한 동맥영상과 정맥영상을 분리하는데 중요한 역할을 하게 된다. 환자의 상태나 질환에 따라 순환시간이 차이가 있으나 건강한 성인에 있어 조영제의 폐동맥에

도달시간은 3.7초, 대동맥은 12.8초, 하지동맥은 15.2초로 각각 보고되고 있다. 그러나 필요에 따라 공식을 이용하거나 조영제 1 cc 정도를 주입하여 1초 간격으로 연속촬영을 하여 검사 시작 시간을 결정하는 방법을 사용하기도 한다. 비교적 검사시간이 짧은 CE- MRA의 장점은 짧은 시간에 촬영이 가능하므로 multi phase 촬영시 동맥기와 정맥기의 영상을 분리하여 관찰할 수 있으며 호흡정지기법이 가능하므로 종전 MRA의 호흡운동에 의한 영상잡음이나 영상의 흐림을 방지할 수 있다. 조영제의 T1 shortening 효과로 촬영이 가능하므로 종전 MRA에서 와류나 역류 등에 의한 신호소실의 가능성이 배제되며 동맥 내 조영제의 순환에 따라 최종기관도 나타나므로 kidney등에서 perfusion의 차이를 알 수 있고 또한 종래의 MRA보다 SNR과 CNR이 월등히 향상되는 장점이 있다. 그러나 18 gauge 이상의 도관으로 다량의 조영제를 정맥주사하는 것이 필요하고 촬영까지 적절한 시간차를 맞춰야 좋은 영상을 얻을 수 있으며 경동맥 협착정도와 복부 혈관에서 매우 유용하게 사용되고 있다. 한편 상대적으로 관찰면이 넓으므로 대조도는 좋으나 해상도가 낮아지는 단점도 있다.

상자성 물질을 정맥에 투여하면 혈액 내로 들어간 상자성 물질에 의해 proton들의 T1이완시간을 단축시킴으로써 TR과 TE를 짧게 조정할 수 있고 이는 결과적으로 빠른 시간 내에 강한 MR신호를 보여 주는 혈관영상을 얻을 수 있게 된다. 임상에서 사용하는 CE-MRA를 위한 매개변수는 TR은 4~5 ms, TE는 1.5~2 ms 정도이고 flip angle은 보통 25°~30° 정도로 운용된다. 이렇게 매우 짧은 TR을 사용하는 이유는 첫째, 조영제가 혈관에 투여된 후 재순환되어 주변조직 등으로 스며들기 전에 영상을 획득함으로서 조영제가 희석되지 않아 T1이완시간이 그대로 유지된 조직의 proton들은 포화되고 조영제가 가득 채워진 혈관 내에서 T1이완시간이 아주 짧게 단축된 proton들은 포화에 의한 신호감소에 민감하지 않게 되므로 혈관의 신호강도는 매우 밝게 나타나는 영상 대조도를 나타나게 한다. 매우 짧은 TR을 사용하는 두 번째 이유로는 움직임이 있는 복부나 심장 등의 부위를 영상화할 때 짧은 스캔시간으로 인해 호흡정지기법의 사용으로 짧은 시간 내에 움직임이 없는 넓은 범위의 영상의 획득이 가능하기 때문이다.

짧은 TE를 사용함으로써 얻게 되는 장점은 와류나 박동류 등 혈액의 운동에 의해 발생하는 탈위상에 기인한 신호소실이 최소인 상태에서 영상획득이 가능하기 때문이다.

위의 그림 9-42에서 설명되는 바와 같이 3D 영상의 획득시간(acquisition time)=TR×phase encoding 수(N_y)×slice 수(N_s)로 계산되어지는데 해상력을 높이기 위해서는 phase encoding 수를 증가시켜야 하고, 스캔범위를 넓게 하기 위해서는 slice 수를 증가시켜야 하는데 phase encoding 수와 slice 수의 증가는 스캔시간의 증가로 이어지기 때문에 짧은 시간 내의 검사가 불가능해질 수밖에 없다. 그러므로 상자성 조영제를 사용하여 혈관 내 proton들의 T1이완시간을 단축시키고 이렇게 되면 TR을 감소시켜 스캔시간을 단축시킬 수 있으므로 얻고자 하는 혈관을 고해상도로 넓게 볼 수 있는 방법이 될 수 있다. 한편 투여되는 조영제의 양이 많으면 많을수록 혈액 내 프로톤의 T1이완시간이 단축되기 때문에 혈액의 신호강도는 밝게 나타나지만 너무 많은 양의 조영제를 투여할 경우에는 오히려 해당 혈관 내 프로톤의 위상을 빨리 흩트려 놓기 때문에 혈액의 신호강도는 감소되어 나타나게 된다. 그러므로 영상의 질적 향상 부문과 비용부담 부문을 고려하여 적절한 trade-off를 찾아 조영제를 투여해야 할 것이다. 또한 조영제의 주입속도는 보고자 하는 혈관의 T1 이완시간을 단축시키기 위해서는 조영제를

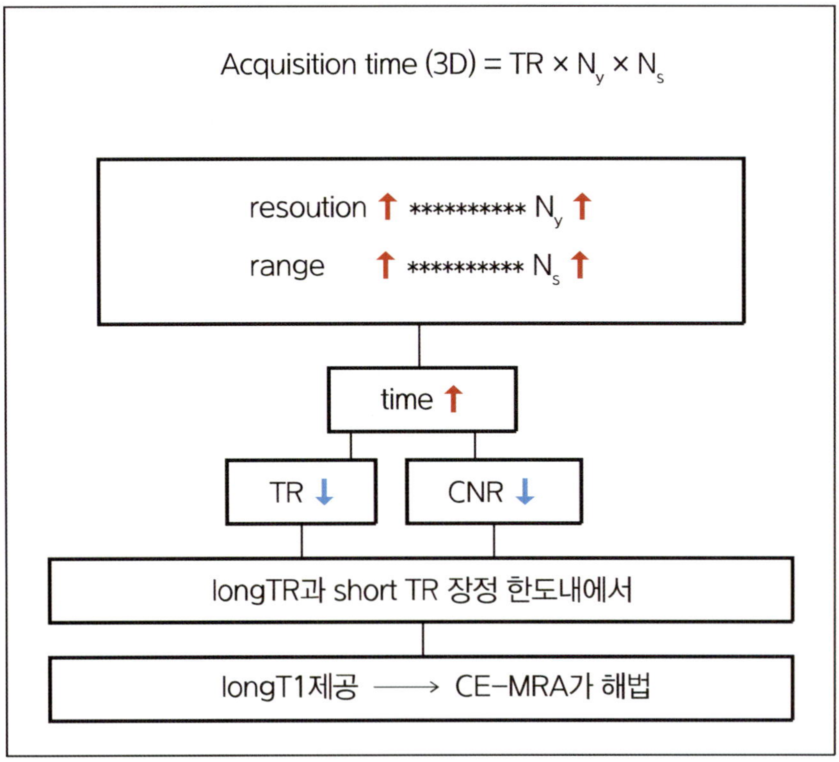

▲ 그림 9-42. CE-MRA를 하는 이유

해당 혈관 내에 가득 채워 줘야하기 때문에 bolus 형태의 급속 주입을 원칙으로 하고 있다. 이를 위해서는 손으로 직접 주입하는 방식보다는 auto-injector 등을 이용하게 되는데 이는 조영제의 주입량과 주입속도를 일관되게 주입할 수도 있고 미세하게 조절할 수 있으며 조영제를 주입하자마자 조영제 주입관을 통하여 부수적으로 saline을 밀어 넣게 되면 정맥까지 연결된 관에 있는 조영제를 남김없이 혈관 내로 주입시킬 수 있게 되어 혈관 내에 조영제의 농도가 좀 더 높아질 수 있게 된다.

1) CE-MRA시행 시 고려사항

CE-MRA를 시행함에 있어 신중하게 고려해야 할 중요한 요소는 pulse sequence, acquisition time, scan timing, contrast injection method, post processing technique 등이다. 현재 널리 이용되고 있는 pulse sequence는 3D turbo FLASH(Fast Low Angle Shot), 3D FISP(Fast Imaging Steady-State Precession), 3D fast SPGR(Spoiled Gradient Recalled Acquisition in Steady State), 3D FFE(fast field echo) 등이 있다. 이는 고농도의 조영제를 해당혈관에 빠른 시간 내에 다른 vessel의 오염 없이 나타나게 하기 위한 ultra-fast gradient echo 계열의 pulse sequence이다. acquisition time은 보고자 하는 혈관에 조영제가 도달되는 시간의 정확한 파악이 필요하다. 물론 환자가 가지고 있는 질환이나 상태에 따라 차이가 나게 되는 것은 당연한 것이지만 앞서 언급했듯이 일반적으로 정상성인의 기준으로 보면 혈액이 전신을 순환하는 시간은 40초 정도라고 한다. 이는 환자의 상태나 질환에 따라 순환시간이 차이가 있으나 건강한 성인에 있어 조영제의 폐동맥에 도달시간은

3~4초, 대동맥은 12~13초, 하지동맥은 15초, 전신순환은 40~42초로 각각 보고되고 있다. 그러므로 20초 내에 폐동맥에서부터 심장에서 가까운 혈관, 또는 상·하지의 혈관을 영상화하기 위해서는 각각의 혈관의 순환시간에 맞는 acquisition time의 설정이 필요한 것이고 이를 위해서는 실제로 원하는 혈관에 RF펄스를 가하여 신호를 받아 내야 하는 scan timing 또한 중요한 고려사항이 되는 것이다. 이를 timing parameter라고 한다. 크게 세 가지로 나누어 볼 수 있는데 첫째, 준비된 조영제를 모두 투여하기 전에 1~2ml(또는 1~2CC) 정도의 소량의 조영제를 투여하고 사전스캔을 통해 원하는 혈관에의 조영제의 도달시간을 미리 파악해 놓은 후 전체 조영제를 투여 후 사전에 파악된 시간에 스캔을 시작하여 혈관의 신호를 얻어내는 방법이 있는데 test bolus 방법이라고 불리어진다. 두 번째 방법으로는 보고자 하는 혈관에 관심영역을 정해 놓고 조영제를 투여한 후 스캔을 하면서 그 관심영역의 신호를 계속적으로 측정하고 사용자가 미리 설정한 혈관의 신호 값, 즉, 역치 값(threshold value)으로 혈관신호가 도달 시 자동적으로 스캔이 시작되는 방식이다. bolus tracking 방법 혹은 smart preperation 방법 등 장비 제조회사에 따라 명명된 명칭은 다르게 표기되고 있다. 세 번째로 MR장비에 있어 S/W뿐만 아니라 고 자장 자석이나 경사자장 시스템 등의 사용 등 H/W의 급속한 발달로 실시간 MR영상을 가능하게 하였다. 예를 들면 원하는 혈관을 보기위해서 조영제 주입 전부터 스캔을 시작해서 조영제 주입 중과 조영제 주입 후까지 계속 혈관데이터를 획득하여 보고자 하는 혈관을 선택적으로 얻어낼 수 있는 방식으로 time resolved 방식이라고 한다. 이는 조영제가 채워지지 않은 혈관의 모습부터 시작하여 조영제가 채워지는 영상과 빠져나가는 영상 등을 연속적으로 나타냄으로써 동맥상이나 정맥상, 또는 평형기 영상을 원하는 대로 얻을 수 있는 장점이 있다. 물론 앞서 서술한 바와 같이 보다 진전된 장비의 성능이 갖춰져야만 가능하다고 할 수 있겠다. timing parameter에 대해서는 뒤에 좀 더 상세한 설명을 하도록 하겠다.

(1) 영상획득변수(Imaging parameter)

CE-MRA에서는 조영제를 사용하여 혈액의 T1을 수 십 msec 정도로 짧아지게 하고 조영제가 주변조직의 세포 외 공간(extracellular space)으로 스며들기 이전의 first pass 동안 data acquisition을 끝마친다. 따라서 first pass 동안 data acquisition을 마치기 위해서는 짧은 TR을 선택하여야 한다.

CE-MRA에서 중요한 것은 최대 대조도(CNR)이므로 SNR과 CNR 사이의 차이가 있을 수 있으나 매우 짧은 TR을 사용하는 CE-MRA의 경우 주변조직의 MR 신호가 미미하므로 최대 SNR이 결과적으로 최대 CNR을 주게 된다. 따라서 대조도를 최고로 하기 위해서는 주어진 T1, TR에 따라 flip angle를 적절히 조정해야 한다. CE-MRA 시퀀스의 특성인 짧은 TR의 영향을 살펴보면 짧은 TR은 여러 가지 면에서 장점이 있다. 첫째, 조영제의 first pass 동안 영상획득을 끝마치는 것이 가능하다. CE-MRA에서 first pass 동안 영상획득을 끝마치는 중요한 이유로는 첫째 조영제가 재순환에 의해 희석되기 전 영상을 획득하여 혈관이 매우 고신호로 나타나게 함으로서 효과적인 혈관 조영이 가능하고, 둘째 조영제가 정맥순환계를 통과하기 이전이므로 정맥의 신호를 최소화 할 수 있기 때문이다. 셋째 짧은 TR을 사용하는 경우 짧은 영상획득 시간이 가능하므로 호흡 정지 하에서 전체 영상획득이 가능하다. 이러한 호흡정지 기법은 호흡에 의한 영향을 많이 받는 복부에서 특히 유리하다. 넷째, 짧은 TR을 사용하는 또 다른 장점은 혈관 조영 영상의 범위나 해상도를 높일 수 있다는 점이다. 즉, 3D MR

영상을 획득하기 위해 필요한 영상획득시간은 범위를 넓히기 위해서는 절편선택방향의 partition 숫자를 늘려야 한다. 따라서 범위나 해상도를 높이게 되면 영상획득 시간이 증가하게 되나 TR을 짧게 함으로서 이를 상쇄 할 수 있다. 마지막으로 영상획득 변수 중 TE는 가능한 짧은 값을 사용하는 것이 유리하다. 짧은 TE는 난류나 박동 류 그리고 기타 혈액의 운동에 의해 발생하는 dephasing에 기인한 신호소실이 최소인 상태에서 영상획득이 가능하게 함으로서 혈류의 상태에 관계없이 혈관을 고신호 강도로 보이게 한다. 결국 CE-MRA의 가장 큰 장점과 이용목적은 매우 짧은 TR과 TE를 사용하기 때문에 짧은 시간으로, coronal scan이 가능하므로 넓고 긴 부위를 고해상도로 표출할수 있는 기법이라고 정리할 수 있다.

(2) 조영제 dose 및 injection 방법

CE-MRA 기법을 사용하여 성공적으로 고화질의 혈관 조영 영상을 얻기 위해 고려해야 하는 사항으로는 사용하는 조영제의 양(dose)과 조영제 주입시간이 있다. 일반적으로 조영제의 양을 증가할수록 혈액의 T1이 더 짧아져서 혈액이 더 고신호 강도로 보이게 된다. 하지만 지나치게 많은 양의 조영제를 사용하는 경우 상자성 조영제의 T2 효과가 증가하여 오히려 혈액의 신호 강도가 감소하게 된다. 아직까지 많은 연구가 진행 중에 있고 또 서로 상반되는 결과들이 발표되고 있지만 대체로 영상의 질의 향상 정도 및 경제적인 면을 고려하는 경우 double dose 이상의 사용은 불필요한 것으로 받아들여지고 있다. 다음으로는 결정된 조영제의 양을 어떻게 주입할 것인가 하는 injection rate가 문제가 된다. 실제로 혈액의 T1을 효과적으로 짧게 하기 위해서는 해당 혈관에 조영제가 고농도를 유지한 상태로 전달되어야 하고 이렇게 하기 위해서는 일반적으로 bolus 형태로 조영제를 주입하고 bolus injection의 injection rate는 high injection rate가 유리하다.

(3) Timing parameter

CE-MRA의 성공적 시행을 위해서 무엇보다도 중요한 것은 bolus로 주입된 고농도의 조영제가 해당 혈관에 도착했을 때 영상획득을 시작하는 timing 변수의 결정이다. 즉, 아직 조영제가 도달하지 않은 시점이나 이미 조영제가 빠져 나간 시점에서 data acquisition을 하게 되면 고화질의 혈관 조영 영상의 획득이 불가능하다. 또한 고농도의 조영제가 해당 혈관에 도착했을 때 data acquisition을 시작하더라도 소위 k-space의 어디를 먼저 채워야 하는 data filling scheme이 매우 중요하다. k-space의 낮은 공간주파수 영역 대(low spatial frequencies)는 작은 phase encoding gradient가 걸린 상태에서 얻어진 상대적으로 큰 MR 신호들을 포함하고 있으며 영상의 대조도를 결정한다. 한편, k-space의 높은 공간주파수 영역 대(high spatial frequencies)는 영상의 small detail이나 경계 면을 뚜렷이 높이는데 기여한다. 만약 조영제가 고농도가 아닌 상태에서 k-space의 낮은 공간주파수 영역을 채우는 경우 혈액의 신호가 작아 우수한 혈관 조영 영상을 획득하기 어렵고 조영제가 고농도가 아닌 상태에서 k-space의 높은 공간주파수 영역을 채우는 경우에는 혈관 조영 영상의 blurring 효과가 증가한다.

일반적으로 우수한 혈관 조영 영상을 획득하기 위해서는 고농도 상태에서 k-space의 낮은 공간주파수 영역을 채우는 것이 높은 공간주파수 영역을 채우는 것보다 더 중요하다. 이렇게 고농도의 조영제가 해당 혈관에 도달했을 때 data acquisition을 시작하기 위한 동기화(synchronization) 방법에는 크게 세 가지 방식이 있다. 첫 번째 방식은 조영제를 주입한 후 MR fluorography를 이용하여 영상을 관찰하면서 원하는 혈관지점에서 조영제가 나타나면 scan을 시작하는 Ideal timing 또는 Bolus tracking 방식이 있다(그림 9-44 참조). 이 검사방법은 현재 임상에서 많이 시행되고 있으며 원하는 혈관 영상을 얻기 위한 가장 쉽고 빠른 방법이라 할 수 있다. 두 번째는 1~2 ml의 test bolus를 주입하고 2차원 gradient echo 시퀀스를 빠르게 연속적으로 시행하여 해당 혈관이 조영 증강되는 시점을 알아낸 후 이를 이용하여 3차원 CE-MRA 시퀀스를 시행하는 방식이 있다. 이러한 검사 방식을 "test bolus"라 한다(그림 9-43 참조).

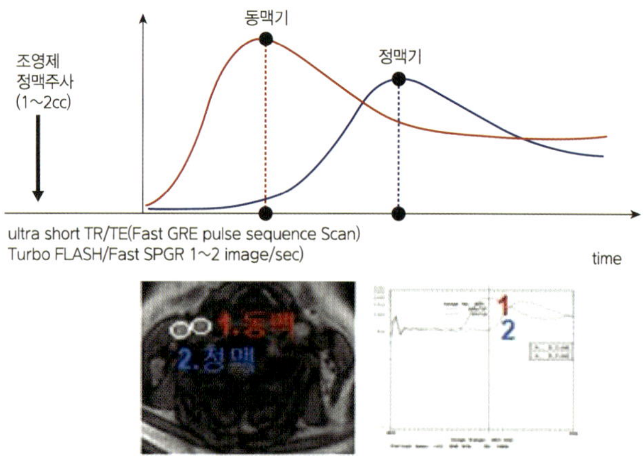

▲ 그림 9-43. Test bolus method

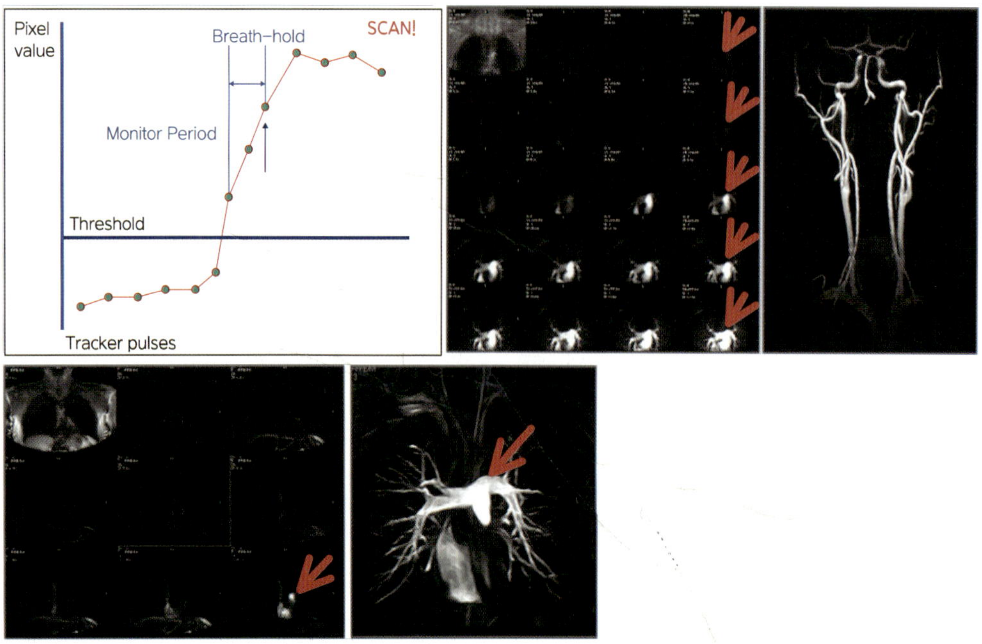

▲ 그림 9-44. Bolus tracking 방식의 원리

세 번째로 소개할 timing parameter는 "time-resolved" 방식이다. 이 방식은 조영제 주입 전 혹은 주입시점부터 연속적으로 2D 혹은 3D MRA 시퀀스를 연속적으로 시행하여 해당 혈관에 조영제가 도달하기 전 영상부터 도달했을 때의 영상 그리고 이후 나중에 조영제가 채워지는 혈관들 및 정맥계통의 혈관들까지를 여러 프레임으로 나누어 연속적으로 촬영하는 기법이다(그림 9-45 참조). time-resolved 방식은 앞서의 test bolus 방식이나 bolus tracking 방식이 해당 혈관만을 보여주는 대신에 나중에 채워지는 distal 혹은 contra lateral 혈관까지도 보여준다는 점에서 장점이 있으나 우수한 time-resolved 영상들을 획득하기 위해서는 앞서의 두 방식을 사용하는 CE-MRA 시퀀스보다 더 빠른 data acquisition, 즉 더 짧은 TR이 요구된다. 앞으로 MR 하드웨어(특히 gradient system)의 발전에 따라 time-resolved 방식은 더욱 보편화 될 것으로 여겨진다.

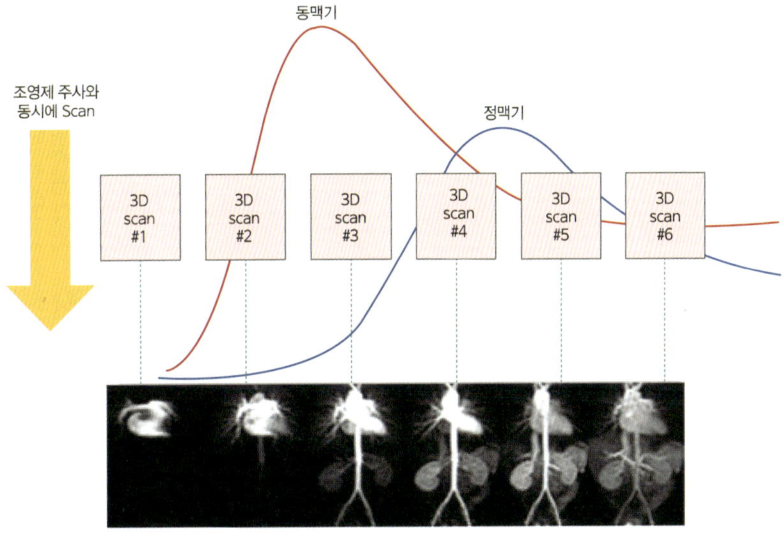

▲ 그림 9-45. Time resolved method

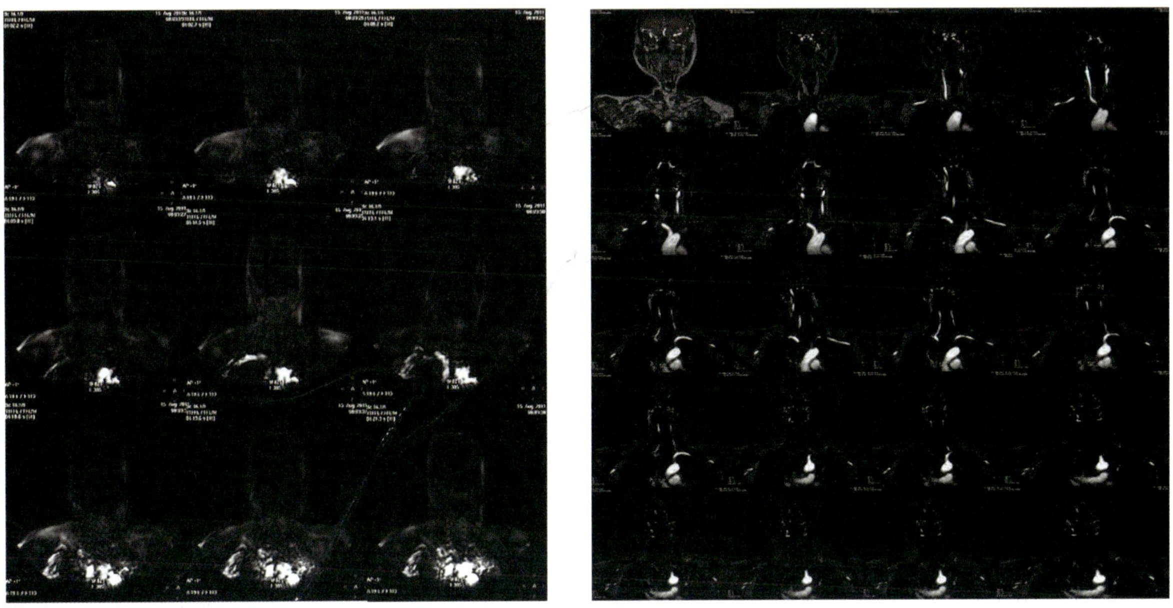

A. Bolus time

B. Source data

▲ 그림 9-46. MR fluoroscopy를 이용한 CE-MRA (A, B)(계속)

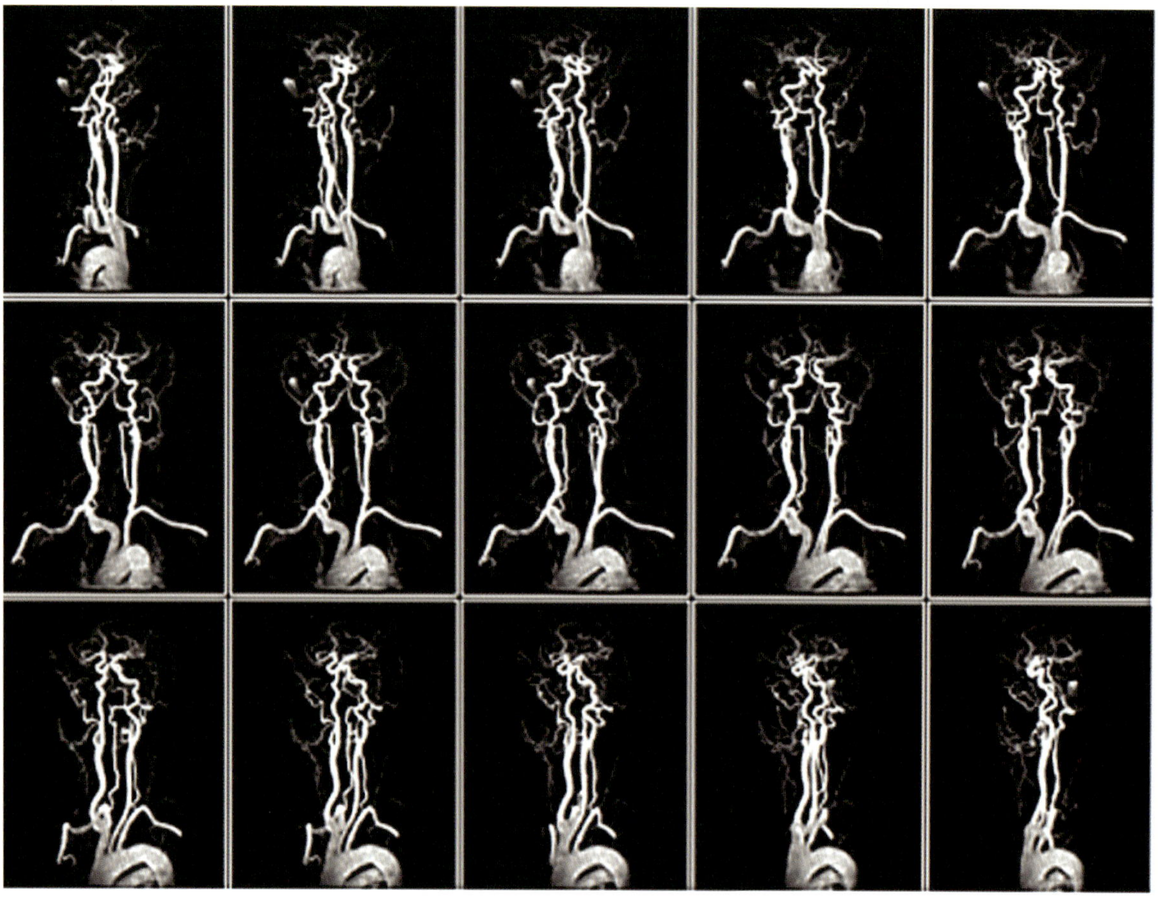

C. CE-MRA MIP 영상

▲ 그림 9-46. MR fluoroscopy를 이용한 CE-MRA(C)

5 데이터 후처리 기법(Post-processing)

현재의 MRI장치는 1.5T이상 고자장 자석과 경사자장장치의 성능향상으로 2D, 3D 급속 영상기법의 사용이 보편화되어 있으며 이를 더욱 고해상도와 고대조도로 표현할 수 있게 하는 S/W의 발전은 매우 빠르게 진행되어가고 있다. 다양한 검사기법에 적용되는 데이터 후처리 기법에는 복부와 유방 및 뇌하수체 등의 검사에 적용되는 동적 영상의 시간의 변화에 따른 신호강도분석, 급속관류강조영상기법에서 표현되는 조영제의 양에 따른 이완시간측정, 근골격계 검사에 적용되는 T2이완시간 측정, 척추나 상.하지 등의 비교적 긴 해부학적 구조물의 연속적 표현, 확산텐서영상 데이터를 이용한 신경섬유로 영상처리, 자기공명분광법의 시행 후 각각의 대사물질별 분광공명주파수의 분석, 영상획득 후 다양한 필터링 기법 등 무수히 많은 데이터 획득 후 처리기법이 실제로 사용되거나 존재하고 있으나 이번 장에서는 그리 복잡하지 않은 데이터 감산기법(subtraction)과 최대강도투사(Maximum Intensity Projection, 이하 MIP)기법을 소개하고자 한다.

먼저, subtraction 기법은 조영제 주입 전 획득한 영상과 조영제 주입 후 획득한 영상을 뺄셈으로 계산하는 데이터 후처리 기법이다. 일반적으로 MRA등 혈관영상을 표현할 때 사용하고 있지만, 조영제 투여 전. 후의 유방영상이나 복부영상 등 여러 가지 해부학적 부위 및 병리학적 소견이 의심되는 질환에 널리 적용하고 있는 기법이다.

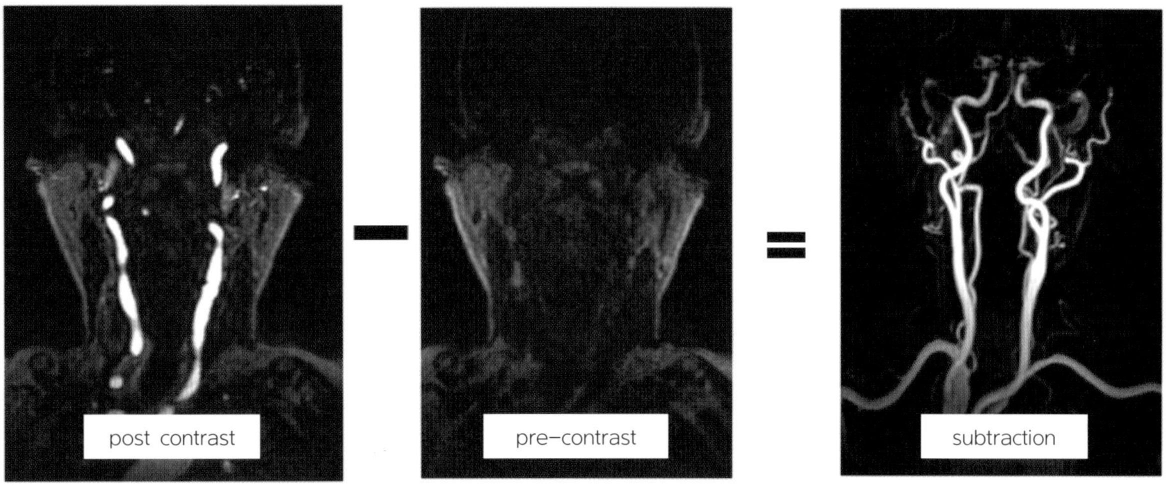

▲ 그림 9-47. Data subtraction 기법의 개념

마지막으로 MIP기법에 대해 설명하겠다. 기본적으로 2차원 자기공명영상 기법이나 3차원 자기공명영상 기법의 데이터는 3차원적 데이터구조를 가지고 있다. 2차원영상은 펄스시컨스 변수에 따라 달라지지만 통상 평면 pixel은 1×1 mm 가량으로 균등하지만 slice방향으로는 2~3 mm 정도의 해상도를 가지므로 불균등하다. 3차원의 경우도 펄스시컨스의 변수에 따라 다를 수 있지만 높은 신호대 잡음비로 1×1×1 mm의 해상도로 isotropic한 voxel을 얻을 수 있는 장점이 있다. 3차원적 데이터를 2차원적인 평면상에서 표현하기 위해서는 어떠한 각도이든 원하는 각도에서 데이터를 표현할 수 있어야 한다. MIP기법은 밝은 혈관 신호를 강조하기 위해 가장 많이 사용하고 있는 방법으로 각 영상절편을 쌓아올린 후 보고자 하는 방향에서 투사하였을 때 가장 강한 신호를 내는 화소만 골라 영상을 재구성하는 방법이다(그림 9-48).

자기공명 혈관영상의 해석은 많은 주의를 요한다. 특히 TOF MRA에서는 혈관의 내경이 갑자기 좁아지거나 넓어지는 경우 스핀의 위상분산효과(phase dispersion)에 의해 신호가 감소하거나 소실되며 따라서 실제 협착정도보다 과장되게 나타나는 것이 보통이다. 또한 MIP기법의 특성상 여러 가지 영상잡음이 생길 수 있으므로 주의를 요하고 확실하지 않거나 인공물이 의심되면 base image를 참조해야 한다. MIP기법은 예를 들어 뇌혈관에 대한 TOF나 PC MRA의 3D를 얻을 때 이를 포함하고 있는 데이터가 가로, 세로 1 mm 두께로 100개의 영상단면으로 획득되었다면 획득된 100개의 영상, 각각에서 신호가 가장 강한 pixel만을 뽑아내어 연결시키게 되면 신호가 강한 혈관만으로 표현된 영상을 볼 수가 있다. 이렇듯 주변조직이나 영상의 표현에 있어 불필요한 background 등을 제거하며 보고자 하는 강한 신호만을 선별적으로 가려내는 데이터 후처리 기법을 MIP라고 한다. 이는 소개한 MRA 뿐만 아니라

MRCP(Magnetic Resonance Cholangio Pancreatography, 자기공명 담·췌관 조영술), MR Urography(자기공명 요로 조영술), MR galactography(자기공명 유선 조영술) 등 비교적 얇은 관이나 혈관에서 나오는 신호를 분석하여 액체의 흐름이나 성분, 양의 정도 등을 평가하는데 적용되어지고 있다.

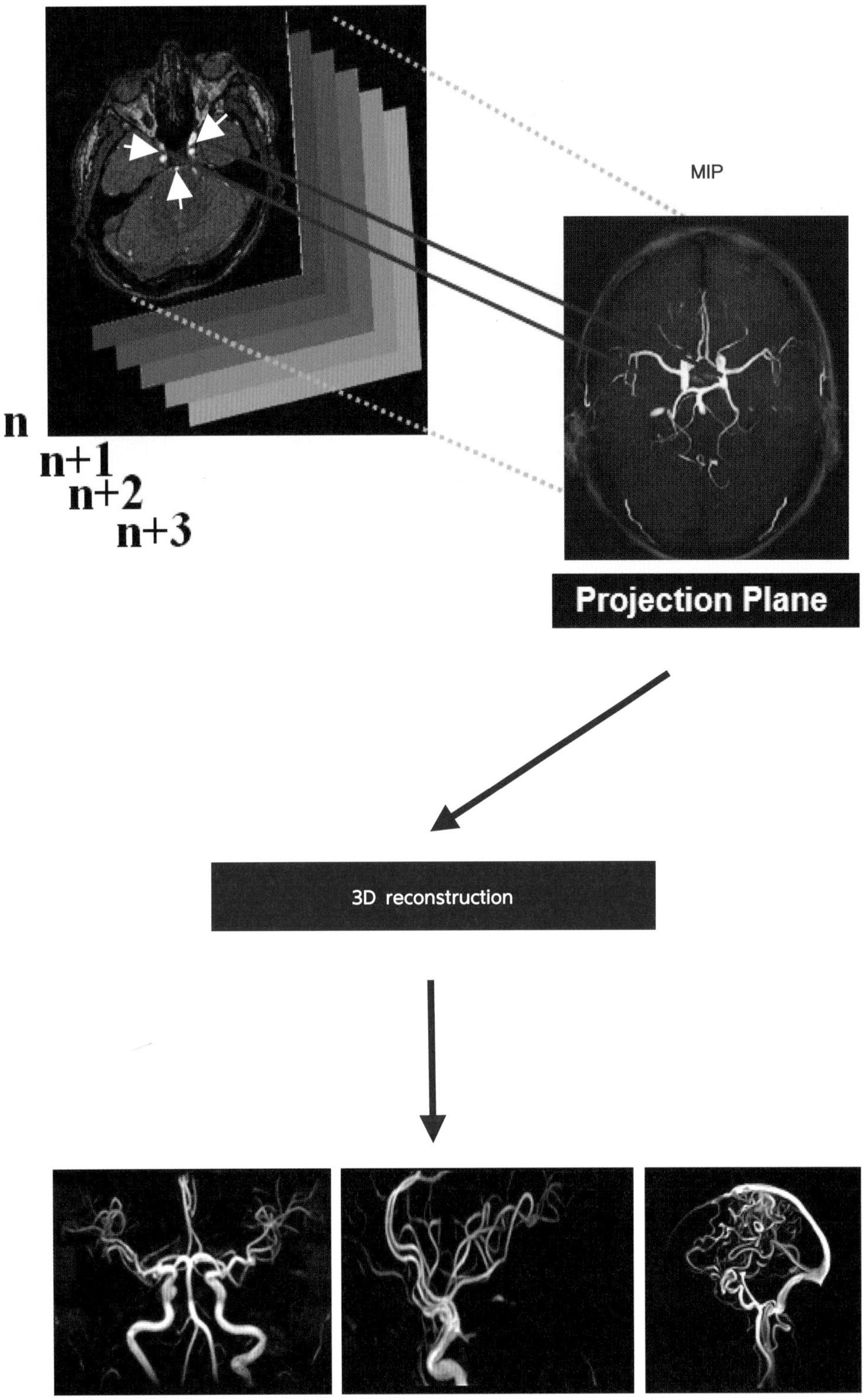

▲ 그림 9-48. MIP기법의 원리

참고문헌

1. 문웅재 외 : 뇌경색환자의 예후평가로서의 자기공명혈관조영술의 유용성. 대한방사선의학회지, 31 : 607~613, 1994.
2. 이정우 외 : Flow phenomena and MR angio. MR입문연수강좌집 제1권, 69~92, 1995.
3. 이 윤 : 자기공명 혈관조영기법의 원리. 대한자기공명의학회지, 20~27, 1999.
4. 이성우 외 3인 : 자기공명영상학, 97~109, 1994.
5. 이용문 외 : 자기공명기술학. 149~174, 1996.
6. 임태환 : MR유속영상. 전공의를 위한 방사선 물리학, 231~251, 1994.
7. 장용민 : The Principles of MR Angiography. 대한자기공명의학회지, 59~70, 2000.
8. 정은기 : MR Angiography의 물리적 기초. MR in Medicine Update, 165~173, 1999.
9. 정현웅 외 : 비외성 두개내 출혈환자에서 자기공명혈관조영술의 유용성. 대한방사선의학회지, 31 : 799~806, 1994.
10. 정헌정 외 : MRA, Diffusion & Perfusion, MRS. MR입문강좌집, 129~145, 2010.
11. 최병세 : 신경계 MR영상의 이해. MR연수강좌집, 105~110, 2012.
12. 고성민 : 심장계 임상 MR영상의 최신지견. MR전문연수강좌집, 24~32, 2016.
13. Adamis MK, et al. : Dynamic contrast-enhanced substraction MR angiography of the lower extremities : initial evaluation with a multisection two-dimensional time-of-flight sequence. Radiology, 196 : 689-695, 1995.
14. Edelman RR. : MR angiography present and future. AJR. 161 : 1~11, 1993.
15. Foo TKF, Marojkumar S, Prince MR, Chenevert TL. An automated method for detecting the bolus arrival time and initiating data acquisition in fast 3D gadolinium enhanced MRA. Radiology, 203 : 275-280, 1997.
16. Gilfeather M, et al. Gadolinium-enhanced ultrafast three-dimensional spoiled gradient-echo MR imaging of the abdominal aorta and visceral and iliac vessels. RadioGraphics, 17 : 423-432, 1997.
17. Glenn Krinsky, et al. : MRI Clinics, Body MR Angiography. Vol. 6 : 234~245, 1998.
18. Holland GA, et al. : Breath-Hold ultrafast tree-dimensional gadolinium-enhanced MR angioraphy of the aorta and the reral and other visceral abdominal arteries. AJR, 166 : 971~981, 1996.
19. Laub GA. : Time of Flght Method of MR Angiography. MRI Clinics of North America. 3 : 391-398, 1995.
20. Mark AB, Richard CS : MRI Basic Principles and Applications. Wiley-Liss, Inc. p111~117. 1995.
21. Parker DL, Blatter DD, Yuan C. : MR angiography by multiple thin slab 3D acquisition. MRM, 17 : 434, 1991.
22. Parker DL, et al. : The Application of Maghnetization Transfer to MR Angiography with Reduced Total Power. MRM, 34 : 283-286, 1995.
23. Peter AR, Edited AR. : Magnetic Resonance in Medicine. Third Edition ; 175~186, 1993.
24. Snidow JJ, et al. : Iliac MR angiography ; comparison of three-dimensional gadolinium-enhanced and two-dimensional time-of-flight techniques. Radiology, 196 : 371-378, 1995.
25. Weber DM, Wang Y, Korosec FR, Mistretta CA. : Quantitative Velocity Images from Thick Slab 2D Phase Contrast. MRM, 29 : 216~225, 1993.

Chapter 10

MRI 조영제

MRI는 고유 대조도가 다른 어떤 영상기법보다도 뛰어나 비침습적으로 결정적 진단을 할 수 있으며, 조영제를 사용하지 않고 검사할 수 있는 장점이 있다. 그러나 최근에는 병변에 대한 감수성과 특이성뿐만 아니라, 조직 간의 대조도를 개선시켜 특성화 할 수 있다는 이점 때문에 여러 부위의 검사에서 MRI 조영제 사용이 일반화되고 있다. 대조도는 어떤 두 조직 간의 신호 강도를 달리하여 조직의 구별을 용이하게 하는 것인데, MRI 조영제를 사용하면 특정조직의 신호를 변화시킴으로서 조직 간의 구별을 더욱 쉽게 할 수 있다. 즉, 상자성체 주위에 존재하는 수소원자핵의 T_1, T_2 이완 시간을 단축시켜 양성자 이완 조영증강(proton relaxation enhancement ; PRE) 효과를 나타나게 한다(그림 10-1). 그러므로, MRI 조영제는 보고자 하는 특정조직의 화학적인 성분을 변화시켜 주변 조직 간의 신호강도 차이를 크게 하여, 영상진단의 정확성을 한층 더 높이는데 그 목적이 있다고 할 수 있다.

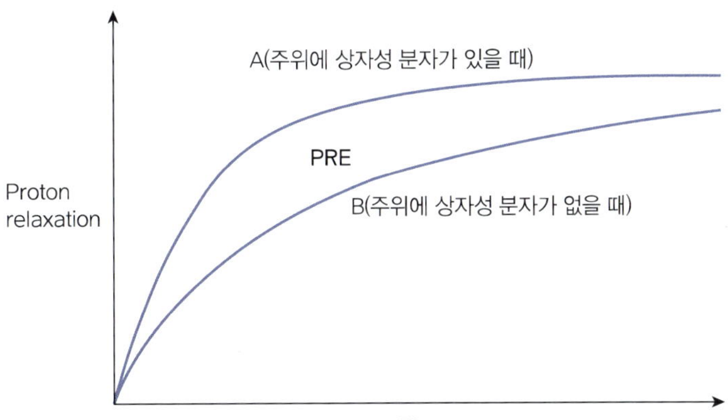

▲ 그림 10-1. 양성자이완 조영증강(proton relaxation enhancement ; PRE) 효과

RF(radio-frequency) pulse 후 양성자의 이완이 일어나게 되는데, 이 때 주위 조직에 상자성 분자(paramagnetic molecule)의 유무에 따라 이완되는 속도가 다르다. 즉, 그림에서 B의 상자성 분자가 없을 때보다 A의 주위 조직에 상자성 분자 있을 때가 더 완전하고 빠르게 이완이 되어 결국 이완 시간이 짧아질 수 있는 효과를 나타낸다.

MRI 조영제의 사용은 제1장 MRI 발전사에서 알 수 있듯이 NMR 연구가 시작되었던 때, 즉 1946년 자화물질이 조직의 신호강도에 영향을 미칠 수 있다는 생각에서부터 시작되었다. 특히 Paul Lauterbur와 그의 동료들은 MRI에 조직의 식별력을 높이기 위하여 상자성체의 MRI 조영제를 사용하여 그 가능성을 처음으로 보여 주었다. 그 후 1978년 동물실험 연구에 상자성체 이온을 이용하였고, 그로부터 3년 뒤인 1981년 Magnevist(gadopentetate dimeglumine, Gd-DTPA)라는 이름으로 최초의 MRI 조영제가 등장하게 되었다. 1984년에는 임상실험을 마치고 1988년 미국식품의약국(Food and Drug Administration ; FDA)으로부터 정식 승인을 받게 되어 이때부터 실제적으로 사용이 되기 시작하였다.

1 자화물질과 자장의 특성

자장에 어떤 물질이 놓이게 되면 자기투과도의 변화로 진공의 자장과 비교하여, 자기장이 증가 혹은 감소되는 현상이 일어나며 자력선 분포의 변화가 생긴다. 그 결과 자기장내 놓인 물질이 자화되는데, 외부 자기장의 크기에 비하여 유도된 자화의 비를 자기 감수율(magnetic susceptibility)이라 한다.

전자기학에서 외부 자장과 susceptibility와의 관계를 다음과 같이 정의한다.

$$B = \mu_0(H + M) = \mu_0(H + \chi H) = \mu_0(1 + \chi)H = \mu H \qquad \text{식 10-1}$$

여기서, μ는 진공에서의 투자율(permeability)이고, μ_0는 물질 내에서의 투자율이다. B는 실제로 걸어준 외부 자장(external field)이고, H는 물질 내에 걸린 자장이다. 즉, 어떤 물질에 외부 자장을 걸어주면, 그 물질이 가지고 있는 투자율에 따라서 물질 내부에 걸리는 자장이 달라진다는 것이다. 또한, 진공에서의 투자율 μ는 다음과 같이 물질에서의 투자율로 바꿔서 표현을 할 수 있다.

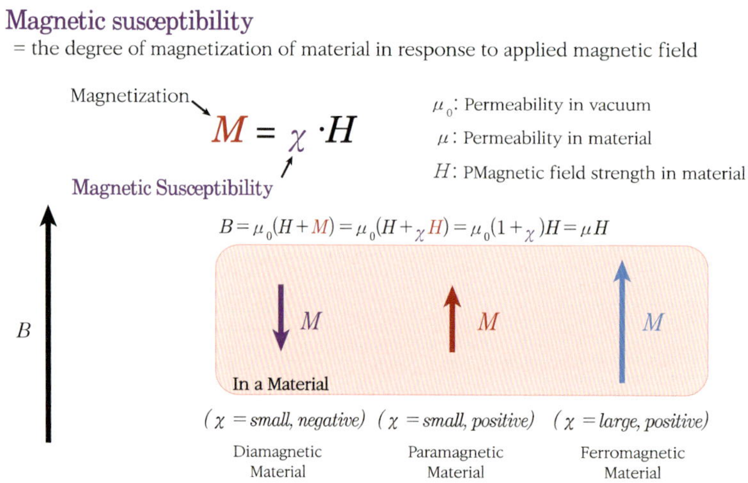

▲ 그림 10-2. 자기 감수율(magnetic susceptibility)

$$\mu = \mu_0(1+\chi) \qquad \text{식 10-2}$$

$$M = \chi H \qquad \text{식 10-3}$$

여기서 χ를 물질의 자기 감수율(magnetic susceptibility)라고 하고, M은 자화(magnetization)이다. 자기 감수율은 전자기학에서 자화를 시키는 정도를 나타내는 물질의 고유한 성질이다. 물질마다 서로 다른 값을 가진다. 진공은 공간 안에 어떠한 물질도 존재를 하지 않기 때문에 실제로 자기 감수율 χ가 0이 된다. $\chi=0$란 뜻은 진공에서의 유전율인 μ와 자화 M의 값이 0이란 뜻이다. 즉, 진공에서는 물질이 존재하지 않기 때문에 자화가 일어나지 않아 resonance를 일으킬 수가 없고, MRI에서 발생하는 인공물(artifact)도 없다는 것이다. 또한, 자기 감수율은 자성을 결정짓는 인자(factor)이다. 물질이 가지는 자기 감수율은 매우 다양하다.

자성의 종류는 다음과 같다.

1) 반자성(Diamagnetism)

대부분 전자들은 쌍을 이루고 있어 외부자기장에 의해 자력이 서로 반대방향으로 상쇄되고 대부분의 유기, 무기 물질이 여기에 속한다. 이런 현상은 자기 감수율이 $\chi<0$일 때 발생한다. 식 10-3에 의하면 χ가 음의 값을 가지면 자화의 값도 $M<0$의 값을 가지게 된다. 외부자기장이 인가되었을 때, 자화가 외부자기장과 반대방향($M<0$)으로 정렬을 하는 물질을 반자성 물질(Diamagnetic material)이라고 한다.

2) 상자성(Paramagnetism)

물질의 자기 감수율이 양의 값($\chi>0$)을 가지고, 외부자기장을 인가했을 때 자화가 작은 양의 값($M>0$)을 가질 때, 그 물질을 상자성 물질(Paramagnetic material)이라고 한다.

일시적으로 유도자기장이 유지되는 성질을 보이고 Fe^{+2}, Fe^{+3}, Cu^{+2}, Mn^{+2}, Cr^{+3}, Ni^{+2} 등의 전이금속과 Gd^{+3}, Dy^{+3}, Ho^{+3} 등의 희토류금속이온, 이산화질소 자유전자, 산소분자 등이 상자성 물질이다. 현재 사용되는 대부분의 MRI 조영제가 상자성 물질로 구성된 상자성 조영제이다. 상자성 물질의 전자 자기모멘트가 양성자의 종 이완 및 횡 이완을 촉진시키는지 정확히 알 수는 없지만, 국소 파동자장의 서로 다른 성분이 T1, T2 이완 시간을 짧게 한다. 예를 들면, 양성자의 종 이완은 파동자장의 XY 면에서 성분이 공명주파수와 같은 주파수로 진동할 때 양성자는 주위로 에너지를 방출하면서 T_1 이완이 짧아지고, 파동자장의 Z축 성분은 양성자의 공명주파수 영역을 넓게 하여 위상차를 촉진함으로써 T_2 이완이 짧아진다. 이런 물질들로는 철(Fe), 크롬(Cr), 망간(Mn), 가돌리늄(gadolinium, Gd) 등이 있는데 이중 가돌리늄이 임상적으로 많이 쓰인다.

3) 강자성(Ferromagnetism)

강자성이란 쉽게 자화되고 자력선에 강하게 이끌리는 성질을 말하며, Ferrite(Fe_3O_4), 니켈(Ni), 코발트(Co) 등이 여기에 속한다. 자기 감수율이 큰 양의 값($\chi \gg 0$)을 가지고, 외부자기장을 인가했을 때 자화가 큰 양의 값($M \gg 0$)을 가질 때, 그 물질을 강자성 물질(Paramagnetic material)이라고 한다. 대부분의 강자성 물질들은 외부자기장을 인가하게 될 경우, 외부자장의 크기와 방향에 따라서 자화의 크기가 달라지는데, 자화의 크기와 방향은 히스테리시스 곡선(Hysteresis loop)를 따르는 특이한 성질을 가지고 있다(그림 10-3).

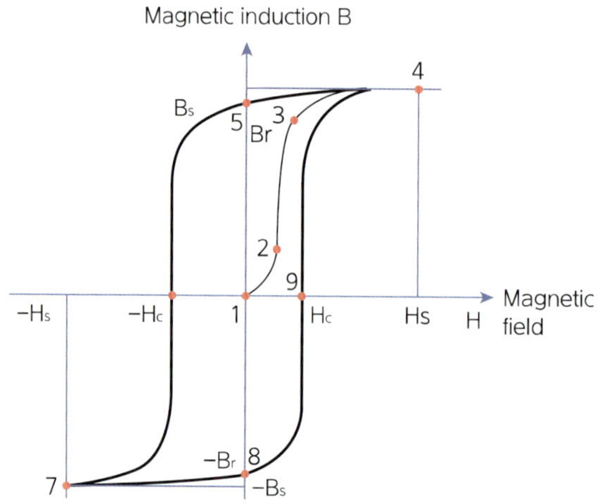

▲ 그림 10-3 히스테리시스 곡선(Hysteresis loop)

2 MRI 조영제의 작용기전

MRI에서 현재 사용되는 대부분의 조영제는 상자성 조영제(paramagnetic contrast media)이다. 이와 같은 물질에는 O_2, Nitro oxide compound, Organic free radicals, 전이금속이온, 희토류 금속이온 등이 있다. 이 중 Cr^{3+}, Mn^{2+}, Fe^{2+}, Fe^{3+} 등은 전이금속이온이며 Gd^{3+}(gadolinium), Dy^{3+}(dysporium) 등은 희토류 금속이온이다. MR 영상은 주로 수소 핵의 핵자기력(nuclear magnetization)을 이용하여 영상화한다. 상자성물질이 구체적으로 어떠한 방법에 의해 종축이완과 횡축이완을 빠르게 하는지는 정확치 않지만, 일반적으로 상자성물질에 의해 만들어진 강한 국소자장이 적절한 주파수를 가지고 파동(fluctuation)하게 되는데, 이 파동자장의 서로 다른 성분 때문에 T_1이완 시간과 T_2이완 시간을 촉진하게 되는 것으로 설명할 수 있다. 양성자의 종 이완이 이루어지는 방법은 고주파를 흡수하였던 수소 핵이 고주파를 차단하면 흡수했던 에너지를 주변 조직에 방출하여 생기는데, 이 때 종 이완을 가장 빠르게 하려면 조직 주변의 분자진동수와 세차주파수를 같게 하면 된다. 즉, 종 이완은 파동자장의 횡단면(XY 면) 상의 성분구성이 세차주파수와 같은 주파수일 때 양성자는 조직 주변으로 에너지를 방출하게 되어 T_1이 짧아진다. 그러므로, MR에서 사용되는 조영제의 조건으로는 주변 조직의 분자진동수가 세차주파수와 비슷하고(10^{-8}~10^{-10} sec), 자기모멘트가 크며 수소 핵 가까이에 접근해야 하는데 그 이유가 바로 위에서 언급한 것처럼 종 이완을 촉진시키기 위한 것이다. 이것이 MR조영제의 기본적인 작용기전이며, 진동자장의 종축(Z축) 성분은 양성자의 세차주파수 영역을 더 넓게 하여 위상차를 촉진하게 되고, 이에 따라 T_2이완 시간이 단축되게 된다. 이와 같이 T_1과 T_2이완 시간이 짧게 되는 것은, 국소 파동자장 크기의 제곱에 비례하고 양성자와 상자성물질 사이 거리의 6제곱에 반비례한다(그림 10-4). 상자성물질 부근에서 이완 시간이 짧아진 물 분자는, 용매의 다른 물 분자와 빠르게 교환하여 물 전체의 이완 시간이 짧아진다. MRI 조영제로 사용되는 상자성 이온들은 전이금속과 란탄족에 부대전자를 갖고 있는 원소들이 사용되는데, 이중 금속은 철, 크롬, 망간, 가돌리늄(gadolinium ; Gd) 등이 있다. 이 가운데 가장 많이 사용되는 상자성물질로는 란탄족의 희토류 금속 이온인 Gd^{3+}이다.

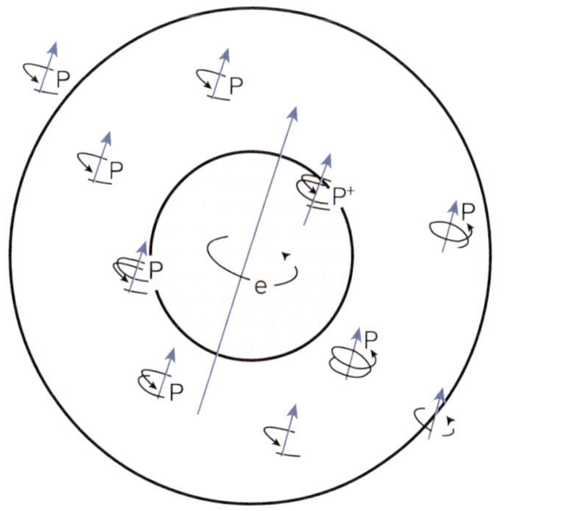

▲ 그림 10-4. 정자장 속에서 수소의 전자스핀(e^-)과 양성자스핀(p^+)의 자기모멘트 상호작용을 나타내고 있다[e^- 와 p^+의 자기모멘트 상호작용은 거리의 6제곱에 반비례한다($1/r^6$)].

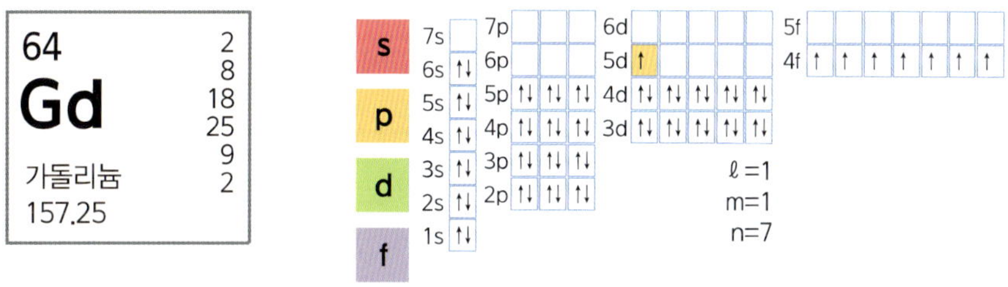

$1s^2\ 2s^2\ 2p^6\ 3s^2\ 3p^6\ 4s^2\ 3d^{10}\ 4p^6\ 5s^2\ 4d^{10}\ 5p^6\ 6s^2\ 4f^7\ 5d^1$

▲ 그림 10-5. 주기율표에 따른 Gd 모식도

Gd^{3+}는 원자번호가 64이고 란탄족(lanthanide series)에 속한다. 란탄족 원소들은 부대전자(unpaired electron)가 많아서 자기 쌍극자 모멘트(magnetic dipole moment) 값이 아주 크다(그림 10-5). Gd^{3+} 이온의 4f 전자궤도에 부대전자의 수가 7개 있어서 7.9[Bohr magneton, BM, 보어 마그네톤 : 자기 쌍극자 모멘트의 단위]의 큰 자기 쌍극자 모멘트 값을 가지고, 5d 궤도에 또 하나의 전자를 가지므로 8개의 대칭적인 전자 spin 상태를 가지므로 전자 이완 시간(electron relaxation time)이 란탄족의 다른 원자들보다 상대적으로 길기 때문에 물 분자 이완을 위한 더 좋은 환경이 공급한다. Gd^{3+}가 가지는 전자의 spin 상태와 부대전자의 개수를 아래와 같이 표현한다. 전자 spin 상태는 5d 궤도에 있는 전자와 4f 궤도에 있는 부대 전자의 개수를 더해서 8이 되고, 전자 spin 양자수가 $\frac{1}{2}$

이기 때문에 4f 궤도에 있는 부대 전자 스핀은 $\frac{1}{2}$전자 스핀이 7개 있다고 해서 $\frac{7}{2}$라고 표현을 하면 다음과 같다.

$$^{8}S_{\frac{7}{2}} \qquad \text{식 10-4}$$

즉, 분자진동수가 세차주파수와 가장 비슷하고 강한 상자성 효과와 유리한 화학적 성질을 가진 장점이 있기 때문에 이완 촉진에 가장 효과적이며 제일 많이 사용한다.

MRI 조영제의 조영효과는 조영제의 종류와 영상방법에 따라 다른데, 그 이유는 가장 많이 사용하는 영상방법의 하나인 스핀에코(spin echo ; SE)의 신호강도(signal intensity ; SI)가 다음 식에 의하여 영향을 받을 수 있기 때문이다.

$$SI = N(H)\cdot\left(1-e^{-\frac{TR}{T_1}}\right)\cdot e^{-\frac{TE}{T_2}} \qquad \text{식 10-5}$$

따라서, 신호강도를 좋게 하려면 수소밀도가 높아야 하며, 종 이완이 짧아야 하고 횡 이완이 길어야 한다. MRI 조영제(Gd 이온을 기반으로 한 MRI 조영제)는 인체에 주입이 되면 물 분자와 상호작용(interaction)을 하면서 자기 이완을 일으킨다. 조영제의 물 분자와의 상호작용은 크게 내부 구 기전(inner sphere mechanism)과 외부 구 기전(outer sphere mechanism)으로 나뉜다.

내부 구 기전은 MRI 조영제가 실제로 물 분자와 붙었다 떨어졌다가를 반복하면서 상호작용을 하는 것을 말한다. MRI 조영제를 중심으로 그 주변의 물 분자들이 MRI 조영제와 상호작용, 즉 결합을 할 수 있는 거리를 반지름으로 하는 가상의 구가 있다가 가정을 하면, 그 구 내부(내부 구)에 있는 모든 물 분자들은 MRI 조영제와 결합을 할 수 있다. 또한 내부 구에 있는 물은 조영제와 결합한 물 분자(bound water)와 결합하지 않은 물 분자(bulk water)로 나뉠 수 있다. 내부 구에서 MRI 조영제는 초당 약 100만 개의 물 분자와 상호작용을 한다. 즉, MRI 조영제는 물 분자와 초당 100만 번 상호작용을 한다.

MRI 조영제의 분자는 물 분자에 비해 상대적으로 아주 커서 분자량도 아주 크므로, 분자 텀블링(Molecular tumbling)이 아주 천천히 일어난다. 조영제 분자 텀블링이 느리다는 것은 T1 이완이 아주 빨리 일어난다는 뜻이다. 이와는 달리 물 분자는 상대적으로 크기가 작고 분자량이 작아 아주 빠른 분자 텀블링을 한다. 이는 T1 이완이 아주 늦게 일어난다는 뜻이다. 즉, MRI 조영제와 물 분자들은 내부 구에서 초당 100만 번 상호작용을 하는데, 분자 텀블링이 빠른 물 분자가 분자 텀블링이 느린 MRI 조영제와 결합을 했다가 떨어지면 물 분자의 분자 텀블링이 느려져서 T1 이완이 아주 짧아지게 된다. 이것이 MRI 조영제가 물 분자의 T1 이완을 짧게 만드는 T1 이완의 기전, 내부 구 기전(inner sphere mechanism)이라고 한다.

MRI 조영제의 T_2 이완은 실제로 MRI 조영제와 물 분자가 결합을 하지 않고 일어나는 현상이다.

MRI 조영제(Gd 이온을 기반으로 한 MRI 조영제)는 아주 강한 자기 쌍극자 모멘트를 가지기 때문에 강한 자석이므로 강한 자기장을 형성한다. 그래서 MRI 조영제와 물 분자가 결합할 수 있는 내부 구 바깥쪽까지 자기장의 영향을 미칠 수 있다. MRI 조영제의 강한 자기장이 내부 구 바깥쪽(외부 구)에 존재하는 물 분자에 영향을 미쳐, 물 분자의 T_2 이완을 짧게 만드는 현상을 MRI 조영제의 T_2 이완의 기전이며, 이를 외부 구 기전(outer sphere mechanism)이라고도 한다.

MRI 조영제를 주입한 후 조영제가 인체의 조직에 도달하면, 내부 구 기전과 외부 구 기전에 의해 도달된 조직의 양성자밀도와 T_1이완 시간, T_2이완 시간 등의 변화가 생기고, 이에 따라 조영제가 주입된 조직의 영상변화(신호변화)가 나타나게 되어 임상진단에 시각적인 구별을 용이하게 해준다. 인체 조직에 조영제가 집적되어 조직의 신호가 밝게 보이면 양성조영(positive contrast enhancement)이라 하고, 조영제가 주입된 부분의 조직이 어둡게 보이면 음성조영(negative contrast enhancement)이라 하는데, 이와 같이 조영제가 주입된 조직의 양성자밀도, T_1이완 시간, T_2이완 시간 등의 변화에 따라 조직의 신호변화가 생긴다. 대개 T_1의 감소, 양성자밀도의 증가, T_2의 증가는 영상진단에서 신호의 증가로 보이며, T_1의 증가, 양성자밀도의 감소, T_2의 감소는 영상진단에서 신호의 감소로 보여진다. T_1과 T_2이완 시간의 증가와 감소는 강조영상의 대조도에 크게 영향을 미친다.

1) 양성조영(Positive contrast enhancement, proton relaxation enhancement)

양성조영은 상자성 Gd^{3+}, Fe^{3+}, Mn^{2+} 등의 금속이온과 산소분자(O_2), 그리고 free radical로 그 효과를 나타내는데, 그 기전은 외짝 자성전자의 상자성물질이 조직 주위의 수소 핵과 반응하기 때문이다. 양성조영 효과 즉, 이완효과를 자세히 설명하면 크게 두 가지로 대별할 수 있는데, 첫 번째는 외짝 자기력이 이완되는 현상은 쌍극자와 쌍극자 반응 때문에 일어난다는 점이다. 이것은 핵의 자기 쌍극자 모멘트(nuclear magnetic dipole moment)의 약 657배인 외짝 자성전자의 자기력 때문인데 다시 설명하면, 이것은 조직 주변에 영향을 줄 수 있는 이완이 자기력의 제곱에 비례하여 빠른 이완효과(약 105)를 나타내기 때문이다. 외짝 자성전자를 지니는 물질의 자기력이 수소 핵 가까이에 위치할수록, 수소 핵의 더 많은 자기력 이완효과를 주고 두 물질 사이의 거리($1/r^6$)에 비례한다. 두 번째로 이완효과에 영향을 미치는 것은 상관시간(correlation time)인데, 이것은 외짝 자성전자와 수소 핵과의 반응시간(contact interaction)을 의미하는 것으로 상관시간이 길어지면 이완작용이 촉진된다. 고분자 배위자를 붙인 상자성 물질이 이온 상태보다 더 천천히 회전하기 때문에, 상관시간이 길어지고 따라서, 이완효과가 증가하게 된다. 상자성 금속이온인 Gd^{3+}, Fe^{3+}, Mn^{2+} 등은 많은 외짝 자성전자를 가지며, 전자스핀이완 시간(10^{-8}~10^{-10})과 상관시간이 비교적 길어 수소 핵 이완 증강제(relaxation agents)로 사용될 수 있다. 즉 외짝 자성전자에 의해 유도된 자기장을 파동시켜 조직 주위 수소 핵의 T_1이완을 짧게 하면, T_1강조 영상에서 신호강도의 증가를 보여준다. 상자성 조영제는 인체 조직에서 T_1이완 시간과 T_2이완 시간 모두를 짧게 한다. 또한 MR 영상에서 신호의 강도는 TR과 TE, 그리고 T_1이완 시간과 T_2이완 시간 등에 의하여 결정되기 때문에, 상자성 물질 즉 상자성 조영제가 조직 내로 주입된 농도와 직접적으로 비례한다고 볼 수는 없다. 가장 많이 사용하는 영상방법인 스핀에코의 신호강도를 보면, 저 농도의 상자성 조영제는 주로 T1이완 시간의 감소에 의한 효과를 보이는데, 저 농도의 조영제를 사용하면 횡 이완은 약간 짧아지는 것에 비하여 종 이완은 더욱 크게 짧아져, 저 농도 상자성 조영제의 신호가 영상진단에서 밝게 보이게 된다(그림 10-6). 그러나, 고 농도의 상자성 조영제는 T_2이완 시간의 감소에 의한 신호변화를 나타내는데, 상자성 조영제의 농도가 증가하면 국소자장의 심한 불 균일을 초래하여 횡 이완은 급속하게 짧아지고, 영상진단에서 그 신호강도가 감소하는 것으로 나타나게 된다(그림 10-7). 일반적으로 CT 조영제는 Iodine의 signal intensity는 농도에 따라 일정하게 증가(비례)한다. 하지만, MRI 조영제는 그림 10-3과 같이 항상 특정 농도에서 peak을 나타낸다. 이는 식 10-5에서 보면 알 수 있듯이, MRI에서 signal intensity를 만들어내는 source는 T_1이완과 T_2이완의 곱으로 이루어져 있다. 즉, MRI 조영제의 농도가 낮을 때는 T_1이완이 T_2이완보다 지배적이어서 signal intensity가 증가를 한다. 하지만, 농도가 점점 증가함에 따라 T1이완보다 T_2이완이 점점 지배적이 되어 특정 농도(critical concentration)를 넘어서게 되면, T_2 이완이 T_1이완보다 지배적이 되어 signal intensity는 점점 줄어들게 된다. Gadobutrol의 경우 Spin echo sequence에서 1mM에서 가장 높은 signal intensity를 높은 것을 알 수 있다. 즉, 보고자 하는 region에서의 농축된 조영제의 농도에 따라 signal intensity가 달라진다는 것을 알 수 있다. 반면, FLASH sequence에서는 약 5~10 mM에서 가장 높은 signal intensity를 나타낸다. 이는 sequence에 따라 조영제의 효과가 다르다는 것을 나타낸다. 특히 고농도에서는 Spin echo에서 보다 FLASH에서 T_2이완이 더 심하게 나타난다는 것을 알 수 있는데, 이는 sequence에 설정된 TR, TE값에 달라진다. 식 10-7에서 보듯이 FLASH와 같은 TE가 짧은 sequence에서는 상대적으로 MRI 조영제의 T_2이완이 고농도로 갈수록 서서히 떨어지지만, Spin echo와 같이 TE 값이 큰 sequence에서는 T_2 이완이 고농도로 갈수록 아주 급격이 일어난다는 것을 알 수 있다. 결론적으로, MRI 조영제는 조영제의 농도도 잘 맞춰서 사용하여야 하고, 어떤 sequence에 사용하느냐에 따라 조영제가 나타내는 특성이 다르므로 주입 방법(injection protocol)을 다르게 하여 사용해야 한다.

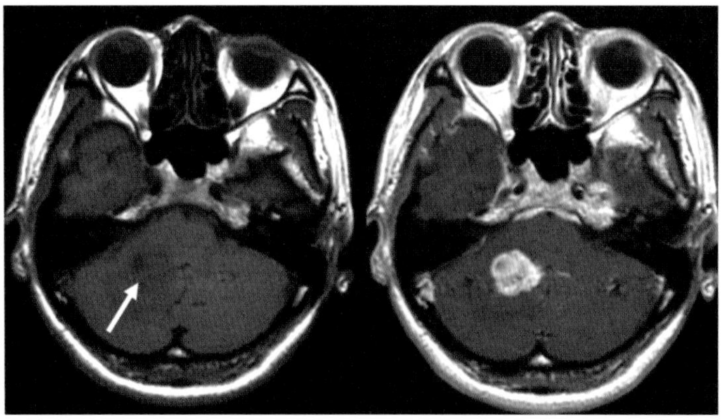

(a) 교모세포종(Glioblastoma)환자의 Brain을 axl scan한 T_1강조 스핀에코 영상

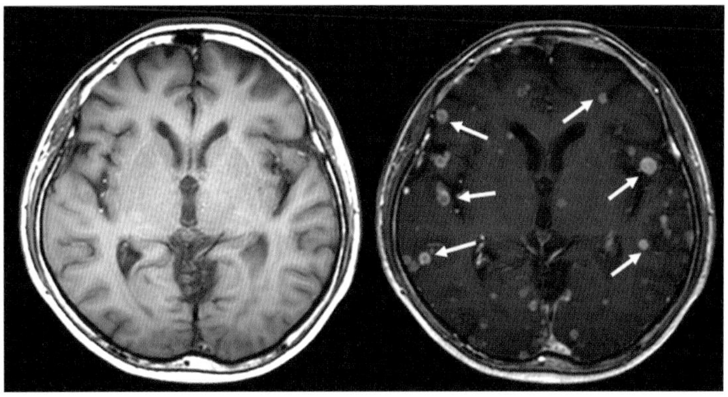

(b) Brain으로 전이된 폐암환자의 영상을 axl scan한 T_1강조 스핀에코 영상

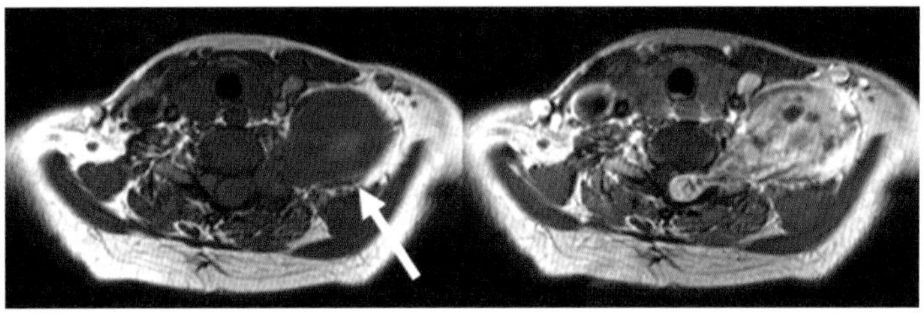

(c) 척수종양(Cord Tumor)환자의 C-Spine을 axl scan한 T_1강조 스핀에코 영상

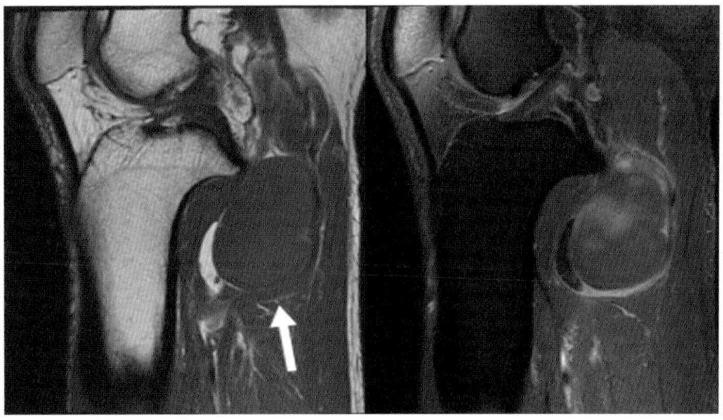

(d) 무릎 주변의 신경종(Neurogenic Tumor)을 sag scan한 T_1강조 지방소거법 영상

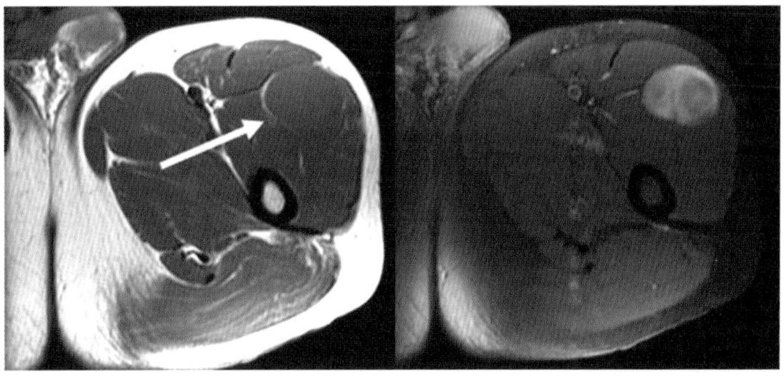

(e) 대퇴부 주변의 신경종(Neurogenic Tumor)을 axl scan한 T_1강조 지방소거법 영상

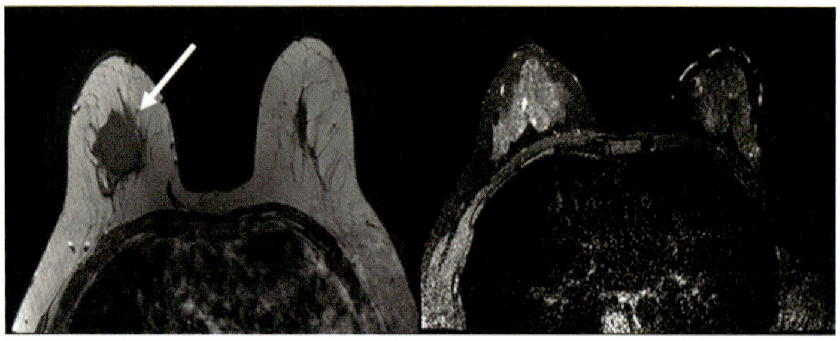

(f) 유방암 환자의 axl scan한 T_1강조 지방소거법 영상

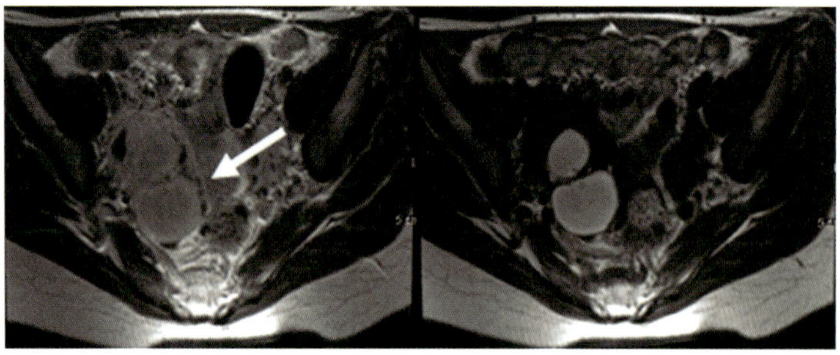

(g) 난소의 자궁내막증(Endometriosis, Ovary) axl scan한 T_1강조 스핀에코 영상

▲ 그림 10-6. 부위별 양성조영제 주입전, 후 증강된 영상

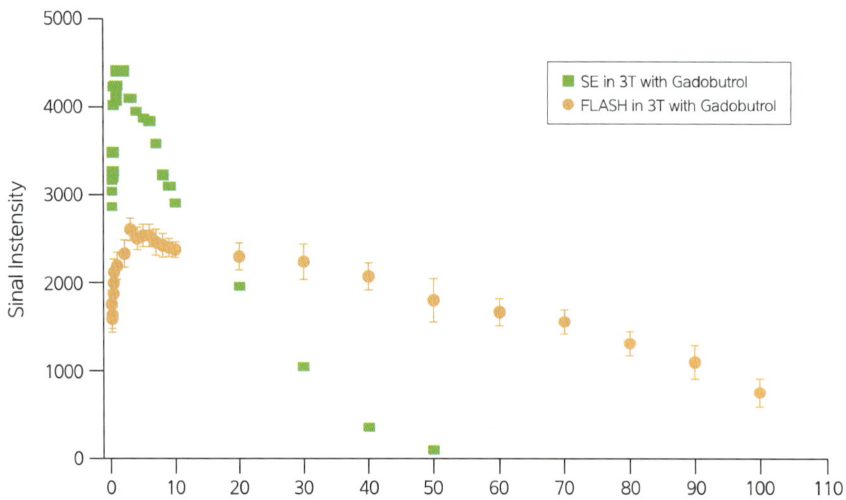

▲ 그림 10-7. 스핀에코영상에서의 조영제 농도에 따른 신호강도의 변화
A부분(저 농도 조영제) : 주로 T_1이완 시간의 감소에 의한 효과를 나타냄.
B부분(고 농도 조영제) : 주로 T_2이완 시간의 감소에 의한 신호변화를 보임.

2) 음성조영(Negative contrast enhancement, susceptibility contrast agent)

Dy^{3+}(dysporium), Ho^{3+}, Eu^{2+} 등의 상자성 금속이온은 많은 외짝의 자성전자를 가지므로, 신호강도를 낮게 하는 효과를 보인다. 또한, 이것들은 전자스핀 이완 시간이 빠르게 나타나기 때문에 상관시간이 짧다. 그러므로, 이런 물질들은 이완성 물질로는 적합하지 않지만, 조직 주위의 전자기주파수 변

화를 유도하는 까닭으로 자화율(susceptibility)강조물질로 사용된다. 산화철입자(iron oxide particles)와 산소분자 등의 초상자성 조영제는 자기력이 강하여 부분적인 경사자장을 형성할 수 있으며, 조직 주위의 수소 핵을 탈위상(dephasing)시켜 T_2 이완 시간을 짧게 하여 T_2 강조영상의 신호강도를 감소하게 한다.

(1) 킬레이트 화합물(Chelate)

Gadolinium 이온(GD^{3+})은 유리이온의 형태로서는 독성이 커서 조영제로 사용될 수 없기 때문에, DTPA(diethylenetriamine pentaacetic acid)나 DOTA와 같은 리간드(ligand)와 착화(chelation)되어야만 안전한 정맥 주사용 조영제로 사용 할 수 있다.

① 킬레이트 화합물의 안정성(stability)

가돌리늄 조영제(킬레이트 화합물)는 리간드(ligand)의 구조에 따라 크게 두 가지로 분류할 수 있다. Dimeglumine gadopentetate(Magnevist, Bayer), Gadodiamide(Omniscan, Bracco), Gado-benate dimeglumine(Multihance, Bracco) 등의 제제는 직선구조(linear)이며, Meglumine gadoterate(Dotarem, Gurebet), Gadobutrol(Gadovist, Bayer) 등의 제제는 환상구조(macrocyclic)이다(그림 10-8, 10-9). 이들 환상구조 제제(macrocyclic agents)는 직선구조, 제제(linear agents)에 비해 동력학적 안정성(kinetic stability)이 높다. 동력학적 안정성은 가돌리늄과 리간드가 해리되는 반감기(T1/2)로 정의되는데, 환상구조 제제가 직선구조 제제보다 반감기가 길어 free gadolinium이 유리될 확률이 더 낮아 free gadolinium으로 인한 독성이 나타날 risk가 적다.

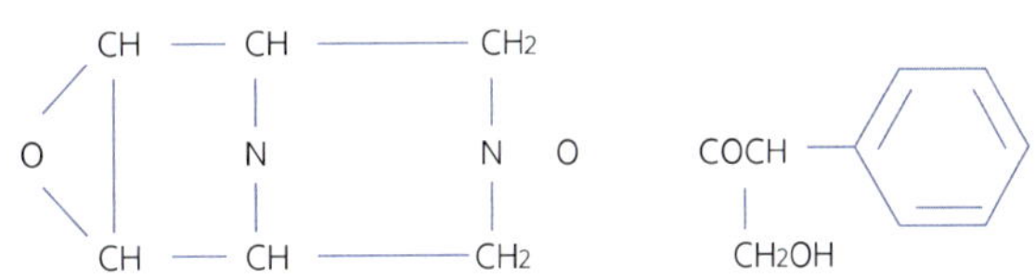

▲ 그림 10-8. Scopolamine의 구조

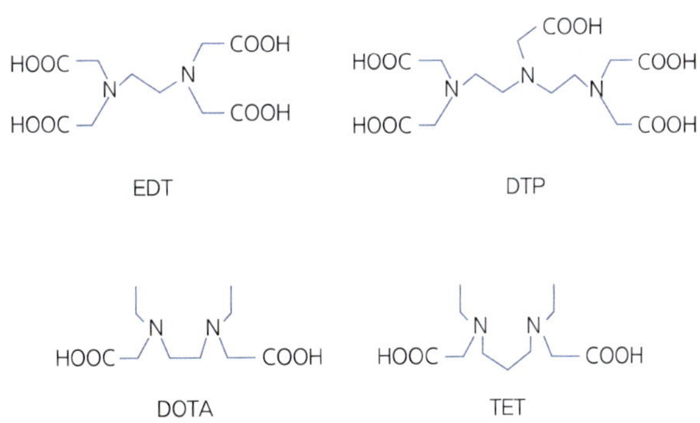

▲ 그림 10-9. Chelating ligands의 구조식
[EDTA(ethylenediaminetetraacetic acid), DTPA(diethylenetriamine-pentaacetic acid), DOTA(1,4,7,10-tetraazacyclododecane-1,4,7,10-tetraacetic acid), TETA(1,4,8,11-tetraazacyclotetradecane-1,4,8,11-tetraacetic acid)]

현재, 임상에 사용되는 조영제는 가돌리늄 3가 이온을 사용한 조영제이다. 하지만, 가돌리늄 이온은 란탄족에 속하는 아주 독성이 강한 물질로 알려져 있다. 가돌리늄의 독성을 없애기 위해서는, 가돌리늄 3가 이온이 가지고 있는 9개의 결합부위 중 물과 결합을 하는 1개의 결합 부위를 제외한 8개의 결합 부위를 모두 다른 물질, 즉 킬레이트로 결합을 시켜야 한다. 현재 MRI 조영제에 사용되고 있는 킬레이트는 구조적인 측면에서 아래와 같이 크게 선형구조와 거대 고리구조로 나누어진다.

a. 선형구조(Linear type) : Acyclic triamines(diethylenetriamine)

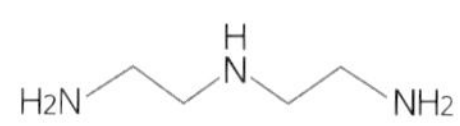

선형 구조의 가장 기본이 되는 Acyclic triamines 구조를 기반으로 개발된 킬레이트들은 아래와 같다(그림 10-10).

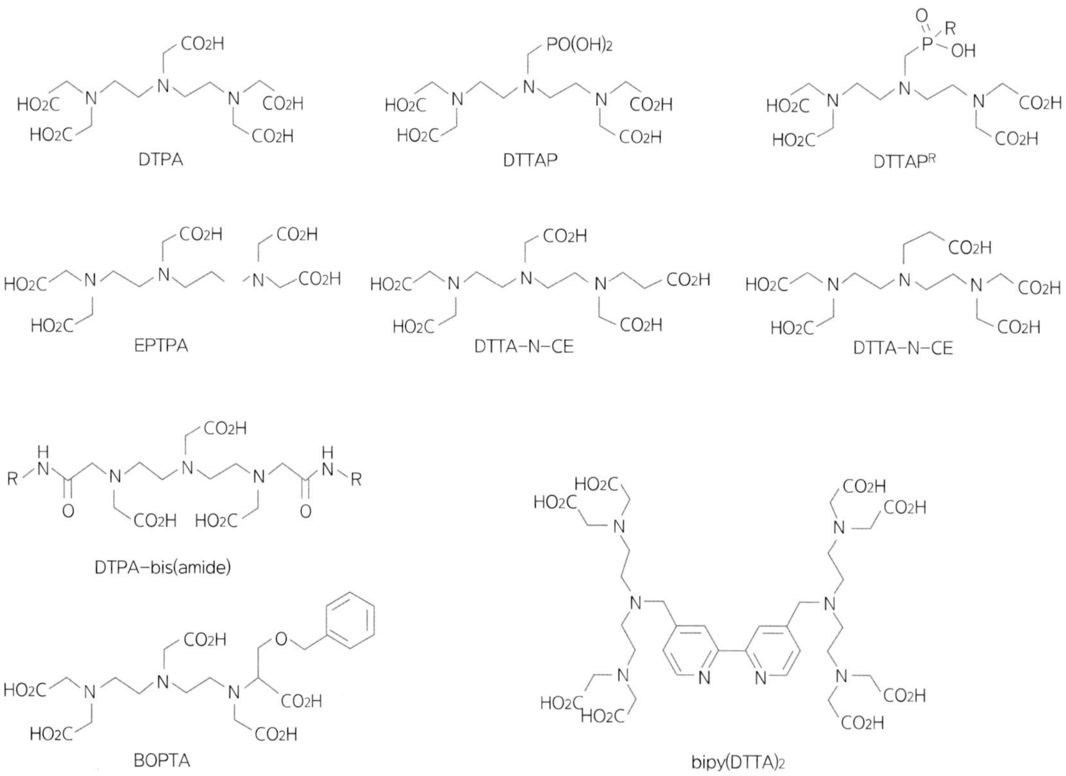

▲ 그림 10-10. 선형고리구조(Linear type) 킬레이트(Dalton Trans. 2008 Hermann, 3207-3247)

b. 거대 고리구조(Macro cyclic type) : Twelve-membered tetraazamacrocycliccyclen (1,4,7,10-tetraazacyclododecane)

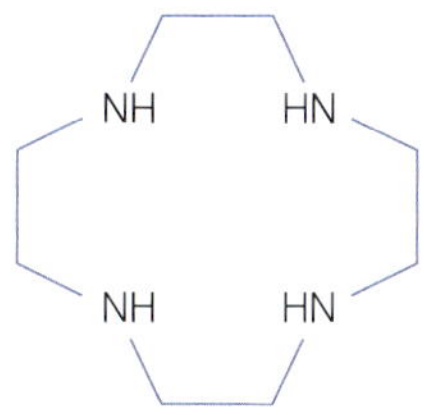

거대 고리구조의 가장 기본이 되는 Twelve-membered tetraazamacrocycliccyclen (1,4,7,10-tetraaza cyclododecane) 구조를 기반으로 개발된 킬레이트들은 아래와 같다(그림 10-11).

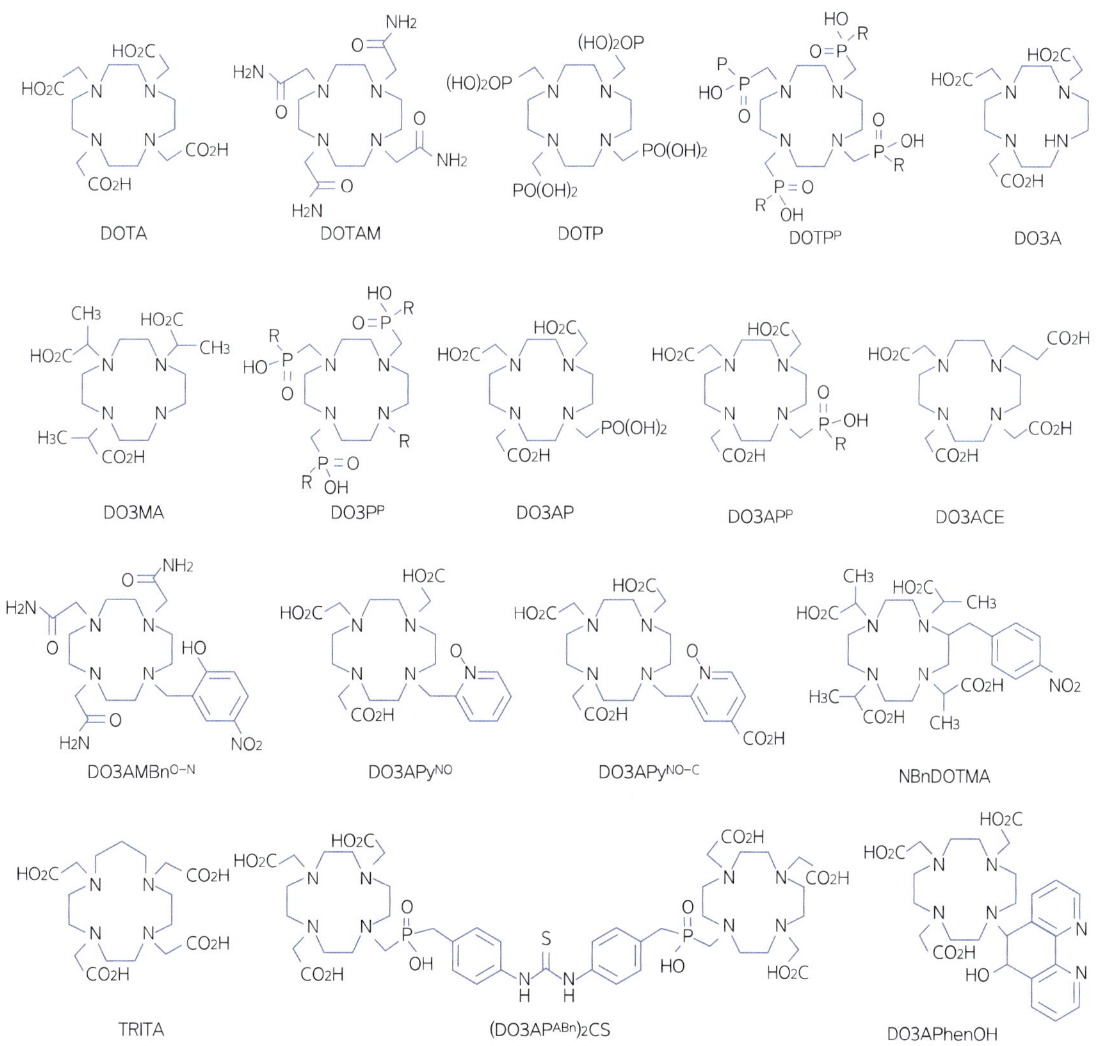

▲ 그림 10-11. 거대고리구조(Macro cyclic type) 킬레이트(Dalton Trans. 2008 Hermann, 3207-3247)

3 MRI 조영제의 일반적 특성

MRI 조영제가 갖추어야 할 일반적인 특성은 다음과 같다.

1) 조영효과의 목적을 달성한 후에는, 체내에 축적되지 않고 빠르게 배설되며, 체내의 다른 물질과 결합되지 않는 것이 이상적이다.
2) 주사 후 혈관 내에 필요한 시간동안 머물러야 하고, 그 후 세포간질에 분포되어야 하는 시간적 특성이 있어야 한다.
3) 강한 자기 활성도(magnetic activity)가 있어 영상 신호강도를 변화시킬 수 있어야 한다.
4) 안정성이 높아야 한다.
5) 보관이 쉬워야 하며, 변질이 되어서는 안 된다.
6) 가격이 저렴하며, 인체 내 부작용이 없어야 한다.

4 MRI 조영제의 분류

1) 조영증강에 따른 분류

(1) T1 조영제 : 상자성(paramagnetic)이온과 물분자가 결합시, 물분자 양성자의 T_1이완시간 감소현상을 활용하였으며, 영상특징으로는 조직이 주변에 비해 밝게 나타난다. 조영제는 GD^{3+}, Mn^{2+}이온의 착화합물로 구성되어 있다. 현재 임상에서 사용하는 대부분의 조영제는 Gd기반의 조영제들이다.

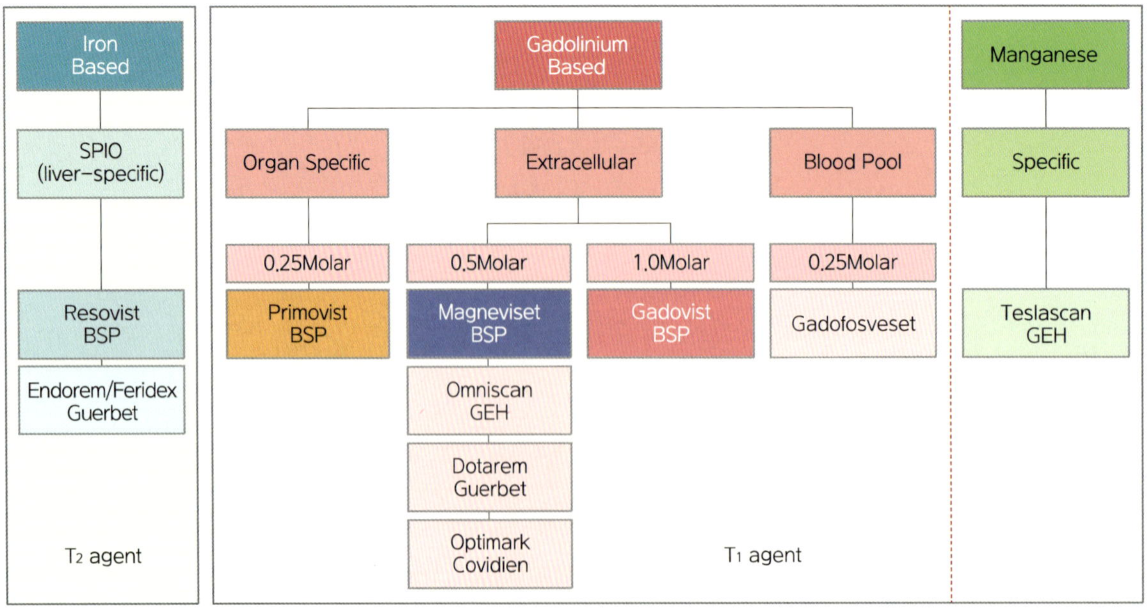

▲ 그림 10-12. 기본 물질(Gd, Mn, Fe)과 조영증강에 따른 조영제의 분류(Dalton Trans. 2008 Hermann, 3207-3247)

(2) T_2 조영제 : 초상자성(superparamagnetic) 나노입자의 자기로 인한 T_2이완시간이 짧아지는 현상을 어둡게 나타난다. 조영제는 γ-Fe_2O_3 또는 Fe_3O_4 나노입자로 구성되어 있다.

2) 구조에 따른 분류

Gd 기반의 MRI 조영제의 구조에 따른 분류는 앞에서 언급한 킬레이트에 따른 분류라고 말할 수도 있다. 선형구조 형태로 만들어진 시판되는 조영제는 아래와 같다(그림 10-13). 세계 최초로 "개발"으로 된 MRI 조영제는 Shering(2008년 Bayer에 인수합병 됨)에서 판매한 Magnevist(마그네비스트)이다.

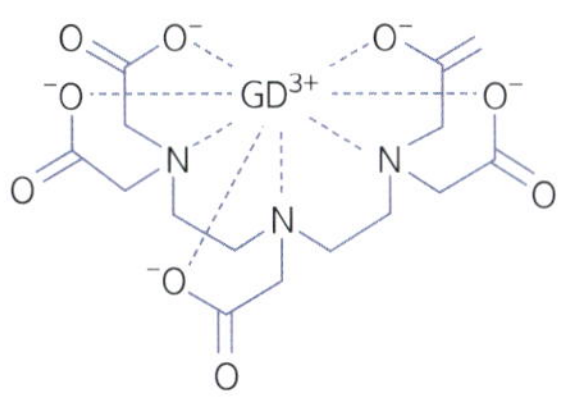

Gd-DTPA
Magnevist®
(Bayer)

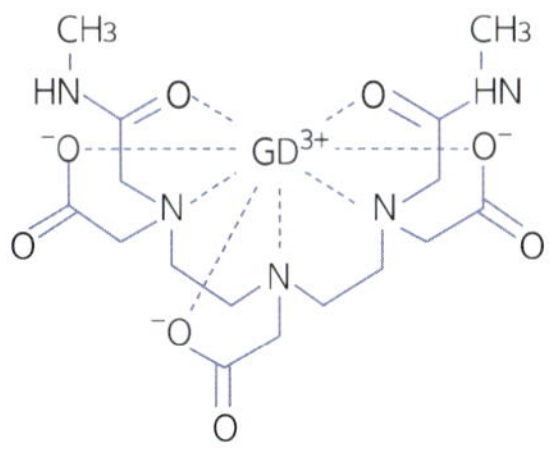

Gd-DTPA-BMA
Omniscan®
(GE)

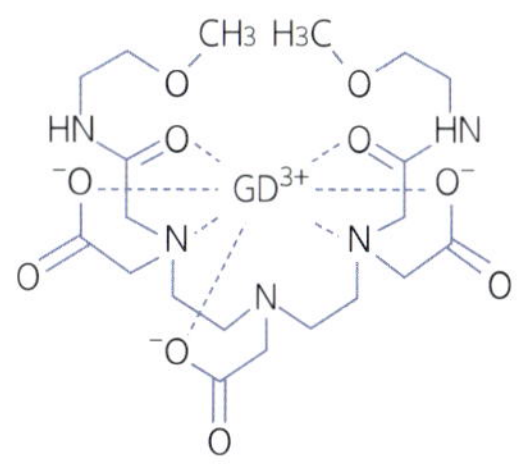

Gd-DTPA-BMEA
OptiMARK®
(Mallinckrodt)

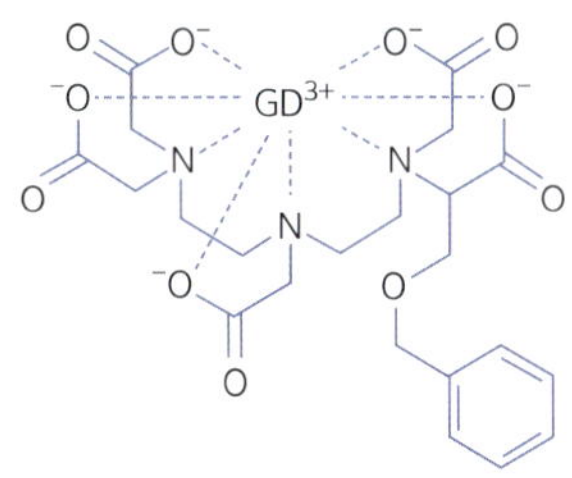

Gd-BOPTA
MultiHance®
(Bracco)

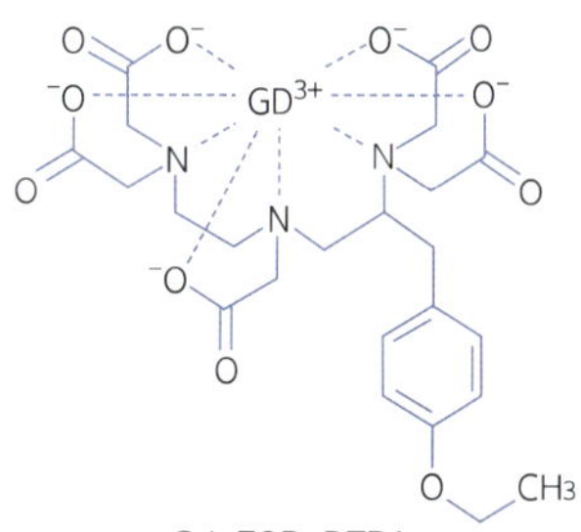

Gd-EOB-DTPA
Primovist®
(Bayer)

▲ 그림 10-13. 선형구조 형태의 MRI 조영제(Dalton Trans. 2008 Hermann, 3207-3247)

거대 고리구조 형태로 만들어진 시판되는 조영제는 아래와 같다(그림 10-14).

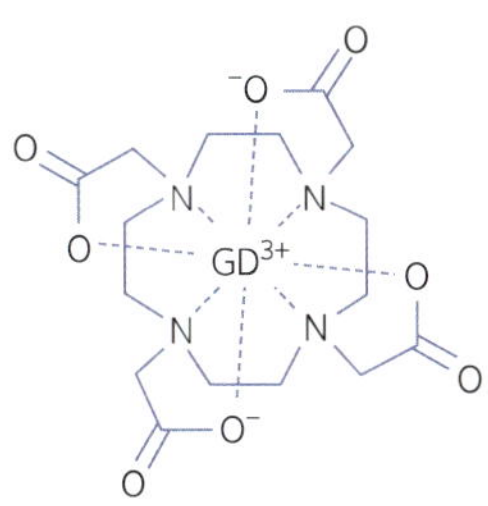

Gd-DOTA
Dotarem®
(Guerbet)

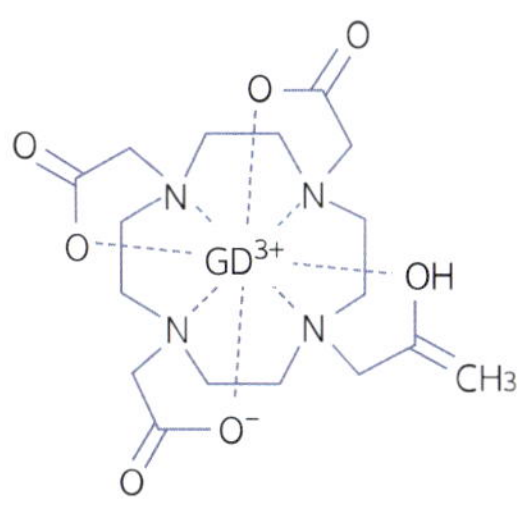

Gd-HP-DO3A
ProHance®
(Bracco)

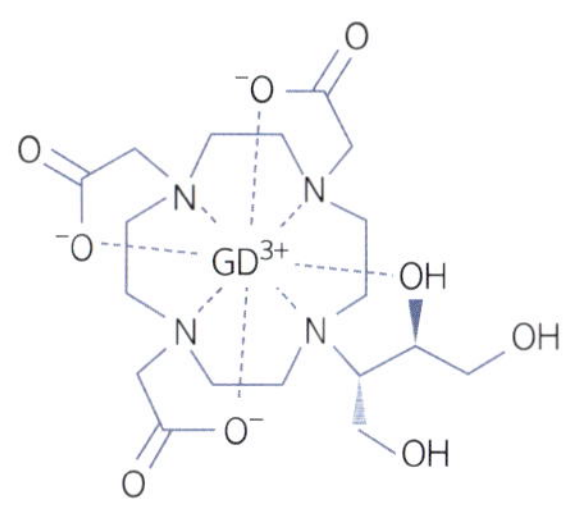

Gd-BT-DO3A
Gadovist®
(Bayer)

▲ 그림 10-14. 거대고리구조 형태의 MRI 조영제(Dalton Trans. 2008 Hermann, 3207-3247)

3) 표면 전하에 따른 분포

표면 전하에 따른 분류는 위에서 언급한 구조에 따른 분류에서 쉽게 이해 할 수 있다. 가돌리늄은 +3가 이온이다. 그래서 비 결합 전자가 3개인 킬레이트와 결합을 할 경우는 비이온성 조영제가 되고, 비 결합 전자가 3개 이상(보통 4개 혹은 5개)일 경우는, 전체 표면 전하가 음(−)의 값을 가지는 이온성 조영제가 된다. MRI의 비이온성(nonionic) 조영제의 발달은 요오드화합물 조영제의 발전과 유사하다(그림 10-15).

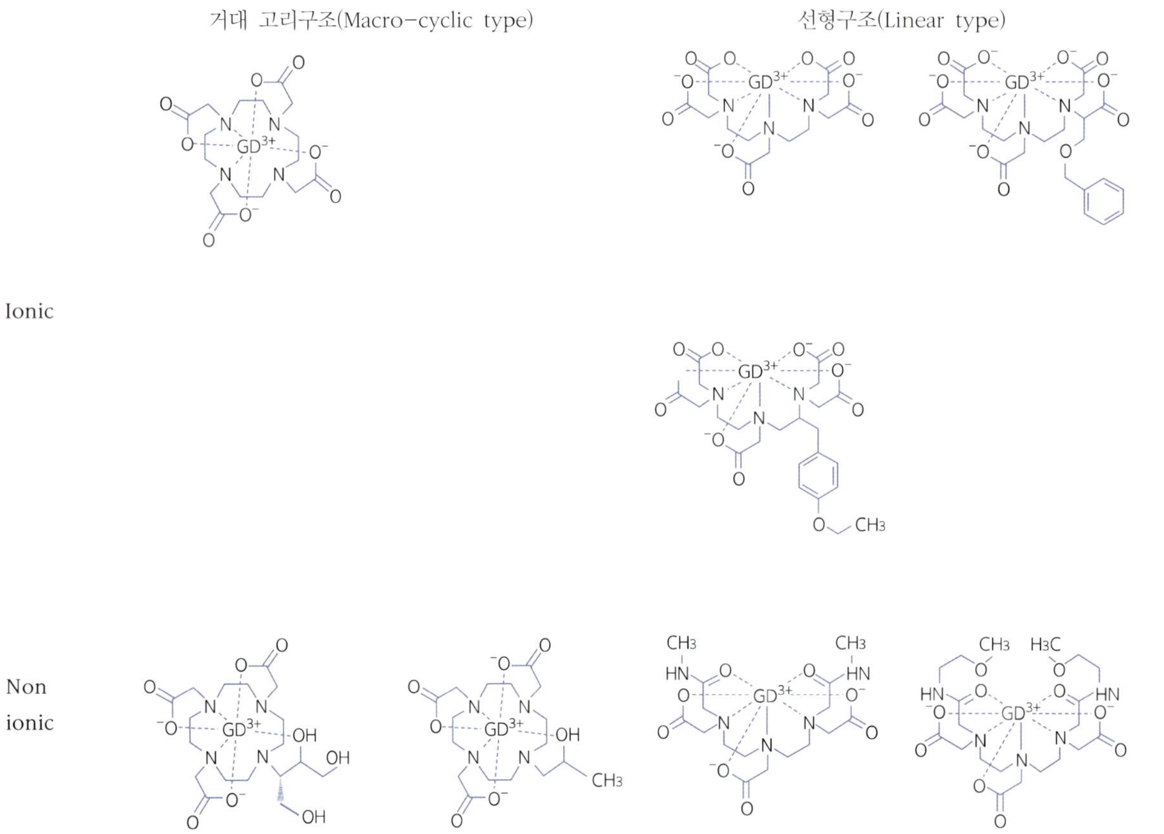

▲ 그림 10-15. MRI 조영제들의 리간드 구조와 이온성, 비이온성 여부에 따른 분류 표(Dalton Trans. 2008 Hermann, 3207-3247)

그러나, 현재 MRI용 조영제(혈관용)는, 그 투여량이 10~20 mℓ로 요오드 조영제 50~100 mℓ에 비해 적기 때문에, 임상적으로는 이온성이나 비이온성 모두 생체에 대한 영향은 적다.

4) 인체 내 분포에 따른 분류

(1) 세포 외 제제(Extracellular agent)

Gadolinium(Gd) 조영제

gadolinium 제제는 세포 외액에 분포하는 것으로 조직이나 장기에 특이성을 나타내지 않는다. 이것은 정맥 내 및 extracellular fluid space에 분포되며 정상적인 혈뇌장벽(blood-brainbarrier : BBB)을 통과하지 않고 사구체(glomerulus)의 여과에 의해 빠르게 배설된다. 투여 후 영상획득 시점을 적절히 조절하여 동맥기, 혈액기, 세포외기 등에 해당하는 특이적 영상 확보가 가능하다.

세포외 가돌리윰 조영제에서 흔히 발생할 수 있는 부작용으로는 두통, 구역, 현기증, 주사부위 냉감, 열감, 통증 등이 나타나며 부작용 발현율은 1~2 % 정도로 보고되고 있다. 간혹 중증의 알러지 반응도 보고되고 있으며 검사 전 환자의 병력에 대한 점검과 응급상황 시 대책을 강구할 필요가 있다. 또한 고삼투압 조영제는 혈관외유출(extravasation) 시 조직에 손상을 줄 수 있으므로 주입 시 주의가 요구된다(그림 10-16).

세포 외 제제 종류(Gadolinium chelates)

① Magnevist®(gadopentetate dimeglumine ; Bayer)

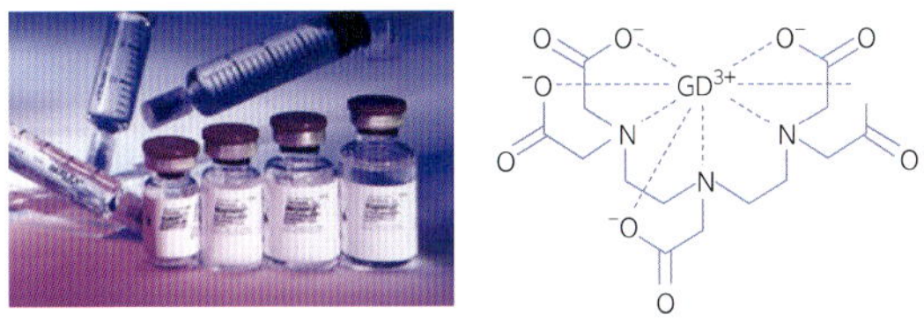

② Dotarem®(gadoterate meglumine ; Guerbet)

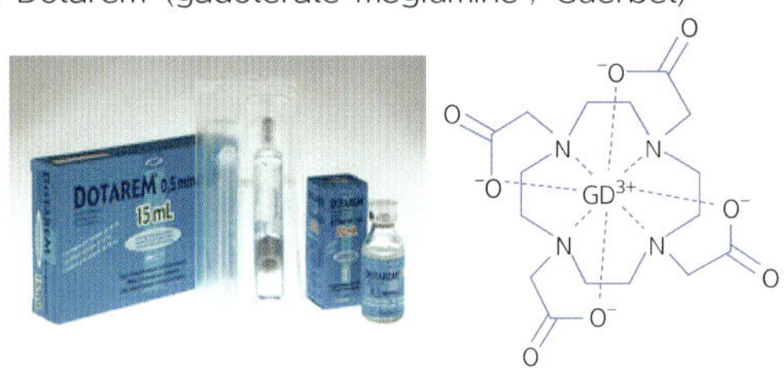

③ Omniscan®(gadodiamide ; GE Healthcare)

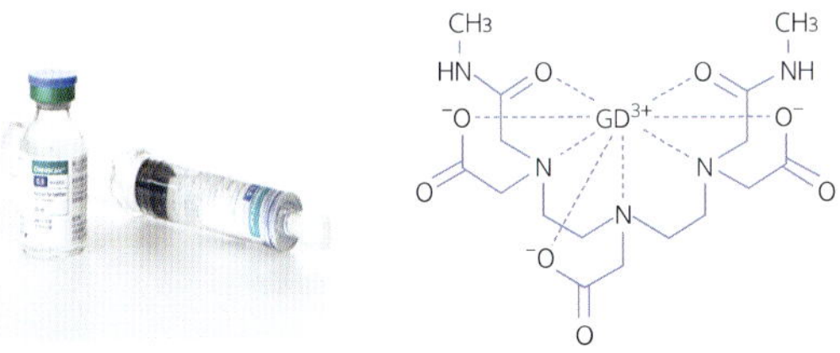

④ ProHance®(gadoteridol ; Bracco)

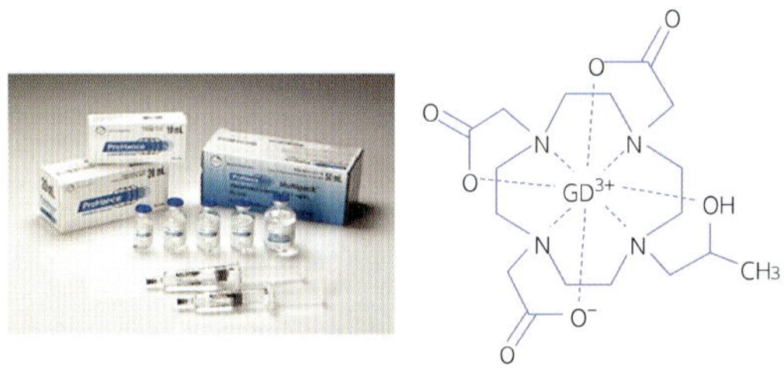

⑤ Gadovist®(gadobutrol ; Bayer)

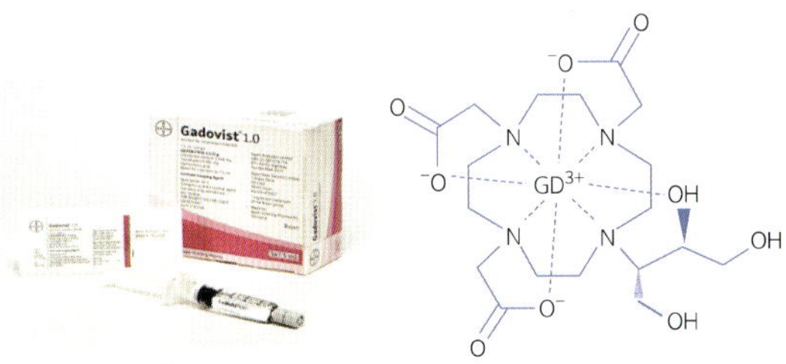

⑥ MultiHance®(gadobenate dimeglumine ; Bracco)

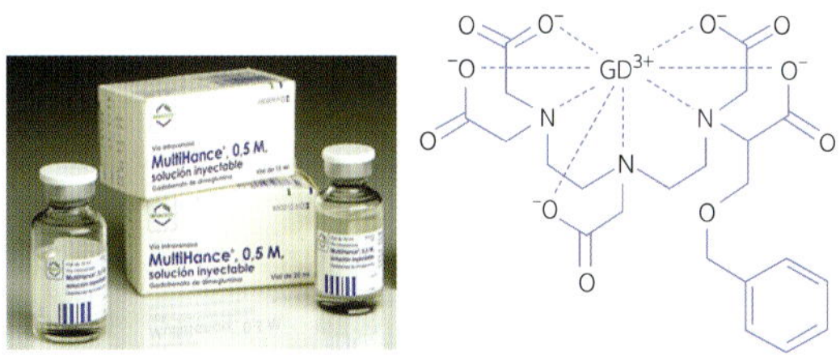

⑦ OptiMARK®(gadoversetamide ; Mallinkrodt)

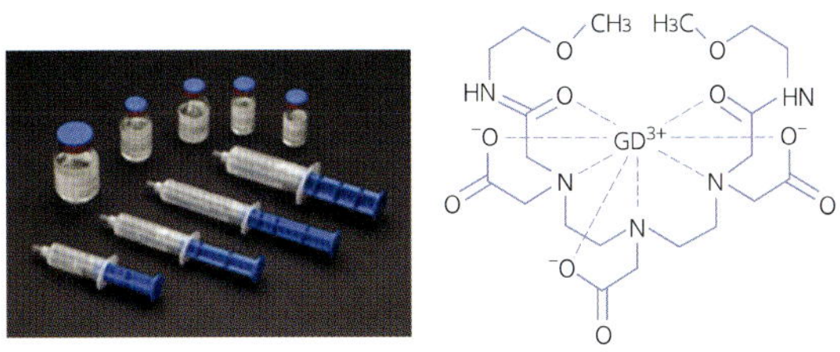

▲ 그림 10-16. 거대고리구조 형태의 MRI 조영제(Dalton Trans. 2008 Hermann, 3207-3247)

(2) 세포 내 제제(Organ specific agent)

세포 외 제제가 비특이적이며, 혈관과 조직에 머무르는 시간이 짧은 점을 보완한 것으로, 조직에 특이적으로 오래 분포하는 조직 지향적 제제들로 개발되었다. 상품화된 제제로는 주로 국소 간(kupffer cell)병변진단에 유용한 간 비향적 제제로 세포 안으로도 분포되며, 영상시간이 긴(4시간까지 유지되며 24시간까지 지연(delay)영상) 장점이 있다. 부작용 발현율은 가돌리움 조영제 보다 약간 높을 수 있지만, 대체적으로 안전하다고 평가 되고 있다. 가강 흔한 부작용으로는 온감, 홍조, 요통(low back pain)으로 인한 심한통증이 발생하는 것으로 보고되고 있다. Gadobenate dimeglumine (Gd-BOPTA), Gadoxetic acid disodium(GD-EOB-DTPA) 등의 가돌리움계 약물로 간세포로 분포하는 조영제이다. 상품화된 제제로는 SPIO(superparamagnetic iron oxide)로 분류할 수 있는 Resovist®(Ferucarbotran, Bayer)와 Feridex®(ferumoxide)가 있다.

Resovist®(Ferucarbotran, Bayer)

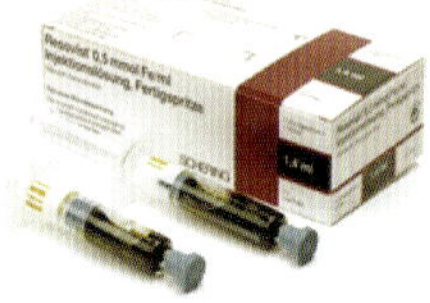

Feridex®(ferumoxide:)

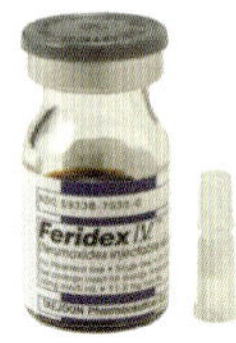

▲ 그림 10-17. 세포 내 제제(Organ specific agent)

(3) 혈관 내 제제(Blood pool agent)

세포 외 제제와 달리, 이 제제들은 혈관에 머무르는 시간이 길어, 충분한 시간에 걸쳐 혈관조영이 가능하고, 조직관류에도 유용하게 사용되는 특징이 있다.

5) 간·담도계 조영제(Hepatobiliary contrast agent)

간·담도계조영제를 선호하는 몇 가지 이유가 있다. 그 이유 중 첫째는, 간에 위치한 전이(metastasis) 같은 mass 부위를 감지하기 위함이고 둘째는, 경변증(cirrhosis) 같은 산재성 간세포질환(diffuse hepatocellular diseases)을 앓고 있는 간의 기능적인 상태를 평가하기 위함이며, 다른 하나는 gallbladder와 biliary tract의 고해상영상을 얻기 위함이다.

조영물질의 흡수와 배설은 기초적인 간세포(hepatocyte) 기능의 평가로 알 수 있다.

(1) Primovist®(gadolinium ethoxybenzyl diethylene-triaminepentaacetic acid, Gd-EOB-DTPA)

세포 외액 조영제의 특징을 가지는 Gd-DTPA 기본 구조에 간세포 특이성을 가지는 EOB기가 결합한 구조로, 투여량의 약 50 %가 간세포에서 흡수되고 담즙으로 배설된다. 다시 말해, 세포 외액 조영제와 간 전문 조영제의 특장점을 모두 제공하여, 간의 동적 영상과 간세포 영상을 모두 제공한다. 간세포암(hepatocellular carcinoma, HCC)의 경우 동적 MRI의 동맥기에 과혈관성을 관찰할 수 있고, 간세포기에 가쪽 구역의 추가적인 병변을 관찰할 수 있다. 즉, 간의 혈관분포상태와 간세포 기능을 모두 파악할 수 있다. 또한 간, 신장의 이중배설 경로를 가지므로 간, 신기능 이상 환자에 사용이 가능한 장점이 있다.

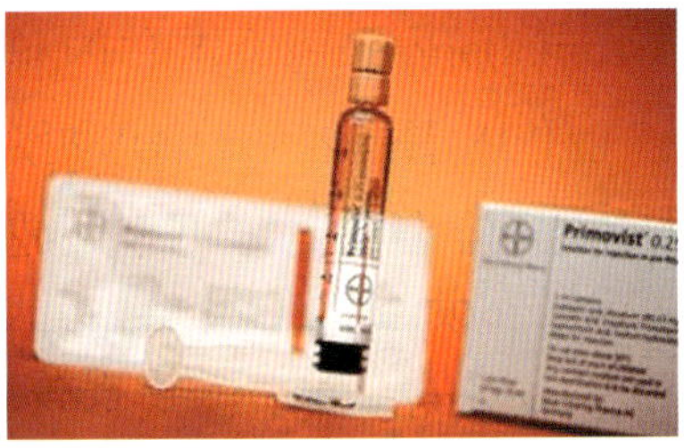

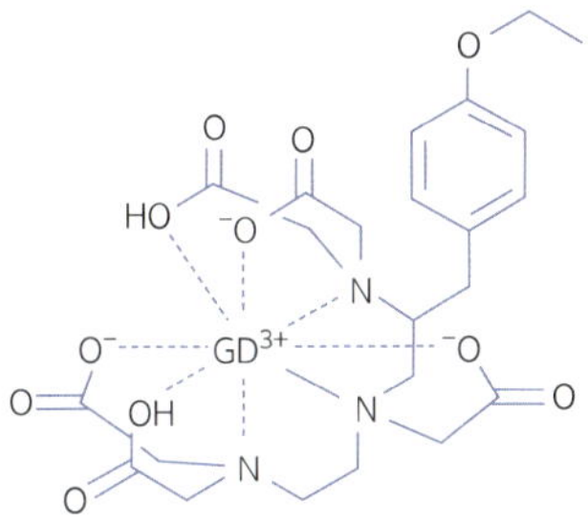

(2) Resovist®(Ferucarbotran)

간 검사전용 조영제로서 활성성분은, 카복실텍스트란이 코팅된 초상자성 산화철(SPIO) 입자로 구성되어 있다. 특징으로는, 기존의 비 특이적 조영제를 이용한 조영증강 영상과 비교해 볼 때, 간 병변 부분의 검출능력이 뛰어나다고 평가 받고 있다. 또한, 초기나 축적기에 있는 간 병변의 분류와 특성을 밝힐 수 있는 가능성을 제공하는 장점이 있다.

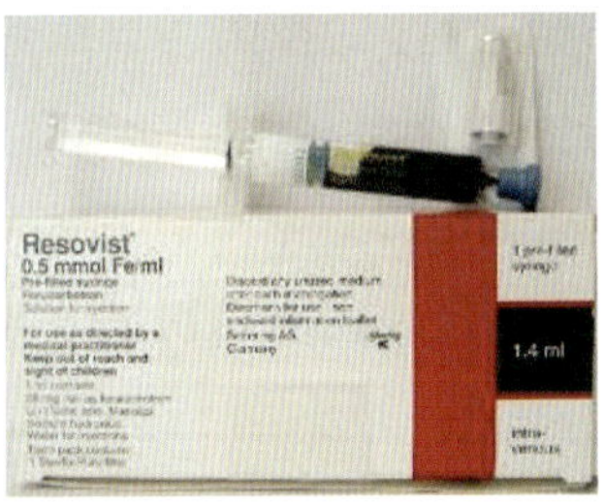

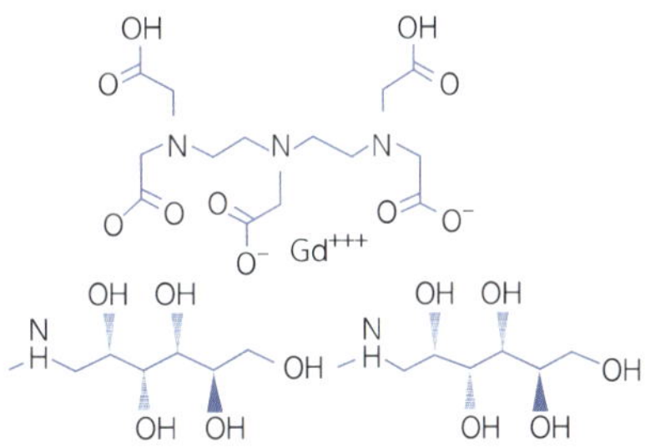

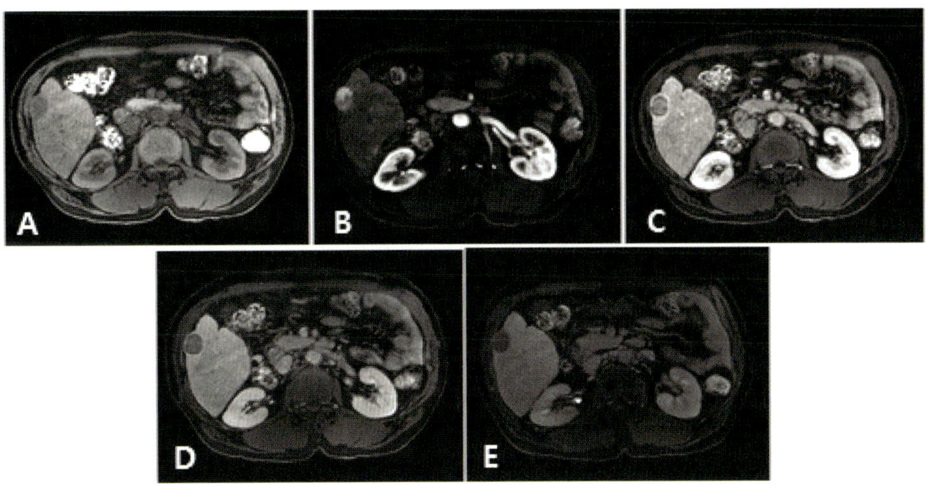

▲ 그림 10-18. Liver Tumor의 Primovist Dynamic 조영영상

A : Primovist 조영 전 검사 B : 조영직후 Arterial Phase검사
C : 조영후 Portal Phase검사 D : 조영후 3분 지연영상
E : 조영후 10분 지연영상

Trademark	Abbrew	Conc. [mol/L]	Ionicity	PH	Osmolality [mOsm/kg H_2O,37℃]	Viscosity [mPa·s, 20℃]	Relaxivity [$mM^{-1}s^{-1}$]	Stability
Gadovist® (Gadobutrol)	Gd-BT-DO3A (Macrocyclic)	1	Non Ionic	6.8~7.4	1603	4.96	5.3	〉1,000y
Dotarem® (Gadoterate)	Gd-DOTA (Macrocyclic)	0.5	Ionic	6.5~8.0	1350	3.2	4.2	〉1,000y
ProHance® (Gadoteridol)	Gd-HP-DO3A (Macrocyclic)	0.5	Non Ionic	6.5~8.0	630	2.0	4.4	〉1,000y
Magnevist® (Gadopentetate)	Gd-DTPA (Linear)	0.5	Ionic	6.5~8.0	1960	2.9	4.3	22.2
Omniscan® (Gadodiamide)	Gd-DTPA-BMA (Linear)	0.5	Non Ionic	5.5~7.5	800	2.0	4.6	16.9
OptiMARK® (Gadoversetamide)	Gd-DTPA-BMEA (Linear)	0.5	Non Ionic	5.5~7.5	1100	3.1	5.2	16.8
MultiHance® (Gadovenate)	Gd-BOPTA (Linear)	0.5	Ionic	6.5~7.5	1970	5.3	7.5	22.8
Primovist® (Gadoxetic acid)	Gd-EOB-DTPA (Linear)	0.25	Ionic	6.8~7.4	1230	2.3	8.7	23.5

▲ 그림 10-19. MRI 조영제의 물리, 화학적인 특징 요약

5 정맥조영제(Intravenous contrast agent)의 안전

Gd-DTPA의 정맥주입과 관계된 부작용들의 공통적인 증상은, 두통(6.5 %), 주사부위 coldness(3.6 %), 주사부위 pain 및 화상(2.5 %), 그리고 메스꺼움(1.9 %) 등이다.

최근 Gd-DTPA에 대한 부작용의 보고는 위에 나열된 반응들 보다 더 적으며, gadodiamide와 gadoteridol의 반응들과도 비교할 수 있다(1.4~3 %가 두통, 메스꺼움, 그리고 현기증이며, 1 % 미만이 기타 질환이다).

Gadolinium을 함유한 조영제는, 대개 serum iron과 bilirubin level의 일시적인 증가를 제외하고는 혈액화학과 혈액학적 검사에서 어떠한 영향도 없으며, 이러한 순간적인 증가는 정맥주입 후 4~6시간 정도 지난 후 최고에 이르고, 24~48시간이 되면 원래의 상태로 되돌아온다. 이런 순간적인 증가의 기전은 확실치는 않지만, 가벼운 용혈반응과 관련이 있을 것으로 추측된다. 활성화된 부분적 thrombo plastin 시간과 thrombin 시간의 10~11 % 증가는, 시험관내 혈소판의 응집(platelet aggregation)억제를 가져온다.

산소가 제거된(환원된) 겸상적혈구(sickle erythrocyte)의 시험관 연구에서 겸상빈혈증(sickle cell anemia)을 가진 환자의 폐색 합병증 가능성이 커질 것으로 생각되지만, 이것에 관하여 문제점들이 임상적으로 보고된 바 없다. 또한, 일시적인 다소의 혈압강하는 동물과 임상실험에서 모두 보고되었다.

1,068명의 연구대상 환자 중에서 0.3 %가 단순한 저혈압을 보였으며, 이러한 증상 대부분(33명)은 정맥주사 후 25~85분에 발생되었다.

Gd-DTPA 정맥주사 후 발생하는 심한 과민반응(anaphylactoid reaction)의 몇 가지 사항들이 보고 되었는데, 이러한 반응의 빈도는 100,000 dose당 약 1이었다. 잠재적인 위험 요소는, 천식의 증상이 있거나 전에 요오드화합 조영제로 인하여 특이한 반응을 보인 경력이 있는 환자들이다. Antihistamine과 corticosteriod 등의 예방적 약물을 부작용 위험이 높은 환자들을 위해 조영제 주사 전에 투입하는 것이 도움이 된다.

가돌리늄 조영제 사용 시 유리된 free gadolinium의 세포독성에 의해 생실 수 있는 질환으로 신원성 전신 섬유증(nephrogenic systemic fibrosis, NSF)이 있다. 정상 신기능을 가진 경우 조영제가 신장으로 조기에 배출되므로 문제가 되지 않으나, 신기능이 저하된 사람의 경우 체내에 오래 머물러 발생하게 된다. 초기 증상은 주로 피부의 플라크, 사지말단의 종창, 가려움, 작열감 등이 나타나고 광범위한 피부 및 내부 장기 비후, 경화 및 관절 강직으로 진행된다. 신부전 환자에서 MR 검사가 반드시 필요할 경우 Macrocyclic 계열의 조영제를 저용량으로 사용하고, 검사 시행 후 혈액투석이 권고된다.

6 신원성 전신섬유증(Nephrogenic System Fibrosis : NSF)

NSF는, 1997년 15명의 투석 환자에게서 처음 발견되었으며, 2000년에 논문으로 발표되었다. 이 흔치 않은 고도의 소모성 질환은, 홍반성 또는 오렌지 껍질 형태의 홍갈색 플라크가 유착된 피부색 또는, 홍반성 구진과 연관된 광범위한 피부 후(thickening) 및 경화(hardening)를 특징으로 한다. 때때로 결절(nodules)이 수반된다. 관절구축이 발생할 수 있으며, 환자는 점차 휠체어에 의존하게 된다. 환자는 종종 가려움, 작열통 및 예리한 통증을 호소할 수 있다. 가장 일반적인 병소는 말단 사지(발목에서 mid-thighs 및 팔목에서 상완)이며 몸통까지 이어진다. 증상은 대칭적으로 발생한다. 얼굴 및 목 부위에 증상이 발생하지 않는 것은 주목할만한 점이다. NSF는 언제나 말기 또는 심각한 만성신장질환(CKD) 환자에게 나타난다(eGFR 〈 30 mL/mn/1.73 m^2, 일반적으로 투석이 필요한 환자(www.acr.org/www.esur.org 참조). NSF는 모든 연령대에서 발생할 수 있으며, 특정한 지역, 인종 또는 성별에 따른 차이가 존재하지 않는다. NSF에 대한 치료법은 지금까지 알려지지 않았다. 신장 기능의 개선이 NSF의 발전을 늦출 수 있으며, 몇몇 사례에서는 NSF의 진행을 반대로 바꿀 수도 있다고 제안되었다. NSF의 메커니즘은 알려지지 않았다. 최근 논문에서는 다인성 병인론이 제시되었다. 현재까지는 다수의 요인이 빈번하게 NSF의 발병과 연관되어 있다는 것이 알려져 있다(그림 10-20).

알려졌거나 가능성이 있는 NSF의 병인들

- 말기 또는 심각한 신장장애
- 다량의 누적된 가돌리늄 킬레이트
- 다량의 에리스로포이에틴
- 고농도의 혈청 인산염
- 고농도의 혈청 칼슘
- 공존하는 염증전 사건 (대수술, 감염, 혈관 사건)
- 철분 이동
- 대사성 산독증
- 갑상샘기능저하증 병력

부작용 사고 사례

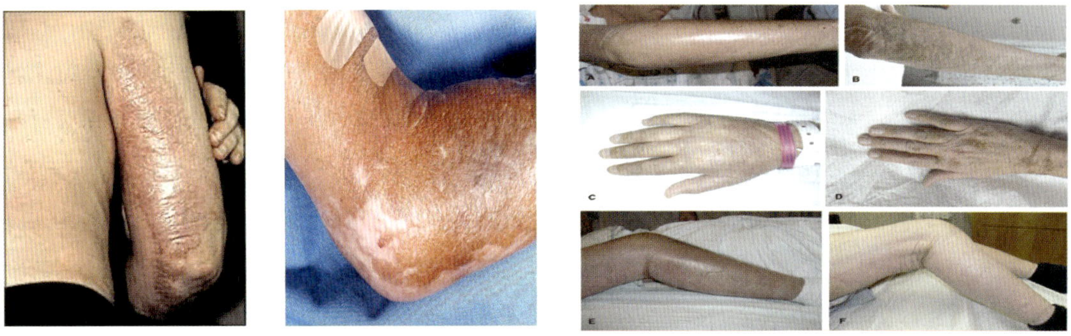

▲ 그림 10-20. 신원성 전신섬유증(NSF)

7 뇌에서의 가돌리늄 침착(Gadoinium deposition in Brain)

NSF의 보고이후, 환자의 신장 기능의 검사와 각 병원들의 조치로 안전한 MRI 조영제의 사용이 거의 체계화되었으나, 2013년 Kanda T.에 의해 가돌리늄이 Brain의 Globus Pallidus(GP)와 Dentate Nucleus(DN)에 침착이 된다는 것이 처음 보고가 되었고, 2014년 Radiology에 발표가 되면서 많은 이들의 관심을 집중시켰다(그림 10-21).

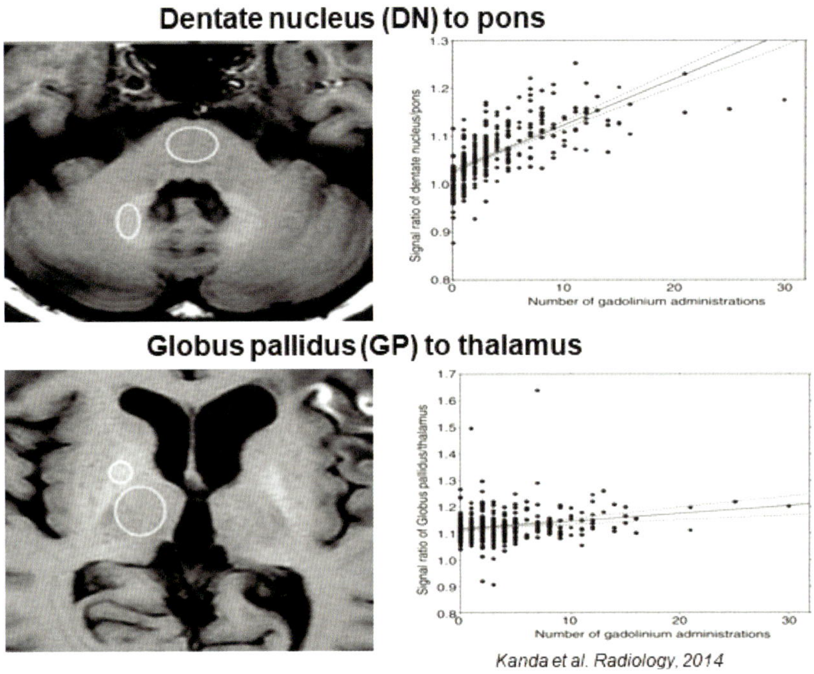

▲ 그림 10-21. Gadolinium deposition in DN and GP, Kanda et al. Radiology, 2014

그 후, 이와 관련된 McDonald et al.(2015), Zhang et al., Radbruch et al (2016), Yoo et al, Lee et al. (2017) 등 많은 이들에 의해 연구가 진행이 되었고, 결국 선형 구조의 가돌리늄 조영제(Gadolinium Based Contrast Agents, GBCAs)에서 분리된 가돌리늄 이온(Gd^{3+})이 CSF flow의 경로인 ventricle을 따라 subarachnoid space를 통해 brain으로 들어가 침착이 되는 것이 밝혀졌다.

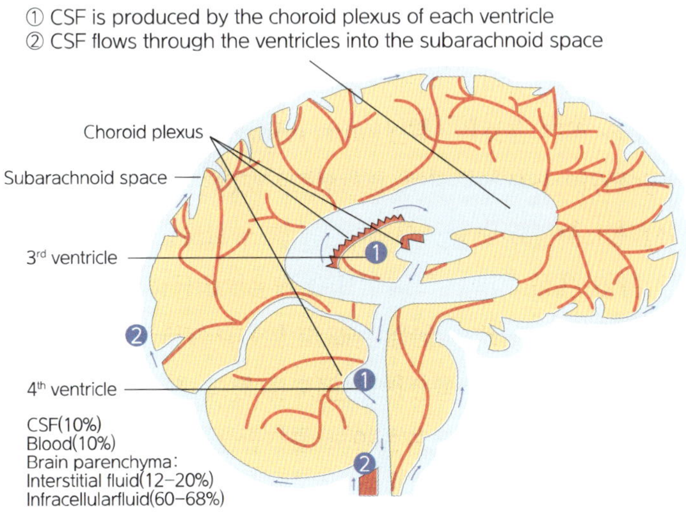

▲ 그림 10-22. How do GBCAs enter the brain?

결국, 2018년에 전 세계적으로 선형구조의 가돌리늄 조영제(Omniscan, Magnevist, Optimark와 이 제품들의 Generic 제품)는 더 이상 생산도 하지 않고, 사용하지도 않게 되었으며, 거대고리 구조 가돌리늄 조영제만 사용할 것을 권고하였다. 하지만, 선형구조 가돌리늄 조영제 중에서도 Primovist와 Multihance는 간 조영 검사에는 사용할 수 있도록 허가하였다. 특히, Primovist의 경우, Frenzel et al. (2008)의 논문에서 다른 선형 구조의 조영제 보다 가돌리늄 이온의 검출이 다른 선형 구조의 조영제에 비해 낮았으며, 뿐만 아니라, 다른 가돌리늄 조영제에 비해 농도는 1/2이며, 인체 내에 주입된 후 신장을 통해 50%, 간담도계를 통해 50%가 배설이 되어, 결국 신장으로 배설이 되는 양이 다른 가돌리늄 조영제에 비해 1/4 정도에 불가하기 때문에 사용을 하도록 허가 하였다(그림 10-23).

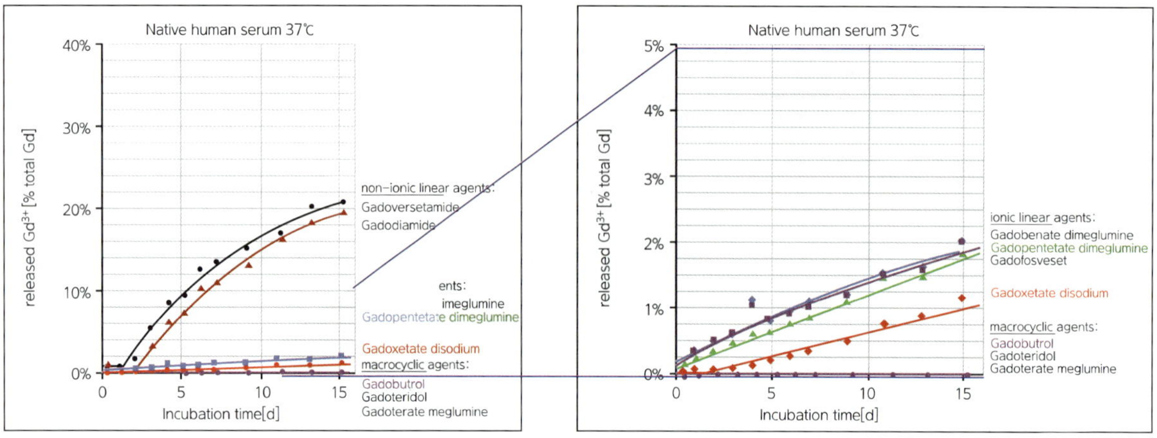

▲ 그림 10-23. Frenzel et al. Invest Radiol, 2008

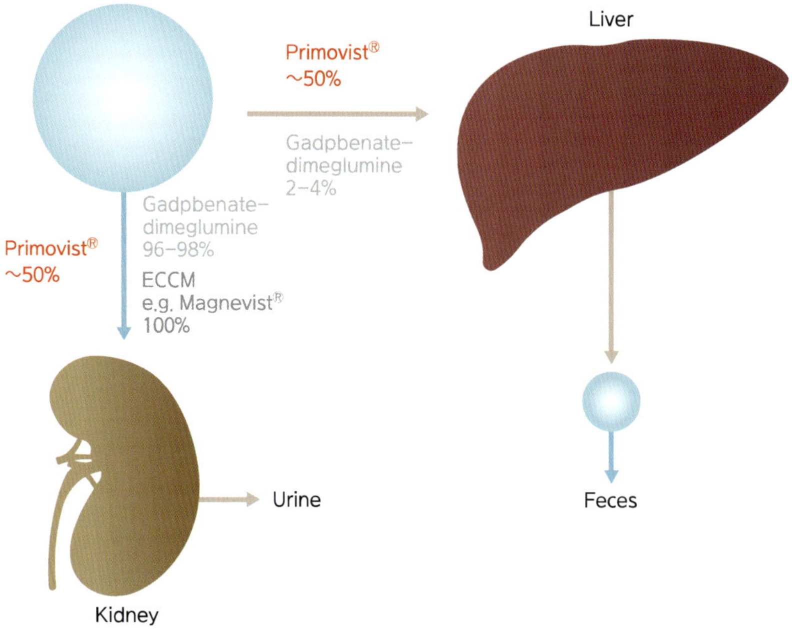

▲ 그림 10-24. Excretion pathway of Primovist

2018년 현재 대한민국에서 판매되고 있는 MRI 조영제는 다음과 같다(식품의약안전처 의약품 안정성 서한.2018.8.9).

거대고리구조 가돌리늄 조영제

1. 가도테레이트 성분 의약품

번호	업체명	제품명	제조/수입
1	게르베코리아(주)	도타렘주	수입
2	동국제약(주)	유니레이프리필드주사	제조
3	지이헬스케어에이에스한국지점	클라리스캔프리필드시린지주 (가도테레이트메글루민액)	수입
4	지이헬스케어에이에스한국지점	클라리스캔주 (가도테레이트메글루민액)	수입

2. 가도테리돌 성분 의약품

번호	업체명	제품명	제조/수입
1	브라코이미징코리아(유)	프로핸스주프리필드시린지 (가도테리돌)	수입
2	브라코이미징코리아(유)	프로핸스주(가도테리돌)	수입

3. 가도부트롤 성분 의약품

번호	업체명	제품명	제조/수입
1	바이엘코리아(주)	가도비스트주사프리필드시린지(가도부트롤)	수입
2	바이엘코리아(주)	가도비스트주사바이알(가도부트롤)	수입
3	㈜태준제약	가도브릭스프리필드실린지주(가도부트롤)	제조

선형구조 가돌리늄 조영제

1. 가도베르세타마이드 성분 조영제

번호	업체명	제품명	제조/수입
1	이미징솔루션코리아(주)	옵티마크주플라스틱시린지 (가도베르세타미드)	수입
2	이미징솔루션코리아(주)	옵티마크주(가도베르세타미드)	수입

2. 가도세틱산 성분 조영제

번호	업체명	제품명	제조/수입
1	바이엘코리아(주)	프리모비스트주사	수입

3. 가도베네이트 성분 조영제

번호	업체명	제품명	제조/수입
1	브라코이미징코리아(유)	멀티핸스주사(가도베네이트디메글루민)	수입
2	브라코이미징코리아(유)	멀티핸스주프리필드시린지 (가도베네이트디메글루민)	수입

4. 가도디아마이드 성분 조영제

번호	업체명	제품명	제조/수입
1	지이헬스케어에이에스한국지점	옴니스캔피.에프.에스.주287밀리그람 (가도디아마이드)	수입
2	지이헬스케어에이에스한국지점	옴니스캔주287밀리그람 (가도디아마이드)	수입
3	대한약품공업(주)	보노에이주(가도디아마이드)	제조

5. 가도펜테틴산 성분 조영제

번호	업체명	제품명	제조/수입
1	㈜태준제약	엠알베스터프리필드실린지주	제조
2	대한약품공업(주)	보노아이프리필드주	제조
3	동국제약(주)	메가레이주사	제조
4	바이엘코리아(주)	마이그네비스트주사	수입
5	㈜태준제약	엠알베스터주	제조
6	대한약품공업(주)	보노아이주	제조
7	동국제약(주)	메가레이주사(프리필드)	제조

참고문헌

1. G.M. Bydder : Clinical Applications of Gadolinium-DTPA, In Magnetic Resonance Imaging, ed. by D.D. Stark and W.G. Bradley, C.V. Mosby Co., St. Louis, MO 1988.
2. J. Eng, T.L. Ceckler, R.S. Balaban : Quantitative 1H Magnetization Transfer Imaging in Vivo, Magn. Reson. Med., 17, 304-314, 1991.
3. F. Bloch : Nuclear induction, Physical Review, vol. 70, 460-473, 1946.
4. E. Purcell, H. Torrey, and R. Pound : Resonance absorption by nuclear magnetic moments in a solid, Physical Review, vol. 69, 37-38, 1946.
5. Magnetic Resonance Imaging by Stark and Bradley, second edition(Artifacts, Basics, Contrast Agents, Instrumentation, Pulse Sequences, Spectroscopy).
6. Magnetic resonance imaging artifacts : Mechanism and clinical significance by Pusey et al. RadioGraphics, September, 1986(Artifacts).
7. Clinical Magnetic Resonance Imaging and Spectroscopy by Andrew et al.(Basics, Spectroscopy).
8. The Essential Physics of Medical Imaging by Bushberg et al.(Basics).
9. Christensen's Physics of Diagnostic Radiology, fourth edition(Basics).
10. Abdominal Magnetic Resonance Imaging by Ros and Bidgood(Contrast Agents, Instrumen tation and RF Coils).
11. Fast-Scan Magnetic Resonance Principles and Applications by Felix Wehrli(pulse Sequences).
12. Safety Considerations in MR Imaging by Kanal et. al. Radiology 176, 593-606, 1990 (Safety).
13. Dynamic magnetic resonance imaging of human brain activity during primary sensory stimulation by kwong et. al. Proc. Natl. Acad. Sci. USA, June 1992(Functional Brain Imaging).
14. Questions and Answers in Magnetic Resonance Imaging by Elster(Artifacts, Basics Magnetization Transfer, safety).
15. G.L. Wolf, C. Popp : NMR a Primer for Medical Imaging. Thorofare, New Jersey, SLACK, 1984.
16. G.L. Wolf, K.R. Burnett, E.J. Goldstein, P.M. Joseph : Contrast agents for magnetic resonance imaging. In magnetic Resonance Annual. Nes york, Raven Press, 1985.
17. V.M. Runge, J.A. Clanton, C.M. Lukehart, C.L. Partain, A.E. James : Paramagnetic agents for contrast-enhanced NMR imaging, A revies. AJR, 141, 1209, 1983.
18. R.C. Brasch : Inherent contrast in magnetic resonance imaging and the potential for contrast enhancement, West J. Med., 142, 847, 1985.
19. M. Sovak(ed.) : Radiocontrast agents, Handbook of Experimental pharmacology. New York, Springer-Verlag, 73, 1984.
20. H.M. Chilton, S.C. Jackels, W.H. Hinson, K.E. Ekstrand, : Use of a paramagnetic substance, colloidal manganese sulfide, as an NMR contrast material in rats, J Nucl. Med., 25, 604, 1984.
21. A.D. Eisenberg, T.E. Conturo, M.R. Mitchell, M.S. Schwartzberg, R.R. Price, M.F. Rich, C.L. Partain, A.E. James : Enhancement of red blook cell proton relaxation with chromium labeling, Invest Radiol., 21, 137, 1986.
22. I.R. Young, D.R. Bailes, M. Burl, et al. : Initial clinical evaluation of a whole body nuclear magnetic resonance tomography, J. Comput. Assist. Tomogr., 6, 1, 1982.
23. V.M. Runge, R.G. Stewart, J.A. Clanton, et al. : Potential oral and intravenous paramagnetic NMR contrast agents, Radiology, 147, 789, 1983.
24. V.M. Runge, J.A. Clanton, C.J. Wehr, et al. : Gated magnetic resonance imaging of acute myocardial ischemia in dogs, Magn. Reson. Imag., 3, 255, 1985.
25. V.M. Runge : Gd-DTPA, Experimental studies in animals-cardiac/blood-brain barrier, In Runge VM(ed)

: Contrast Agents in Magnetic Resonance Imaging, New York, Excerpta, Medica., 1986.
26. V.M. Runge, M.A. Foster, J.A. Clanton, et al.: Particulate oral NMR contrast agents, Int. J. Nucl. Med. Biol., 12(1), 37, 1985.
27. V.M. Runge, A.C. Price, H.S. Kirshner, et al.: The evaluation of multiple sclerosis by magnetic resonance imaging, RadioGraphics, 6(2), 203, 1986.
28. Unpublished data obtained at Vanderbilt University, 1986.
29. P.F. Renshaw, C.S. Owen, A.C. McLaughlin, et al.: Ferromagnetic contrast agents: A new approach Magn. Reson. Med., 3(2), 217, 1986.
30. Cowper SE, Robin HS, Steinberg SM, Su LD, Gupta S, LeBoit PE.
Scleromyxoedema-like cutaneous diseases in renal-dialysis patients.
Lancet 2000;356:1000-1001.
31. Cowper SE, Kuo PH, Bucala R. Nephrogenic systemic fibrosis and gadolinium exposure: association and lessons for idiopathic fibrosing disorders. Arthritis Rheum 2007;56:3173-3175.
32. Galan A, Cowper SE, Bucala R. Nephrogenic systemic fibrosis (nephrogenic fibrosing dermopathy). Curr Opin Rheumatol 2006;18:614-617.
33. Swaminathan S, Shah SV. New insights into nephrogenic systemic fibrosis. J Am Soc Nephrol 2007;18:2636-2643.
34. Marckmann P, Skov L, Rossen K, Heaf JG, Thomsen HS. Case-control study of gadodiamiderelated nephrogenic systemic fibrosis. Nephrol Dial Transplant 2007;22:3174-3178.
35. Swaminathan S, Ahmed I, McCarthy JT, Albright RC, Pittelkow MR, Caplice NM, Griffin MD, Leung N. Nephrogenic fibrosing dermopathy and high-dose erythropoietin therapy. Ann Intern Med. 2006;145:234235.
36. Sadowski EA, Bennett LK, Chan MR, Wentland AL, Garrett AL, Garrett RW, Djamali A. Nephrogenic systemic fibrosis: risk factors and incidence estimation. Radiology 2007;243:148-157.
37. Grobner T. Gadolinium: a specific trigger for the development of nephrogenic fibrosing dermopathy and nephrogenic systemic fibrosis ? Nephrol Dial Transplant 2006;21:1104-1108.
38. Marckmann P, Skov L, Rossen K, Dupont A, Damholt MB, Heaf JG, Thomsen HS. Nephrogenic systemic fibrosis: suspected causative role of gadodiamide used for contrast-enhanced magnetic resonance imaging. J Am Soc Nephrol 2006;17:2359-23627.
39. Kallen AJ, Jhung MA, Cheng S, Hess T, Turabelidze G, Abramova L, Arduino M, Guarner J, Pollack B, Saab G, Patel PR. Gadolinium-containing magnetic resonance imaging contrast and nephrogenic systemic fibrosis: a case-control study. Am J Kidney Dis 2008;51:966-975.
40. Tomonori Kanda, Toshio Fukusato, Megumi Matsuda, Keiko Toyoda, Hiroshi Oba, Jun'ichi Kotoku, Takahiro Haruyama, Kazuhiro Kitajima, Shigeru Furui. Gadolinium-based Contrast Agent Accumulates in the Brain Even in Subjects without Severe Renal Dysfunction: Evaluation of Autopsy Brain Specimens with Inductively Coupled Plasma Mass Spectroscopy.

Chapter

11 인공물

1 인공물(Artifact)의 종류

1) 환자에 기인한 인공물(Phase mismapping)

(1) 호흡에 의한 인공물(Respiration artifact)

(2) 심장박동에 의한 인공물(Cardiac motion artifact)

(3) 장기의 운동에 의한 인공물(Bowel motion artifact)

(4) 혈류에 의한 인공물(Flow related artifact)

2) 신호수집 과정상의 인공물

(1) 화학적 이동 인공물(Chemical shift artifact)

(2) Truncation artifact

(3) Aliasing(wrap around) artifact

(4) Shading artifact

(5) Cross talk artifact

3) 자장에 기인한 인공물

(1) 국소자장 불균질 인공물(Magnetic inhomogeneity artifact)

(2) 자화감수성 인공물(Magnetic susceptibility artifact)

4) RF와 Gradient에 기인한 인공물

(1) 지퍼 형상 인공물(Zipperlike artifact)

(2) 얼룩말 무늬 인공물(Zebra stripe artifact)

(3) 와전류에 의한 인공물(Eddy current artifact)

2 인공물의 개요

모든 MR 영상은 어느 정도의 인공물(artifact)을 갖게 된다. 인공물의 발생기전은 인체의 자연적인 특성이기도 하고 또는 기계를 잘못 작동하여 생기기도 한다.

또한 발생된 인공물은 영상의 질을 저하시켜 진단능력을 감소시키는 주 원인이 된다.

2D FT 영상에서 발생되는 인공물은 데이터를 수집하는 주파수 부호화(frequency encoding)와 위상 부호화(phase encoding)의 시간적인 차이 때문에 주로 위상 부호화 방향으로 나타나게 된다.

이는 주파수 부호화에 소요되는 시간은 수 msec에 불과한데 비해 위상 부호화에 소요되는 시간은 수 초(TR 시간만큼)의 시간이 필요하기 때문이다.

그러나 화학적 이동 인공물이나 금속자화율 인공물은 주파수 기호화 방향으로 나타나는 특징을 가지고 있다.

따라서 인공물의 발생 원인을 이해하고 방지대책을 숙지하는 것은 매우 중요하다 할 수 있다. 본 장에서는 인공물의 종류 및 발생 원인과 방지대책에 대해 자세히 알아보기로 한다.

1) Phase mismapping(Motion & flow artifact)

Phase mismapping은 펄스 시컨스가 가해지는 동안 경사자장(gradient)을 따라 움직이는 anatomy에 의해 만들어진다. 그림 11-1에서 흉벽(chest wall)은 one phase encoding(호기, expiration) 중에 "A" 부분에 위치하게 된다. 그러나 다음 phase encoding(흡기, inspiration)에서는 "B" 부분으로 이동하게 될 것이다.

흉벽은 첫 번째 위상 부호화 과정에서 "A" 부분(12시 방향)의 위상(phase) 값을 갖게 되고 다음 위상 부호화 과정에서는 "B" 부분(3시 방향)의 위상(phase)값을 갖게 된다. 그 결과 움직이는 anatomy는 field of view 내에서 mismapping으로 나타나게 된다.

이 인공물은 ghost로 나타나며 자료수집(data acquisition) 중에 움직이는 해부학적 구조에서 나타나게 되는데 예를 들면 호흡(respiration) 중의 흉벽, 복벽(abdominal wall), 심장(heart), pulsation 하는 혈관(vessel), 연하작용(swallowing), 안구 운동(eye movement) 등이 있다.

Phase mismapping은 항상 위상 부호화 축을 따라서 발생된다. 그 이유는 위상 부호화와 주파수 부호화의 고유한 시간지연(time delay)에 의한 것이다.

주파수 부호화 시간은 수십 msec의 짧은 시간이 소요되지만 위상 부호화는 수 sec, 즉 TR 시간만큼 걸리기 때문이다.

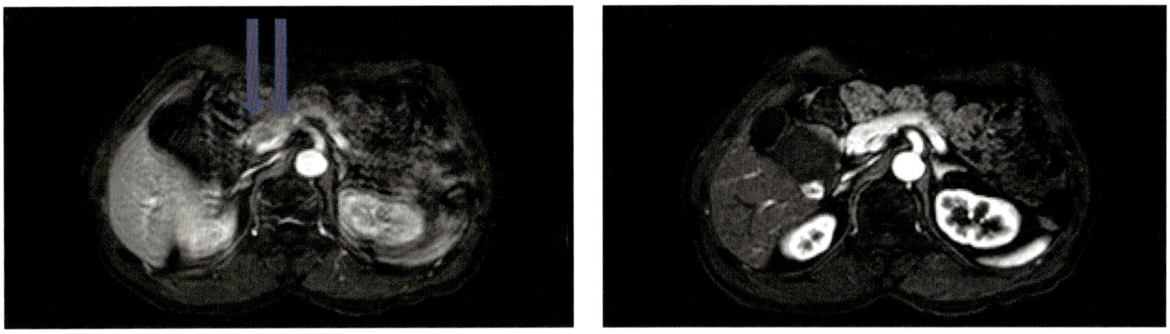

(a) (b)

▲ 그림 11-2 호흡보상(Respiration compensation) 기법을 이용한 인공물의 감소
(a) No respiration compensation, (b) respiration compensation 기법사용

방지 대책

- 주파수 방향(frequency direction)과 위상 방향(phase direction)을 바꾸어 줌으로서 관심영역에서의 인공물을 피할 수 있다(sagittal C, T, L-spine, sagittal knee 등).
- Presaturation pulse의 FOV 내 인가(sag, C-spine).
- Respiration compensation이나 respiration triggering option의 사용(chest, abdomen, pelvis).
- Compression band나 sponge pad 등을 이용하여 운동억제.
- GMN(gradient moment nulling)기법을 이용한 flow compensation option의 사용(flow artifact 제거).
- ECG gating을 이용한 심장(heart)운동의 인공물 제거.
- 항연동(Anti-peristalsis) 주사제(glucagon, buscopan)의 근육주사(IM), 또는 정맥주사(IV)
- 환자와의 충분한 협조(cooperation).

2) Wrap around(= Aliasing)

Wrap around 인공물은 FOV 바깥쪽의 anatomy가 FOV의 안쪽으로 나타나는 것이다. 발생된 인공물은 영상의 반대쪽 anatomy에 겹쳐져 보이게 된다. 이런 인공물은 피사체의 크기보다 더 작은 FOV를 선택했을 때 발생되며 wrap around는 주파수방향이나 위상방향 어느 쪽에도 나타나게 된다.

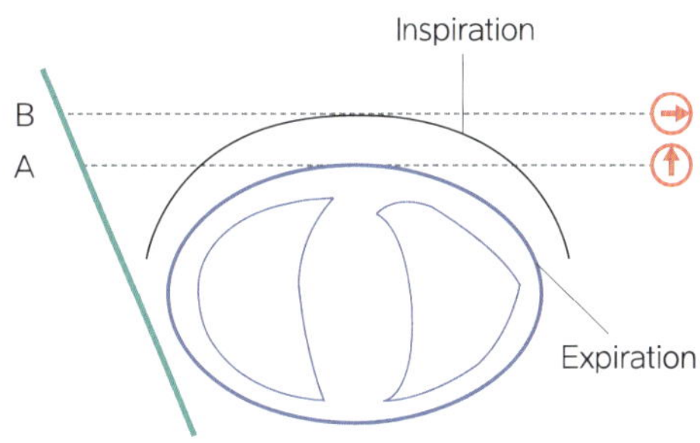

▲ 그림 11-1. Phase mismapping의 발생기전

① Frequency wrap

발생된 echo를 주파수 방향으로 저 수집(under sampling) 하였을 때 나타난다.

Nyquist의 이론에 따르면 단위 주기(cycle)당 2개 이상의 Data 수집(sampling)이 되어야 정상적인 영상이 만들어진다. 만약 주파수가 저 수집되거나 주파수 부호화 방향의 anatomy가 FOV의 바깥쪽에서 신호(signal)를 발생시키게 되면 FOV 내에 묘사(mapping) 된다. 그 결과 주파수 방향으로 wrap around가 발생된다.

방지대책

- 일반적으로 대부분의 시스템이 과 수집기법(over sampling technique)을 채용하고 있어 문제가 되지 않는다(no frequency wrap).

② Phase wrap

위상 방향으로 저 수집하였을 때 발생된다. FT 이후에 모든 위상 값은 0~360° 의 값으로 주파수 부호화 방향의 FOV 내에 묘사된다. 이 위상 curve는 위상축을 따라서 FOV양쪽면으로 반복하여 그려진다. 따라서 0~360° 범위 이외의 anatomy는 반대쪽 위상 부호화 방향으로 나타나게 된다.

예를 들어 361°의 데이터는 1° 의 위치에 원래의 1° 영상과 중복 묘사되어 인공물로 나타나게 되는 것이다.

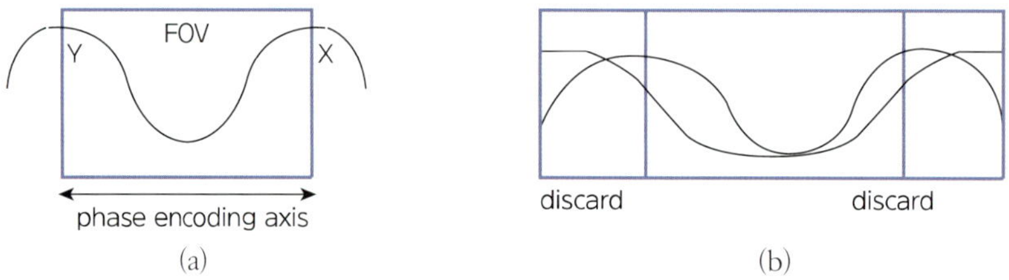

▲ 그림 11-3. (a) X와 Y는 같은 값을 갖게 되어 인공물을 발생시킨다.
(b) 수집(over sampling) 기법으로 인공물제거

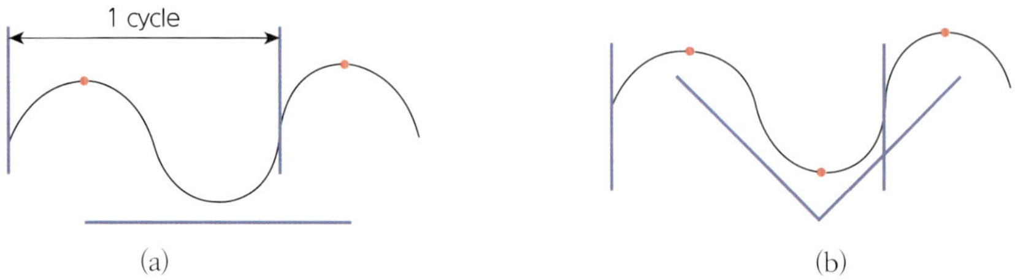

▲ 그림 11-4. (a) 저 수집(under sampling) (b) 정상 수집(normal sampling)

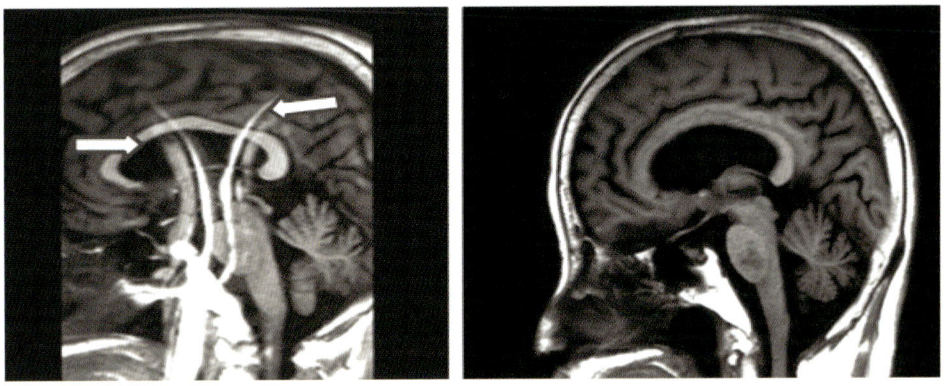

(a) (b)

▲ 그림 11-5. Phase wrap around artifact
(a) FOV 밖의 해부학적 구조가 대뇌실질내로 겹쳐져 묘사된다.
(b) NPW 옵션을 사용하여 인공물을 없앤 영상

방지대책

- Over sampling 기법사용(no phase wrap).
  (영상재구성(reconstruction)시에 삭제(discard))
- Anatomy 보다 큰 FOV 사용.
- Anatomy의 길이가 짧은 쪽을 위상 부호화(phase encoding axis)로 설정.
- FOV를 벗어난 곳에 pre saturation pulse를 사용.

③ Slice wrap

3D 시컨스(sequence)에서 절편(slice axis) 방향으로 처방된 절편범위(slice range) 바깥쪽의 anatomy가 phase wrap과 같은 원리로 FOV 내로 묘사되어 나타난다.

방지대책

- 방지할 수 있는 option은 없다.
- 절편범위를 줄임으로써 보다 효과적으로 감소시킬 수 있다.

3) 화학적 이동 인공물(Chemical shift artifact)

화학적 이동 인공물(chemical shift artifact)은 지방(fat)과 물(water)의 화학적 환경이 다른 데서 기인한다. 지방과 물은 모두 다 수소양자를 갖고 있을지라도 지방은 탄소(carbon)원자와 결합된 수소로 구성되고 물은 산소(oxygen)원자와 결합되어 있다. 그 결과 지방은 물보다 낮은 세차 주파수(precessional frequency)를 갖게 된다.

이 세차주파수의 차이는 주 자장(main magnetic field(B_0))의 강도에 비례한다. 예를 들어 지방과 물은 3.5 ppm의 화학적 이동을 가지고 있는데 1.5 T의 자장하에서는 약 220 Hz(3.5 ppm × 63.86 MHz)의 세차주파수의 차이를 갖게 되어 지방은 물보다 220 Hz만큼 낮은 주파수에서 공명을 하게 된다(1.0T=147 Hz). 만약 수신대역폭(receive bandwidth)이 ±16 KHz이고 256개의 주파수 부호화를 인가할 때 각각의 pixel이 가지는 주파수는 125 Hz(32,000/256)가 된다.

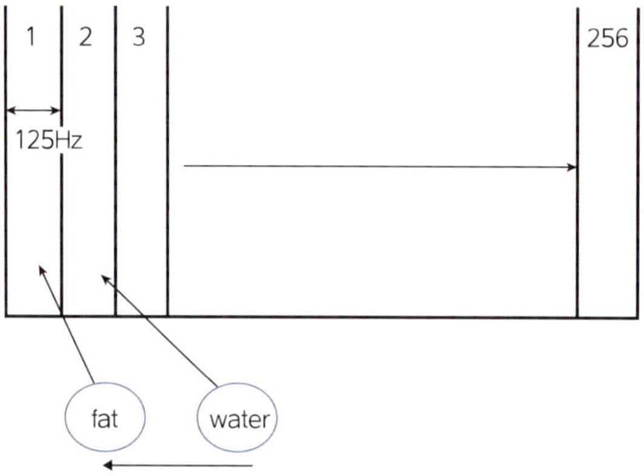

▲ 그림 11-6. 화학적 이동(chemical shift)의 발생기전(220 Hz의 공명주파수 차이)

즉, pixel 한 개가 가지는 125 Hz보다 지방은 220 Hz 낮은 공명 주파수로 인하여(220/125=1.8 pixel) 약 2 pixel 정도의 낮은 공명주파수 쪽으로 위치가 변하여 나타나게 되며 이를 화학적 이동 인공물이라 한다.

이 화학적 이동 인공물은 신호감소(signal void)와 신호증강(signal enhance)으로 나타나며 지방은 낮은 주파수 방향으로 이동하여 강한 신호를 나타내고 높은 주파수 쪽은 어둡게 나타난다.

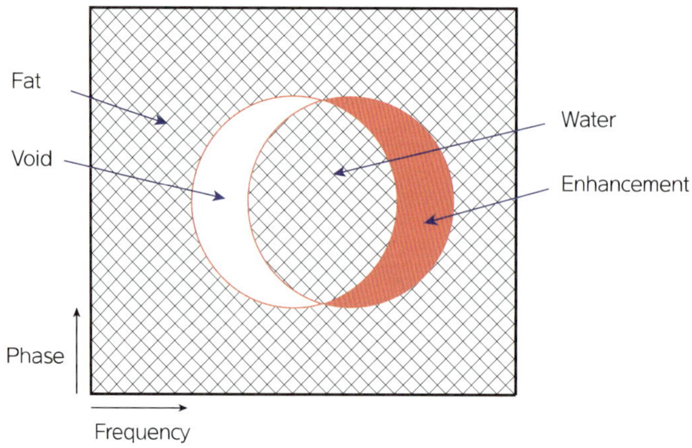

▲ 그림 11-7. 화학적 이동 인공물(chemical shift artifact)에 의한 신호강도의 변화

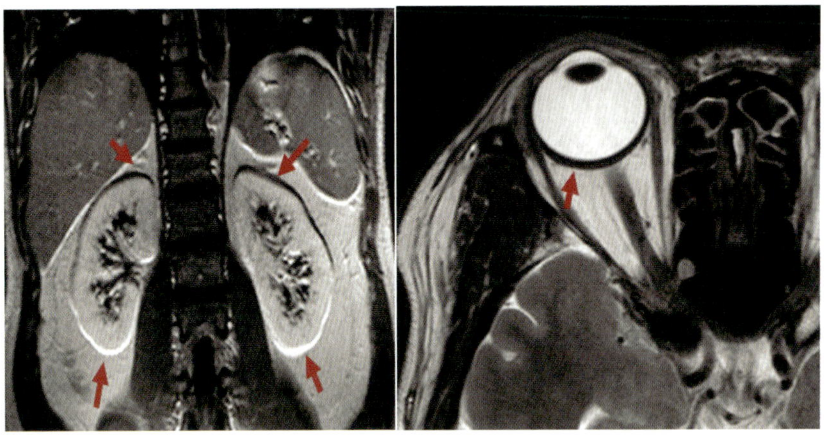

(a) (b)

▲ 그림 11-8. 신장(kidney) a와 안와(orbit) b 영상에서의 화학적 이동인공물에 의한 신호강도의 변화

방지 대책

- 주자장(main magnetic field)의 강도가 낮은 장비를 사용하면 인공물 감소.
- 수신대역의 대역폭(receive bandwidth)을 증가(±8 대신 ±16 사용)
- 지방소거(fat suppression) 기법을 사용하여 지방신호(fat signal) 억제.

4) Truncation artifact(=Gibb's artifact)

Truncation 인공물은 고신호(high signal)와 저신호(low signal)의 경계면의 데이터가 저 수집되었을 때 불명확한 영상을 만들게 된다. 예를 들어 뇌(brain)의 T_1 axial image에서 골조직(bone)의 저 신호와 지방의 고 신호 영역에서 두드러지게 보인다.

Truncation artifact는 위상방향으로 나타나게 되며 고 신호 강도 영역(high signal intensity area)을 통한 저 신호대(low signal band)로 나타나게 된다(그림 11-9).

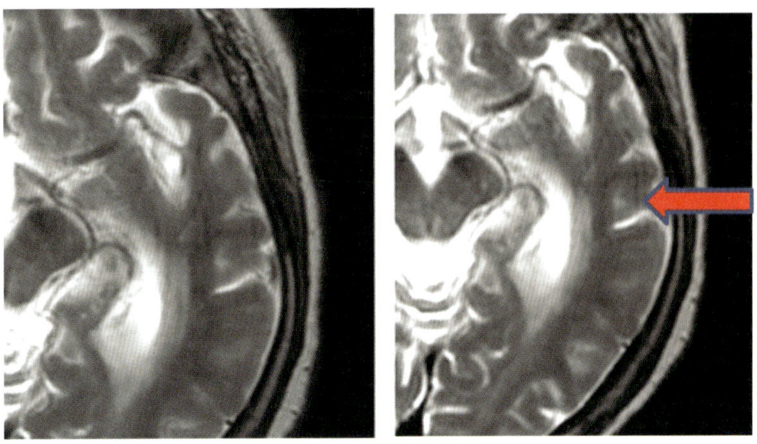

(a) (b)

▲ 그림 11-9. Truncation artifact가 발생되는 256×192 matrix(b)와 256×256 matrix(a) 영상의 비교

방지 대책

- 위상 부호화 방향의 matrix step의 수를 증가시킨다(192 대신 256 사용).

5) 자화 감수성 인공물(Magnetic susceptibility artifact)

조직의 자화율이란 그 조직이 얼마나 빨리 자화될 수 있는 정도를 말한다. 따라서 조직의 자화율이 다른 두 조직간(물과 공기, 공기와 지방, 물과 지방)의 경계면에서는 자화율의 차이로 인하여 국소자장이 왜곡되어 세차 주파수와 위상의 차이를 유발시켜 자장의 세기가 다르게 되고 신호(echo)를 얻는 동안 신호의 중심이 TE에서 벗어나 경계면에서의 신호의 변화(감소 또는 증가)를 초래한다.

인체에서의 작용기전은 금속(metal)과 혈종(hematoma)의 철 성분이 주요 원인이 된다. 이들의 자화율은 인체의 주위조직보다 훨씬 높은 강도를 갖기 때문이다.

또한 자장의 기하학적 변형은 영상의 모양을 찌그러뜨리기도 하고 영상의 위치에도 오차가 생기게 된다. 이런 현상은 자장의 강도가 높을수록, spin echo 기법보다는 gradient echo 기법에서 더 심하게 나타난다.

그 이유는 SE 기법은 180° refocusing pulse가 자화율의 차이로 인한 위상변화를 보상할 수 있지만 GE 기법은 조직 경계면의 위상변화를 보상할 수 없기 때문이다.

반대로 GE 기법의 자화감수성(magnetic susceptibility)을 이용하여 작은 혈종(small hematoma)을 진단하기도 한다.

방지 대책

- Scan 시작 전에 반드시 환자의 금속물질을 제거한다.
- GE 기법보다 SE 기법을 사용한다.
- Short TE을 사용한다. (dephasing 감소)
- 2D GE 보다는 3D GE 기법을 사용한다.

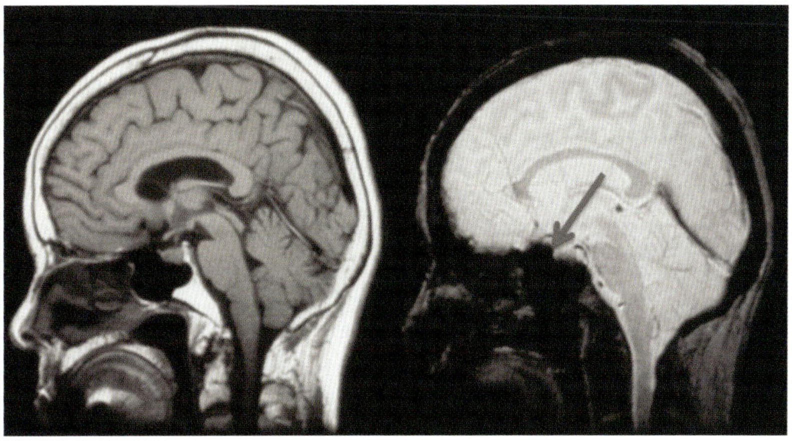

(a) (b)

▲ 그림 11-10. SE 영상(a)과 GE영상(b)의 비교
공기성분과 접촉되는 부위의 흐림(blurring) 발생

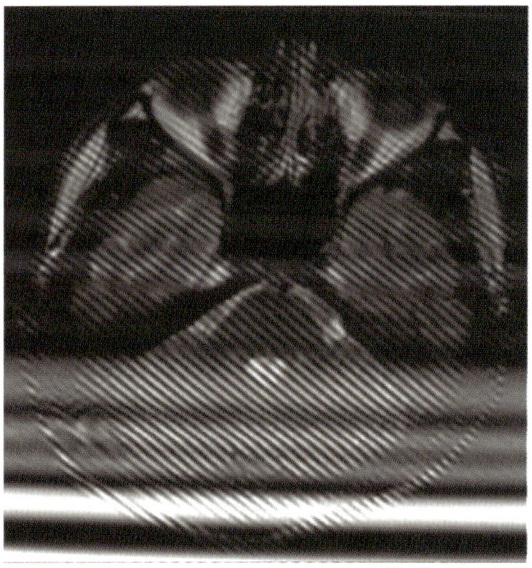

▲그림 11-11. 외부 주파수 간섭으로 인한 Zipper artifact

6) Zipper artifact

Zipper 인공물은 영상의 특정부분에 굵은 점선의 모양으로 나타나게 된다. 발생원인은 외부의 특정 주파수가 검사실(magnet room) 내로 누설되어 나타나고 환자에게서 얻는 고유한 신호를 방해하기 때문이다.

방지대책

- Scan room의 문(door)을 반드시 닫은 후 검사한다.
- Scan room의 차폐(shield)를 수시로 점검한다.
- 발생시에는 service engineer에게 점검하도록 한다.

7) 얼룩말 무늬 인공물(Zebra stripe artifact)

얼룩말 무늬 인공물은 gradient echo 영상에서 small FOV를 사용하였을 때 gradient의 과도한 부하로 인하여 영상에 얼룩말 무늬의 형태로 나타나게 된다.

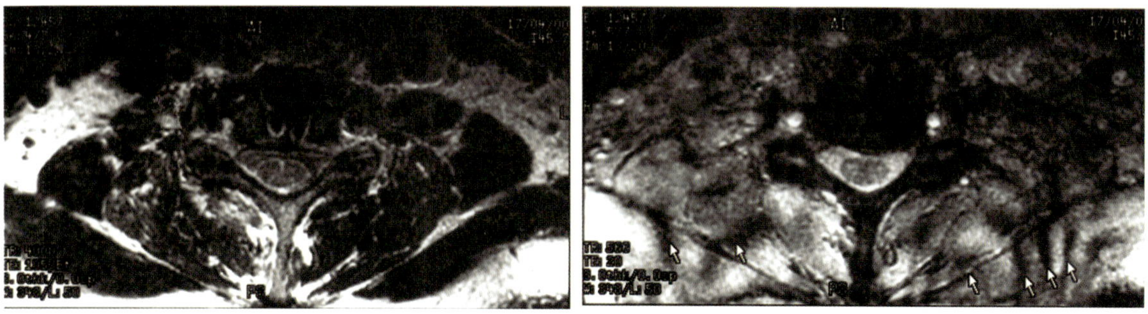

(a) (b)

▲ 그림 11-12. GE 영상에서 나타나는 얼룩말 무늬의 인공물과 SE 영상의 비교

(a) SE 영상. (b) GE 영상

방지 대책

- Gradient echo 대신 spin echo 시퀀스 사용.
- FOV를 보다 크게 한다.

8) Shading artifact

Shading artifact는 영상의 한 부분에서 신호강도의 감소로 인하여 만들어진다. 이것은 90°와 180° pulse 보다 다른 숙임각(flip angle)의 라디오 주파수(RF pulse)가 인가되었을 때 proton의 부정확한 여기(excitation)로 인하여 발생된다.

Shading은 coil의 부정확한 matching이나 coil의 특정부분에서의 coupling으로 인하여 나타나기도 하고 체격이 큰 환자의 한쪽 면이 body coil에 접촉되었을 때도 나타날 수 있다. 또한 주자장 불균질(main magnetic field inhomogeniety)에 의해서도 나타나기도 한다.

방지 대책

- 검사에 맞는 정확한 coil을 사용한다.
- coil과 환자 접촉면에 foam pad 등을 대어준다.
- 정확한 pre scan value를 사용한다.

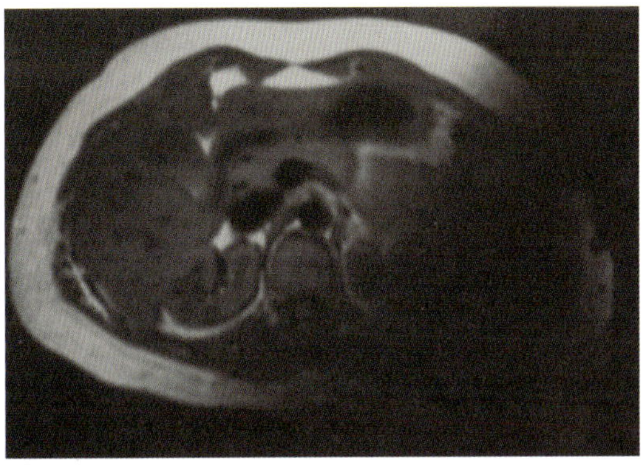

▲ 그림 11-13. Shading artifact

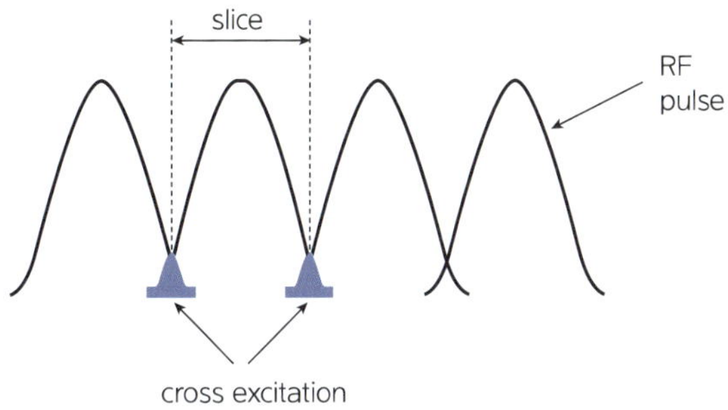

▲ 그림 11-14. Cross excitation의 발생기전

9) Cross excitation and Cross talk

Proton을 여기시키는 RF pulse의 모양은 정확한 사각형을 갖지 못한다. 이 RF pulse의 폭은 강도의 절반이 되고 그것은 통상적으로 10 % 이상의 변화를 갖는다. 그 결과 RF excitation pulse의 인접한 구조에 있는 proton도 함께 여기되는 결과를 갖게 된다.

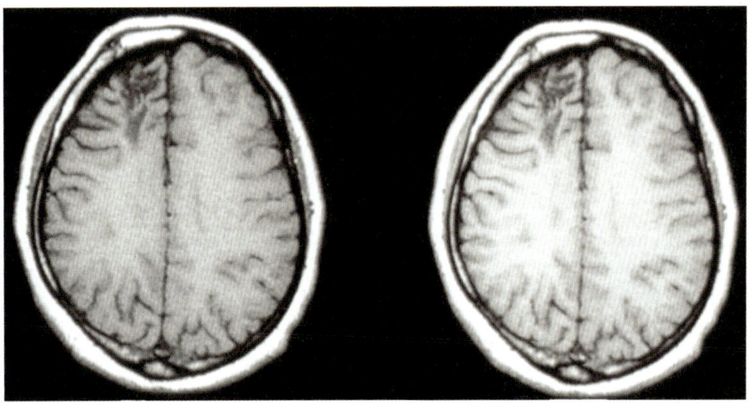

(a) (b)

▲ 그림 11-15. 절편간격(inter slice gap)이 0 %일 때(a)와 20 %의 gap을 가졌을 때(b)의 영상 비교

(a) noise의 증가로 인한 대조도(contrast) 감소초래.

인접한 slice는 RF excitating pulse 에너지를 흡수하게 되고 이 에너지는 순자화(NMV(Net Magnetization Vector))를 횡축방향으로 향하게 하여 포화(saturation)되는 결과를 가져온다. 이 효과를 cross excitation이라 하고 영상대조도(image contrast)의 저하를 가져온다.

이와 비슷한 것으로 proton이 에너지를 소실하여 인접한 절편(slice)에 영향을 미치는 것, 즉 선택된 절편(slice)이 이완(relaxation)되어 B_0로 돌아가는 proton을 예로 들자면 이들 proton들은 스핀 격자이완(spin lattice relaxation, T_1 relaxation)되는 동안 그들의 에너지를 소실하게 되고 인접한 절편의 proton도 에너지를 소실하게 된다. 이것을 cross talk라고 하며 cross excitation과 혼동하지 말아야 한다.

방지 대책

- cross talk는 없앨 수가 없다.
  (자연적인 proton의 에너지 소실에 의하기 때문에)
- cross excitation
  - 절편간격(slice gap)을 절편두께(slice thickness)대비 최소 20 % 정도 유지한다.
  - Interleave scan을 하여 인공물을 방지한다.
    (1st acquisition : 1, 3, 5, 7, 9, ...
    2nd acquisition : 2, 4, 6, 8, 10, ...)
  - square off (rectangular) RF pulse를 사용한다(CSMEMP 등).

10) Nyquist ghost on EPI

EPI pulse sequence를 사용할 때 지그재그로 K-space를 채워가면서 각각의 위상 부호화 단계에 대하여 echo가 중심점에서 약간씩 이동되어져 나타나는 인공물이다. K-space의 첫 번째 주파수 부호화 점(frequency encoding point)과 마지막 주파수 부호화 점(frequency encoding point) 간의 시간 차이, 즉 TR 시간 동안의 위상 값이 다른 데서 기인한다. 따라서 위상 방향으로 영상의 왜곡이 발생된다.

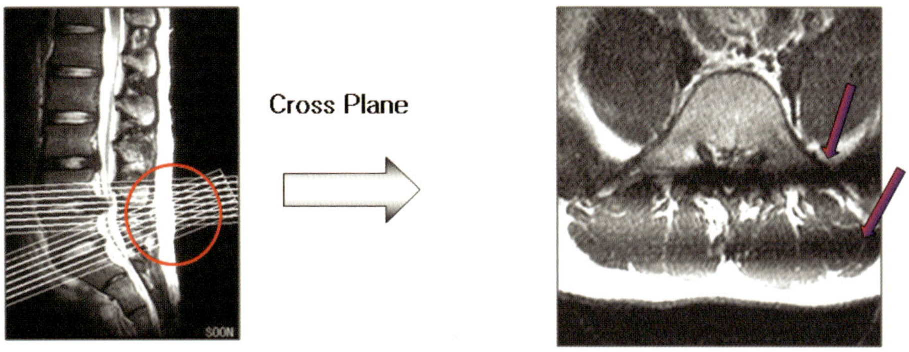

▲ 그림 11-16. L-spine axial 영상에서 발생된 cross talk artifact

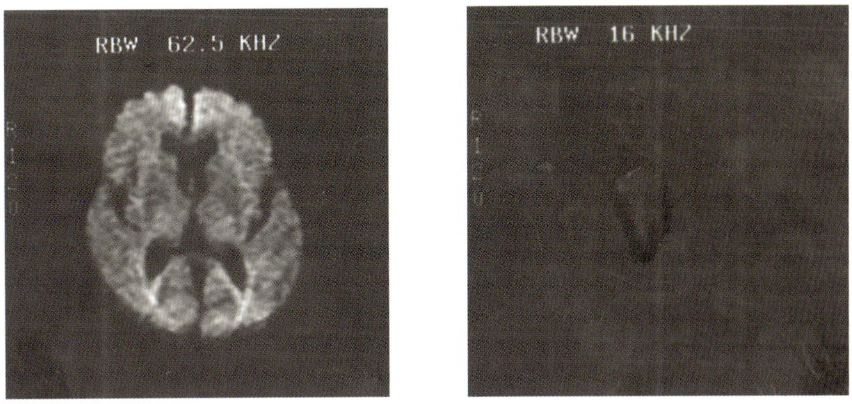

(a) (b)

▲ 그림 11-17. EPI 영상에서 나타나는 nyquist ghost artifact
(a) : wide receive bandwidth, (b) : narrow receive bandwidth

방지 대책

- phase correction algorithm 사용.
- 광 수신대역폭(wide receive bandwidth) 사용.
- 근래장비들은 초고속 EPI 영상기법에 내재되어 있는 인공물들을 제거하는 보정방법인 위상 보정방법과 주자장의 균일성, 자화율의 변화, 등에 민감도가 많이 개선되어 Nyquist artifact 발생률이 현저히 떨어졌다.

11) 와전류 인공물(Eddy current artifact)

경사코일(gradient coil)에 전류를 흘려보내어 경사자장을 가하면 자장의 시간에 대한 변화가 생기는데 경사코일 주위의 도체(자석내부의 금속, shim coil, 다른 gradient coil, RF coil 등)에 전류가 유도되고 이 전류는 다시 자장의 변화를 상쇄시키려는 또 다른 자장을 형성한다. 이로 인하여 발생되는 것을 eddy current(와전류)라 하고 영상을 왜곡시키는 원인이 된다. 그 결과 T_2^* 감소를 빠르게 해서 신호의 감소로 나타나게 되고 FOV가 자석(magnet)의 중심에서 벗어날수록 심하게 나타난다. 이러한 영상을 와전류 인공물이라고 한다.

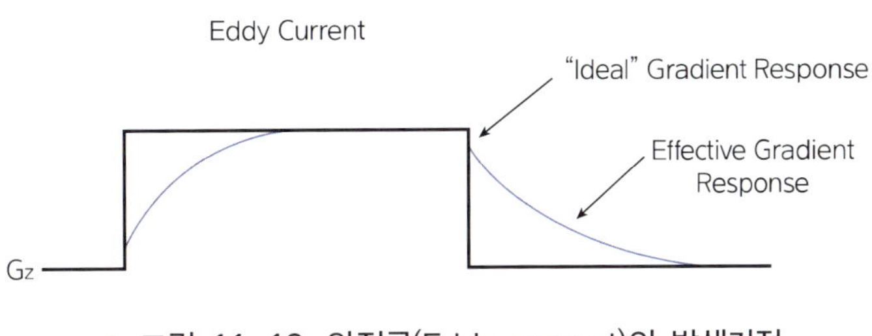

▲ 그림 11-18. 와전류(Eddy current)의 발생기전

방지 대책

- Gradient의 shield check
- Active gradient shielding coil 부착

참고문헌

1. Carolyn Kaut, R.T. MRI Workbook for Tehnologist. Raven Pres, 1992.
2. SIGNA Application Guide book Vol 1-4, GE Medical system 4th ed, 1990.
3. Mark AB, Richard CS. MRI Basic Principles and applications. Wiley-liss, 1992.
4. 대한자기공명기술학회. 자기공명영상연수강좌집. 1999.
5. 대한자기공명기술학회. 자기공명영상입문강좌집. 1998.
6. 대한방사선사협회. 자기공명기술학. 고문사. 1996.
7. Joseph PM, Atlas SW. Artifacts. In Atlas SW. Magnetic Resonance Imaging of the Brain and Spine. New York : Raven Pres, 1991 : 109-128.
8. Henkelman RM. Image Artifacts. In Stark DD, Bradley WG. Magnetic Resonance Imaging. 2nd ed. St. Louis : Mosby Year Book, 1992 : 233-252.
9. Wesbey G, Adamis MK, Edelman RR. Artifacts in MRI : Description, Causes, and Solutions. In Edelman RR, Hesselink JR, Zlatkin MB. Clinical Magnetic Resonance Imaging. 2nd ed. Philadelphia : W. B. Saunders, 1996 : 88-144.
10. Patton JA. MR imaging instrumentation and image artifacts. Radiographics 1994 ; 14 : 1083-1096
11. Herrick RC, Hayman LA, Taber HK, Diaz-Marchan PJ, Kuo MD. Artifacts and pitfalls in MR imagingof the orbit : A clinical review. Radiographics 1997 ; 17 : 707-724.
12. Czervionke LF, Czervionke JM, Daniels DL, Haughton VM. Characteristic features of MR truncation artifacts. AJR 1988 ; 151 : 1219-1228.
13. Hinks RS, Quencer RM. Motion artifacts in brain and spine MR. Radiol Clin North Am 1988 ; 26 : 737-753.
14. Arena L, Morehouse HT, Safir J. MR imaging artifacts that simulate disease : How to recognize and eliminate them. Radiographics 1995 ; 15 : 1373-1394.
15. Ahn CB, Kim CY, Oh CH, Yi Y, Ryu WS. Reduction of Gibbs Artifacts in Fast Spin Echo Imaging by Optimal Echo Arrangement and Two-stage Filtering, to be presentedin the 6th ISMRM conference, 1998.

Chapter 12

장치

1 장치의 구성

자석실(magnet room)에는 주자장(main magnetic field)을 만드는 Magnet 코일, 주자장을 일정하게 변화시키는 경사자장 코일, RF 펄스(pulse)의 송신 및 수신을 위한 RF 코일, 주자장을 균일하게 만드는 Shim 코일 등을 포함하고 있는 갠트리(gantry)와 환자검사용 테이블(couch) 등으로 구성된다. 장비실(equipment room)에는 갠트리 내부의 다양한 Coil system을 제어할 수 있는 장비들로 구성되며, 제어실(control room)에는 사용자가 직접 각종 입·출력 장치 및 환자감시 장치 등을 이용하여 MRI 검사에 필요한 모든 일을 수행할 수 있는 장치들로 구성된다(그림 12-1).

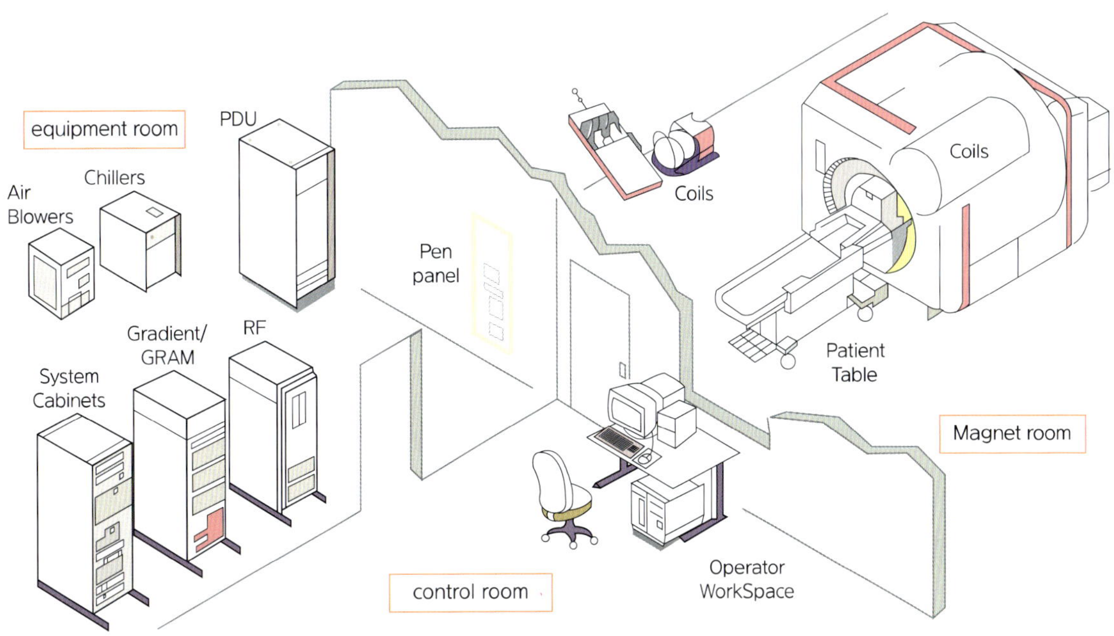

▲ 그림 12-1. MRI 검사실의 기본 구성

1) 자석(magnet)

(1) 자석의 세기

자기공명영상을 획득하기 위한 자기장은 자석에 의해 발생된다. 자기장의 크기는 보통 Tesla(T)로 표시하며, gauss(G)로도 표시할 수 있다.

가우스(gauss, 기호 G)는 자기장(B)의 CGS 단위계이다. 독일의 수학자이자 물리학자인 칼 프리드리히 가우스의 이름에서 유래했으며, 1 gauss는 1 cm^2의 단면에 1 맥스웰의 자기 선속이 통과하는 자기장으로 직선 Coil에 5 ampere(A)의 전류가 흐를 때 1 cm 거리에서 측정된 자속의 힘을 말한다(ex, 100 gauss = 1 cm 내의 100개의 자력선의 수).

MKSA 단위계에서 자기장의 단위는 테슬라(tesla, 기호 T)이며 크로아티아 태생의 미국의 전기공학자 니콜라 테슬라의 이름에서 유래하였다. 1 Tesla는 1 m^2당 1 wb의 자기 선속의 밀도로 1 A의 전류가 흐를 때 1 m 거리에서 1 N이 작용하는 힘을 말한다.

Gauss와 Tesla의 관계는 다음의 식과 같다.

$$1\ \text{Tesla} = 1\ \text{wb/m}^2 = 10{,}000\ \text{Gauss}$$

지구 자장의 크기는 평균 0.5 gauss 정도이며, 일상생활에서 쓰이는 가정용 냉장고의 경우 80~100 gauss 정도이다.

MRI 장치 선택 시 가장 먼저 고려되는 것은 주자장(main magnet field)의 세기이다. 주자장의 세기는 영상의 질을 좌우하는 신호대 잡음비(signal to noise ratio ; SNR)의 중대한 관련 요소이다. MRI 장치에서 주로 쓰이는 주자장의 세기 범위는 0.02~4 Tesla(200~40,000 gauss)이며, 이들 장치는 0.852~170.3 MHz의 공명 주파수를 갖는다. 그러나 대부분의 MRI 장치는 0.5~3.0 Tesla의 자장 세기를 이용하고 있으며, 근래에 들어서는 Magnet 기술의 발전으로 인하여 영구자석 및 상전도 자석을 이용한 저자장 장비에서 벗어나 초전도 자석을 이용한 고자장 장비로의 보급이 확산되고 있는 추세이다. 그러나 각각의 자장 세기 영역별 장비에 따라 장·단점이 존재하므로 검사환경과 목적에 맞는 적절한 장비의 선택이 필요하다.

(2) 자석의 형태

자석은 주자장을 발생시키는 원리에 따라 영구자석, 상전도 자석, 초전도 자석의 세 가지 형태로 분류할 수 있다.

① 영구자석(permanent magnet)

영구자석은 강자성 물질로 일단 자기 에너지가 주어지면 영구히 자속을 발생하는 자석이다. 영구자석 방식은 과거에는 거대하였으나 최근에는 이 영역의 기술적 진보에 따라 경량화 되면서 강력한 영구자석이 개발되었다. 자석의 재질로는 Sm-Co, Nd-Fe-B 등의 합금(alloy)이 사용된다. 누설자장이 적고 장치가 콤팩트(compact)해져서 설치면적이 작아도 되며 냉각장치가 필요치 않아 유지비가 적게

드는 장점이 있으나 현재로서는 자장강도가 0.3T 정도로 제한되어 있다. 자장 방향은 magnet bore와 피검자의 장축에 수직을 이루고 있다(그림 12-2).

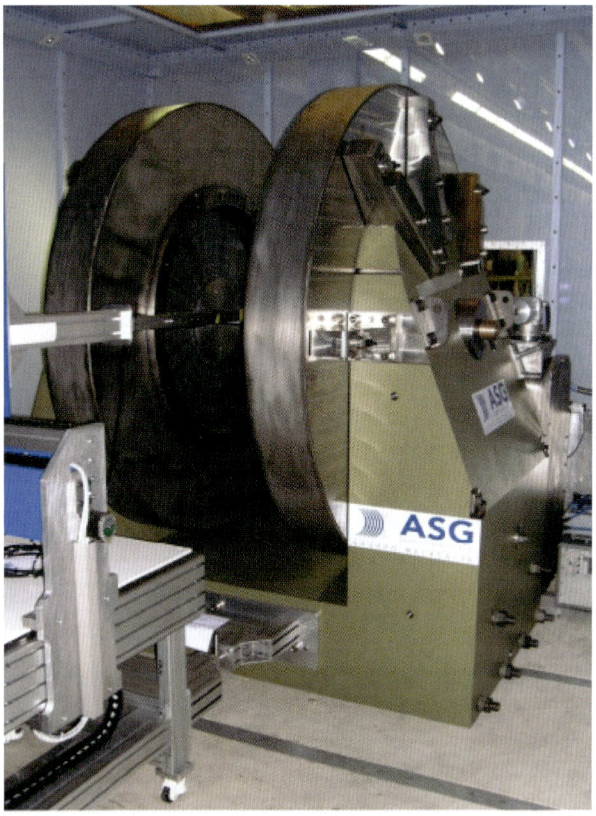

▲ 그림 12-2. 영구자석을 이용한 MRI 장치의 제작

② 상전도 자석(resistive magnet)

코일에 전류를 가하여 자장을 만드는 전자석에 의한 방식이 상전도 자석 방식으로서, 철심형과 공심형으로 나눌 수 있다.

(ㄱ) 철심형 상전도 자석 방식(H형)

철심형(iron core)은 철의 중심부에 구리나 알루미늄 코일을 감아서 전자석으로 만든 것으로 H형이라고도 한다. 이러한 종류의 전자석은 도선에 저항이 있기 때문에 초전도 자석에 대해 상전도 자석이라고 한다. 자장의 강도는 도선의 직경, 감은 수, 전류, 철심의 특성 등에 따라 결정된다. 양쪽의 자극면은 균일성을 넓게 하기 위한 목적으로 적당히 오목하게 만들어지고 있다. 이와 같은 철심형 자석은 적은 전력으로 비교적 강한 자석을 만들 수 있으며, 공심형 상전도 및 초전도 자석과는 달리 자속을 완전히 봉하여 넣는다는 커다란 특징을 갖는다. 그 때문에 작은 동물용 장치뿐만 아니라 인체용 장치도 제작되었으나 자장 강도의 한계, 자장의 불안정성, 좁은 공간 등의 이유로 널리 보급되지 못하고 있다(그림 12-3).

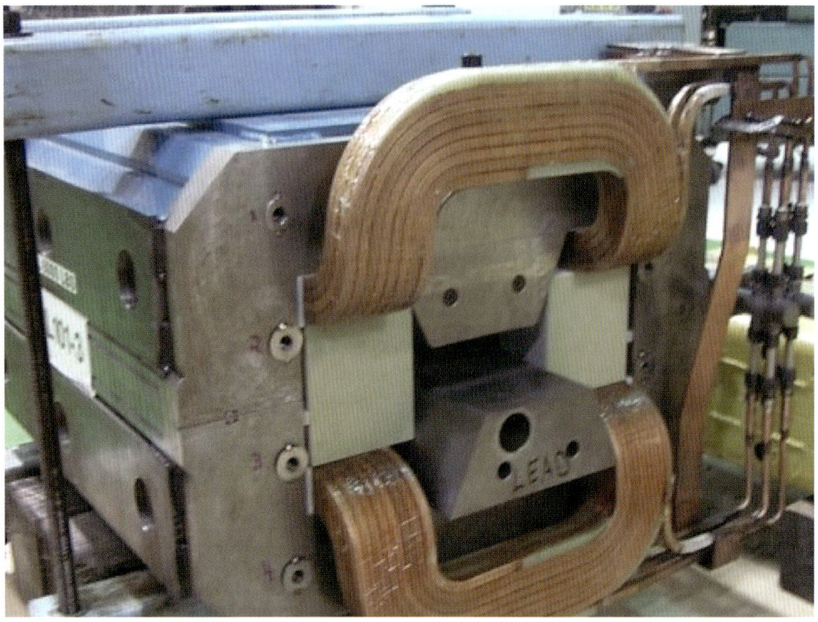

▲ 그림 12-3. 철심형 상전도 자석

(ㄴ) 공심형 상전도 자석 방식

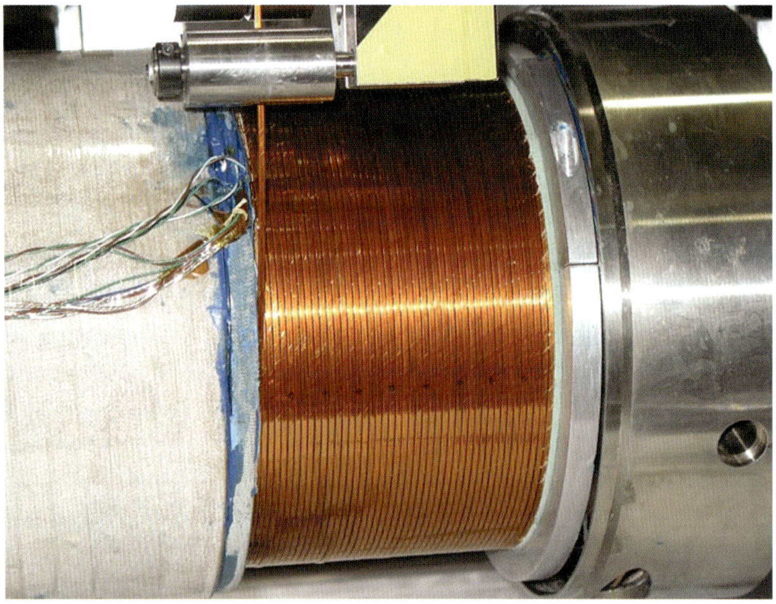

▲ 그림 12-4. 공심형 상전도 자석

공심형(air core) 상전도 자석은 솔레노이드 코일의 전자석으로 코일 내의 공간에 피사체를 넣는다. 코일 내의 공간을 가능한 넓은 범위로 하면서 균일한 자장으로 하기 위해서는, 이론적으로 코일을 구형으로 감는 것이 좋다. 그러나 일반적으로 4개의 코일 다발을 구형으로 배치하여 사용한다. 이것을 4 공심형 상전도 자석이라고 하며, 균일성은 35 cm 직경에서 20~50 PPM 정도이다. 공심형은 비교적 저렴하고 취급이 용이하며 와전류 발생이 적어서 한동안 많이 사용되기도 하였다. 그러나 대전류에 따른 열 발생을 대량의 물로 냉각할 필요가 있고(water cooling system), 균일성과 안전성이 나쁘며, 포화자기장으로 인한 자장 강도의 한계로 그 세기가 ~0.2 T 정도로 제한적이고, 초전도 자석의 개발 등으로 인하여 많이 사용되지 않는다(그림 12-4).

③ 초전도 자석(superconductive magnet)

초전도(superconductivity)란 전기저항이 제로가 되는 상태를 말한다. 따라서 전기 저항이 없기 때문에 발열에 의한 전기 손실이 없다. 그러므로 초전도 현상이 일어나는 초전도 물질로 코일을 만들어 전류를 흘리면 소모됨이 없이 영구 전류가 되어 계속 흐르도록 할 수 있어 영구 자장을 만들어 낼 수 있다. 영구 자장이 만들어지는 만큼 보통의 전자석(상전도)과는 달리 강력한 자장을 만들어내는 것이 가능해진다. 그러나 이러한 초전도 현상은 절대온도에 가까운 극저온에서 일어난다는 점이다. 따라서 초전도 물질을 냉각하기 위해서는 실제로 값비싼 액체 헬륨(4.2K)을 냉각제로 사용하지 않으면 안 된다. 형상은 공심 솔레노이드형 코일로 되어 있다. 이 코일 이외의 보정용 shim코일이 별도로 구비된다.

초전도체는 액체 헬륨 중에 들어 있고 그 바깥은 진공으로 이루어진다. 진공의 다음 공간은 액체 질소로 채워지지만 최근에는 소형의 냉동기를 구비한 것도 있다. 이와 같이 초전도 자석에서는 액체 헬륨의 증발을 방지하고 냉각상태를 보호하기 위하여 액체 질소나 냉동기를 두고 2중3중의 보온병 구조를 취하고 있고, 이를 저온유지장치(cryostat)라 한다. 액체 질소가 사용되는 이유는 고가의 액체 헬륨이 증발되는 것을 방지하고 냉각상태를 보호하기 위함이다(그림 12-5).

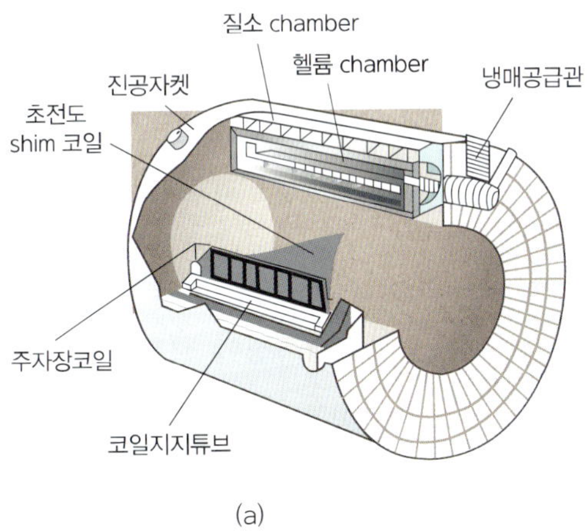

(a)

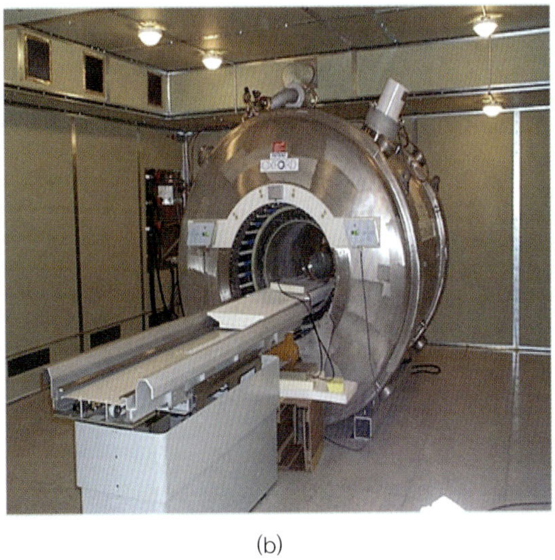

(b)

▲ 그림 12-5. 초전도 자석의 내부구조(a)와 외부구조(b)

저온유지장치는 단열을 위한 전용 용기이나 코일로 들어가는 도선과 냉각제 흡입공 등을 통한 열전도로 극저온부에 열이 침입하여 액체 헬륨이나 액체 질소를 증발시킨다. 이들의 소비를 감소시키기 위해 기계적인 냉각기를 장착한 방법도 있다.

최근 고온의 초전도체에 대한 연구의 진전으로 많은 연구자들에 의해 고온의 초전도 재료의 개발이

잇따르면서 최고 온도로 올라가 절대온도 100도(100K)에 이르는 물질도 나왔다고 하지만 실용화에는 못 미치고 있다. 그러나 아직은 코일을 가공하는 것이 곤란하거나 한계 자장이 낮은 것 등의 결점으로 사용에 어려움이 있어도 이것들이 극복된다면 액체헬륨이 필요하지 않게 되고 유지비가 적게 드는 초전도 자석이 실현 가능하게 될 것이다. 현재 상품화된 MRI용 초전도 코일 재료로는 Nb-Ti 합금(9K)이나 Nb3Sn화합물(18K) 등이 있다.

초전도 상태를 유지하기 위해서는 초전도 물질이 초전도 현상이 일어나는 임계온도 이하가 되어야 한다. 또한 임계온도보다 낮은 온도에서도 초전도체를 흐르는 전류의 크기나 주위의 자기장의 강도가 어느 한계를 초월하면 초전도 상태가 무너져 보통의 상전도 상태로 옮겨간다. 이 한계치를 임계전류, 임계자장이라고 한다. 이들 임계 조건이 무너지면 초전도체는 초전도성을 상실하고 상전도 상태가 되는데 이 현상을 quenching이라 한다. 대부분의 초전도체에는 이와 같은 임계온도(Tc), 임계전류(Jc), 임계자장(Hc)의 초전도성을 잃어버리는 3개의 경계점이 있다. 예를 들어 Nb-Tc의 경우에서 Tc는 9K, Jc는 5T 자장으로 약 3×10^3 A/mm^2, Hc는 약 10T라고 한다.

이와 같은 quenching이 발생하면 상전도상태의 전기저항으로 대량의 열이 발생하고 초전도체를 용해시키거나 값비싼 냉각재를 증발시키는 손실이 발생하므로 초전도 자석의 설계나 설치에 있어서는 충분한 대책이 강구되어야 한다. 대책의 예를 들면 초전도체는 구리의 재질로 완전히 덮여 있게 한다. 이와 같이 함으로써 구리는 액체 헬륨의 극저온을 전달하는 매체가 되고 또 quenching이 발생하였을 때 회로전류를 피할 수 있으므로 필수적이다. 만일 이것이 없으면 대량의 전류가 그대로 초전도체로 흘러서 열의 발생으로 용해시켜 버리고 만다.

초전도체는 이와 같이 보호되고 있지만 그렇게 하더라도 quenching이 발생하면 커다란 사고가 일어난다. 따라서 사고 시에 발생하는 대량의 헬륨이 장치를 덮기 때문에 이것을 즉시 배기하기 위한 설비가 방에 설치되어 있어야 한다. 초전도 자석은 파괴되는 일이 거의 없지만 재가동에는 많은 수고와 시간 그리고 비용이 들게 된다. 먼저 대량의 액체 질소로 본체를 냉각시키고 헬륨 가스로 이것을 치환시킨 다음 액체 헬륨을 넣는다. 일반적으로 전신용 장치에서 액체 헬륨은 1,200~1,300 ℓ가 필요하게 된다.

이러한 갑작스러운 사태 발생에서 액체 헬륨의 공급이 원활하지 못할 수도 있다. 그리고 quenching의 열작용에 따라 자장의 균일성이 떨어지기 때문에 면밀한 재조정이 필요하게 된다.

초전도 자석은 유지비가 많이 드는데 액체 헬륨과 액체 질소의 가격이 높기 때문이다. 일반적인 전신용 장치에서 0.2~0.3 ℓ/hr 전후의 액체 헬륨과 소량의 액체 질소가 증발한다. 이에 대한 대책으로 냉동기가 개발되고 있다.

냉동기에 의해 액체 헬륨의 증발량을 수분의 일로 줄일 수 있고 액체 질소의 보충은 필요 없게 된다.

이와 같이 초전도 자석 방식은 주기적으로 고가의 액체 헬륨과 중간 냉매제를 공급해야 하므로 운영비가 많이 드는 단점이 있으나 높은 자장을 발생시킬 수 있어 영상의 고해상도, 짧은 스켄 시간, spectroscopy, microscopy 등의 많은 장점이 있어 현재 가장 각광을 받고 있는 방식이다. 자장 방향은 magnet bore 쪽으로 향하고 있으며 피검자의 장축과 평행하여 상전도 방식과 동일하다.

2) 경사자장 시스템(gradient system)

MR영상을 구성하기 위한 각 원자핵 스핀의 위치를 알기 위한 목적으로 주자장에 대하여 X, Y, Z축의 방향에 일정한 기울기를 가진 경사자장을 더하게 된다. 이를 위하여 경사자장 발생장치는 Magnet에 의한 주자장의 세기를 위치에 따라 일시적인 경사자장을 만들어 위치정보를 얻을 수 있게 하는 역할을 한다. 크게 Magnet 내부의 원통에 감긴 X, Y, Z축 세 개의 경사자장 코일과 이 코일에 전류를 흘리는 경사자장 신호 증폭기로 구성된다.

경사자장 코일에 요구되는 조건으로는 정자장의 불균일 정도보다 강할 것, 직선성(linearlity)이 좋을 것(즉 자장 강도의 증가가 일정한 것), 재현성이 우수하고 시간경과에 따른 안전성이 높을 것, 신속하게 절환이 가능할 것 등 여러 가지가 있다.

한편 경사자장의 기울기를 크게 하면 단층 상의 단면 두께는 얇아지고 공간분해능은 좋아지지만 화소(pixel)의 S/N비는 나빠지므로 너무 큰 자장 기울기는 좋지 않다. 일반적으로 길이 1 cm에 대해 1에서 수 gauss정도의 기울기가 많이 사용되고 있다. 예를 들어 1 G/cm의 기울기에 피사체의 폭이 30 cm라면 그 양 끝은 정자장의 강도에 대해 ±15 G가 된다. 여기서 절환 등에 의한 변화에 따라 코일에 여러 반작용이 가해지기 때문에 그 유지 보전이 아주 뛰어나지 않으면 안 된다(촬영 중에 나는 소리는 이 반작용에서 기인한다).

경사자장 코일을 사용하여 정자장 내에서 경사자장을 얻는 방법은 다음과 같다. 그림 12-8(a)와 같이 아래·위에 한 쌍의 코일을 놓고 서로 반대방향의 전류를 흘리면 전류의 자기 작용(Ampere's right-handed screw rule)에 따라 화살 표시한 것처럼 방향과 크기를 갖는 자장이 형성된다. 이때 z축에 수직인 면에서는 자장의 강도가 균일하고 같아서, z축 방향에는 +·− 거리에 비례하여 크기에 직선적인 변화가 생긴다. 그러므로 이 코일을 정자장 내에 넣으면 정자장과 경자자장 코일 자장의 가감에 따라 z축 방향으로 일정한 기울기의 경사자장이 형성된다. y축 방향의 경사자장도 마찬가지로 이루어진다. 그림 12-7(a)와 같이 y-z면에 4개의 도선이 수직으로 있고 전류가 그림에서 처음 흐르고 있다면 그림 12-7(b)처럼 자장이 형성된다. 이것을 그대로 정자장 안에 넣으면 y방향에 대해 그림 12-6과 같은 원리로 직선적인 경사자장이 생기게 된다. x축 방향에 대해서는 이것을 x-z 평면에 같은 모양으로 생각하면 된다. 그림 12-7(b)에서는 z축 방향에서의 경사자장도 형성되지만 이것은 도선

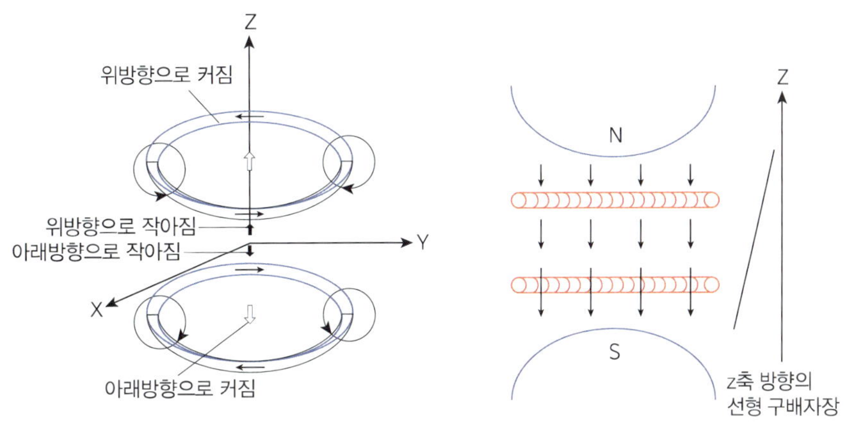

▲ 그림 12-6. z축 방향의 경사자장 발생원리

이 입체적인 배치로 되어 있기 때문에 소거된다.

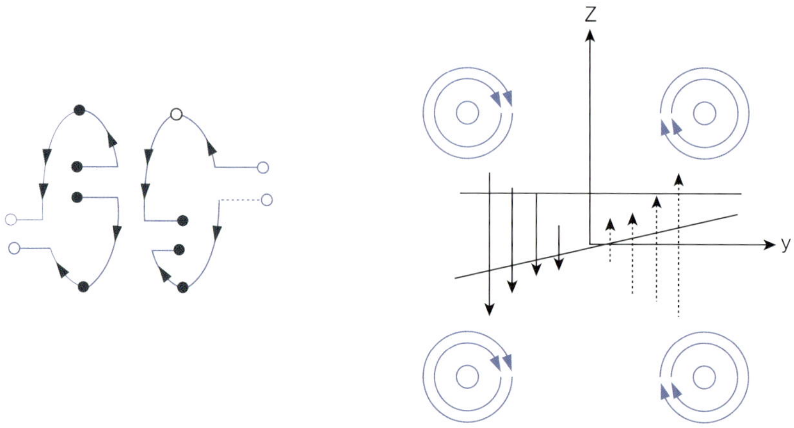

▲ 그림 12-7. y축 방향의 경사자장 발생원리

그림 12-8은 x, y ,z 방향의 경사자장 코일이 MRI 장치 내에 배치되어 있는 상태를 나타낸 것이다. 이에 따라 주자석의 내부는 많은 공간이 필요하게 되어 때로는 이와 같은 이상적인 형상이 바뀔 수도 있다. 또 촬영법에 따라서는 경사자장의 변화를 예민하게 하지 않으면 안 될 때도 있다. 이 경우 코일의 주위에 강한 와류(eddy current)가 유도된다. 이렇게 되면 와류가 경사자장 코일 내부에 2차적 자장을 발생시켜 영상에 인공물을 만들게 된다. 이것을 방지하기 위해서 와류 보상기(eddy current compensator)를 사용하여 경사자장 코일에 입력되는 전류 파형을 pre-emphasizing 함으로써 와류를 상쇄시키기도 하며 주자석의 구멍의 크기를 크게 하기도 하고 와류의 반작용을 이겨낼 수 있는 출력증가를 하고 있지만 충분하다고는 할 수 없다. 최근에는 경사자장 코일 외에 와류를 발생시키지 않게 하기 위한 코일을 넣는 방식도 검토되고 있다.

이처럼 경사자장 코일은 x, y, z축을 따라 나란히 설치되어 전류를 흐르게 만든 코일로 자장 강도를 더하거나 감소시킴으로써 균질한 자기장을 변화시킨다. 따라서 경사자장 코일은 영상을 구성하는 데에 위치를 정해주며 slice selection, frequency encoding, phase encoding의 기능을 가지고 있다. 그러므로 신호 강도의 특징이 되는 영상내의 voxel의 두께와 FOV(field of view)는 3개의 경사자장 코일의 역할로 결정된다. 그리고 경사자장 코일은 x, y축을 향해 있더라도 각 코일간의 적당한 결합에 의해서 비스듬한(oblique) 영상도 얻어진다. 경사자장 코일은 세 개의 gradient amplifier가 설치되어 작동시켜주며 자장 기울기의 크기와 변화율은 컴퓨터의 제어로 정확하게 조절되고 있다.

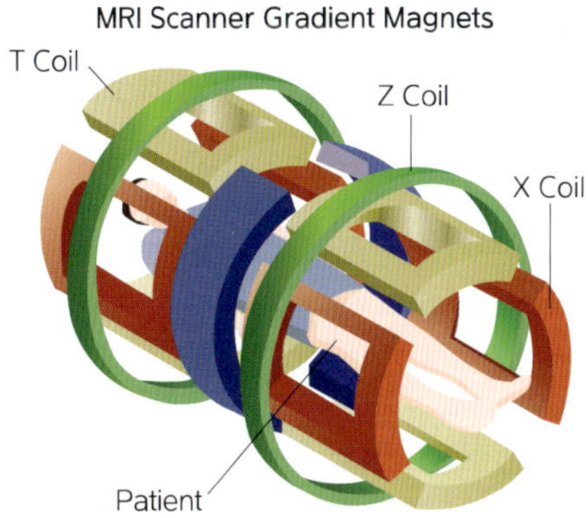

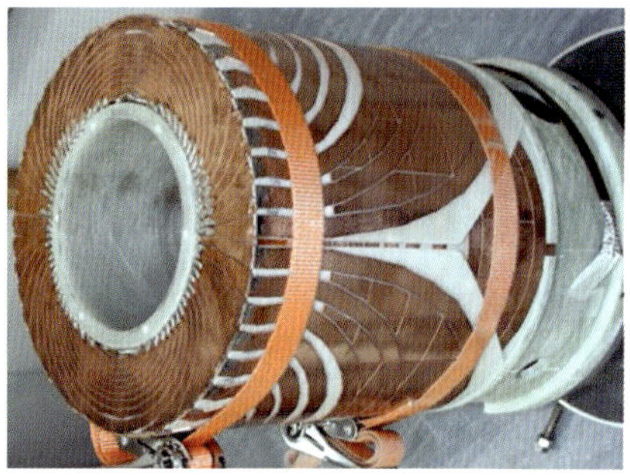

▲ 그림 12-8. X, Y, Z의 3축으로 배열된 경사자장 Coil의 모식 및 실제 모습

3) RF system(radio frequency system)

주자장에 의해 자화 되어 라모어 주파수(larmor frequency)로 회전하는 원자핵 스핀에 동일한 주파수의 고주파 RF pulse를 인가하면 그 에너지가 공진하는 원자핵 스핀에 흡수된다. 이때 RF pulse가 차단되면 여기된 원자핵 스핀은 에너지를 방출하며 RF 코일에 전류를 유도시키는 약한 RF 신호를 발생시키게 되며 최종적으로 이 신호를 수집하여 영상화하게 된다. RF system은 이때 필요한 RF pulse를 인가하고 원자핵 스핀으로부터의 신호를 받는 안테나의 역할을 하며, 이러한 과정들은 다양한 RF system과 준비과정, RF 코일들에 의해 순차적으로 이루어지게 된다.

RF 코일은 크게 RF pulse를 보내는 송신(transmission ; TX)과 수신(receive ; RX)을 함께 하는 송/수신 겸용과 수신만 하는 수신전용 코일로 나눌 수 있으며, 그 형태적, 기능적 특징으로 살펴보면 다음과 같이 분류할 수 있다.

① Whole-volume coil(체부코일)

체부 코일이란 것은 커다란 체적의 조직에서 여기된 신호를 받아들이는 것이다. 체간부 검사에 사용되는 Body coil은 송·수신을 모두 할 수 있으며 Gantry 내부 덮개 안쪽에 설치되어 밖에서는 보이지 않는다. 두개부를 검사할 때에는 두개부로부터 일정 거리 이상 떨어져 있는 Body 코일을 사용하지 않고 두개부의 크기에 적당한 전용 소형 TX/RX coil을 사용한다. 그러면 코일과 검사부위와의 거리를 단축하게 되므로 Body 코일보다 적은 RF power를 사용하면서도 더욱 큰 신호를 얻을 수 있어 좋은 영상을 만들 수 있다. 체부 코일의 가장 널리 사용되는 형태는 Solenoidal식과 Saddle-shaped식이 있으며 최근의 형태로는 Cylinder식과 Bird cage식이 있다.

코일을 선정하는 곳은 그 코일에 의해 발생될 라디오파의 RF field가 주자장에 대해 수직을 이루어야 한다. 그러므로 Solenoidal 코일은 영구자석의 경우처럼 몸통의 장축 쪽으로 주자장이 수직을 이루었을 때 사용될 수 있다. 그리고 Saddle-shaped나 Bird cage식의 코일은 초전도 자석의 경우처럼 주자장이 몸통의 장축과 평행을 이루었을 때 사용된다.

② Quadrature or circularly polarized coil(구형코일)

두 개의 코일을 90도 회전시켜 분리되는 동종 코일로 만들어졌으며 조직 자화(tissue magnetization)의 두 횡성분 간의 위상차를 조화시키는 작용을 한다. 이런 특징은 코일과 tissue magnetization 간의 상호작용을 높여주며 다음과 같은 두 가지 이점을 가져다준다(그림 12-9).

첫째, quadrature 코일은 조직 자화과 효율적으로 작용하기 때문에 이론상 소요 RF 전력의 50% 정도로 90도 RF pulse를 만들어 낼 수 있다.

둘째, MR 신호를 받는 과정에서 선형 모드에 비하여 40% 정도 나아진 SNR을 얻을 수 있다. Quadrature 코일은 대개 몸통을 영상화 하는데 사용되고 있다.

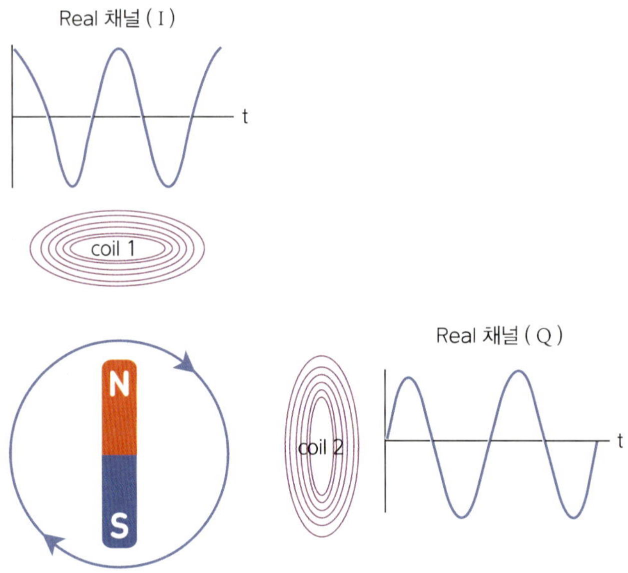

▲ 그림 12-9. Quadrature coil

자화 M이 N을 지날 때 코일 1은 최대신호, 코일 2는 0이다.

③ Surface Coil(표면코일)

표면 코일은 국부 코일(local coil)이라고도 불리며, 일종의 수신 안테나(receiver antenna)로써 조직에 인접해 사용할 수 있으므로 인체의 아주 작은 단면을 영상화시킬 수 있으며 다른 코일에 비해 월등히 나은 신호 강도(signal intensity)를 발생시키는 코일이다. 대부분의 RF 코일이 MR 신호의 송신과 수신을 겸하는 것에 대해 표면코일은 주로 수신만을 하게 되며, 형태는 편평한 것이 일반적이나 다양한 모양으로 제작되기도 하고, 피부 표면 가까이 밀착되어 사용하여 신호대 잡음비가 높은 영상을 얻을 수 있도록 고안된다.

표면 코일의 종류로는 검사 부위에 따라 Head, Extremity, Breast, Spine, Endorectal 코일 등과 같은 표면 코일과 다용도의 굴곡형(flex) 표면 코일이 있다(그림 12-10).

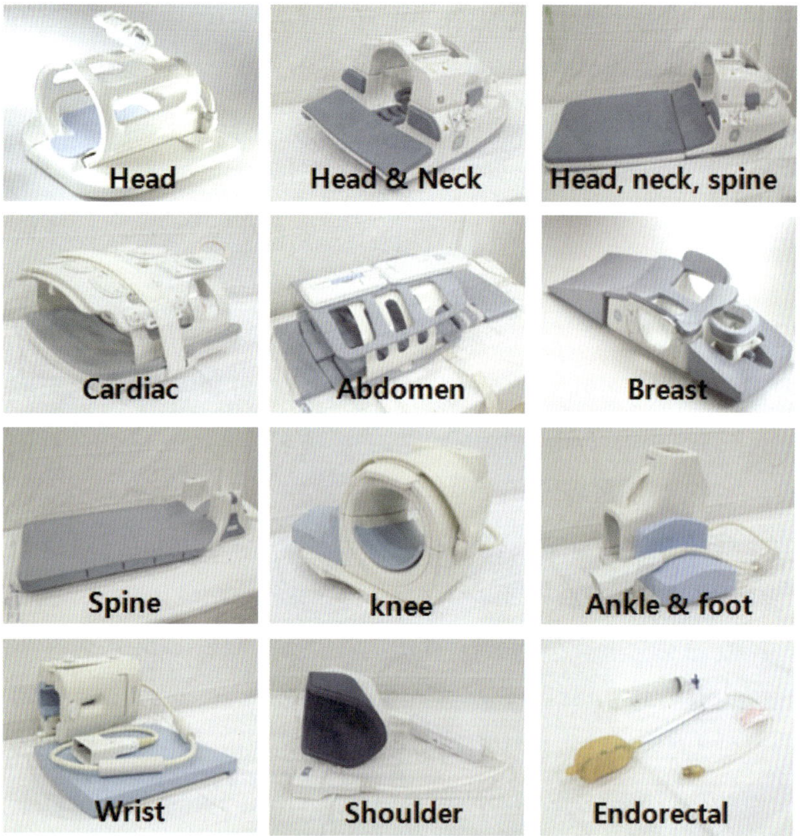

▲ 그림 12-10. 인체의 구조적 특징을 반영하여 제작된 다양한 표면 코일

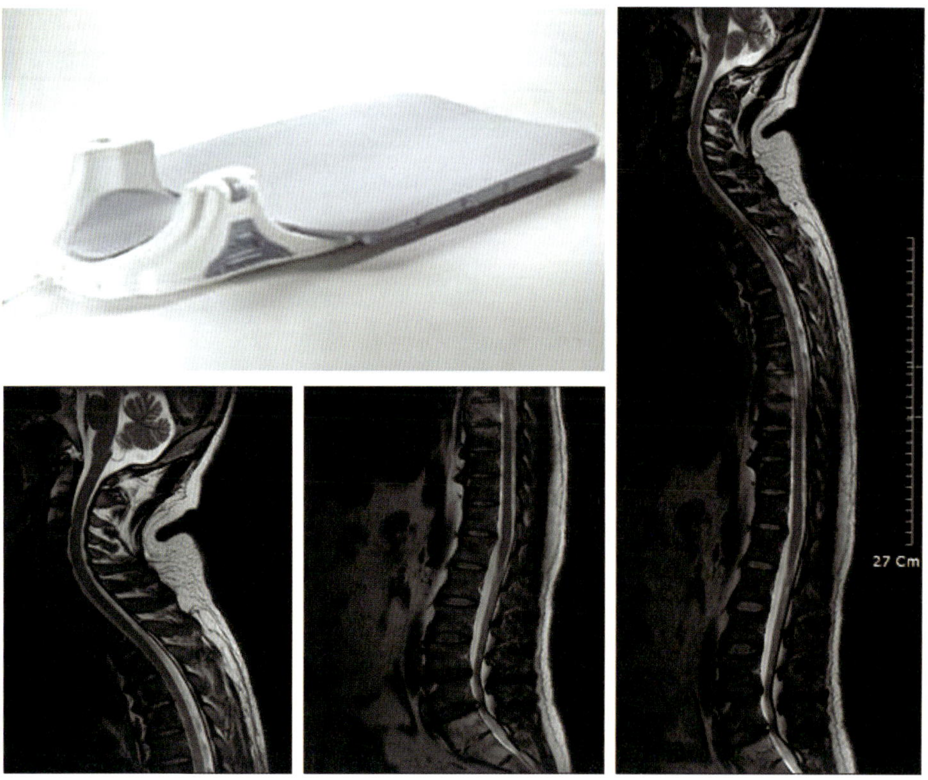

▲ 그림 12-11. 척추 전용 위상배열코일과 검사영상

최근에는 다수의 수신 코일을 일정하게 배열하여 그 신호를 합성하는 위상배열(phase array) 코일을 사용한다. 위상배열 코일은 수신전용 코일의 장점인 고감도와 Body 코일의 장점인 넓은 촬영영역을 모두 갖게 되므로 우수한 영상을 만들 수 있다. 위상배열 코일 내에 있는 각각의 표면 코일은 각자 작동하며 그 신호를 합성하여 한 영상에 나타낸다. 위상배열코일은 척추, 목, 무릎, 골반 등의 부위에 많이 이용된다(그림 12-11).

4) Shimming 장치

MRI에서 정자장은 전체 촬영영역(보통 35 cm 직경 이상)에 걸쳐 균일성이 높아야 한다. 만일 균일성이 나쁘면 스핀의 존재와 공명 주파수의 대응이 순조롭지 않아 분해능이 떨어지고 영상의 왜곡이 일어난다. 이 균일성은 자장 중에 스핀의 시험 시료를 놓고 공명 주파수와의 차이를 살펴서 알 수 있으며 최근에는 RF 펄스의 주파수 정밀도가 좋으므로 균일성을 영상화하여 관찰하는 것도 가능하게 되었다. 그리고 자장 강도의 측정에 반도체 소자를 사용하는 경우도 있다.

실제의 MRI 장치에는 3차원의 각 방향에서 필요한 균일성을 얻기 위하여 여러 가지 조정이 이루어지는데 이것을 shimming이라고 한다.

정자장을 더욱 균일하게 만드는 공정인 shimming은 magnet bore 내부 혹은 저온유지장치(cryostat) 외부에 철편(iron plate)을 설치하는 수동적 방법(passive shimming)과 전자석 역할을 하는 특별한 코일을 감아서 shimming하는 능동적 방법(active shimming)이 있다(그림 12-12).

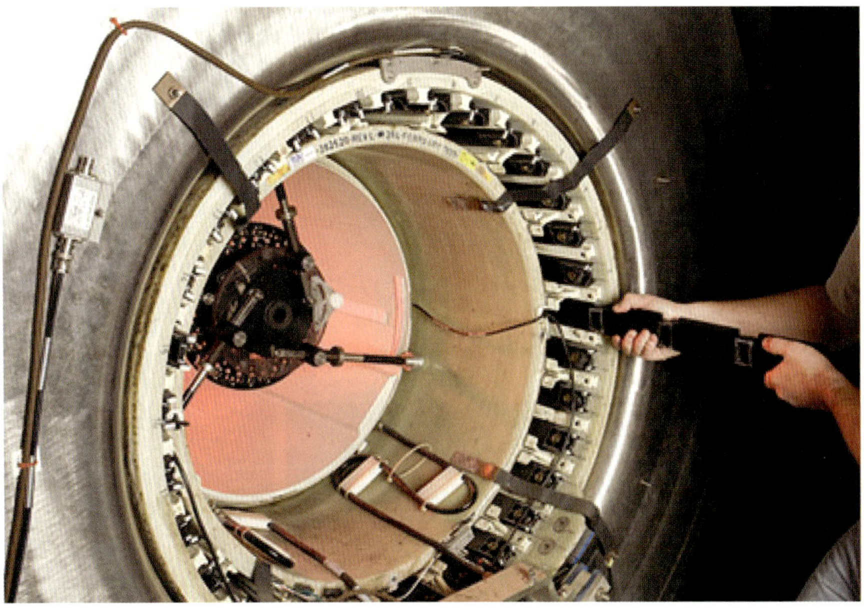

▲ 그림 12-12. Passive shimming

능동적 방법에 사용하는 shim 코일은 복잡한 구조를 띤 전류가 흐르는 코일이다.

Magnet bore 속에 놓여 있으며 정자장의 불균일성을 부분적으로나마 수정하기 위해 낮은 자장을 만들어 낸다. 이러한 shim은 저항을 띨 수도 있고 초전도성일 수도 있다. 특히 active shimming의 경우 코일의 감김(winding)과 감김사이, 코일의 감김과 경사자장 코일, 코일의 감김과 자석 사이에 발생되는 magnetic interaction을 방지하도록 설계되어야 한다.

Shimming 후 자장의 균일성을 유지하기 위해서는 시간이 지나면서 shim의 drift가 생기는 것과 subject 자체에 의해 발생되는 균일성 감소를 조정해 주어야 한다.

2 주변 장치

1) 항온항습기

MRI 장비의 온도와 습도는 항상 일정하게 유지되어야 하므로 항온항습용 공조장치가 필요하다. 일반적으로 온도는 22±2℃ 정도, 습도는 50~60 % 정도로 유지한다. 습도가 높으면 각종 전자부품의 수명을 단축하고 고압회로에서는 누설전류로 인해 고장의 원인이 되며, 습도가 너무 낮으면 정전기 방전 등으로 부품의 파손 우려가 있으므로 적정 습도를 유지해야 한다.

2) 냉각수 공급장치

초전도 자석을 사용하는 MRI 장비는 초전도 상태를 계속적으로 유지하기 위해 액체헬륨이 필요하다. 그러나 고가의 액체헬륨 소모를 최소화하기 위해 극저온 냉동기(refrigerator)를 사용하고, 기계실의 냉동 응축기(compressor)를 설치하여 냉각수를 지속적으로 공급해 주어야 한다.

3 MRI system 설치 계획 시 고려사항

고가의 MRI 장비는 매우 무거운 초전도 자석과 강자장에 의해서 타 시설 및 장비에 많은 영향을 미칠 뿐만 아니라 초전도 자석 주위에 있는 자성체에 의해서 자장의 균일성에 영향을 받게 된다. 또한 영상 획득 시 고주파를 이용하므로 검사실 내부로 고주파가 유입되지 않도록 차폐 설계되어야만 한다. 따라서 MRI 장비의 설치장소와 설계에 있어서 각별한 고려가 필요하며, 다음과 같은 검사실의 차폐나 설치에 관한 사항을 준수하여 설치하여야 한다.

1) 차폐(shield room)

MRI 장비는 강한 자장과 고주파의 발신 및 그로 인해 발생하는 미약한 MR신호를 취급하게 되므로 주변 환경에 영향을 주게 되고 또 설치된 주위조건에 대해 영향을 받는다. 따라서 MRI 장비에는 자장 차폐(magnetic shield)와 RF 차폐(RF shield)의 두 종류의 차폐가 검토되어야 한다.

(1) 자장 차폐(magnetic shield)

MRI 장비 주변에 자성체가 있으면 주자장의 균일도를 떨어뜨려 화질 저하의 원인이 되며, 또한 강자장이 외부의 각종 장비에 영향을 줄 수 있다. 그러므로 자장의 균질성 유지와 외부로의 자장 영향을 차단하기 위해 철판 등으로 자장 차폐를 할 필요가 있다. 자장 차폐에는 크게 Self shield와 Room shield 두 가지 형태가 있다(그림 12-13). Self shield에는 초전도 자석을 철판으로 감싸는 수동차폐(passive shielding)와 자장을 만드는 초전도 코일 바깥쪽에 반대방향의 전류를 흘려주는 코일을 만들어 외부로 나가는 자장을 상쇄시키는 능동차폐(active shielding) 두 가지가 있다. Room shield는 촬영실의 벽면을 철판으로 감싸 자장의 영향을 차단한다.

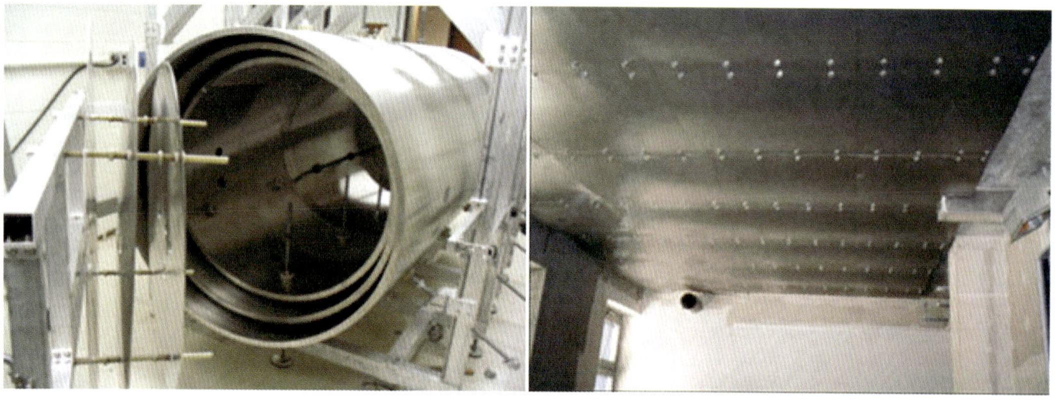

Self shield **Room shield**

▲ 그림 12-13. Magnetic shield

(2) RF 차폐(RF shield)

검사 대상으로부터 발생되는 MR 신호는 미약한 전파와 같아서 일반 방송용 전파를 차단하지 않으면 양호한 영상을 얻을 수 없다. 따라서 외부로부터 고주파 잡음의 혼입 방지 및 외부에 전파장애 억제를 위하여 RF 차폐를 한다.

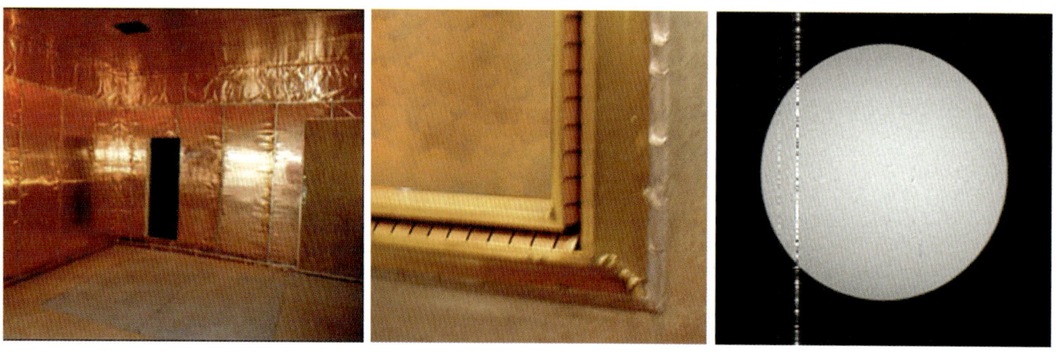

RF room shield **RF door shield** **RF leak artifact**

▲ 그림 12-14. Magnetic room RF shield

RF 차폐는 10~100 MHz 정도의 모든 전자기파에 대해서 최소한 100 dB 이하로 감쇠가 충족되어야 한다. RF 차폐는 보통 약 2 mm 두께의 얇은 동판으로 Magnet room을 둘러싸서 차폐하고 있다. RF 차폐실에 문제가 있어서 영상신호 주파수 근처의 외부 전파가 RF 코일에 검출되면 영상에서는 위상 부호화 방향으로 선형의 잡음이 되어 나타난다(그림 12-14).

2) MRI 장비 설치

MRI 장비 설치를 위한 계획은 병원의 특수여건이나 주변의 구조물(모터, 변압기, 철제 금속 등)로 인한 안전 문제와 자장 균일성 유지에 세심한 주의를 기울여야 한다. 특히 MRI system은 한번 설치한 후 장비의 이동이나 구조변경이 어려우므로 다음과 같은 일반적인 사항을 준수하여 설치하여야 한다.

- MRI 장비는 그 무게가 약 9~20 ton까지 되므로 이러한 하중을 고려하여 설계되어야 한다.
- Magnet의 중심(isocenter)을 기준으로 Magnet에 영향을 미칠 자동차, 엘리베이터, 기타 이동 가능한 철골구조물 등 이 Magnet에 영향을 미치지 않도록 충분한 거리를 유지하여야 한다.
- Magnet room의 높이와 크기는 Magnet가 설치되는 데 어려움이 없도록 관계회사에서 원하는 크기를 유지하여야 한다.
- 초전도 자석을 사용한 경우, Magnet 내부로부터 자연발생되는 헬륨가스의 배기를 위하여 배기관(vent pipe)를 설치하여야 하며 Magnet quench 현상 발생 시 강압적으로 검사실 내부의 헬륨가스를 외부로 방출할 수 있는 시설을 갖춰야 한다.
- 조작 콘솔(operating console) 쪽에서 피검사자를 관찰함에 있어 시각적 장애요소가 없도록 설계한다.
- 항온항습기, 수냉각기 등의 기기 사용에 따른 각각의 급배수시설을 설치한다.
- Shield room의 내부공사에 필요한 전기, 조명, 배관 등의 재료는 반드시 비자성체를 사용하여야 한다.
- 환자의 대기 및 응급처치 구역은 검사실 가까이에 위치해야 하며 언제든지 환자를 이동시킬 수 있어야 한다.
- 외부 공급 전원은 RF noise의 제거를 위하여 RF 필터 및 도파관이 포함된 관통 패널(penetration panel) 을 통과해야 합니다.
- 쾌적한 검사환경을 유지하기 위하여 충분한 환기가 이루어져야 한다.
- 검사실 내에 RF noise 제거와 전구의 수명연장을 위해 DC power를 사용한다.
- MRI 장비의 운영에 있어서 온도 : 22±2℃(시간당 허용 온도 변화율 : 최대 3℃), 습도 : 50~60 %(시간당 허용 습도 변화율 : 최대 5 %)의 조건을 유지하도록 한다.
- MRI 검사를 하는 환자는 검사에 대한 심리적으로 불안감을 느낄 수 있으므로 가능하면 환자의 심리적 부담을 완화시킬 수 있도록 내부의 인테리어 등 환경적 요소를 고려하여 설계한다.
- Magnet room 내에 자기장에 영향을 받을 수 있는 물체가 반입이 되지 않도록 한다(그림 12-15).

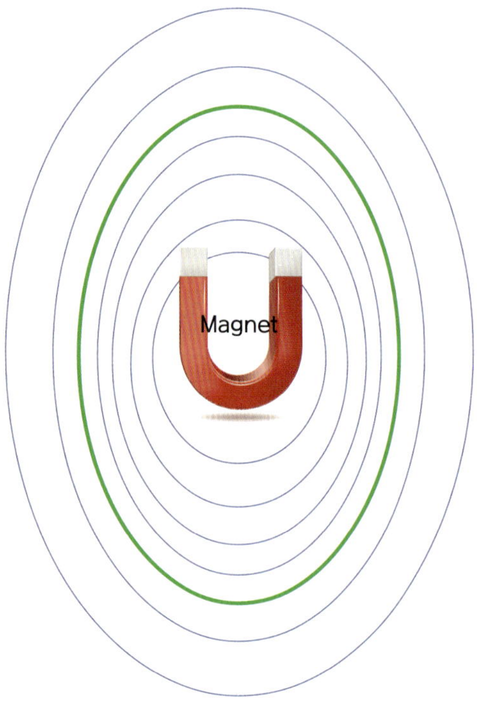

1G: 각종 의료장비, 자동차 등

2.5G: TV, 변압기, 인공보철

5G: 시계 신용카드, 인공심박기, 자기테이프

10G: 고압전류기, 전기모터, 컴퓨터 등

15G: 현상기, 전화, 작은 자성체

50G: 각종 공구류

150G: 일체의 자성체 금지

▲ 그림 12-15. 자기장의 세기에 따른 주변 반경 내 반입 금지 물품

Chapter 13

MR의 생물학적 효과와 안전

1 MR ENERGY FIELD에서의 선량 - 반응관계

최근의 영상진단 분야에는 X-ray, 핵의학, 초음파, MRI 등 많은 종류의 검사방법이 유용하게 사용되고 있다. 그 중에서 초음파 검사와 MR은 전리방사선을 사용하지 않기 때문에 비침습적이며 안전하다는 인식과 함께 널리 쓰이고 있다. 전리 방사선은 비록 그 부작용의 위험성이 아주 낮다고 할지라도 유전학적 변이나 악성 종양을 일으킬 수 있다. 전리방사선에 대한 인체의 반응(response)은 역치(threshold)가 없는 직선형 선량-반응 관계(dose-response relationship)를 보인다(그림 13-1). 역치가 없다는 것은 전리방사선에 노출이 없는 한 절대 안전하다는 것을 의미하는 한편 아주 적은 방사선 조사에 의해서도 비록 미미하나마 risk를 줄 수 있다는 것을 의미한다. 현재까지 알려진 정보로는 MR technology는 사용자(operator)가 안전에 주의를 기울이고 적절하게 MR장치를 사용할 때 사용자에게 아무런 건강상의 위해(hazard)가 없을 뿐 아니라 대부분의 환자에게도 아무런 위해 요소가 없는 것으로 알려져 있다. 그러나 MR장치는 남용 또는 오용함으로 해서 심각하거나 치명적인 위해를 초

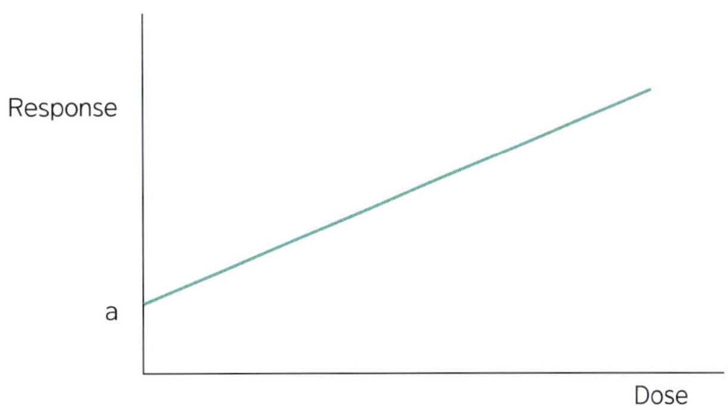

▲ 그림 13-1. 전리방사선의 선량-반응관계

전리방사선의 선량-반응관계는 역치가 없는 직선형이다.
a는 자연발생적인 반응을 나타낸다.

래할 수도 있다.

전체이든 일부분이든 MR energy field에 노출된다면 전리방사선과는 근본적으로 다른 type의 선량-반응 관계가 나타난다(그림 13-2). 이것은 하나의 역치를 가진 비 직선형 선량-반응관계를 보여준다. MR energy field에는 역치 강도(threshold intensity : I_t)가 있는데 이 level 아래에서는 아무런 생물학적 반응이 나타나지 않는다. 다시 말해 역치강도수준(threshold intensity level) 아래에서는 MR은 완전히 안전하다고 할 수 있다. 그림 13-2에서 보는 바와 같이 threshold 위에서는 MR exposure에 대한 반응이 처음에는 서서히 증가되다가 100 % 반응 때까지 처음보다 빠르게 증가하는 것을 관찰할 수 있다.

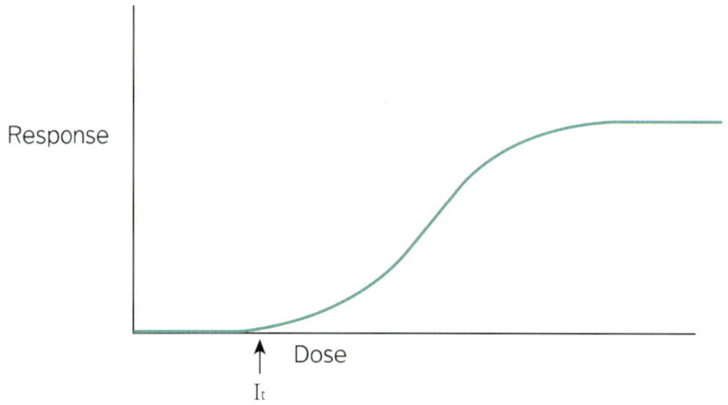

▲ 그림 13-2. MR energy field에서의 선량-반응관계
MR energy field에서는 하나의 역치를 가진 비직선형 선량-반응관계를 보여준다.

MR은 상대적으로 새로운 것이기 때문에 모든 방사선학적인 의문점이 완전히 다 해결되지는 않고 있다. 일반적으로 널리 쓰이고 있듯이 MR은 모든 근무자나 환자에게 안전하다고 알려져 있다. 실험적인 연구보고에 의하면 threshold intensity는 임상 검사에서 쓰이고 있는 모든 MR energy field의 강도보다 훨씬 높다고 말하고 있다.

비록 MR이 안전하다고 하나 학자들 사이에서는 MR energy field에서의 인체에 대한 생물학적 효과를 찾아내는 노력이 진행 중이다. 그러나 나중에 밝혀진다고 할지라도 MR energy field는 비전리(nonionizing)이기 때문에 X-ray처럼 암이나 백혈병의 원인이 될 수 있다고 판명이 나지는 않을 것으로 생각 된다.

MR에 의한 위해(hazard)는 다음에서 발생할 가능성이 있다.

1) static magnetic field
2) gradient magnet field
3) RF electromagnetic field
4) or a combination of these

방사선 생물학적인 측면에서 보면 이미 MR에서 사용되는 energy level은 인체에 무해한 수준이라고 알려져 있다. MR energy field에서는 그림 13-3과 같이 인체 반응에 관한 시간과 강도의 관계를 보여주고 있다. MR energy field에서는 인체에 대한 반응이 노출시간과 강도의 영향을 받는데 그림 12-3에서는 MR energy field에서의 시간-강도 관계(time-intensity relationship)를 보여준다.

MR energy field에서의 물질과의 상호작용은 세 가지 field마다 서로 다르며 이러한 MR energy field가 결합되었을 때 인체에 영향을 주는지는 완전하게 알려지지는 않았다(표 13-1).

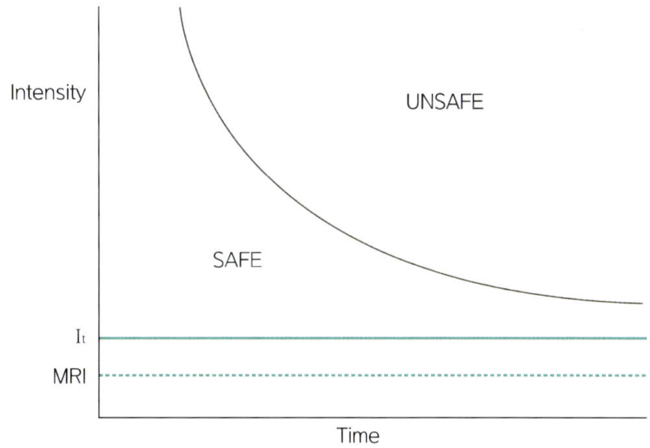

▲ 그림 13-3. 인체 반응에 관한 MR energy field의 시간-강도 관계(time-intensity relationship)

▼ 표 13-1. Principal mechanisms of interaction of the three magnetic resonance imaging fields with tissue

Static magnetic field	Polarization
Gradient magnetic field	Induced currents
RF field	Thermal heating

2 MR Energy Field의 생물학적 효과

1) 주자장 영역(Main magnetic field)

(1) 정자장 영역의 생물학적 효과(Biological effects of the static magnetic field)

정 자장 영역(static magnetic field)의 우선 관심사는 잠재적인 생물학적 효과의 가능성이다. 보통 자연상태에서 지구자장의 효과는 하등생물의 생활 형태에 현저한 영향을 끼치고 있다. Magneto-static bacteria나 새가 이동할 때에는 0.6 G의 지구 자장에 영향을 받는다. MR에서 전기적 영향은 정 자장 영역에 수직으로 흐르는 대혈관(great vessel)에서 관찰된다. 그러나 10 T에서도 다람쥐원숭이의 ECG 역효과는 보이지 않는다. 대부분의 연구에서 2 T 이하 자장에서는 세포의 성장 또는 생물학적 형태에 어떠한 영향도 없으며 국제 안전 기구, WHO, 미 정부의 자료 등에서도 백혈병(leukemia)이나 발암성(carcinogenesis)의 소견이 없음이 증명되었다. 그러나 영국의 의학지 보고에 의하면

1950~1979년 사이에 Washington주에서 전기적이나 자기적 영역에 노출된 사람에게 leukemia의 증가가 있음을 보고했고 1987년 New York에서도 이와 비슷한 보고가 있었지만 static magnetic field에 노출된 사람에 있어서 역효과가 직선상의 모양으로 가속화한다는 어떠한 증거도 없다. 암 발생의 잠재된 효과에 대해 소수의 보고는 모순되어 보이며 그 연구방법에 있어서도 적지 않은 문제점이 있다.

(2) 주변 자장(Fringe field) 영역

주자장의 이차적인 효과는 MR system 구역과 관련한 위험요소이다. 정자장 영향은 보통 scan room의 벽, 바닥, 천장에 국한되지만 scan room 외부에도 영향을 주는데 이것을 fringe field라 한다.

Fringe field는 장비설치계획 시점부터 반드시 고려되어야 하며 가급적 5 Gauss line이 scan room 내부에 위치하도록 설계하여야 할 것이다. 또한 인공심박동기의 작동에 영향을 줄 수 있는 5 Gauss line의 위치를 표시하여 경고를 주는 것도 좋은 방법이 될 수 있다.

극단적으로 심장박동기(pacemaker)를 단 도장공이 천장에 페인트를 칠하러 사다리를 놓고 오르다가 사망할 수도 있으므로 이를 방지하기 위해 system을 설치할 때 그 영향력이 장비의 위와 아래에도 미치고 있음을 알아야 한다.

(3) Static fields below 2.0 T

2T 이하에서는 사람에 미치는 생물학적 영향이 관찰되지는 않았지만 이 영역에서의 ECG의 이상 효과에는 영향이 있다. 전자 유체 역학(magnetohydrodynamic) 효과에 의해 ECG T-wave의 진폭이 증가되는데 이것은 magnetic field를 따라서 흐르는 혈액(blood)과 같은 전도성 액체에 의해 일어난다. 증가되는 진폭의 크기는 정 자장의 크기에 비례하며 따라서 고 자장 system에서의 cardiac gating은 문제를 발생시킬 수 있다. 이것은 R-wave보다는 T-wave로부터 유인되며 불충분한 cardiac gating에 의해 영상의 질(image quality)이 영향을 받는다. 그러나 이런 효과에도 불구하고 MR 검사 중에 심혈관에 심각한 영향은 가져오지 않는다.

(4) Static fields above 2.0 T

2.0 T 또는 그 이상에서는 사람에게 미치는 생물학적 역효과가 관찰되며 그 효과는 피로, 두통, 저혈압증, 흥분 등으로 나타난다. 이런 고 자장 영역에서의 또 다른 문제들은 magnet energy와 세포 배향(orientation)의 상호 작용에 의한 효과이다. 어떤 분자(예를 들어 DNA)는 magnet 특성에 따라 다양하게 변화되는데 2.0 T에서의 이러한 효과는 분자들에 미치는 회전력 때문에 생물학적으로 매우 중요하다.

2) 경사자장 영역(Gradient magnetic field)

모든 MR system은 resistive wire로 감겨진 경사코일(gradient coil)이 장치되어 있다. Gradient는 magnetic field에서 RF excitation pulse를 주는 동안 개폐를 조절하여 다양하게 위치를 변경 시키는데 이런 gradient의 목적은 일정하게 발생되는 RF signal에 공간적인 정보를 부여하는 것이다. 또한 그렇게 하므로써 time varing magnetic field(TVMF)를 만들어 내며 TVMF에 의한 생물학적 효과에 대하여 많은 사례가 보고되었다. TVMF는 power transfomer와 고전압선 주위에서도 발생되며 건강에 미치는 효과는 gradient field의 세기에 따른 것이 아니라 유도 전류를 만드는 magnetic field에서의 변화에 관계된다. MR에서는 체내 유도체 역할을 하는 nerve, blood vessel, muscle 등과 관련이 있다.

경사자장 영역은 moving magnetic field, transient magnetic field 또는 time varying magnetic field(TVMF)라는 용어로 사용되기도 한다. Transient magnetic field에서는 여러 가지 물질에서 유도전류가 발생할 수 있다. 예를 들면 금속도체에서는 전류가 쉽게 유도될 수 있는데 그것은 MR signal을 발생시키고 또 검출하는 전자기유도의 기본원리이다. Faraday 유도법칙에 의하면 magnetic field를 변화시킴으로 어떤 유도 물질에 전기적인 유도 전류를 만들어 낼 수 있다. 이 유도되는 전류는 환상 유도회로의 반경, 자장의 변화율, 물질의 전도성에 비례한다. 이 효과는 MR에서 pulse sequence, wave shape, repitition pattern, 체내 전류의 분포와 같은 요소에 의해 결정된다. 이론적으로 transient magnetic field는 조직 속에서 신경통로(neuronal pathways)를 따라 전기충격을 자극하거나 방해할 수도 있다. 이것은 dB/dt(경사자장변화율)라고 표현되며 T/s로 측정이 되는 자장의 단위시간당 변화율에 의해 주로 영향을 받는다. 예를 들어 3 T/s의 transient magnetic field는 인체 조직 내에서 3 A/cm^2의 유도전류밀도를 만든다. 어떤 세포와 조직은 전도체이기 때문에 transient magnetic field gradient는 정상적인 인체의 자극전달 통로에서 자극의 전달을 방해할 수 있다. 정상 신경세포와 근육섬유들이 영향을 받는 것은 유도전류의 강도에 의존하며 이 유도 전류는 경사의 진폭(gradient amplitude)이 magnet 중심에서 멀리 떨어질수록 크기 때문에 말초조직(peripheral tissue)에 있어서는 더욱 크다.

통상 사용되는 echo planar technique로 MR 검사 중에 때때로 표피의 전반적인 흥분과 불수의적인 근육 수축의 효과를 경험한다. TVMF로부터 유도된 retinal phosphenes(안내 섬광 : 안구의 압력이 가해질 때의 자각 감광)는 시각적인 영향을 가져오며 transient magnetic field의 역치(threshold)는 조직의 전도성과 경사자장의 변화율에 달려있다. Magnetic phosphenes는 눈을 감은 채로 인식되어지는 빛줄기이다. 1896년 M.A D'A rsonval은 처음으로 magnetic phosphenes에 대해 보고했으며 MR의 소개로 이 부분에 대해 다시 관심을 갖게 되었다. Transient magnetic phosphenes로 인한 망막 감각 수용기의 전기적 자극은 이런 현상을 야기 시킨다. 사람에게 있어서 magnetic phosphenes의 역치 값은 대략 3 T/s 정도의 낮은 주파수 영역이며 RF 영역에서 유도 magnetic phosphenes의 역치는 약 20 T/s 정도이다.

3) 라디오파 영역(Radio frequency field)

MR에서 사용되는 RF field는 10~100 MHZ 범위이다. 이 energy field는 oscillating electric field와 그와 유사한 직각(orthogonal) magnetic field로 이루어진다. 이 field는 피사체에 동시에 영향을 미친다. 이러한 물질과의 상호작용은 물질의 상태에 따라 서로 다르게 나타난다. 전기장은 물질에서 열을 발생시키고 고주파 전류를 유도하며 magnetic field는 빠른 자장의 변화를 제공하여 transient magnetic field 역할을 한다.

보통 임상에서 사용되는 MR 주파수의 energy level은 가시광선, microwave, X ray에 비해 상대적으로 낮아 RF irradiation 흡수의 생물학적 효과는 조직에 잠재적인 열을 내는 효과를 가진다. 발열효과가 없다는 보고도 있었지만 아직 확인된 바는 없다. 여기 pulse가 인가되면 핵자는 RF energy를 흡수해서 높은 energy 준위에 오른다. 다시 이완되면 핵자는 이 흡수된 energy를 주위 물질(lattice)에 발산한다. 주파수 100 MHZ 이하에서는 흡수 energy의 90 %가 RF field의 자기성분에 의해 유도된 조직 내 전류(와류)에 의한 것이며 주파수가 증가할수록 흡수 energy 또한 증가한다. 따라서 조직 내 열 상승은 주파수에 크게 의존한다. 이런 이유로 RF heating은 1.0 T 이하의 MR system에서는 별로 중요치 않다. RF radiation에 exposure되어 나타나는 위해(hazard)로는 온도 상승과 관련 있으며 조직의 열 효과는 주파수 파형과 관계가 있다. 이것은 초단파 오븐을 사용하여 요리 할 때 발생할 수 있는 위험과 같으며 이러한 효과는 사람과 동물의 실험 모두에서 관찰되었다. 눈의 수정체(lens)와 같이 혈관이 없는 구조물에 대한 온도상승은 백내장을 일으키게 되는데 이것은 동물 실험에서 증명되었고 사람에게도 관찰되었는데 선박에 고립된 상태로 안테나 근처에서 고도의 RF에 노출되었던 선원에게서 백내장이 발생한 일이 있었다.

(1) 공간 흡수율(Specific absorption rate(SAR))

MR system은 RF exposure를 측정할 수 없으므로 RF흡수를 측정하는 것이 필요하다. 이것은 조직(tissue)의 발열에서 나타나며 초과되는 열을 발산하는 환자는 안전에 있어서 중요한 문제이다. 에너지의 발산은 공간흡수율(SAR)이라는 용어로 설명될 수 있는데 그것의 양은 유도된 전기장, pulse duty cycle, flip angle, 조직밀도, 전도성 그리고 환자의 크기에 의존하며 SAR은 watts/kg으로 표현된다. 또한 SAR은 전신 또는 국소 부위의 평균치로 표현될 수도 있다. RF의 생물학적 효과는 SAR과 관련이 있으며 SAR은 RF power density와 관계가 있는데 그것은 시간과 공간에 따라 변화한다. 최대허용노출한계는 power density로 표현되고 그 수치는 인체에 반응(response)이 오는 수준(level)이라고 알려진 것보다 100배쯤 낮게 정해져 있다.

미국의 FDA(Food and Drug Administration)에서 MR의 SAR수준의 허용한계를 제정하였는데 0.4 W/kg(전신), 3.2 W/kg(머리), 그리고 8 W/kg(국소 부위)이다. 캐나다에서는 SAR level로서 2 W/kg이 권고되고 있다. 임신한 동물의 전신에 SAR이 20 W/kg를 초과하게 exposure한 결과 그의 새끼에게서 해부학적인 기형(abnormality)이 나타났다는 보고가 있다. 그러므로 환자의 SAR을 monitoring할 때 환자의 체중과 선택되는 sequence의 parameter는 매우 중요하며 환자의 올바른 체중을 주의 깊게 기록하여야 SAR의 허용치를 초과하지 않는다. SAR은 일상적인 검사를 하는 동안 체온의 상승을 계산하는데 사용될 수 있다. 영국에서는 검사하는 동안에 체온증가가 1도를 초과하지 않는 것을 권고하고 있다. 에너지의 흡수율이 열 발산율 보다 높다면 체온이 상승하게 되는데 이러한 체온상승이 오래 지속된다면 생물학적 역효과가 나타나게 된다. MR보다 높은 주파수를 가지는 microwave에 exposure되면 비슷한 체온상승이 일어나며 생쥐에게 그런 exposure를 한 결과 번식력이 떨어지고 고환의 퇴행성 변화(testicular degeneration)가 나타났다는 보고가 있으나 이러한 보고는 반복된 실험에서 검증을 받지 못하고 있다.

실험에 의하면 권고된 범위 안에서는 열 번 이상 검사를 하여도 피부와 몸의 온도상승에도 불구하고 아무런 부작용이 없다는 사실을 보여주고 있다. 체온이 상승함에 따라 혈압과 심박동수도 약간 증가하는데 비록 이러한 영향이 대수롭지 않다고 하더라도 고의로 노출될 필요는 없다. 안구(orbit)나 고환(testicle)처럼 열을 발산할 능력이 없는 신체부위는 별도로 평가되어 정상적인 pulse sequence에서는 주목할 만한 온도상승이 없었으며 각막의 온도는 0~1.8도 증가하였다. 그러나 환자에게 RF deposition을 증가시키는 faster imaging sequence가 발달함에 따라 이런 부위들은 재평가가 필요하게 되었다.

(2) RF antenna effect

R.F field는 환형 유도체에 의해 만들어진 전기적 전류로 심각한 화상을 일으킬 수 있다. MR에 사용되는 ECG electrode, surface coil 등은 이와 같은 이유로 세심한 주의가 필요하다. Surface coil을 사용할 때 사용자는 어떤 전기적 유도체(예를 들어 surface coil의 cable)가 그 자체적이거나 또는 환자와 함께 환형 유도체(conductive loop)를 형성하는 것을 예방해야 한다. 조직이나 의복은 절연되지 않은 cable에 의해 잠재적인 발화 가능성이 있으며 전도 coil과 수신 coil 쌍은 심각한 열 상해를 발생시킬 수 있다. 따라서 정기적으로 surface coil을 점검하여 위험을 사전에 예방하여야 한다. New York Academy는 "Biological Effects and Safety Aspects of NMR" 학회에서 MR system에 통상 사용되는 wire는 발열과 전기적으로 절연된 cable을 사용해야 한다고 권고하고 있다.

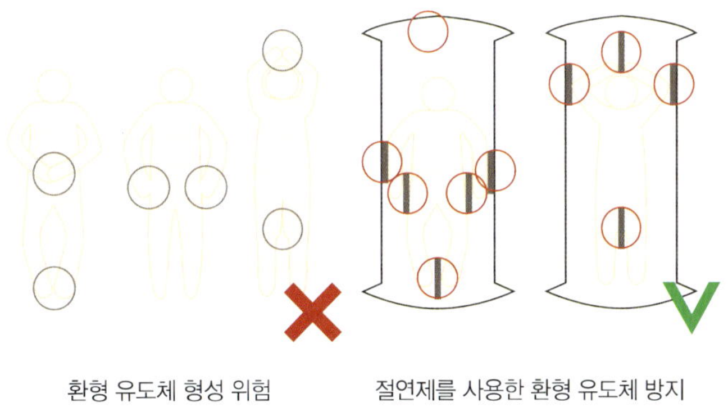

▲ 그림 13-4. 환형 유도체(conductive loop) 형성 방지를 위한 환자 자세 및 방법

3 RECOMMENDED GUIDELINES

MR 환자의 안전에 대한 연구는 1981년으로 거슬러 올라가는데 그 당시 수십만의 환자가 MR 검사를 받았으며 MR field에 노출되면 온도의 상승, 물리 화학적인 변화, 전기 전류의 유도 등을 예상할 수 있으나 지금까지 임상의 MR검사 중에 어떤 변화나 역반응 같은 심각한 효과가 보고된 것은 없다. 그러나 환자의 5 %가 폐쇄공포증(claustrophobia)을 그리고 환자의 10 %는 검사 중 수면을 취하는 것을 경험한다. MR을 보다 안전하게 사용하기 위하여 여러 기관에서는 안전기준을 권고하고 있다.

1983년 International Radiation Protection Association(IRPA)은 RF electromagnetic field의 노출에 대한 지침을 잠정 결정했는데 이 지침은 직업 종사자와 일반인을 대상으로 하고 있다. 표 13-2에서 보여주듯이 지침은 SAR 값에 기초를 두고 있다. 또한 MR 장비의 급속한 진보로 기계의 각 구성 요소에 대한 최대 한계치는 U.S Center for Devices and Radiologic Health와 British National Institute에 의해 권고되고 있다(표 13-3). 표 13-4는 RF exposer의 한계 값을 나타낸다. 사람의 기초대사율은 휴식 시에 대략 1 W/kg이며 대사가 행해지면 15 W/kg으로 증가한다.

▼ 표 13-2. Specific absorption rate levels from which radiofrequency exposure limits are derived

Population	Whole-Body exposure	Tissue exposure(1g)
Occupational	0.4 W/kg	4.0 W/kg
General public	0.08 W/kg	0.8 W/kg

▼ 표 13-3. Clinical magnetic resonance imaging exposure limits recommended by the United States Center for Devices and Radiological Health and the British National British Radiological Protection Board

MR energy field	United States	Great Britain
Static magnetic field	〈 2.0 T	〈 2.5 T
Trasient magnetic field	〈 3.0 T/s	〈 20.0 T/s
RF field		
whole body	〈 0.4 W/kg	〈 0.4 W/kg
any 1 g of tissue	〈 2.0 W/kg	〈 4.0 W/kg

▼ 표 13-4. Recommendations of the International Radiation Protection Association(IRPA) for exposure limits to radiofrequency radiation

Frequency range(MHZ)	Power density limit(W/m^2)	
	Occupational	General public
0.1 to 1	100	20
〉 1 to 10	100/f	20/f
〉 10 to 400	10	2
〉 400 to 2 K	f/40	f/200
〉 2 K to 300 K	50	10

4 GENERAL SAFETY CONSIDERATION

1) Projectiles

금속성 물질은 강한 자장 내에서 총알과 같이 빠르게 움직일 수 있으며(a missile effect) paper clip이나 hair pin과 같은 작은 금속성 물질은 1.5 T에 끌려 들어갈 때 종속도가 무려 40 miles/sec에 달한다.

또한 surgical stainless steel로 만들어진 hemostat, scissor, clamp 같은 수술도구라 할지라도 main magnetic field에 강하게 끌려 들어간다. 금속성 산소 탱크 또한 강한 자성을 갖기 때문에 scan room에 가지고 들어가서는 안되며 알루미늄 등으로 만든 비자성 산소탱크는 안전하다. Sand bag내는 모래가 아닌 자성에 매우 강한 쇳가루가 섞여 있는지를 반드시 검사해야 하며 모든 물건들은 MR scan room 내에 들여놓기 전에 막대자석으로 시험해 보아야 한다. 또한 모든 의료인, 간병인, 관리인, 소방부, 응급부, MR관계자들은 정자장에 내재된 위험성과 hazard에 대해 교육을 받아야 하며 magnetic field의 모든 입구에는 경고표시를 하여 자성체를 가지고 scan room내에 들어오는 일이 절대 없도록 해야 한다. 금속 탐지기는 유용하지만 어떤 경우에는 안전에 그릇된 정보를 제공할 수도 있다.

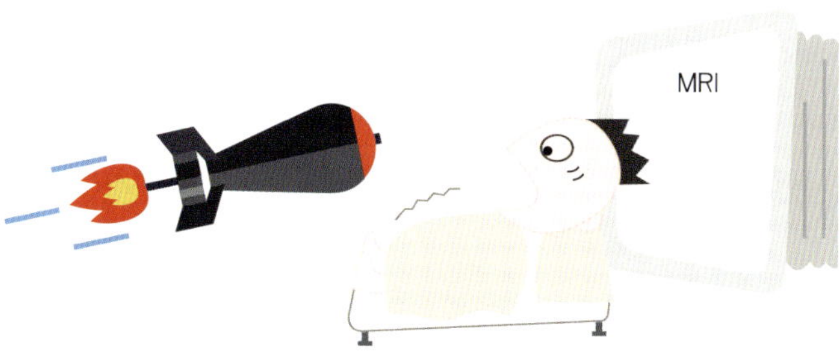

▲ 그림 13-5. 미사일 효과(a missile effect)를 나타내는 그림

2) Implant and prosthesis

금속성 삽입물은 MR영상의 인공물(artifact)에 심각한 영향을 주므로 MR 검사 전에 환자에게 반드시 설명하고 제거하거나 경우에 따라 다른 검사로 대치한다. 비교적 MR에 적합한 삽입물과 보철기구의 목록은 1991 Shellock and Curtis에 의해 언급된바 있다.

(1) Torque and heating

금속성 물질은 자장 내에서 강하게 작용할 수 있는데 금속 삽입물을 움직이게 하는 이 힘은 삽입물을 체내의 예측할 수 없는 방향으로 움직이게 하여 심각한 결과를 가져오기도 한다. Implant에 사용되는 금속의 종류에 따라 삽입물이 자장 내에서 움직이는 힘이 결정되며 non-ferrous metallic implant는 거의 또는 완전히 편향되지 않을 수도 있지만 RF 흡수에 의해 발생된 열을 분산시키지 못함으로 많은 열을 낼 수도 있다. 그러나 실험에 의하면 삽입물로 인한 지나친 온도상승은 보이지는 않았다.

(2) Artifacts from metallic implant

Artifact는 MR 과정에서 생물학적 영향으로 생각되지는 않지만 MR image상의 오인으로 잘못된 결과를 가져올 수 있으며 metal type, metallic implant의 크기, 사용 pulse sequence에 따라 MR artifact의 크기가 결정된다. 만약 metal artifact가 보여지는데 어떠한 metal도 환자에게 없다면 이것은 hemorrhage lesion을 암시하는 것이다.

(3) Aneurysm clip

일부의 intra-cranial aneurysm clip은 MR에 절대적 금기 사항이며 aneurysm clips 26개 중 19개는 강자성의 특징을 나타낸다. Clip의 움직임은 혈관에 손상을 주어 hemorrhage, ischemia, death를 초래 할 수 있다. 요즘에는 titanium으로 만들어진 intra-cranial clips를 사용하는데 MR에 안전하다고 말한다. Aneurysm clip을 하고 있는 환자에게는 clip이 non-ferrous 물질로 확인될 때까지 절대 검사를 하지 않아야 한다.

(4) Carotid artery vascular clip

5개의 경동맥 혈관 clamp를 시험해 본 결과 모두 magnetic field에 편향을 보였다. 그러나 편향의 정도가 carotid 내 pulsatile vascular motion에 비해 작고 단지 Poppen-Blaylock carotid artery clamp는 magnetic field에 강하게 끌어당기는 작용을 하기 때문에 MR 검사를 할 수 없다.

(5) Vascular access port

최근의 실험에 의하면 33개의 이식된 vascular access port 중 단 2개만이 magnetic field내에서 측정 할 수 있을 정도의 편향을 보였으며 이런 편향은 port의 작용에 별로 영향을 준다고 보이진 않는다. Vascular access port를 이식한 환자의 MR 검사는 안전하다고 생각된다.

(6) Heart valve

29개의 heart valve prosthesis 중에서 25개가 자장에 감수성이 있다고 보여지며 이것들은 magnetic field에 아주 조금 편향되어진다. 이 편향은 정상의 pulsatile cardiac motion에 비해 아주 작다. 그러나 대부분의 heart valve가 안전하다고 하지만 환자가 가지고 있는 valve type의 안전성을 확인할 수 있도록 신중하게 screening을 해야 한다.

(7) Dental device and material

실험한 16개의 dental implant 중 12개는 magnetic field에서 약간의 편향을 보였으나 대부분은 MR에서 안전하다. 그러나 대부분이 magnetic field에 의해 크게 영향 받지 않는다고 할지라도 MR에서, 특히 gradient echo image에서는 artifact 감수성에 의해 image quality에 나쁜 영향을 줄 수 있으며 일부의 dental device는 자장에 activate되어 MR imaging에 해를 주고 있다.

(8) Penile implant

실험된 9개의 penile implant 중 1개만이 magnetic field에 약간의 편향을 보였으며 dacomed omni-phase는 환자에게 심각한 피해를 줄 가능성이 희박하나 불편하게 할 수 있으므로 imaging procedure에 대안을 고려해야 한다.

(9) Otologic implants

실험된 3개 모두의 cochlear implant는 magnetic field에 끌려갔고 전기적, 자기적인 영향을 받으므로 MR에 금기시 된다. 따라서 보청기를 한 상태의 환자는 MR를 피해야 하며 보청기를 제거하고 MR 검사를 해야 하는데 착용한 상태에서 검사할 경우 보청기의 파손과 함께 영상의 질에도 나쁜 영향을 준다.

(10) Intra-ocular ferrous foreign body

눈 속의 금속성 이물질은 MR safety에 큰 영향을 주게 되는데 눈 안이나 주위에 얇은 금속을 지닌 환자가 흔히 있다. Magnetic field는 자성체에 힘을 가해 눈에 있는 금속 조각을 움직이거나 위치를 변경시켜 눈이나 주위 조직에 상처를 입힌다. 작은 안구속 조각들은 일반 X ray 사진에서 간과될 수 있으나 최근의 보고에 의하면 0.1 × 0.1 × 0.1 mm 정도의 금속조각은 일반 radiography에서 보여진다고 한다. 또한 2.0 T magnet 내에서 실험 동물의 눈에 있는 0.1 × 0.1 × 0.1 mm ~ 0.3 × 0.1 × 0.1 mm의 금속조각이 묘출되는데 이 중에서 0.3 × 0.1 × 0.1 mm만이 움직임이 있으나 식별할 수 있을 만큼의 임상적 손상을 초래하지는 않는다. CT가 작은 이물질을 찾는데 좀 더 정확하다 할지라도 눈에 손상을 줄 정도의 충분한 size의 금속성 안구속 이물질의 검사에는 일반 X-ray film이 적절하다.

(11) Bullet, pellet and shrapnel

군수품의 대부분이 non-ferrous물질이라고 하지만 군대에서 생산하거나 일부 국가에서 만들어낸 군수품은 ferromagnetic 합금물질이다. 따라서 소총탄이나 파편을 지닌 환자의 검사 시에는 극히 주의를 해야 하며 체내에 있는 물질의 위치를 인식하고 있어야 한다.

(12) Orthopedic implant, material and device

최근에 실험된 15개의 정형외과적 삽입물은 magnetic field내에서 전혀 편향을 보이지 않았다. 그러나 인공 고관절(hip prosthesis)과 같이 큰 금속성 삽입물은 magnetic field와 RF field에 의해 유도된 전류가 열을 발생시킬 수 있다. 그러나 열감은 비교적 낮으며 정형외과적 이식물질의 대부분은 MR 검사에 별 문제가 없다.

(13) Surgical clip and pin

Abdominal surgical clip은 보통 fibrous tissue로 만들어져 MR상 안전하다. 그러나 그 크기에 비례해 artifact가 생길 수 있으며 일반적으로 영상을 왜곡시킨다.

(14) Electrically, magnetically or mechanically activated or electrically conductive implanted devices

어떤 삽입물들은 자기적, 전기적, 기계적으로 activate되기 때문에 MR상 금기이며 다음과 같은 것이 있다.

① cardiac pacemaker
② cochlear implant
③ tissue expander
④ ocular prosthesis
⑤ dental implant
⑥ neurostimulator
⑦ bone growth stimulator
⑧ implantable cardiac defibillator
⑨ implantable drug infusion pump

이러한 implant는 magnetic field에 의해 그 기능을 손상 받으므로 위와 같은 기구를 지닌 환자는 MR검사를 해서는 안 된다. 또한 magnetic sphincter, magnetic stoma plug, magnetic prosthesis와 같이 환자에게 부착되어 자화되는 경향이 있는 기구들은 못쓰게 되어질 수 있으므로 MR 검사 전에 반드시 제거되어야 한다.

3) Pacemaker

Cardiac pacemakers는 MR에 절대적인 금기 사항이다. 10 G 이하의 낮은 자장 내에서도 pacemaker를 비 동시적으로 변화시키는 reed switch를 폐쇄(고장)하거나 program의 변화 또는 편향 등을 발생시키기에 충분하다. 또한 현재 pacemaker를 제거한 환자에게도 체내 antenna역할을 하는 pacer wire가 남겨져 있어 cardiac fibrillation을 유발시킬 수 있으므로 주의해야 한다. 경고 표시는 pacemaker를 부착한 환자 또는 다른 전기적 삽입물을 한 환자가 자장에 노출되지 않게 5 G line 정도에 표시되어야 한다.

4) Pregnant patient

MR이 태아에게 미치는 생물학적 영향에 대한 보고는 아직 없는 상태이다. 그러나 electromagnetic field와 태아 발육의 상호 작용에 미치는 잠재적인 원인에는 많은 변수가 있을 수 있으며 임신 초 3개월과 세포 분화기에는 이런 역효과에 더욱 민감하다.

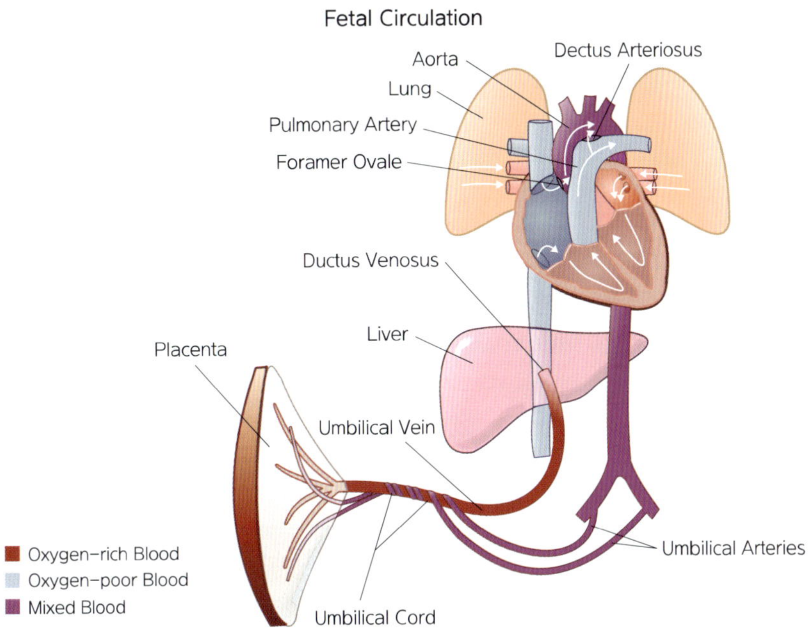

▲ 그림 13-6. 임산부에서 태아로의 조영제 전달 체계

FDA에서는 태아나 유아의 MR 안전에 주의를 권고하고 있으나 아직 공식적인 guide line이 설정되어있지는 않다. 보통 잠재적인 위험성이 높아 보이는 임신한 환자에게는 초기 3개월 이내에는 가급적 검사를 하지 않거나 검사 전 환자의 서면 동의서를 받아야 한다. 현재 미국 OB & GY 학회에서는 임신한 환자에 대한 검사를 신중하게 할 것을 권고하고 있으며 MR safety committee에서는 임신 환자 또는 임신가능성이 있는 환자에게는 검사 전에 검사의 장점과 상대적인 위험에 대해 설명할 것을 권고하고 있다. 또한 영국의 NRPB에서도 임신 초기 3개월 이내의 여성에게는 검사하지 않을 것을 신중히 권고하고 있으나 1983년 이래로 MR 검사를 받고 출생한 많은 태아에게서 기형 또는 그 후 4년 동안 아이의 발육에 이상이 있다는 보고는 없다. 그리고 임신한 환자에게는 Gadolinium enhancement는 피하는 것이 좋다.

5) Pregnent Employee

MR 환경 내에서 종사하는 임신 여성에게는 MR장비에 대한 지침이 세워져있다. 이 제정의 주된 내용은 임신한 종사자가 scan room 내에 들어가는 것은 안전하지만 RF and gradient field일 때는 들어가지 말 것을 권고하고 있으며 어떤 기기에서는 임신 초기 3개월 동안에는 magnetic field가 영향을 미치는 구역을 벗어나기를 권고한다. 최근의 관찰에서 MR관련 종사자의 자연 유산율이 증가되는 경향은 전혀 없으나 임신 종사자에 대한 안전성에 대한 결정을 내리기가 어렵다.

6) Acoustic noise

영상정보가 수집되는 동안 gradient coil에 전류가 흐르면 심각한 acoustic noise가 발생한다. 대부분 임상 MR 장비의 소음정도가 안전 기준치 내에 있는 것으로 생각되는데도 불구하고 그것은 부작용의 원인이 될 수 있다. 이 영향은 의사소통의 방해, 환자의 고통, 일시적인 청각 손실을 초래할 수 있으며 청각손상이 있는 사람은 영구청각 손실의 가능성도 있다. 귀마개(ear plug)의 착용은 청각손실을 방지하는 값싸고 손쉬운 방법이므로 규칙적으로 항상 사용하여야 한다. 보다 값비싼 방법으로 "anti-noise" 장치나 noise 감쇄장치를 사용하면 noise를 줄일 수 있을 뿐만 아니라 환자와 operator 사이의 의사소통도 더 좋아진다.

이러한 acoustic noise의 수준은 기종에 따라 약간의 차이가 있을 수 있으나 통상 65~100 dB 정도가 된다. 특히 fast gradient echo sequence와 EPI에서는 훨씬 소음의 수준이 높으므로 주의를 기울여야 한다(표 13-5).

▼ 표 13-5. Typical decibel level for familiar sound

Decibel level	Description of sound
130	Threshold of pain
120	헤비메탈 콘서트의 맨 앞 줄
110	디스코장
100	축구 경기장
90	하드락 까페 소리
80	시끄러운 라디오 소리
70	매우 번잡한 도시의 소리
60	대화할 때의 소리
50	장작 타는 소리
40	집에서의 라디오 소리
30	차량통행이 없는 도시의 거리
20	속삭임 소리(1m 거리)
10	나뭇잎이 흔들리는 소리
0	개미가 춤추는 소리

7) Claustrophobia

폐쇄공포증(claustrophobia)은 안전이라는 문제에 관련이 없는 듯 보이지만 그것은 늘 환자에게 영향을 주며 MR operator도 그것을 인식해야 한다. RF heating, gradient noise, magnet 그 자체로도 폐쇄공포증을 증가시킬 수 있다. 대부분 이런 효과들이 일시적이기는 하지만 이런 효과에는 다음과 같은 두 가지 유형이 있다.

즉, MR검사에서 claustrophobia에 의해 별로 고통 받지 않는 환자와 검사를 올바르게 할 수 없을 뿐 아니라 영구적으로 폐쇄공포증을 갖게 되는 환자도 있으며 일부 환자들은 오랜 기간동안 정신적 치료를 필요하게 된다. 그러므로 claustrophobia를 감소시키는 일은 매우 중요하다. 따라서 magnet bore 내의 환자와 접촉하여 안심시키거나 교육으로 환자를 편안한 상태로 만드는 것이 폐쇄공포증을 감소시키는데 도움을 준다. 또한 필요하다면 약물을 투여하여 진정시키는 것도 검사에 도움을 줄 수 있다. 요즘은 환자에게 음악을 들려주기도 하고 functoinal tool을 이용하여 동영상을 보여 주기도 하며 headcoil에 mirror를 장착하여 불안감을 줄이기도 한다.

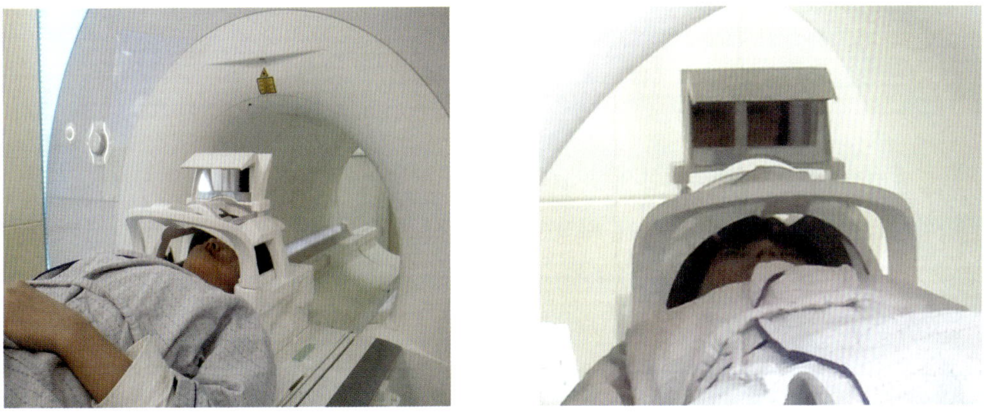

▲ 그림 13-7. 폐쇄공포증(claustrophobia) 환자에게 headcoil mirror를 장착한 모습

8) Quenching

임상에 사용되는 모든 초전도 MR System은 액체헬륨을 사용한다. 액체헬륨은 magnet coil을 초전도 상태로 유지시키는 역할을 하는데 약 −268.93℃(4.22 K)에서 기체 상태로 바뀐다. 이것을 'boil off'라고 한다. 만약 냉매용기(cryostat)속의 온도가 급격하게 상승한다면 액체헬륨은 기체상태로 급격하게 변화하게 되는데 이때 액체헬륨 용기 속의 헬륨은 그 부피가 약 760배로 늘어나게 되어 용기내부의 압력이 극적으로 올라가게 된다. 이때 용기에 장착된 압력감지 밸브가 열리게 되어 기체헬륨을 배출시키는데 이때 큰 소리가 나기도 한다. 이 현상을 보통 quenching이라고 한다. 정상적인 상태에서는 배출되는 기체헬륨이 모두 scan room 외부의 대기 중으로 배출되어야 하는데 일부 또는 상당량이 scan room 내부로 유출될 수도 있다. 기체헬륨은 공기보다 훨씬 가벼운 까닭에 만약 scan room 내부로 유입이 된다면 안개모양의 기체헬륨이 위로 뜨면서 층을 이루게 된다. 기체헬륨의 양이 많아지고 신속히 외부로 배출이 되지 않는다면 헬륨증기가 환자에게 도달할 수도 있다. 기체헬륨은 수증기처럼

보이며 무미, 무취이나 온도가 매우 차다. 헬륨증기에 장시간 노출되면 질식하거나 동상에 걸릴 수도 있으므로 신속히 환자를 scan room 외부로 피신시켜야 한다. 또한 scan room 내부의 산소가 일정 level 이하로 떨어지면 alarm이 울리는 O_2 monitor가 장치되어 있어야 한다. Quench가 발생했을 경우 scan room 내부의 급격한 압력의 변화로 출입문이 잘 안 열리는 경우도 발생할 수도 있는데 위급한 경우에는 scan room과 control room 사이의 유리창을 깨서 환자가 질식하지 않도록 대피시켜야 한다.

5 SAFETY EDUCATION

환자와 출입하는 주변사람에 대한 screening은 환자에게 발생할지도 모르는 위험을 피하기 위한 가장 효과적인 방법이다. 자성체를 체내에 가지고 있을 의심이 가는 환자나 MR 종사자들에게 자성체를 제거해야함을 설명해야 한다. 모든 사람이 magnetic field 내로 들어올 때는 사전에 안전에 대한 안내서를 숙지하게 하며 이는 환자와 보호자, staff, 방문객 등 모든 사람에게 해당된다. 안전과 효과적인 장비의 사용과 유지를 위해 다음과 같은 사항이 고려된다.

- 장비와 관련된 위해(hazard)의 잠재성에 대하여 이해하여야 한다.
- 장비의 적절한 operating(조종)과 유지보수(maintenance) 절차를 모색하여야 한다.
- MR 근무자와 환자의 안전 그리고 MR장비의 operation에 관련된 모든 규정을 이해하고 관심을 갖고 살펴보아야 한다.

1) MR safety에 있어서 근무자의 역할

근무자는 MR safety 문제에 있어서 매우 중요한 역할을 맡고 있다. 가장 큰 risk와 hazard는 다음과 같은 사항에서 초래된다.

(1) MR장비의 오용 또는 남용(misuse or abuse)

(2) 권고된 안전절차에 따르지 않을 때

(3) MR장비의 적절한 점검과 유지보수가 이루어지지 않을 때

2) 사고의 가능성을 줄이기 위한 방법

(1) 접근 통제구역을 설치한다.

(2) 허가 받지 않은 사람의 MR설치구역 출입금지 한다.

(3) 정기적인 검사 schedule을 마련한다.

(4) MR safety에 적절히 훈련된 사람의 도움을 받는다.

적합한 장비 조건부 장비 부적합 장비

▲ 그림 13-8. MRI실 내에 출입하는 모든 장비에 반드시 표시 되어야 할 표식

(5) 장비의 변경이나 기능을 첨가할 경우는 반드시 검정을 거친 후 장비를 사용한다.

3) MR Safety를 알아야 할 사람

MR 설치장소에 들어갈 이유가 있는 모든 사람은 MR safety 절차에 관해 교육을 받아야 한다.

(1) MR operator와 의사를 비롯한 모든 의료요원

(2) 보안요원, 청소요원

(3) 장비유지 기술자 및 관리요원

직원들을 위하여 magnet field에 가지고 들어갈 수 없는 물건들의 목록을 제공하고 모든 사람에게 위험의 잠재성을 설명하며 자성물질을 magnet field 내부로 가져가지 않도록 경고하여야 한다. 또한 병원에 새로 들어온 직원 역시 위험의 잠재성에 관해 설명을 들어야 하며 안전관리자나 장비 사용자는 MR과 관련된 위험의 잠재성을 상기시키기 위하여 정기적으로 안전교육을 시켜야 한다.

4) Contraindication

오늘날 수많은 환자에게 이용되고 있는 MR technology는 아무런 hazard도 알려지지 않고 있다. 그러나 어떤 환자들에게는 MR scan의 사용이 금지되거나 제한되는 경우가 있으며 일부 cardiac pacemaker, neurostimulator, ferromagnetic intracranial aneurysm clip 환자는 절대로 MR scan을 해서는 안 된다. 또한 epilepsy, cardiac disease, claustrophobia의 경우는 세심한 주의를 기울이면서 검사해야 한다.

5) Patient screening

MR operator 중 최소한 한 명은 MR scan에 영향을 받을 수 있는 금기환자를 가려내는 역할을 해야 한다. 만약 환자가 금기그룹에 속하지는 않으나 risk의 우려가 있을 때에는 환자의 주치의가 MR 검사로부터 얻는 이익과 위험을 고려하여 검사여부를 결정하고 환자에게 그 위험의 가능성을 알려야 한다. 만약에 계속 검사할 것을 결정했다면 환자의 예기치 않은 부작용을 대비하여 가까이서 감시하여야 한다. 다음에 해당되는 환자를 검사할 때에는 세심한 주의를 기울여야 한다.

(1) metallic implant and prosthesis
(2) 피부에 금속성 이물질이 삽입된 환자
(3) eyeline의 영구문신을 포함한 눈 화장
(4) pregnancy
(5) sensitive hearing
(6) 생명유지장치
(7) compromised thermoregulatory system
(8) prosthetic heart valves(인공심장판막)
(9) surgical clip
(10) 문신
(11) 운동용 모래주머니
(12) 자석성분의 파스 또는 파스형 핫팩

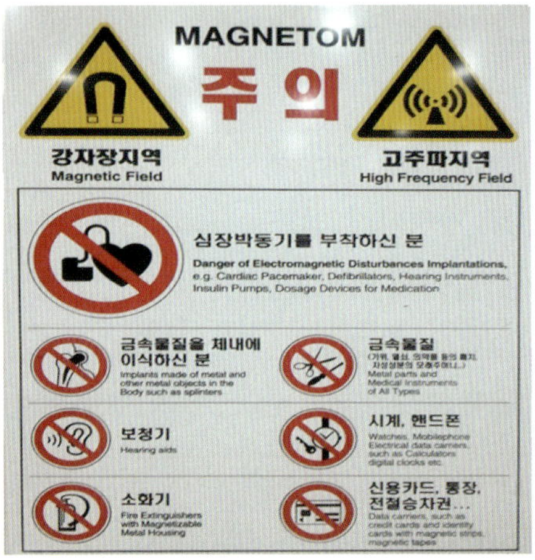

검사실 출입문 경고 문구

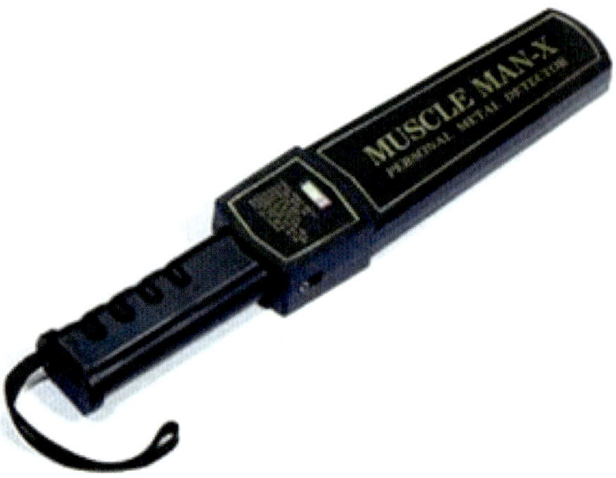

금속 탐지장치

▲ 그림 13-9. MRI실 출입 전에 반드시 거쳐야 할 환자 screening의 종류

6) 일반적인 주의사항

(1) 인공심박동기(pacemaker)와 같이 전기적 활동성 이식물질을 가진 환자와 직원들은 5 Gauss line 안으로 들어가서는 안 된다.

(2) Brain 속에 aneurysm 혹은 surgical clip같은 자성물질을 가진 사람은 절대로 magnet에 접근해서는 안 된다. 이러한 물질은 이탈할 수도 있고 심각한 injury의 원인이 될 수도 있다. 이러한 implant가 존재할 가능성이 있는 병력을 가진 환자는 주의 깊게 관찰하여 검사 전에 implant의 자성특징(magnetic characteristics)을 알아낸다.

(3) 금속성 이식물질이 몸 속의 다른 곳에 위치하고 있는 환자는 magnetic field에 들어가기 전에 근무자의 검사를 반드시 받아야 한다. 또한 얼굴화장 특히 눈 화장은 RF와 magnetic field에

민감한 성분을 포함할 수도 있다. Scanning하는 동안 눈 화장으로 인한 눈 자극(eye irritation)이 발생한 많은 사례의 보고가 있어 왔다. 환자는 scan 실시 전에 눈 화장을 지워야 한다. 자성의 금속 조각이 피부나 눈에 삽입되어 있는 환자도 있을 수 있으며 문신과 영구 eyeline은 적은 양의 금속성물질을 함유할 수도 있다. 이러한 물질들도 자장 내에 노출 될 때에 극심한 자극을 유발할 수 있으므로 문신이나 영구 eyeline이 존재할 가능성이 있는 병력을 가진 환자는 주의 깊게 관찰하여 검사 전에 그 이식물질의 자성특성을 알아야 한다. 또한 의사들은 가임 여성 환자에게는 MR 섬사의 이점과 risk의 가능성을 동시에 고려하여 검사여부를 결정하여야 한다. 최근 연구에서는 자라는 태아에 대한 MR의 안전성을 명확하게 표현하지 않고 있다. 다만 태아의 장기(organ)는 처음 3개월 사이에 발생하므로 이 시기에는 태아에게 risk가 최소화되어야 하므로 가급적 MR검사를 피하는 것이 좋다고 사료된다. 따라서 임신한 병원 근무자는 magnet room 밖에서 근무하도록 하고 강한 자장이나 gradient field가 출생 전 성장에 미치는 연구 data가 없으므로 가능하면 자장에 대한 노출을 억제하여 태아에게 미치는 어떠한 risk도 피해야 할 것이다.

참고문헌

1. David W.Stoller M.D. : Magnetic Resonance Imaging in Orthopaedics & Sports Medicine, second edition, Lippincott-Raven, 23 : 52, 1997.
2. Stewart C. Bushong, ScD : Magnetic Resonance Imaging Physical and Biological Principles, second edition, Mosby, 429 : 446, 1996.
3. Catherine Westbrook, Carolyn Kaut RT : MRI in Practice, fourth edition, Blackwell Science, 223:240, 1994.
4. Allen D. Elster, M.D. : Questions and Answer in Magnetic Resonance Imaging, Mosby, 240 : 260, 1994.
5. 이성우, 은충기, 문치웅, 박수성 : 최신 자기공명영상학, 초판, 여문각, 331 : 345, 1994.
6. John W. Steidley, Janet D. coil, Steven G. Einstein : Textbook of Magnetic Resonance Imaging, second edition, volume 2, W.B. Saunders company, 1439:1459, 1988.
7. Edelman, Hesselink, Zlatkin : Clinical Magnetic Resonance Imaging, second edition, volume 1, W.B. Saunders Company, 391 : 433, 1996.
8. David D. Stark, William G. Bradley, JR. : Magnetic Resonance Imaging, 3rd edition, Mosby, 291:306, 1999.
9. 정해원, 서대건 외 : "MR Safety", 자기공명영상 연수강좌, 제1권, 자기공명기술학회, 29:51, 1997.

Chapter 14

확산자기공명영상과 관류자기공명영상
Diffusion MR imaging and Perfusion MR imaging

1 확산자기공명영상(Diffusion MR Imaging)

1) 기본이론

현재까지 임상에서 T_1 강조, T_2 강조, 양성자 밀도영상, 혈관영상 등과 같은 음영대조영상(Contrast image)들은 정상조직으로부터 병변 조직을 구분하는데 매우 유용하게 이용되어 왔으며 이들 음영 대조 영상기법은 대부분의 병변에서 감별에 무리가 없었다. 그러나 병변에 따라서는 기존의 기법들만으로는 병변의 확진에 정확성이 부족하여 새로운 영상기법들이 다양하게 시도되고 있다. 이 중 확산자기공명영상(Diffusion MR image)은 조직 내 물분자의 확산운동에 의한 영상 신호 감소를 영상화하는 방법으로 병변에 의해 변화된 인체 내 조직의 특성을 비 침습적으로 정량적인 값을 얻어 분석할 수 있고 이를 영상화 할 수 있다.

먼저 확산이란 사전적 의미는 서로 농도가 다른 물질이 혼합되어 있을 때 물질의 농도 차이에 의해 농도(밀도)가 높은 쪽에서 농도(밀도)가 낮은 쪽으로 분자가 퍼져 나가 차츰 동일한 농도가 되는 현상을 의미한다.

인체 내 80 %를 차지하고 있는 물의 경우 약 70 %는 세포 사이의 공간(Extra-cellular space)에서 물만의 공간을 유지하고 나머지 30 %는 세포 내에 존재한다. 이때 어떤 병변, 예를 들어 허혈성 뇌졸중(Ischemic stroke)이 발생하게 되면 혈류량이 감소하면서 세포막이 파괴되고 세포외 공간에 있던 물 분자가 세포내로 유입된다. 이때 세포의 부피는 약간씩 팽창하여 세포사이에 있는 물 분자들에 대한 압력이 증가하게 되며 이는 물 분자의 확산운동을 작아지게 만들며 결국 Diffusion MR 영상에서 고 신호강도를 나타나게 된다. Diffusion MR 영상에서 신호생성의 근원이 되는 확산운동은 물리학적으로 액체 상태의 분자가 매우 불규칙한 운동(Microscopic random translating motion, Brownian motion)을 하는 것을 말하며 이는 분자가 위치한 물리학적 환경(분자구조, 점도, 온도 등)에 따라 그 정도가 다르게 나타나며 고형조직보다는 액체조직에서 그리고 점도가 낮거나 온도가 높을수록 잘 일어난다.

먼저 농도경사가 없는 순수한 물에서도 물 분자가 가진 역학적 에너지에 의해 확산이 일어난다. 이 현상을 브라운운동(Brownian motion)이라 하며, 이를 물의 자신확산(Self-diffusion)이라 한다. 또한 이때에는 물 분자가 어느 방향으로나 같은 확률로 움직일 수 있는 경우이기에 Isotropic Diffusion 이라 한다.

하지만 실제 생체 내 확산은 순수한 물과는 달리 세포막, 거대 단백질 분자, 신경섬유 등에 의하여 제약을 받아 확산이 자유롭지 못하여 제한적으로 일어나게 되고 이러한 제약을 통한 움직임을 방향성 운동(Directional motion)이라 하고, 이러한 확산을 물의 제한적 확산(Restricted diffusion)이라 한다. 또한 구조물에 의한 제약적 방향성 운동을 하고 있으므로 어느 특정한 방향으로 움직일 확률이 높으므로 이를 Anisotropic diffusion이라 한다.

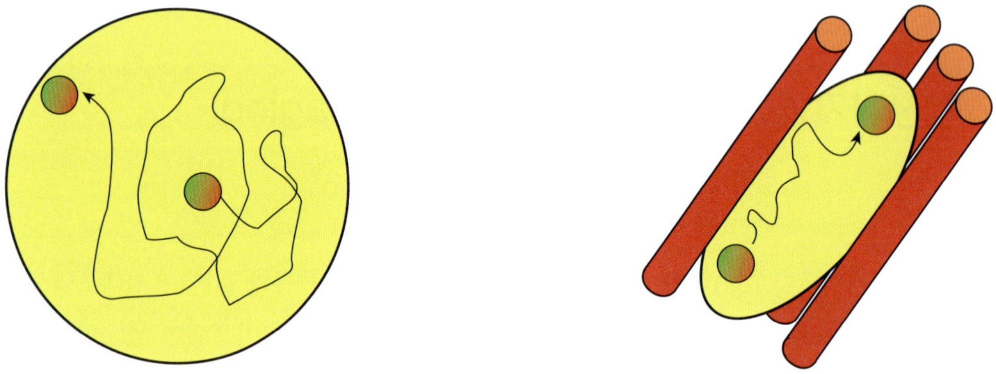

A. 순수 물 분자의 Brownian motion
= 물의 self diffusion
= Isotropic diffusion

B. 조직 내 물 분자의 제한적 확산
= Restricted diffusion
= Aniostropic diffusion

▲ 그림 14-1. 확산 현상의 종류

이러한 주위 구조물에 의한 확산의 정도를 확산계수(Diffusion coefficient)로 표시하며 단위 시간당 분자가 움직인 거리인 mm^2/sec로 나타내고 25℃에서 순수한 물의 확산계수는 2.3×10^{-3} mm^2/sec이며 이는 100 msec 동안 주어진 방향으로 약 20 m를 이동한다는 의미이다. 즉 확산계수 $D = d^2/2t$(D : 확산계수, d : 물분자가 움직인 거리, t : 시간)로 나타내고 인체에서 뇌의 확산계수는 순수한 물에 가장 가까운 뇌척수액(CSF : cerebral spinal fluid)은 약 2.6×10^{-3} mm^2/sec, 회질(Gray matter)은 0.8×10^{-3} mm^2/sec, 백질(white matter)은 $0.3 \sim 1.2 \times 10^{-3}$ mm^2/sec로 측정된다. 이중 백질의 확산계수가 0.3×10^{-3} mm^2/sec에서 1.2×10^{-3} mm^2/sec까지의 넓은 분포를 갖는 것은 섬유질 성분의 방향에 따른 것으로 주어진 확산경사자계의 방향과 평행일 때 큰 값을 나타나고 수직일 때 작은 값을 보인다. 또한 인체 내 여러 요소, 즉 심장 박동에 따른 움직임, 미세혈관의 혈류 등에 의해 영향을 받아 실제적으로 측정한 확산계수를 현성 확산계수(Apparent diffusion coefficient, ADC)라고 부르며 이 현성 확산계수는 순수한 물의 확산계수 보다 훨씬 낮게 측정된다.

2) 영상화 기법

Diffusion MR 영상화 기법은 일반적인 MR 영상과 비슷하나 기본적인 방법 이외에 추가적으로 매우 강한 한 쌍의 경사자장를 추가로 인가하여야 한다. 이를 확산경사자장(Diffusion gradient factor, b-factor, b-value)이라 하며 이는 경사자장의 세기(G), 경사자장의 길이(D), 경사자장간 시간(T), 자기 회전율에(Gyromagnetic ratio)에 의해 결정된다.

이런 확산경사자장(Diffusion gradient factor, b-factor, b-value)을 단면선택(Slice selection) 경사자장, 주파수 부호화(Frequency encoding)경사자장, 위상 부호화(phase encoding)경사자장 중의 하나 또는 세 방향 모두를 가하여 영상을 얻는 방법이 있고 확산 계수를 이용한 정량적 진단을 위하여 물질, 예를 들면, 뇌의 백질 내 섬유질의 경우에 따른 확산의 방향성에 의한 대조도 감쇄를 줄이기 위해 X, Y, Z 세 방향 모두에 대한 확산계수 영상화를 하고 이를 이용하여 각 방향에 대한 확산계수 영상을 계산 한 후 Trace영상을 만들어야 한다. 그림 14-2의 펄스열에서 보듯이 확산경사자장은 주어진 방향에 180° RF 펄스 양쪽에 두 쌍(G1, G2)으로 같은 시간과 크기 Gp, 간격으로 가해지게 되는데 앞의 G1에 의해 모든 분자(정지된 양자 및 움직이는 양자)는 영향을 받게 되고 그 영향은 G1의 세기에 비례하게 된다. 이후 일정시간 후에 G2에 의해 정지한 분자안의 양자들은 위상이 초기 위상으로 되돌아와서 MR 신호에 측정되나 분자의 미시적 확산운동 또는 생리적 운동과 같은 거시적 병진 운동(Translational motion)에 의한 양자(스핀)의 위치가 달라져서 그 위치에 따라 가지는 세차 주파수가 달라지고 양자는 영상화 과정 중에 위상을 잃어서 MR 신호에 측정되지 않아 신호의 감쇄를 가져온다. 이때 확산경사자장의 세기가 클수록 양자의 위상차가 커져 확산에 의한 미약한 신호감소를 더욱 강조할 수 있다. 확산경사자장을 가하는 시간이 현재 임상에서 약 30 msec 이상을 사용하므로 TE는 적어도 80 msec 이상이 되어야 하고 이는 상당한 T_2 감쇄가 일어나게 된다. b값이 500~1,000 또는 그 이상일 때 어느 정도 큰 신호의 감쇄를 유발한다.

일반적으로 임상에서는 스핀에코 EPI(SE-EPI) 펄스 기법을 주로 사용하는데 이는 영상화 중에 발생하는 인체 내 움직임에 대하여 EPI 기법이 강한 면을 가지고 있기 때문이다. 이 기법에 내포된 구체

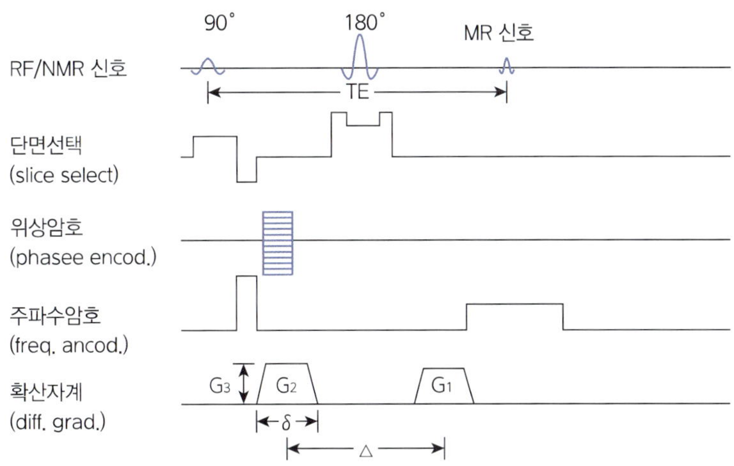

▲ 그림 14-2. 확산영상화 pulse열

적인 방법은 확산 경사자장을 단면선택방향, 주파수 부호화방향, 위상 부호화방향으로 가한 영상과 세 방향 모두 가한 영상 그리고 확산경사계수가 0인 T_2 강조영상을 얻고 있다. 이후 얻어진 데이터는 영상 후 처리를 위해 컴퓨터로 전송한다. 두 번 이상의 서로 다른 확산경사계수를 가하여 얻어진 영상을 보통 영상후 처리(post-processing) 프로그램용 전문 소프트웨어인 IDL(interactive data language)이나 MatLab(matrix laboratory)을 또는 장치에 내장된 프로그램을 이용하여 확산경사계수의 세기와 반비례 관계로 나타나는 확산계수 값을 구할 수 있다. 각 화소 128 × 128의 영상일 때 16,384개의 화소에 대하여 각각 계산(curve-fitting)하게 된다. 계산된 확산계수를 근거로 현성 확산계수영상(ADC Map : apparent diffusion coefficient map)을 만들게 된다. 이때 확산영상과는 반대로 확산이 잘되는(확산계수가 큰 분자) 조직은 고 신호 강도로 잘되지 않는(확산계수가 작은 분자) 조직은 저 신호로 보인다.

3) 임상응용

초 급성 뇌허혈증은 Diffusion MR 영상의 가장 중요한 적응증이며 일반적인 MR 영상에서 병변이 나타나기 전에 조기 진단할 수 있다. 이는 일반적인 T_2 강조 영상에서 적어도 48~72시간이 지나야 나타나고 그나마 영향을 받은 전체 부위가 보이기까지는 약 1주일이 지나야 한다. 그러나 Diffusion MR 영상에서는 초기 혈류가 차단되면 뇌 조직은 수 분 이내에 확산계수가 감소하는 것으로 알려져 있고 초기 급성 뇌경색에서 세포 독성 부종(Cytotoxic edema)으로 인하여 세포 내부공간이 늘어나고 세포 외부공간은 감소하여 물분자의 확산이 어렵게 되는 것으로 설명하고 있다. 그러나 아 급성기(5~10일)가 되면서 혈관성 부종(Vasogenic edema)에 의하여 확산계수가 점차 증가하여 정상조직과 비슷한 정도가 되며 그 이후 계속 증가하여 만성기에는 정상조직보다 높은 확산계수를 갖는다. 뇌종양에서의 Diffusion MR 영상은 주로 낭성종괴(Cystic mass)와 고형종괴(Solid mass)를 구별하는데 이용되고 있는데 대표적으로 표피양 낭(Epidermoid cyst)과 지주막 낭종(Arachnoid cyst)을 구분하고 있다. 표피양 낭은 고형종괴이지만 뇌척수액과 신호가 유사하여 일반적인 스핀에코영상에서 지주막 낭종과 감별이 어려우나 Diffusion MR 영상에서는 뚜렷한 확산계수 차이로 쉽게 구별할 수 있다. 또한 낭성 종괴가 출혈을 동반하여 그 신호강도가 증가하며 고형 종괴와 구별하기 어려울 경우에도 Diffusion MR 영상이 감별진단에 도움을 줄 수 있다.

또한 MRI의 발전과 더불어 기존의 호흡에 의한 움직임 때문에 적용하기 어려웠던 복부검사에서도 확산강조영상이 가능해짐에 따라 간 질환에 대한 평가 방법으로 그 유용성이 보고되고 있다. 간 종양 검사 시 적절한 b-value값을 이용하여 악성 고형성 종양과 양성 낭성종양의 감별에 이용하고 이를 통하여 간 종양의 감별진단에 정확도를 높이는데 기여하고 있다.

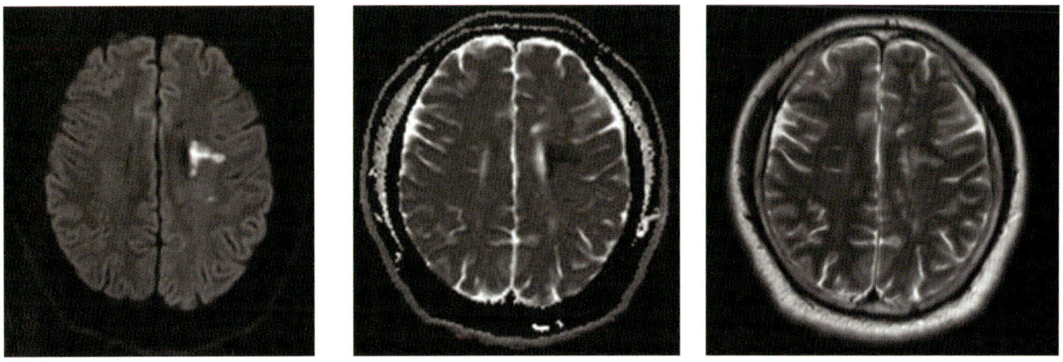

Diffusion Weighted Image　　ADC map image　　T_2 weighted image

▲ 그림 14-3. Diffusion MR 영상과 T2WI 비교

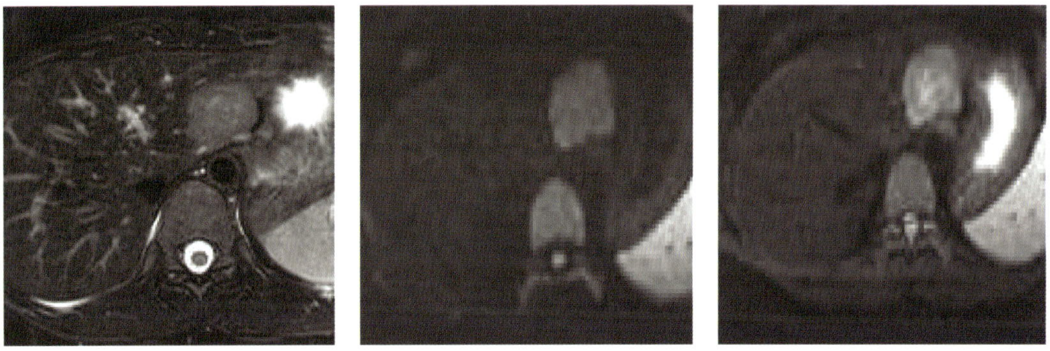

T2WI Fatsat　　High b-factor(>900)　　Low b-factor(50-100)

▲ 그림 14-4. Liver(HCC, Hepatocellular Carcinoma) diffusion weighted imaging

2 확산텐서자기공명영상(DTI ; Diffusion Tensor MR Imaging)

수학, 물리학에서 중요한 역할을 하는 텐서(Tensor)란 벡터(vector)의 개념을 확장한 기하학적인 양이다. 즉 두 개의 벡터 조합으로 구성된 물리량이며 각각의 벡터 성분을 곱한 수의 성분을 가지고 있다. 텐서의 어원은 「탄성변형의 장력」의 영어, Tension에서 연유한다.

스칼라(Scalar)는 크기만을 나타내는 물리량이고 벡터(Vector)는 크기와 방향까지 나타내는 물리량이다. 그리고 텐서는 힘과 방향과 작용면, 즉 어떠한 좌표를 공간적인 개념을 나타내는 물리량이다.

1) 기본이론

위의 확산강조영상에서 어느 공간에서 어느 방향으로나 같은 확률을 가지고 움직이는 자유로운 브라운 운동의 경우 그 확률은 전 방향으로 동일한 값을 가지며 이를 등방성 확산(Isotropic diffusion)이라 하고 White matter tract처럼 일정한 방향을 가지고 있는 구조물 내에서 일정한 한 방향으로 물

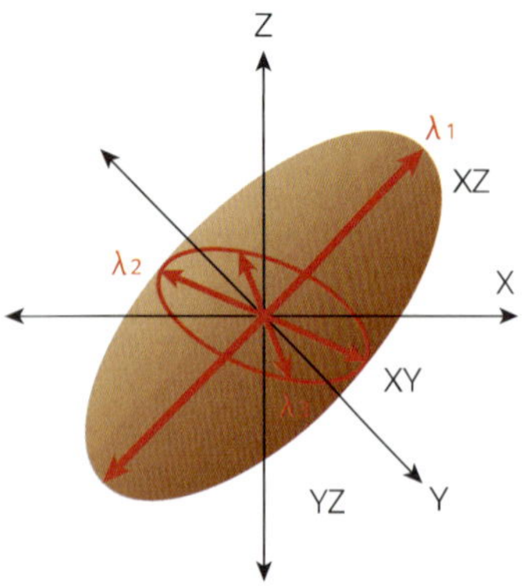

$$[D] = \begin{pmatrix} D_{xx} & D_{xy} & D_{xz} \\ D_{xy} & D_{yy} & D_{yz} \\ D_{xz} & D_{yz} & D_{zz} \end{pmatrix}$$

▲ 그림 14-5. 확산텐서의 타원체 모양

분자들이 움직이는 경우를 비등방성 확산(Anisotropic diffusion)이라 하였다.

비등방성 확산(Anisotropic diffusion)이란 3차원 공간 내에서 특정한 방향으로 높은 확산도를 갖는 확산을 의미하는 것으로 인체 내 뇌 조직 백질(White matter)의 물 분자도 이에 해당된다. 이러한 비등방성 확산운동을 하고 있는 물 분자는 크기와 방향, 그리고 좌표를 포함한 텐서의 속성을 가지고 있다. 이러한 비등방성 확산 움직임이 있는 물 분자의 경우에, 우리는 eigen-vectors(고유벡터)와 eigen-values(고유값)로 확산 방향을 3차원적, 즉 x, y, z축을 기준으로 확산계수 분포에 대한 근사 타원체 확산텐서의 모양을 나타낼 수 있다. 자기공명영상의 기본 단위인 화소(voxel) 내의 확산텐서 타원체모양은 타원체의 주축을 이루는 세 축 상의 고유값(eigen value : λ1, λ2, λ3)과 확산방향(고유벡터 eigen vector : v1, v2, v3)에 의해 결정된다. 하나의 3차원 화소 내의 비등방성 확산텐서량(D)은 수학적으로 9개 요소의 3 × 3행렬 조합으로 계산할 수 있다. 이들 확산계수는 서로 대칭적이어서 통계적 성격을 고려해 실제적으로 6개의 독립적인 계수(Dxx, Dxy, Dxz, Dyy, Dyz, Dzz)만 알면 된다. 이들 6개의 계수를 알기 위해서는 확산 경사자장을 걸지 않고 획득한 자기공명영상과 최소 6방향으로 확산 경사자장을 걸어주고 획득한 확산자기공명영상이 필요하다. 이렇게 얻어진 6개의 확산계수를 이용하여 타원체를 주축으로 대각화(Diagonalization)하면 주축(x, y, z)에 대한 고유값(Eigen value : λ1, λ2, λ3)을 구할 수 있다. 이 고유값 들은 타원체의 모양과 화소내의 신경섬유 주행방향을 결정한다. 즉, 확산텐서영상으로 확산텐서 타원체를 구현할 수 있고 인체의 뇌 백질의 신경섬유다발과 같은 비등방성에 대한 정보를 구할 수 있다.

2) 영상화 기법

일반적 확산강조영상에서는 3차원, 즉 x, y, z축 3방향으로 DWI를 시행하고 ADC map까지 얻고 있다. 확산텐서를 얻기 위해서는 공간상의 좌표값을 대입시켜 계산을 하여야 되기에 서로 다른 6방향 이상의 확산강조 경사자장을 가하면서 DWI를 시행하면 3차원 공간상의 모든 방향에 대한 정확한 확산 정보를 계산 할 수 있으며, 이러한 기법을 DTI라고 한다. 이러한 영상을 이용하여 조직의 비등방성 확산을 나타낼 수 있는 정량적 지표를 계산할 수 있고 이 지표들로 비등방성 확산의 크기를 나타내는 FA(Fractional anisotrophy) map, 확산의 방향을 color로 나타내는 color map, 3D work station을 이용한 백질(White matter)의 3D White matter Tractography 등의 영상을 만들 수 있다.

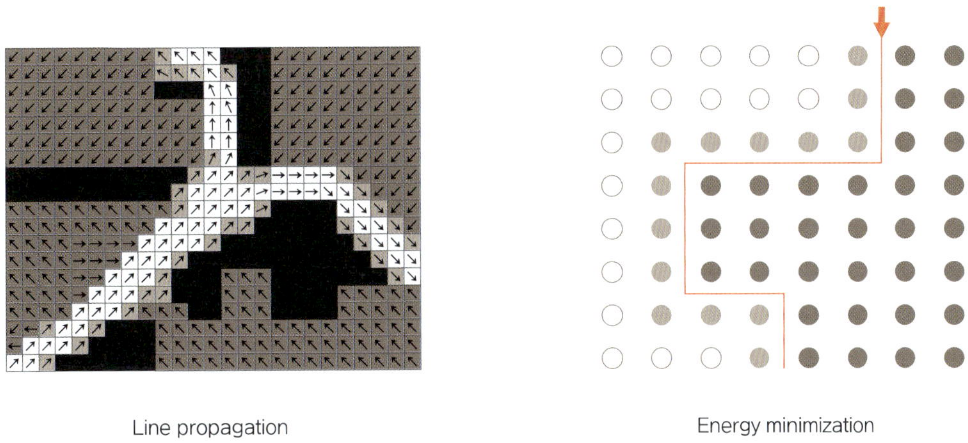

▲ 그림 14-6. Line propagation과 Energy minimization

FA map은 각 voxel의 비등방성 확산정도를 0에서 1사이의 값으로 표시한다. FA값 0은 완벽한 등방성 확산을 의미하며, 1은 완벽한 비등방성 확산(즉, uni-directional diffusion)을 의미한다(CSF 0-0.15, 회질 0.1-0.2, 기저핵/시상 0.3-0.4, 심부백질 0.4-0.6, 내피각 0.6-0.8, 뇌량 0.7-0.9). 따라서 gray-scale은 FA map에서 비등방성 확산이 큰 백질은 고 신호로, CSF와 회질은 저 신호로 보인다. 일반적으로 경색 부위는 비등방성 확산이 감소하므로 FA map에서 백질보다 저 신호로 나타나므로, Internal capsule 및 그 주변에 발생하는 작은 뇌경색의 위치를 쉽게 구분할 수 있다.

텐서 color map은 비등방성 확산의 방향(즉, 백질 섬유의 주행방향)에 따라 백질을 3가지 색(red, blue, green)으로 나타낸 map이다. 또한 각 색깔의 명도를 이용하여 FA 크기가 클수록 밝은 색을, 낮을수록 어두운 색을 띄도록 한다. 따라서 FA map은 이방성 확산의 크기만을 나타내나 텐서 color map은 크기와 방향을 모두 나타낸다.

한 화소의 조직 정보뿐만 아니라 화소와 화소사이의 확산텐서의 역학적 연결고리를 이용하여 뇌 전체의 삼차원 신경섬유 지도를 표현할 수 있는데 이를 신경섬유 추적지도(Tractography)라 한다.

백질의 tractography는 일반 MRI에서는 알 수 없었던 백질 섬유의 구조와 완전도를 보여준다. 이 기법은 각 voxel의 FA값과 확산의 주 방향을 threshold로 이용하여 voxel들을 연결하는 기법이다. 대부분의 백질은 FA가 0.3 이상이며 백질 섬유가 급격하게 각도를 꺾으면서 휘어지지는 않는다는 점을 이론적 바탕으로 한다. 이러한 방법을 Line propagation이라 하는데 FA값과 방향의 각도와 관계가 있다. 첫 번째로 지도의 시작점이 되는 화소를 기준으로 하여 그 전후 방향에 인접한 화소의 가장 큰 벡터를 따라 선으로 이어나가는 방식이다. 예를 들어 threshold로서 FA를 0.3, 각도를 45°로 설정했다면, voxel의 FA값이 0.3 이상이고 인접 voxel과의 확산 주방향 각도가 45° 이하인 voxel들을 서로 연결하여 fiber로 display해 주는 것이다. 따라서 FA값과 각도의 설정치에 따라 Tractography의 결과도 달라지므로 앞으로 이에 대한 연구가 필요한 설정이다.

두 번째로는 어떠한 조직의 형태를 따라 확산의 속도와 방향을 예측할 수 있는 원리를 이용한 Energy minimization기법이 있다. 이 기법은 분자역학 구조 상 비 평형상태부터 평형상태 상태까지 인접한 조직의 energy값에 따라 추적하듯 그 속도와 방향을 예측 할 수 있는 원리를 이용하여 신경섬유를 추적하는 방식이다.

최근 capsular infarct 및 pericapsular infarct를 대상으로 한 Tractography 연구들에서 경색의 위치와 임상증상 사이에 topographical correlation이 잘되었으며, 앞으로 Tractography가 경색의 예후를 추정하는 데에도 역할을 할 것으로 기대된다.

3) 임상응용

일반적인 MRI는 기존의 어떤 영상보다 우수한 연부조직의 해상도를 더불어 주위 구조물을 잘 알 수 있고, 확산강조자기공명영상(Diffusion weighted MRI)도 조직의 세포 변화에 따른 세포 외 공간(Extra-Cellular Space)으로 물 분자의 확산을 반영하기에 종양, 뇌손상, 뇌졸중의 진단에 많이 이용되고 있으나 뇌 조직 내 신경세포 및 신경줄기의 파괴에 따른 신경섬유의 변화를 관찰할 수 없었다. 백질(White matter)은 회백질(Gray matter)과는 달리 신경로에 따른 방향성, 비등방성(Anisotropy)이 존재한다. Diffusion tensor image를 이용하여 뇌 백질의 비등방성 확산(Anisotropy diffusion) 정도를 생체 내에서 측정할 수 있게 됨에 따라 뇌 백질의 구조의 완전도를 평가하여 여러 가지 질환에 응용되고 있으며, 뇌 백질의 비등방성 확산운동이 클수록 고 신호로 작을수록 저 신호로 표현되도록 하고 있다. 따라서 대부분의 뇌 병소에서는 정상적인 비등방성 확산운동이 감소하거나 소실되므로 비등방성 확산영상에서는 저 신호로 나타난다.

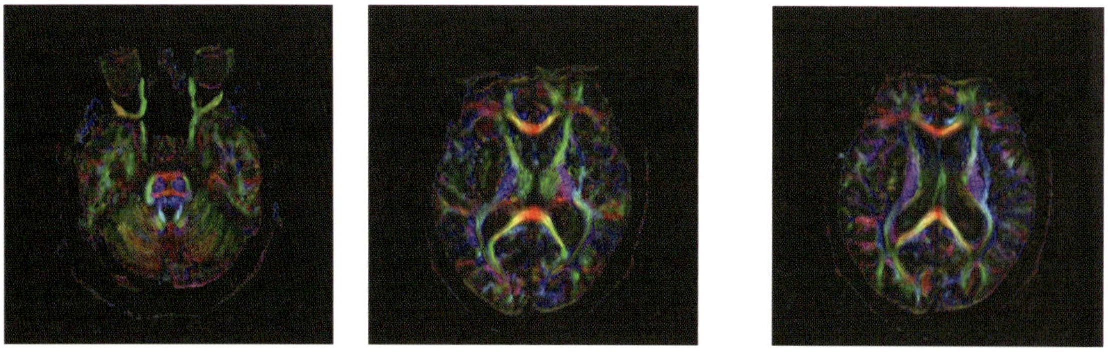

▲ 그림 14-7. Diffusion_texture

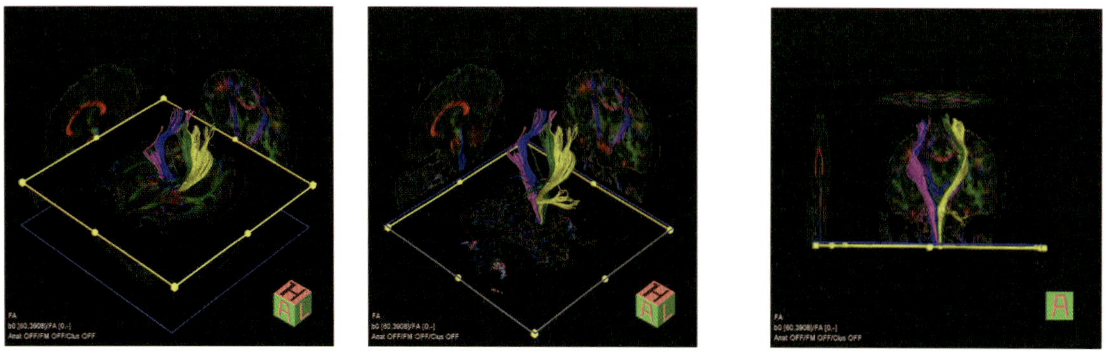

▲ 그림 14-8. DTI_3D_collection

확산텐서영상은 현재 부단히 개발, 연구되고 있는 영상기법으로 영상의 최적화에 대한 의견이 많이 나오고 있다. 정확한 확산텐서의 측정을 위해서 정보처리 과정에서 생기는 잡음을 줄이는 기법과 3.0 T 이상의 고 자장을 사용함으로써 신호 대 잡음비를 향상시키는 등 다양한 노력이 있고, 그중에서 경사자계 방향과 수를 변화시키는 다양한 연구 논문들이 보고되고 있다. 최근 연구결과에 따르면 경사자계의 수가 증가할수록 CNR이 증가하며 비등방도 영상에서는 경사자계의 수가 증가할수록 잡음(noise)이 감소한다고 보고되고 있다.

하지만 좀 더 많은 연구와 실험을 시행하여 뇌 백질의 질환 정도를 평가하는 것이 필요하며 이러한 결과를 토대로 최적화된 확산텐서영상을 얻는 영상 기법을 결정해야 할 것이다. 현재 확산텐서영상은 다발성 경화증, 선천성 탈수성 질환, Alzheimer병, 정신분열증, 외상성 뇌출혈, 인지기능장애 등에서 활발한 연구가 계속되고 있다.

3 관류자기공명영상(Perfusion MR Imaging)

1) 기본이론

MR 영상장치의 급속한 발전과 컴퓨터의 성능향상은 기존의 MR 영상기법 영역을 한층 넓혀 혈류역학적인(hemodynamic) 정보를 얻을 수 있게 되었다. 이러한 혈류역학적인 정보는 뇌 허혈증 및 뇌종양의 진단에 매우 유용한 관류자기공명영상(Perfusion MR Image)을 가능하게 하였다. Perfusion MR 영상은 상자성(paramagnetic) 조영제를 인체 혈관 내로 급속 주입하여 조영제에 의한 뇌조직의 시간에 따른 자화율(susceptibility) 변화를 측정하는 일차통과(first-pass) 기법을 이용한 Exogenous Perfusion MR(외인적 관류자기공명영상)과 조영제의 사용 없이 자화전이(Magnetization Transfer) 또는 spin tagging 기법을 이용하여 Endogenous Perfusion MR(내인적 관류 자기공명영 상)으로 분류된다. 현재 임상에서 일반적으로 사용하는 Perfusion MR은 Exogenous Perfusion MR(외인적 관류 자기공명영상)로서 상자성 물질의 조영제를 주입 후 $T2^*$ 신호감소를 이용한 DSC(Dynamic Susceptibility Contrast MR Imaging)와 T1 강조영상을 이용한 DCE(Dynamic Contrast enhanced MR Imaging) 방법을 이용하고 있다. 실제 널리 보편화 되어있는 Brain perfusion MRI에서 주로 이용되고 있는 방법은 DSC이다.

2) 영상화 기법

① DSC(Dynamic Susceptibility Contrast Perfusion MR Imaging)

가장 보편적으로 Perfusion MR에 이용하는 검사방법이고 조영제 자동 주입기(Auto Injector)를 이용하여 인체의 정맥을 통하여 급속주입하게 되면 조영제가 뇌혈관을 처음 통과할 때 조영제는 혈류에 남아 국소자장의 비 균질성을 유도하고 이로 인한 Magnetic susceptibility의 증가를 일으켜 T_2 또는 T_2^* relaxivity contrast의 변화가 일어나게 된다. 이렇게 조영제가 분포된 혈관과 주변조직은 자화율의 차이를 발생시키고 혈관과 조직의 스핀들의 위상 차이를 유도한 후 짧은 시간간격으로 EPI를 이용하여 영상을 획득하게 되면 T_2^* relaxivity contrast의 변화를 나타낼 수 있다. 이러한 변화는 조영제가 뇌의 혈관과 모세혈관으로 1차 통과된 후 (first pass) 일어나는 신호강도의 변화를 시간에 따라 Signal intensity curve를 구할 수 있다(그림 14-9).

이러한 상대적인 혈류량을 식으로 나타내면

$$S(t) = S(0)e^{-TE/T2^*}$$

* S(t) : 일정시간(t)이 지난 후의 신호강도 * S(0) : 조영제 주입 전 신호강도

식 14-1 : 조영제 주입 전 신호강도와 일정시간이 지난 후 신호강도의 함수

$$R_2^* = -\ln(S(t)/S(0))/TE = 1/T_2^*$$

식 14-2 : 시간과 이완율(relaxivity) 수식

$$rCBV = \int \Delta R_2^* dt$$

식 14-3 : 상대적 혈류량과 이완도(ΔR_2^*곡선을 이용 R_2^*변화량 적분)

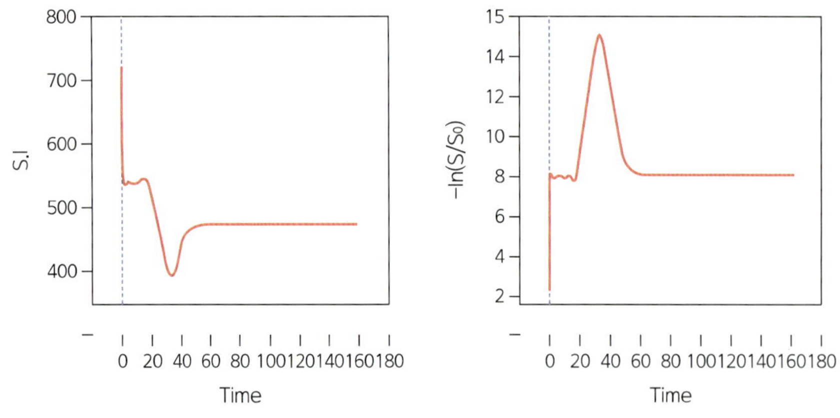

▲ 그림 14-9. Time-intensity curve와 T2* relaxivity contrast

② 영상 후처리(Post-processing)

MR 영상장치에서 얻어진 데이터는 영상 후처리를 하기 위해 컴퓨터나 워크스테이션(Workstation)으로 전송되고 이들 영상의 각 화소(pixel)당 시간경과에 따른 신호크기(Time-intensity curve)를 계산하게 된다(그림 14-9). 이후 얻어진 시간경과에 따른 신호크기 변화곡선을 로그 변화곡선으로 변환하여 농도-시간곡선(Time-Concentration Curve)을 구하여 상대적인 국소 뇌혈류량(rCBV : Regional Cerebral Blood Volume)과 상대적인 국소 뇌혈류(rCBF : Regional Cerebral Blood Flow), 평균 통과시간(MTT : Mean Transit Time), 최고치 도달시간(PT : Peak Time, TTP : Time

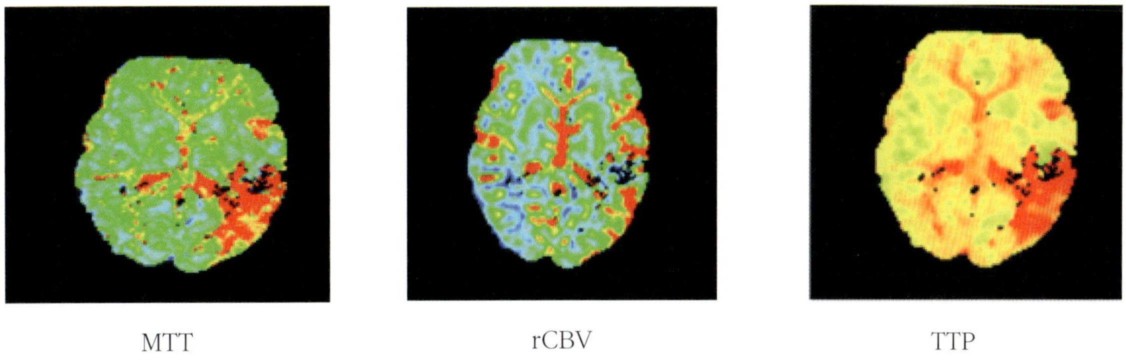

▲ 그림 14-10. Perfusion MR 영상

MTT ; Mean Transit Time
rCBV; Regional Cerebral Blood Volume
TTP ; Time To Peak

To Peak) 등을 구하게 된다.

rCBV는 100그램(gram) 조직 내의 혈액량(ml/g)으로 조영제가 처음으로 통과하는 혈관용적(동맥, 정맥, 모세혈관)이 차지하는 비율을 농도-시간 곡선에서 곡선을 적분한 값으로 면적을 의미하게 되고 rCBF는 100그램 조직을 일정시간당 통과하는 조영제를 포함한 혈류량(ml/min.g)으로 rCBV를 MTT로 나누어 구한다. 최고치 도달시간 TTP는 설정된 ROI에 조영제가 최고 농도까지 도달하는 시간을 의미한다. 실제 rCBV와 rCBF의 절대값을 구하기 위해서는 내경동맥에서 얻은 동맥혈류에서 조영제의 농도인 동맥유입기능(AIF : Arterial Input Function)을 알아야 하며 이는 동맥혈관의 농도-시간 곡선을 분석해서 얻을 수 있다. 하지만 이를 구하는 것이 어렵고 상대적인 값만으로도 대부분의 임상적용상 충분한 정보를 줄 수 있어 뇌 실질 전체에서 AIF가 동일한 값을 갖는다고 가정하고 rCBV의 상대적인 값만을 얻는다. 이후 얻어진 값(rCBV, rCBF, MTT, TTP)을 시각적 구별이 용이하게 하기 위하여 정상 뇌백질의 관류정도를 기준으로 하여 상대적인 적, 녹, 청 컬러(RGB : Red, Green, Blue) 색 수치로 변환하여 컬러 영상을 얻는다.

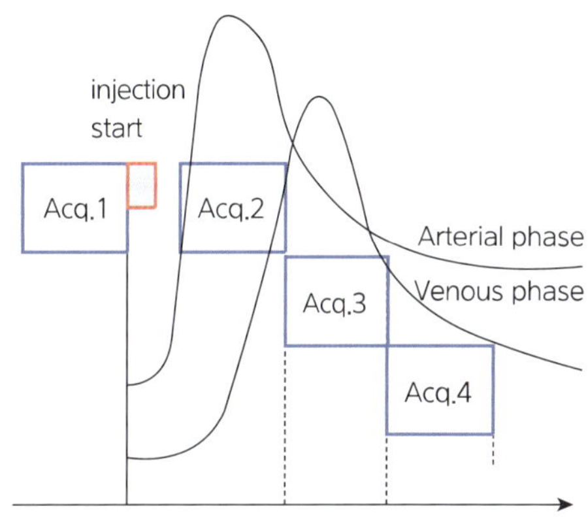

▲ 그림 14-11. Time-concentration curve

③ DCE(Dynamic Contrast Enhanced Perfusion MR Imaging)

일반적으로 상자성 물질의 조영제는 조직의 T_1 및 T_2 이완시간을 단축시켜 T_1 강조영상에서는 고신호 강도로 T2 및 T_2^* 강조영상에서는 저 신호 강도로 나타나게 되며 정맥으로 투입된 조영제는 정상적인 세포에서는 혈액 뇌 장벽(BBB : Blood Brain Barrier) 기전에 의해 통과하지 못하지만 종양(tumor)이나 또는 다발성경화증(MS, Multiple Sclerosis) 등의 질환에서는 EES(Extravascular Extracellular Space)로 들어가게 된다. DSC가 T_2^* relaxivity contrast 변화를 이용한 것이라면 DCE는 조영제 주입전과 주입후의 이완율을 측정하여 뇌 혈류량을 직접 계산하는 방식이다.

이런 DCE검사에서는 자주 등장하는 용어가 있는데 바로 Permeability이다. Permeability란 인체에서 혈액의 흐름을 보면 arterial phase에서 전신으로 퍼져나갔던 혈액이 다시 venous phase를 거쳐 수거되는데 그 사이에 capillary phase가 존재하게 된다. 이 capillarty phase에서 일어나는 투과원리를 이용한 것이 MR Permeability이다. 즉, Permeability란 삼투성 혹은 투과성을 나타내는 뜻이며 MR Permeability (DCE MR)는 혈관의 삼투성 효과를 이용한 검사방법이라 할 수 있다.

종양의 미세혈관은 투과성을 증가시키고, 혈류 속도 및 혈류량에 영향을 미친다. 또한 종양 자체에 의해 혈관의 압박을 받을 수도 있다. 이러한 여러 가지 요인을 토대로 새롭게 생성된 신생혈관의 특징을 평가할 수 있는 검사방법이 바로 MR Permeability(DCEMR)이라 할 수 있다. MR조영제가 종양의 혈관에 도달하게 되면 확산 및 배설을 통해 EES로 빠져 나가게 되며 이때 혈관내의 조영제 농도는 줄어들게 된다. 다시 확산에 의해 EES에서 혈관내로 이동할 수 있으며 이때 wash out되게 된다. 이러한 dynamic process를 결정하는 인자로는 blood flow, micro vessel permeability, micro vessel surface 등이 있다.

이러한 DCE MR을 이해하기 위해서 몇 가지 용어에 대해 알 필요가 있다. EES, K-trans, Kep, Ve 등이다.

- EES : (Extravascular Extracellular Space)
- Ve : EES(Extravascular Extracellular Space) fractional volume
  조직 volume당 EES의 volume을 말한다. 다시 말해 전체 조직 내에서 EES가 차지하는 비율을 말하며 EES가 넓을수록 조직의 density가 떨어져 조영제가 많이 유입 된다고 할 수 있다.
- K-trans(Transfer constant)
  : 조영제가 혈류로부터 세포조직 사이로 전달되는 비이다. 이는 볼륨 당 flow rate, 투과성, 조직 모세혈관의 표면적에 의해서 결정되어 진다. 다시 말해 plasma에서 EES로 투과되는 비율을 말한다. 혈관 내에서 조영제는 혈장에만 존재할 수 있으므로 이 조영제가 blood vessel wall을 통해 EES로 투과된다.
- Kep
  : K-trans와 반대로 조영제가 세포조직 사이에서 혈관으로 전달되는 비를 말한다. 다시 말해 EES에 머물던 조영제가 blood vessel wall을 통해서 plasma로 투과되는 비율을 말한다.

하지만 DCE 검사에서는 정확한 AIF 측정과 조영제가 얼마나 균일하게 조직 내에 분포되는가(tissue homogeneity), 공간해상도 및 시간해상도(spatial and temporal resolution)를 향상 시키는 문제와 Perfusion 및 Permeability를 신생혈관생성(angiogenesis)과 관련시켜 어떻게 해석할 것인가, Ktrans(Transfer Constant)를 임상에서 손쉽게 얻을 수 있는 소프트웨어가 필요하다는 선결조건이 있다.

DCE MRI의 표준분석을 위하여 일반적으로 tofts 모델(TM)과 확장 tofts model(Extended tofts model, ETM)를 임상적으로 이용하고 있다. 이 tofts 모델은 조직 유형에 따른 정확한 Permeability quantification의 수학적 분석을 가능하게 되었다.

작은 혈액의 흐름을 가진 조직에서는 TM이 정확하고 높은 혈액의 흐름을 가진 조직에서는 ETM이 정확하다. 하지만 매우 빠르거나 아니면 매우 느린 혈액의 흐름을 가진 조직에서는 각 매개변수의 잘못된 해석을 초래할 수 있다.

실제 임상에서는 자화감수성이 효과가 뛰어난 DSC가 있기에 Brain에 일반적으로 사용하고 있지 않으며 자화감수성이 크지 않은 조직, 즉 전립선(Prostate), 심장(Cardiac), 복부(Abdomen) 등에 이용된다.

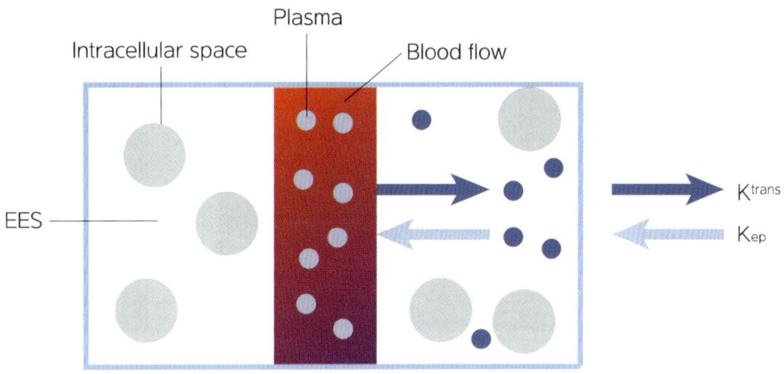

▲ 그림 14-12. MR Permeability

3) 임상응용

Perfusion MR 영상은 뇌허혈증 및 뇌종양에 주로 이용되고 있으며 때에 따라서는 심장 및 콩팥에도 적용할 수 있다. 특히 뇌혈관 폐색에 의한 뇌경색의 진단에 가장 유용하게 이용되고 있으며 Diffusion MR 영상과 마찬가지로 일반적인 MR 영상에서 뇌경색을 진단하기 힘든 초기 단계에 유용하게 이용될 수 있다. 최근 Perfusion MR 영상과 Diffusion MR 영상을 동시에 시행한 연구에 의하면 허혈성 경계부위(ischemic penumbra)는 Perfusion MR 영상에서는 관류 결손으로 나타나고 Diffusion MR 영상에서는 정상으로 보이나 실제 임상에서는 그렇지 않은 경우도 있어 뇌허혈증에서 확산과 관류사이의 연관관계를 확실히 정립하지 못하고 있다. 향후 이 두 가지 영상기법을 이용한 많은 연구가 진행되면 가역적인(reversible) 허혈증과 비가역적인(irreversible) 허혈증의 구분 등 뇌 허혈증의 병태생리를 밝히는데 많은 역할을 할 수 있을 것이다. Perfusion MR 영상을 이용하여 뇌경색의 시기에 따른 혈역학적 변화를 연구한 바에 따르면 급성기에 감소하였던 뇌혈류량이 아급성기에는 증가하였으며 여기에는 폐색된 혈관의 재개통(recanalization)과 측부 순환(collateral circulation)의 형성이 그 기전으로 제시되고 있다.

뇌종양에서는 주로 종양의 혈관성(vascularity)을 평가하기 위하여 시행된다. 뇌 교종(glioma)의 경우 악성교종에서는 과혈관 상태가 되어 혈류량이 증가하여 Perfusion MR 영상이 양성 교종과의 감별진단에 도움을 줄 수 있다. 또한 방사선치료를 받은 악성 종양에서 재발된 종양과 방사선 치료에 의한 괴사의 감별이 어려운 경우가 많으며 이때 재발된 종양은 과혈관 상태를 보이므로 진단에 도움을 줄 수 있다.

Perfusion MR 영상은 조영제 급속 주입에 필요한 자동 주입기(auto injector)와 관류 영상(map)을 얻기 위한 영상 후처리 소프트웨어가 반드시 필요하다. 또한 수술 후 환자에서 perfusion MR 영상을 얻을 때 금속성 수술 재료가 두피나 두개강 내 존재할 경우 심한 영상의 변형과 신호 소실이 초래되는 단점이 있긴 하지만 앞으로 그 유용성이 날로 증가할 것이다.

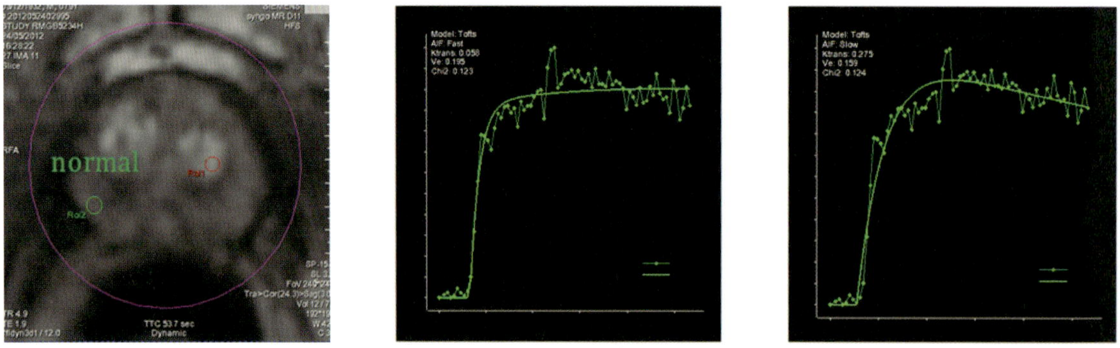

Fast model　　slow model

▲ 그림 14-13. Prostate DCE Perfusion MR Image

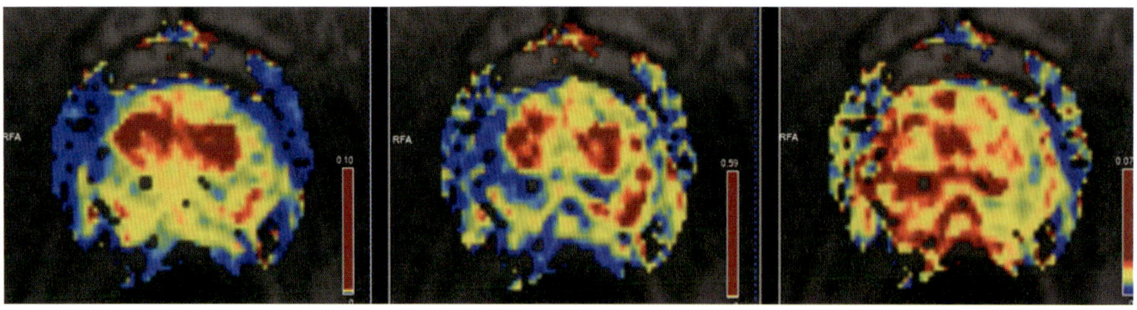

ktrans　　kep　　vp

▲ 그림 14-14. ktrans, kep, vp color mapping image

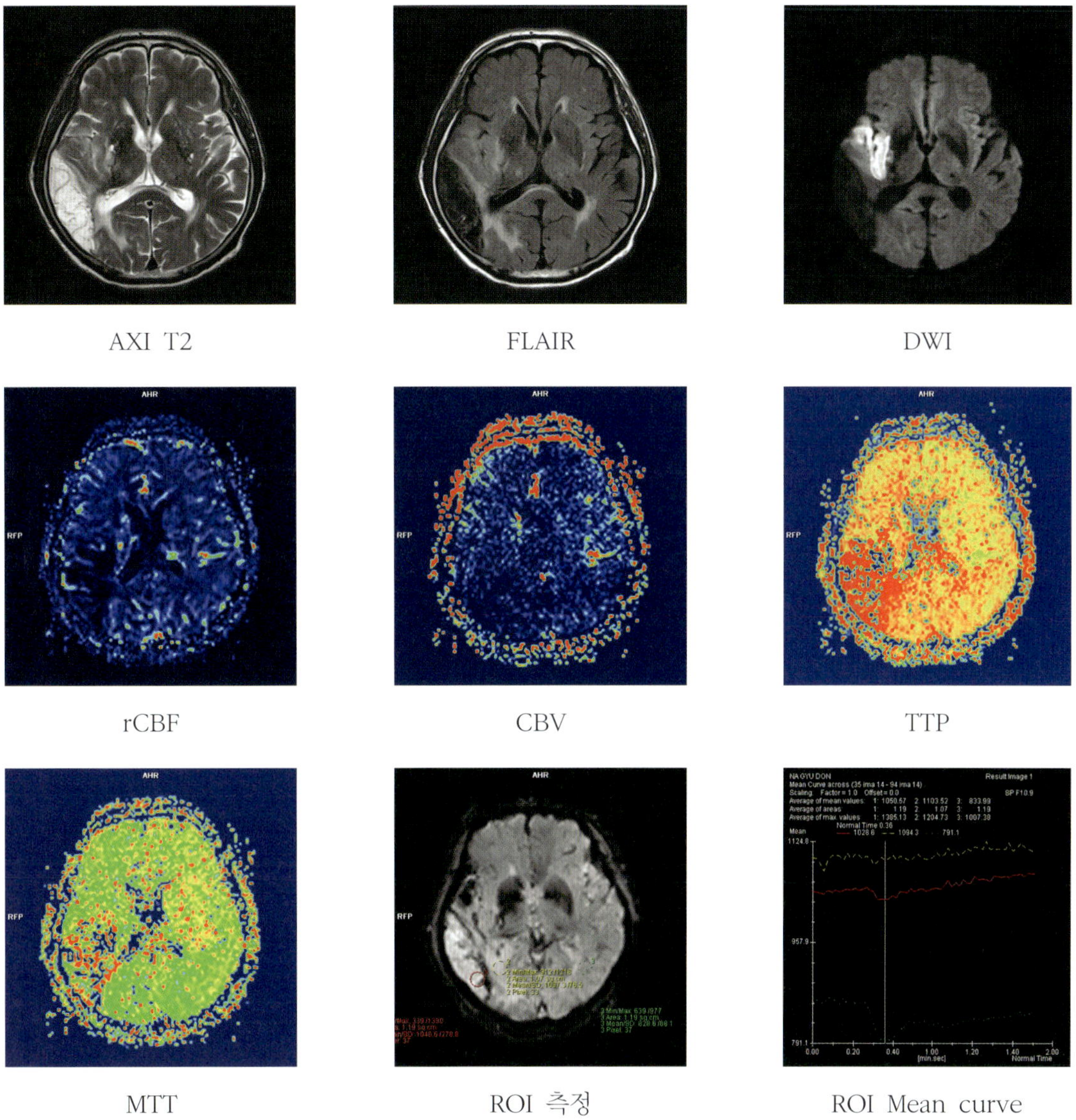

▲ 그림 14-15. 뇌경색(Cerebral Infarct) 환자의 Brain DSC Perfusion Image

4 ASL : 동맥 스핀 라벨링(Arterial Spin labeling)

1) 기본이론

Perfusion MR을 측정하기 위한 일반적인 방법은 임상에서 현재까지 위에서 언급한 외인성(Exogenous contrast agent)인 DSC(Dynamic Susceptibility Contrast)와 최근 고자장 MR장치의 발전으로 더욱 관심을 받고 있는 내인성(endogenous contrast mechanisms) 요인에 의한 ASL(Arterial Spin Labeling)를 이용하고 있다. DSC에 비해 ASL 방법의 주요 장점은 조영제의 사용없이 현재 뇌 혈류흐름(rCBF)을 측정하는데 있어 임상적으로 크게 알려져 있다.

기본 원리는 RF pulse를 이용하여 동맥의 종축자화(Longitudinal Magnetization)를 변화시켜 영상을 획득하는 방법이다. 처음 혈액의 자화 없이 영상(Unlabeled Image, Control Image)을 얻은 후 두 번째로 혈액을 자화시킨 후 영상(Labeled Image, Tagging Image)을 획득한 후 감산(Subtraction)을 이용하여 rCBF의 절대량을 구하는 방법이다.

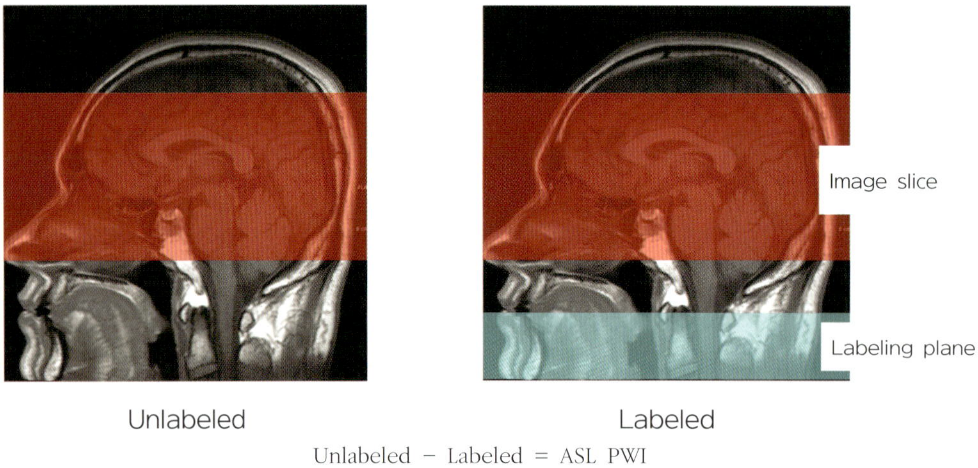

▲ 그림 14-16 ASL Perfusion 영상획득 방법

2) 영상화 기법

① Pulsed ASL(PASL)

기본 Pulse sequence는 Spin-echo EPI type(FAIR)를 이용하고 짧은 시간 동안에 blood를 Labeling시키는 방법으로 간편한 것이 장점이고 이 기법에서 중요한 것은 일정한 slice수를 유지하여야 효과적인 labeling spin과 unlabeling spin을 얻을 수 있다. 일반적으로 10개 정도의 slice수를 권장하고 있으며 그 이상의 과도한 slice 이용한다면 T1값이 변하여 labeling 되지 않은 rCBF영상을 얻게 된다. 여기에 속한 방법으로는 FAIR, PICORE, EPISTAR, UNFAIR, EST, DIPLOMA, IDOL 등이 있다.

② Continuous ASL(CASL)

CASL는 일정시간 동안 Flow driven adiabatic inversion에 의해 혈액을 Labeling 시키는 방법으로 PASL에 비해 Brain 전체의 영상 획득이 가능하고 SNR이 높은 것이 장점이다. 하지만 영상획득을 위해선 특별한 하드웨어의 지원이 필요하다.

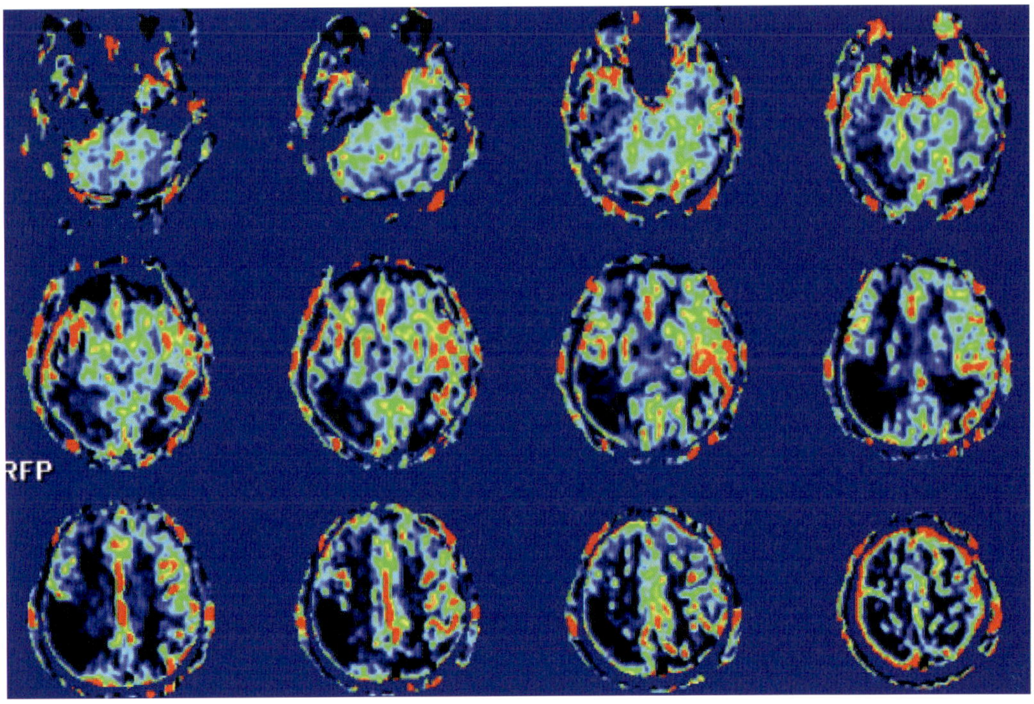

▲ 그림 14-17. PASL rCBF영상

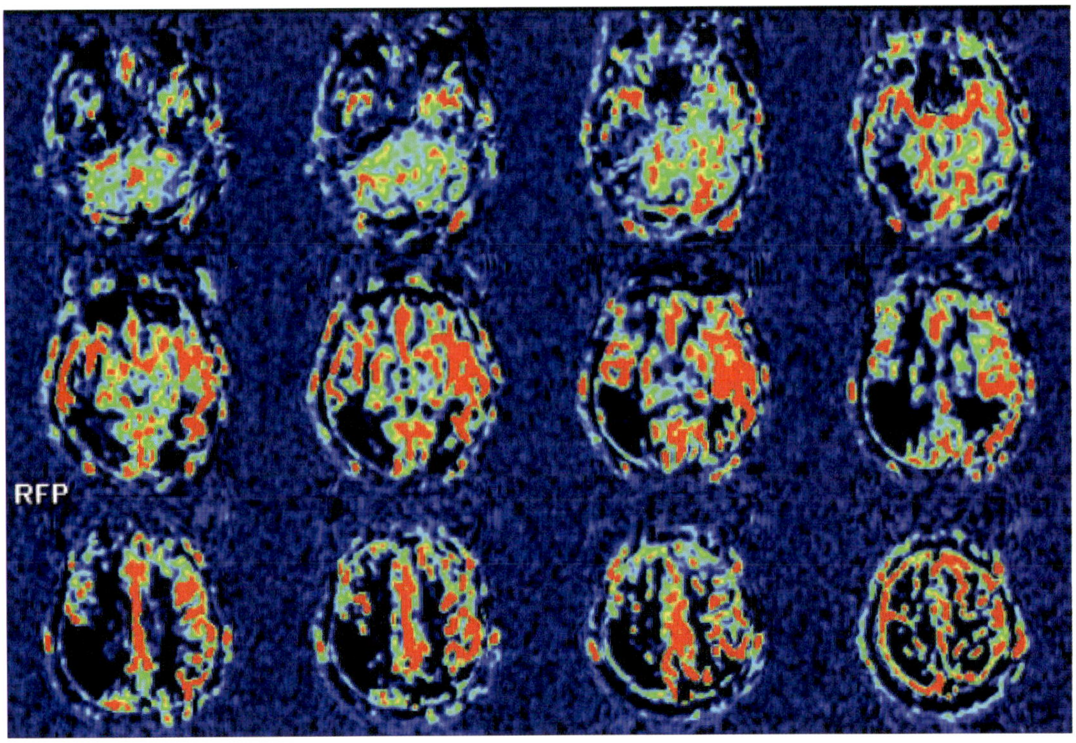

▲ 그림 14-18. PASL PWI영상

참고문헌

1. 대한자기공명기술학회 : 자기공명연수강좌 1999 : 53-75.
2. 송인찬 : 기능적 자기공명영상의 실제. 대한자기공명의과학회 4차 춘계 심포지움, 2000 : 35-50.
3. 대한지기공명기술학회 : 자기공명연수강좌 1997 : 183-208.
4. 정은기 : 확상이론의 이론적 배경. 대한자기공명의과학회지 1997 : 36-41.
5. 김재형 : 뇌의 기능적 자기공명영상. 대한자기공명의과학회지 1997 : 42-49.
6. M. Moseley et al : DWI & Stroke Patient. SMRT 1998 : 257-267.
7. M. Moseley at al : MR Diffusion & Perfusion Imaging. ISMRM Syllabus 1999 : 74-81.
8. Chirt Moonen : Fundamentals of fMRI ISMRM Syllabus 1999 : 90-96.
9. Joseph C. McGowan : MR Perfusion & Diffusion Imaging Theoretical Background ISMRM Syllabus 1998 : 195-201.
10. Warach S. Diffusion and perfusion MRI: functional MRI. In Edelman RR, Hesselink JR, zlatkin MB, eds. Clinical magnetic resonance imaging. 2nd ed. 1996; 828-835.
11. Buxton RB. Principles of diffusion and perfusion MRI. In Edelman R R, Hesselink JR, zlatkin MB, eds.Clinical magnetic resonance imaging. 2nd ed. 1996; 233-249.
12. Fisher M, Albers GW: Applications of diffusion/perfusion magnetic resonance imaging in acute ischemic stroke. Neurology 52:1750-6, 1999.
13. Mori S, van Zijl PC. Fiber tracking: principles and strategies - a technical review. NMR Biomed 2002;15:468-480.
14. Mori S, Crain BJ, Chacko VP, van Zijl PCM. 1999. Three dimensional tracking of axonal projections in the brain by magnetic resonance imaging. Ann Neurology 45:265-269.
15. Ulug AM, Beauchamp N, Jr, Bryan RN, van Zijl PC. 1997. Absolute quantitation of diffusion constants in human stroke. Stroke 28:483-490.
16. Henkelman R, Stanisz G, Kim J, Bronskill M. 1994. Anisotropy of NMR properties of tissues. Magn Reson Med, 32: p. 592-601.
17. 장건호. 경희대학교 영상의학과. 자기공명영상을 이용한 확산 및 관류 영상의 최신 동향: KSMRM Spring 2007.
18. Detre JA, Leigh JS, Williams DS, Koretsky AP. Perfusion imaging. Magn Reson Med 1992;23: p. 37- 45.
19. Barbier, Lamalle. Methodology of brain perfusion imaging. J Magn Reson Imaging. 2001 Apr;13(4):496-520.
20. Garcia, D.M., C. de Bazelaire and D. Alsop, Pseudocontinuous Flow Driven Adiabatic Inversion for Arterial Spin Labeling. ISMRM 13th Scientific Meeting Proceedings, 2005: p. 37.
21. Buxton, R.B., L.R. Frank, E.C. Wong, B. Siewert, S. Warach and R.R. Edelman, A general kinetic model for quantitative perfusion imaging with arterial spin labeling. Magn Reson Med, 1998. 40(3): p. 383-96.
22. Wong, E.C., R.B. Buxton and L.R. Frank, A theoretical and experimental comparison of continuous and pulsed arterial spin labeling techniques for quantitative perfusion imaging. Magn Reson Med, 1998. 40(3): p. 348-55.
23. Alsop, D.C. and J.A. Detre, Multisection cerebral blood flow MR imaging with continuous arterial spin labeling. Radiology, 1998. 208: p. 410-16.
24. Wolf, R.L., J. Wang, S. Wang, E.R. Melhem, M. O'Rourke D, K.D. Judy and J.A. Detre, Grading of CNS neoplasms using continuous arterial spin labeled perfusion MR imaging at 3 Tesla. J Magn Reson Imaging, 2005. 22(4): p. 475-482.

Chapter 15

MR spectroscopy

1 자기공명분광(MR Spectroscopy)

1946년 Felix Bloch는 핵자기 공명(Nuclear Magnetic Resonance ; NMR) 현상의 발견에서 원자핵(nucleus)이 매우 작은 자석처럼 행동한다는 것을 블로크 공식(Bloch equation)으로 설명하였다. 이 공식에서 자기장(magnetic field)에 놓인 원자핵은 국소 자기장(local magnetic field)을 갖게 되며, 가상 축을 중심으로 회전하고 있는 원자핵이 자기운동량(magnetic moment)을 가졌기 때문으로 설명했다.

또한 Edward Mills Purcell은 블로크와 함께 핵자기 공명의 측정 방법에 대한 성과로 1952년 노벨상을 수상하게 되었다. 그 이후 자기공명분광법(MR spectroscopy)은 화학 및 물리학 등의 분야에서 NMR 스펙트럼의 분석을 통해 물질의 구성성분 및 구조를 파악하는데 중요하게 사용되어 왔다.

생체 외(in vitro)의 물질 분석은 세포 내(in vivo) 물질의 구조를 정확히 표현하는데 어려움이 있으며, 물질을 추출하는 과정에서 세포가 파괴 또는 변형되는 단점이 있다. 따라서 이러한 문제점을 극복하고자 자기공명분광법이 대두되었고, 비 침습적인 방법으로 인체 내의 다양한 대사물질 스펙트럼 분석을 통하여 정상조직과 병변조직의 구분 뿐만 아니라 종양의 상태나 세포조직의 변화를 사전에 예측할 수 있는 진단 방법으로까지 발전하고 있다.

본 장에서는 자기공명분광법의 기본원리와 실제로 검사가 이용되는 검사기법 그리고 후처리과정(post processing)의 전반적인 과정에 대해서 알아보겠다.

2 자기공명분광의 기본원리

1) 스펙트럼(Spectrum) 용어에 대한 이해

백색으로 보이는 태양광선은 여러 가지 파장의 합성으로 이루어져 있는데, 단일 파장(wavelength)을 갖고 있는 빨강, 주황, 노랑, 파랑, 보라 등의 일곱 가지 무지개 색이 프리즘을 통과하면서 서로 다른 각도로 굴절되면서 개별적으로 보이는 것으로 이런 파장의 주파수 분포를 스펙트럼(spectrum)이라고 한다.

$C = f \cdot \lambda$ (C : 빛의 속도 f : 주파수 λ : 파장)

이처럼 신호를 분석하는 것을 스펙트럼 분석(spectrum analysis)이라고 하며, 스펙트럼을 다른 말로 표현하면 주파수 분포(frequency distribution)라고 부르는데 이것은 특정 정보와 관련된 주파수나 파장을 그래픽으로 표현할 수 있는 방법이다.

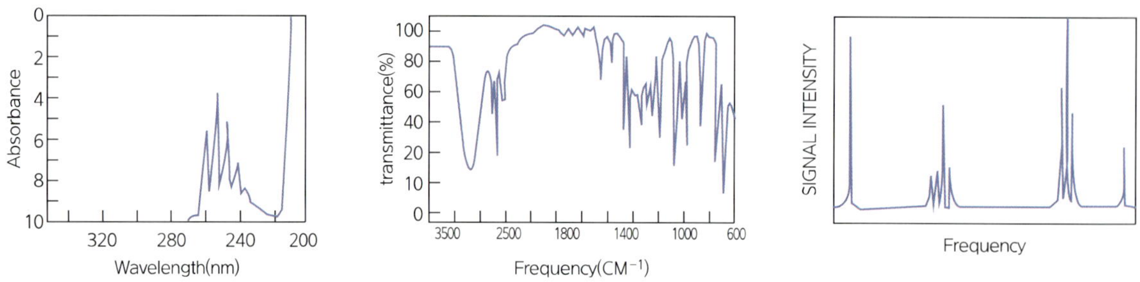

(a) 자외선에 대한 흡수 (b) 적외선 방출 (c) 자기공명영상의 Spectrum

▲ 그림 15-1. 3가지 종류의 전기기파 스펙트럼

2) 주요 원소들의 특성

원소들은 자기장의 세기에 따라 고유의 공명주파수를 가지고 있다.

라모아 공식(Larmor equation)에서 공명주파수는 자기장의 세기(magnetic field strength)와 자기회전비(gyromagnetic ratio)에 따라 달라지며, 스핀양자수, 민감도, 분포도와 같은 주요한 원소들의 특성을 표 15-1에 나타내었다.

또한, 사람 몸 전체의 스펙트럼을 가상으로 얻게 된다면 그림 15-2에서처럼 많은 원소들이 포함되어 스펙트럼에 나타날 것이다. 그림에서처럼 ^{1}H은 ^{13}C의 ratio 보다 자기회전비가 크며 분포가 많아 한번에 하나의 원소로부터 신호를 얻는 것이 가능하다는 것을 의미하며, 수소 신호(^{1}H)는 다른 원소(^{13}C, ^{23}Na, ^{31}P)의 영향을 받지 않고 얻을 수 있게 된다.

▼ 표 15-1. 원소들의 자기회전비와 특성 비교

Nucleus	Gyromagnetic Ratio	Spin Quantum Number	Relative Sensitivity	Percent Abundance
^{1}H	42.6	1/2	1.0	99.9
^{2}H	6.5	1	0.009	0.01
^{13}C	10.7	1/2	0.016	1.1
^{23}Na	40.1	3/2	0.093	100
^{31}P	17.2	1/2	0.066	100

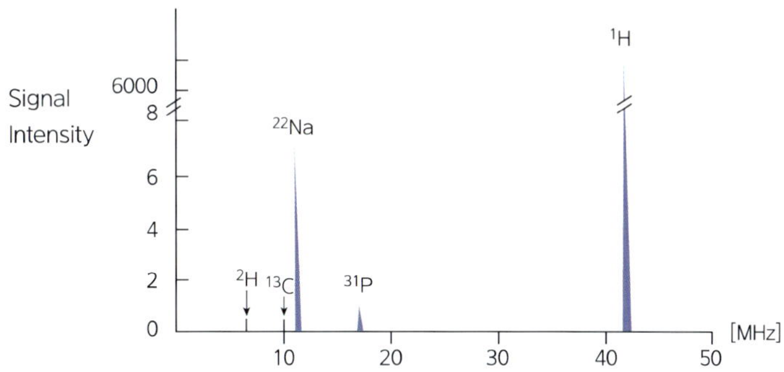

▲ 그림 15-2. 1Tesla에서 나타날 수 있는 가상의 인체 스펙트럼

3) 화학적 이동(Chemical shift)

하나의 분자(molecule) 스펙트럼에서 선(line)이 한 가지 이상으로 나타나는 이유는 핵이 가지는 공간에서 분자의 화학적 구조에 따른 전자의 분포가 달라 분광 공명주파수가 서로 다르게 나타나기 때문이다.

분자는 원자들이 전자에 의해서 화학결합을 하고 있는 상태이며, 원자는 핵 주위에 있는 전자의 궤도로 둘러 쌓여 있고, 이 전자들은 움직이는 하전입자들로서 자신만의 자기장을 만든다.

즉 전자는 (−)전하를 가지고 있기 때문에 핵자기 모멘트와 반대로 작용하고, 스핀(양성자)은 전자의 운동에 의해서 발생되는 자기장만큼 감소된 양의 자기장을 느끼게 된다.

이러한 이유로 공명주파수는 약간 변화할 수 있지만 전자는 매우 작은 (−) 전하만을 가지고 있어서 원자핵에 주는 영향은 외부자기장에 비교해 보면 작다고 할 수 있으며, 따라서 전자의 밀도가 높으면 분광 공명 주파수가 낮아지게 된다.

그림 15-3에서처럼 에탄올(CH_3CH_2OH)은 화학적으로 각각 다른 핵과 스펙트럼을 볼 수 있으며, 알콜 분자(CH_3CH_2OH)에서는 한가지 type의 산소원자와 두 가지 type의 탄소원자, 세 가지 type의 수소원자가 나타난다. 이러한 원자들의 type은 분자 내에서 결합하는 방식에 따라 각각의 특징을 나타낸다고 할 수 있다.

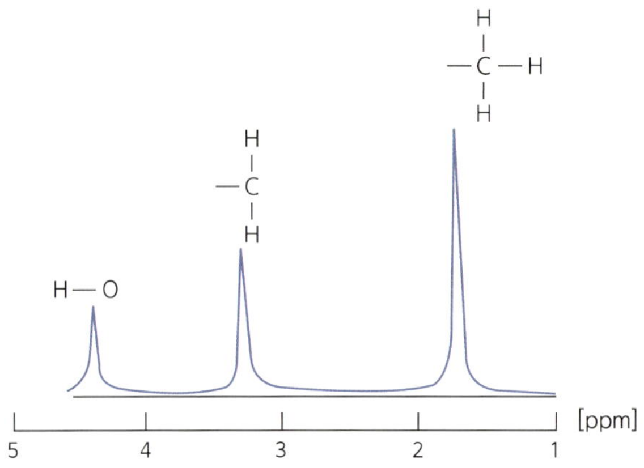

▲ 그림 15-3. 에탄올(CH_3CH_2OH)의 ^1H NMR spectrum

에탄올에서는 수소 스펙트럼 안에 3개의 선(line) 또는 피크(peak)로 나타나게 되는데 이것이 CH_3, CH_2, OH로 나타나게 된다. 화학적 이동의 크기는 외부자기장의 세기에 따라 달라지는데 그림 15-4에서처럼 자기장의 세기가 증가할수록 주파수는 증가하게 되고 선(line)의 분리는 좀 더 직선적인 형태에 가깝게 증가하게 된다. 화학적 이동에 영향을 주는 인자로는 전기음성도(electronegativity), 비등방성 효과(anisotropic effect), 원자간 결합거리(bonding distance) 등이 있다. 전기음성도는 분자 안에서 원자가 전자를 자기쪽으로 끌어당기는 능력을 말하는 것으로 물 분자와 지방을 비교해 보면, 탄소보다 산소원자의 전기 음성도가 커서 H_2O의 수소가 느끼는 자장의 세기가 CH_2의 수소가 느끼는 자장의 세기보다 더 커지고 공명주파수도 높아지게 된다. 이것은 전자의 분포가 다르기 때문이며 이러한 현상을 deshielding(low electron density)현상이라고 한다. 비등방성 효과는 방향성에 따라 달라지는 효과로서 분자 내에 이중결합 또는 삼중결합이 있으면 이 효과가 나타난다.

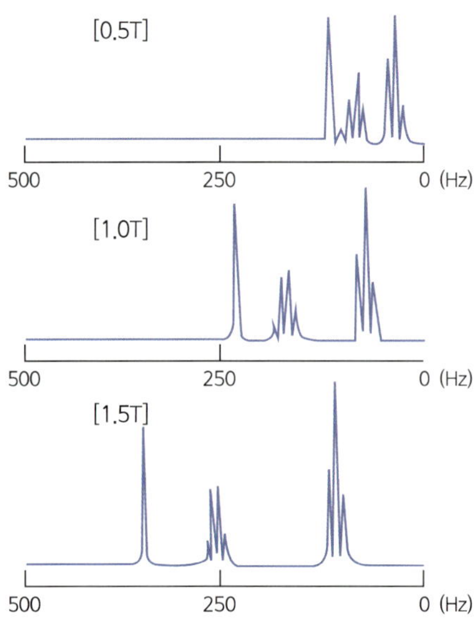

▲ 그림 15-4. 자장의 세기에 따른 에탄올(CH_3CH_2OH) ^1H MR spectrum

4) ppm scale

분광공명 주파수(spectral resonance frequency, ν)는 Hz(1/sec) 단위로 표시되며, 자기장의 세기에 따라 주파수가 달라지게 된다. 이러한 문제를 해결하기 위해 자장의 세기에 상관없이 일정하게 표현하는 것이 ppm(parts per million) 단위이다.

예를 들어 스펙트럼에서 100,000,000 Hz와 100,000,500 Hz에서 두 개의 peak가 있다면 이 두가지 peak의 차이는 100 만분의 500 또는 5 ppm이 다르다는 것이 된다.

이것은 아래 식에서 잘 나타나고 있으며 자장의 세기에 관계없이 독립된 단위로 사용된다.

$$\text{Chemicalshift } \delta = \frac{\nu i - \nu_{ref}}{\nu} \times 10^6 [\text{ppm}]$$

여기서 ν^{ref}는 자기장세기와 관계없이 일정한 값을 가지는 TMS[Tetra-methyl-silane, $Si(CH_3)_4$]라는 물질을 주로 사용하고, spectrum상에서 가장 오른쪽 0 ppm 기준으로 정하고 있다. ν는 spectrometer의 공명주파수이고, ν i는 측정된 분광 공명주파수이다.

결국 물질의 화학적 이동은 기준화학물(TMS)로부터 얼마만큼 떨어져 있는지를 상대적인 비율로 나타낼 수 있다. 임의의 화학물과 기준 화학물을 나타내는 두 개 peak의 간격은 위에서 설명한 바와 같이 Hz로 표시될 수 있지만 외부자기장의 세기에 따라 주파수(Hz) 값은 상대적으로 변할 수 있다. 그러므로 화학적 이동은 TMS라는 물질을 기준으로 하여 비교 측정된 값으로 ppm 단위를 사용한다.

5) J-coupling

스펙트럼(spectrum)상에서 하나의 신호(peak)가 여러 개로 분리되어 나타나는 것을 J-coupling 또는 spin-spin coupling이라고 한다. 이것은 한 개의 공명선(resonance peak)이 두 개 또는 그 이상으로 분리되어 나타나는 것으로 인접한 핵들간의 상호작용으로 발생한다. 인접한 핵들은 화학적으로 서로 다르기 때문에 스펙트럼 상에서 여러 개의 선 또는 피크(line, peak)로 나타나게 된다.

화학적 이동과는 달리 J-coupling은 외부 자기장의 세기에 대해 독립적이며 그림 15-5에서와 같이 스펙트럼상에 여러 개의 신호로 나타나는데 선과 선 사이의 간격을 Hz로 표시하고 J-coupling constant라고 한다.

임상에서 MR 장비에 사용되는 ^{1}H은 신호강도가 타 핵종에 비해 상대적으로 높고 기존 MR 장비의 코일(coil)을 이용할 수 있기 때문에 쉽게 인체의 자기공명 분광 연구가 시작되었다.

그러나 ^{1}H 스펙트럼의 경우 그 화학적 이동의 범위가 약 10 ppm 정도이기 때문에 자장의 세기가 1.5 T에서는 관찰되는 대사물질들이 일부분 겹쳐져서 정확한 신호분석이 어려워진다. 지방과 젖산, glutamate와 glutamine등이 그 예이며, J-coupling을 이용하여 겹쳐진 신호들을 분리하여 분자구조를 분석하는데 사용된다.

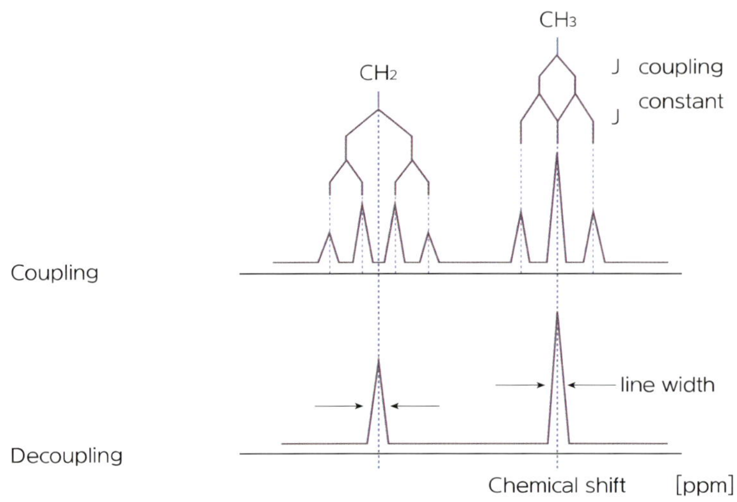

▲ 그림 15-5. 에탄올에서 나타나는 Coupling과 Decoupling

6) Decoupling

짝을 이루는 두 개의 핵자는 자기공명 분광 스펙트럼에서 여러 개의 신호로 나타난다.

Decoupling 과정은 짝을 형성하고 있는지 여부 또는 여러 개의 peak들을 단순하고 간단하게 만들기 위하여 주로 사용한다.

짝지움을 확인하기 위해서 특정한 핵자에 RF pulse를 적용하거나, 전체를 단순하게 하기 위해서 전체 영역에 RF pulse를 적용하면 된다.

3 *In-vivo* MRS에 이용되는 주요 원소의 특징

1) 수소(Hydrogen)

수소의 스펙트럼은 물(H_2O)로부터 나온 양성자(proton) 또는 지방신호(fat signal)의 양성자에서 MR 신호를 낼 수 있다. 물과 지방 모두 수소 원자를 갖고 있지만 물 분자의 수소는 산소와 결합하고 지방의 수소는 탄소와 결합하고 있어 전기음성도에 의해 물 분자와 결합된 수소 주위의 전자분포가 지방보다 상대적으로 적기 때문에 상대적으로 높은 세차주파수를 갖게 된다.

그런데 이 두 가지의 신호는 저자장(lower field)에서는 물과 지방의 공명주파수 차이가 작기 때문에 경사자장에 의해 거의 무시될 정도지만 고자장(higher field)으로 갈수록 차이가 발생해 chemical shift artifact가 발생된다.

이러한 특성으로 물과 지방의 신호는 다른 대사물질에 비하여 대략 만 배 이상 강하기 때문에 수소 자기공명 분광에는 사용하기가 곤란하며, 물 분자 속의 수소를 효과적으로 억제(water suppression)해야 원하는 대사물질의 정보를 얻게 된다.

2) 인(Phosphorus)

^{31}P은 대사물질들은 인체내부의 세포대사를 조절해 주는 고에너지 화합물로서 세포 안에서 에너지 대사과정에 중요한 역할을 하는 ATP가 대표적이며, 조직검사를 하지 않고도 병변부위의 에너지 대사물질(PME, PDE, PCr, ATP)들의 변화를 측정할 수 있고, 운동선수를 대상으로 근육조직의 피로도 측정 등에 이용되기도 하며, 세포내 pH의 측정등에 관한 정보를 얻을 수 있다.

임상에서 ^{31}P MRS를 사용 하려면 ^{1}H MRS에 비해 새로운 하드웨어와 소프트웨어가 필요하고, 정밀한 shimming 작업 등이 요구된다. 또한 수소 대사물질의 농도에 비해 약 10% 정도이기 때문에 상대적으로 높은 SNR을 얻기 위해서는 검사시간이 길다는 단점이 있으나 ^{1}H MRS에 비해 물 분자의 억제가 필요 없다.

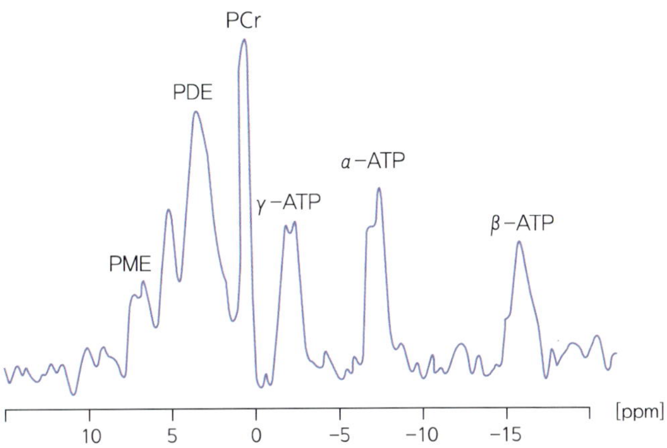

▲ 그림 15-6 ^{31}P의 NMR spectrum

3) 탄소(Carbon)

^{12}C는 자연상태의 탄소 중 99 %를 차지하고 있지만 스핀 양자수(spin quantum number)가 0이기 때문에 신호를 내지 못하고 스핀양자수가 1/2인 ^{13}C을 이용한다.

^{13}C은 자연상태의 탄소 중 단지 1 %만 차지하고 있지만 합성화합물이 ^{13}C 안에 농축되어 있기 때문에 추적자(tracer)로서 작용하여 신진대사 과정을 알아보는데 사용된다.

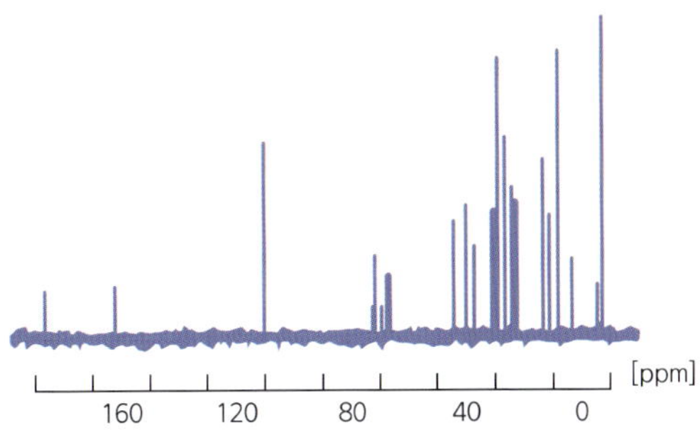

▲ 그림 15-7. ^{13}C의 NMR spectrum

4 Spectrum의 분석

스펙트럼 분석의 방법으로는 스펙트럼 상에 나타나는 peak의 대사물질 분석과, 다중선(multiplicity)을 통해 대사물질의 구조 분석, peak의 면적 측정(integration)을 통해 대사물질의 양을 분석하는 방법 등으로 구분할 수 있다.

1) 공명선(Resonance line)

그림 15-8에서 보는 바와 같이 전자밀도의 측면에서 α, ß, γ를 살펴보면, γ-phosphate기는 ß의 영향만 받아 전자밀도가 가장 낮고, ß-phosphate기는 주변에 있는 γ와 α의 영향으로 전자밀도가 가장 높고, α-phosphate기는 ß와 CH의 영향으로 중간 정도의 전자밀도를 가지게 된다.

sß 〉 sα 〉 sγ (s: chemical shift screening factor)

ν ß 〈 ν α 〈 ν γ (ν : spectral resonance frequency)

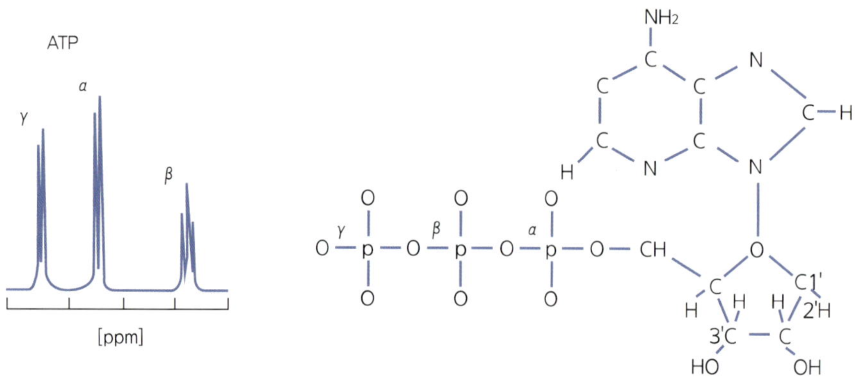

▲ 그림 15-8. ATP의 ^{31}P MR spectrum

2) 다중선(Multiplicity)

다중선은 그림 15-9에서 보는 바와 같이 공명선(resonance line)이 하나 이상으로 나누어져 있는 것을 알 수 있다. 이러한 현상은 인접한 주변원소의 상호작용에 의해 이루어지는 spin-spin coupling 현상 때문에 일어나며, 그림 15-9에서 보는 Pascal's Triangle 법칙을 따른다.

Spin-spin coupling의 결과로 나타나게 되는 다중선의 수는 2nI + 1개가 되며, I는 스핀양자수이며 n은 짝지움을 하는 핵의 수이다. 따라서 I = 1/2인 핵은 n + 1개의 다중선을 가지게 된다.

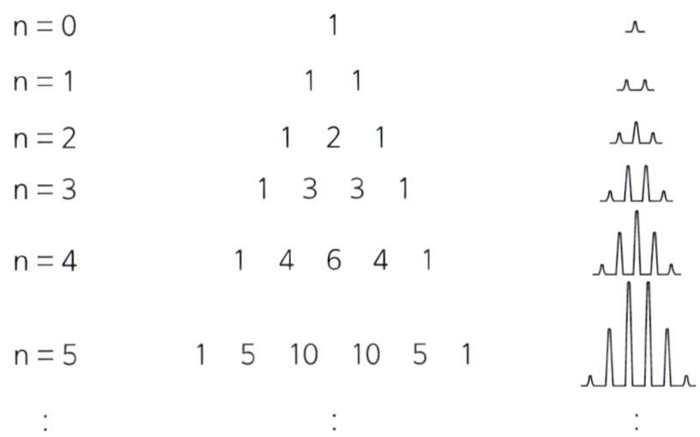

▲ 그림 15-9. Pascal's Triangle

3) Peak의 면적 측정

Peak의 면적을 측정하는 방법은 주로 컴퓨터를 이용하며, 스펙트럼에서 나타나는 각각의 peak들의 면적은 피크안에 포함된 스핀들의 농도에 비례한다. 따라서 공명선을 적분하면 상대적인 스핀의 수와 농도를 구할 수 있게 된다.

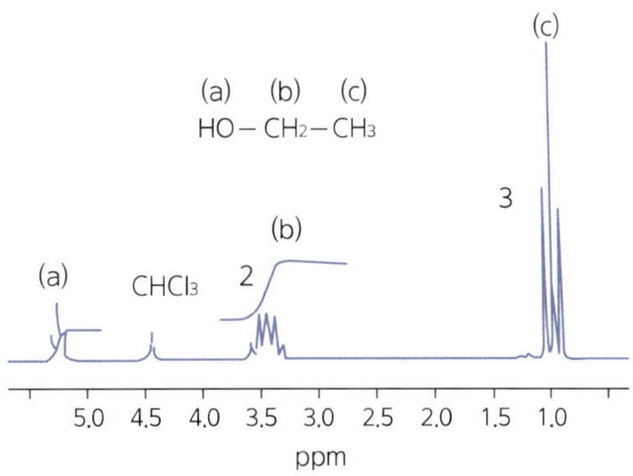

▲ 그림 15-10. Ethanol의 ^{1}H MR spectrum에서 peak의 면적 측정

5 Spectrum에 영향을 주는 인자

1) 와전류(Eddy current)

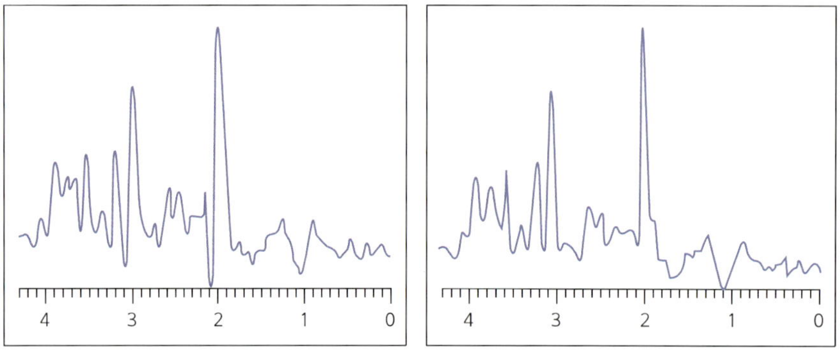

(a) Eddy Current 조정 전 (b) Eddy Current 조정 후

▲ 그림 15-11. Eddy current 조정 전과 Eddy의 current 조정 후

2) 물신호 소거(Water suppression)

물신호 소거(water suppression)는 ^{1}H 자기공명분광법을 시작할 때 항상 시행하는 것으로 ^{1}H 자기공명분광법상 물의 신호는 주위의 주요대사물의 신호보다 대략 만 배 이상 크다. 따라서 같은 스펙트럼의 범위 안에서는 물의 신호를 최대한(99 %) 억제하여 주는 것이 최적의 spectrum을 얻는 것이며 추가적인 CHESS(chemical shift selective) pulse를 STEAM과 PRESS sequence이전에 적용한다. 그림 15-12의 (a)는 4.8 ppm의 water신호를 소거하지 못하여 water보다 신호가 작은 주요 대사물질의 peak를 볼 수 없으며 (b)는 water 신호를 소거하여 주요 대사물질들의 peak를 볼 수 있다.

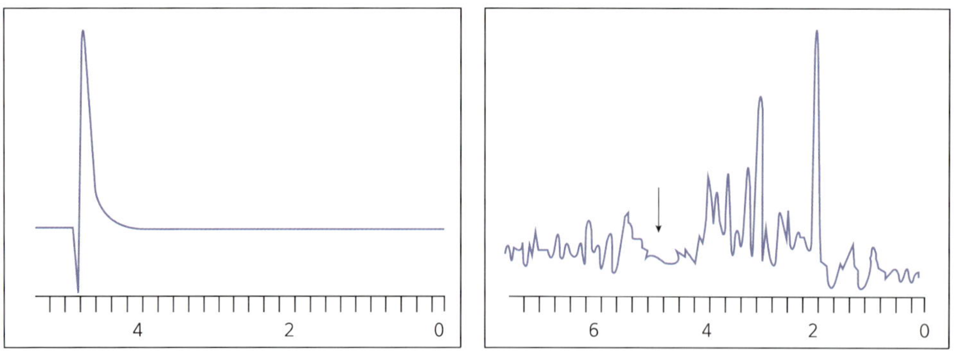

(a) Water Suppression 전 (b) Water Suppression 후

▲ 그림 15-12 Water suppression을 하기 전과 한 후의 결과

3) Shimming

어떤 종류의 자기공명영상 장치이든 정확한 정보를 얻기 위해서는 자석의 균질성이 중요하다. 비균질성(inhomogeneity)은 자석의 내부 및 주변의 여러 자성 물질(구조물, 전기장치) 등의 영향으로 인해 균일성에 영향을 미칠 수 있고, 왜곡으로 정확한 정보를 얻는데 문제가 된다. 이처럼 외부의 강자성체 또는 자석의 불안정성으로 인한 MR 장치의 주자장이 불균일할 때는 반드시 자기장의 불균등성(magnet field inhomogeneity)을 보정해 주어야 한다. 이런 불균일한 자장을 균일한(homogeneous)자장으로 만드는 것을 shimming이라 한다. 자장을 균질하게 하기 위해서는 초전도 자석의 코일이 일정한 간격으로 감기고 위치해야 하며, 미세한 양의 전류를 자장 보정 코일(shim coil)을 따라 흐르게 하면서 자장의 불균질성을 조정해 준다.

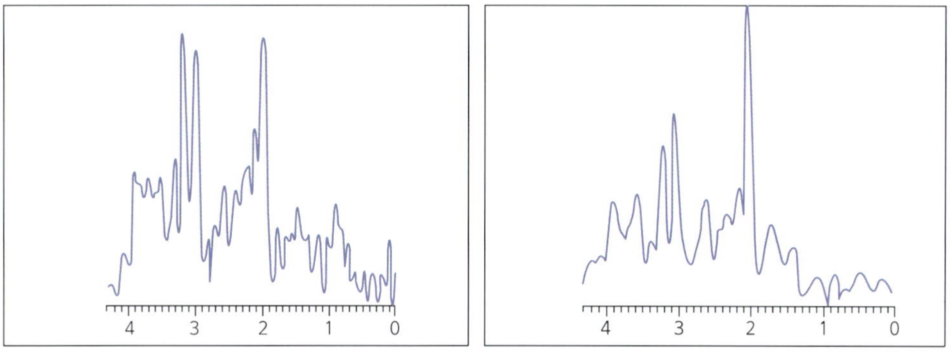

(a) Shimming 조정 전 (b) Shimming 조정 후

▲ 그림 15-13 Shimming 전과 Shimming 후의 비교

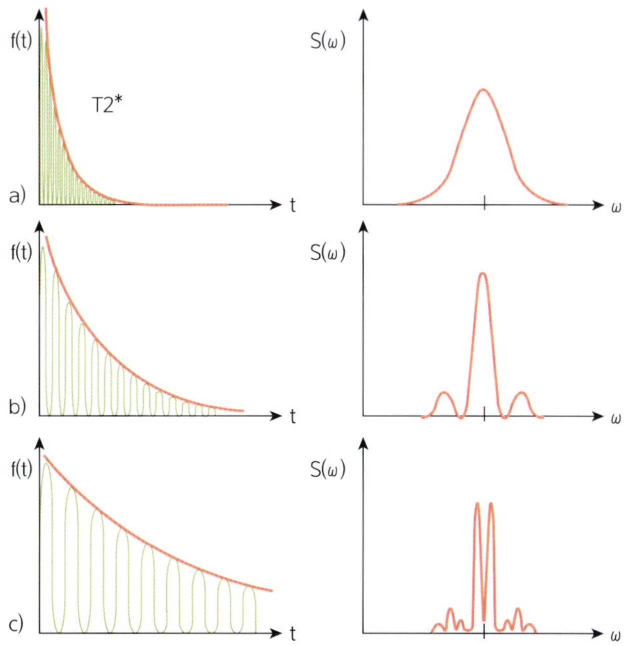

▲ 그림 15-14 T2 decay에 따른 스펙트럼의 변화

그림 15-14 a)에서 빠른 T2 decay는 균질도가 떨어지게 되어 스펙트럼의 SNR과 분해능이 감소하게 되지만 반대로 c)에서 처럼 충분한 T2 decay가 일어나면 상대적으로 균질도가 높아져 스펙트럼의 SNR과 해상도가 좋아지게 된다.

6 Pulse sequence

현재 ^{1}H 자기공명분광법으로는 단일 부위의 데이터 수집(single voxel technique)과 동시에 여러 부위의 데이터 수집(multi voxel techinque)의 두 가지 방법으로 나누어진다.

Single voxel technique은 MR 영상에서 대사물질의 정보를 얻고자 하는 국소 부위에 하나의 3D 화소를 선정해서 검사하는 방법으로 높은 주파수 해상력으로 획득이 가능하기 때문에 각 대사물질의 구별이 용이하고 데이터 분석시간이 짧다는 장점이 있다.

Multi-voxel technique은 위치선정 경사를 추가하여 상대적으로 넓은 여러 3D 화소를 얻는 다중 용적 방법이며, 그림 15-5에서처럼 특정 대사산물의 정보를 영상화하는 Chemical Shift Imaging(CSI) 영상도 가능하다.

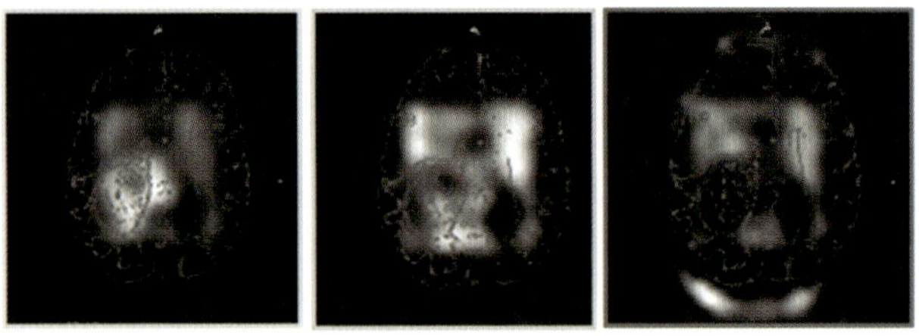

▲ 그림 15-15. 각 대사물질 영상

1) STEAM(STimulated Echo Acquisition Method)

3번의 slice-selective 90°RF pulse를 연속적으로 인가하는 방법으로 이 세 번의 RF pulse가 직각면에서 선택된다면 세 직각면의 교차점에 있는 단일 용적에서만 stimulated echo가 얻어질 것이다. 그림 15-16에서 보는 바와 같이 첫 번째 90°pulse는 순자화 된 종축성분을 선택된 절편(X)으로 90°로 회전시켜 횡축성분을 만들고, TE/2 시간이 지난 후에 두 번째 90°pulse를 절편(X)과 수직인 방향(Y)으로 인가하면 XY평면 내에서 형성된 횡축성분은 종축방향으로 보존되며 stimulated echo를 만든다.

T_1 이완은 TM시간 사이에 일어나며, 세 번째 90°pulse에 의하여 X, Y, Z가 적용된 용적(VOI) 내의 종방향의 자장은 다시 횡축방향 성분으로 회복하며 TE/2 시간 후에 stimulated echo를 발생한다.

일반적으로 물의 신호를 억제하기 위해 CHESS pulse를 사용하며 신호의 크기는 PRESS 보다 작게 나타나지만, 추가적인 감산을 적용하지 않기 때문에 정확한 3차원 정위선정에 적합하며 TE는 8~33 msec이다.

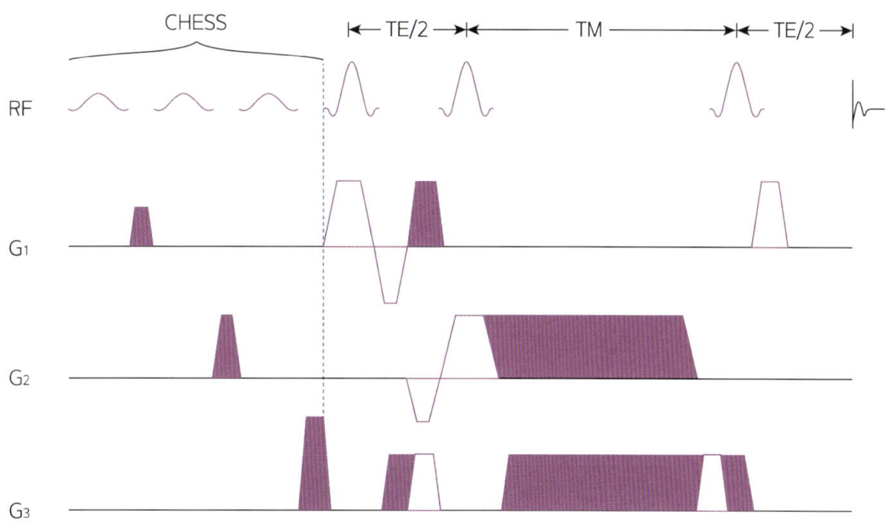

▲ 그림 15-16. STEAM pulse sequence

2) PRESS(Point RESoveld Spectroscopy)

90°slice selective RF pulse를 주고 180°RF pulse를 두 번 준다.

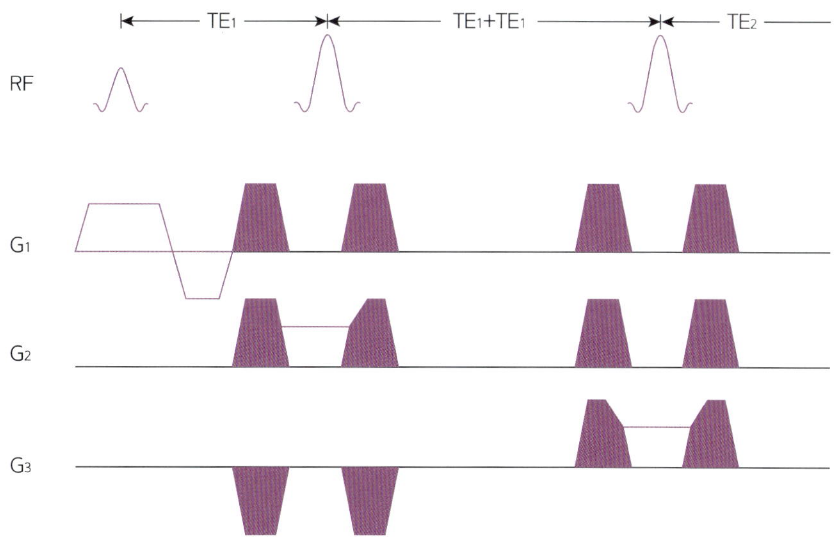

▲ 그림 15-17. PRESS pulse sequence

STEAM sequence와 마찬가지로 CHESS pulse를 포함하고, spin echo로 180°pulse를 사용하여 신호대 잡음비가 stimulated echo보다 약 2배 가량 높게 나타나며, 1 cc(1×1×1 cm) 정도의 국소 부위에 사용할 수 있다.

3) Chemical Shift Imaging

CSI는 위상부호화 경사자장(phase encoding gradient)을 사용하여 여러 voxel에 일치된 경사자기장을 부여함으로써 multi voxel spectroscopy가 가능하게 한다.

CSI의 경우 추가적인 경사자장을 사용하게 되어 많은 voxel에 대한 스펙트럼 획득 시, 검사시간이 길고 운동 인공물이 나타나는 단점이 있다. 또한 영상 전체에 대한 스펙트럼 정보를 동시에 알 수 있는 반면 자장균질 보정작업도 국소적인 부위 때보다 상대적으로 넓어 스펙트럼의 질적인 부분은 다소 떨어질 수 있다.

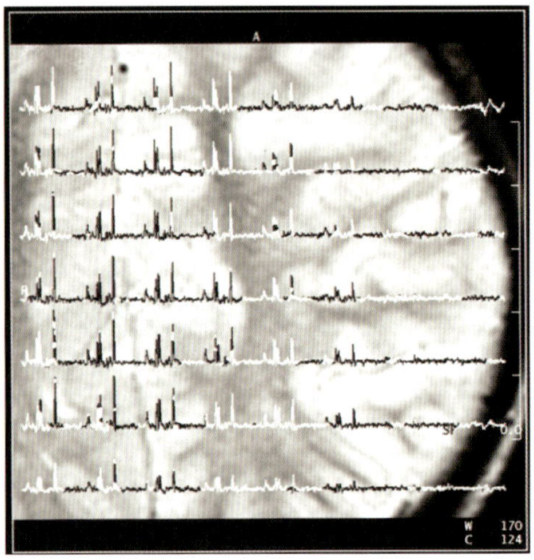

▲ 그림 15-18. 2D Chemical Shift Imaging

7 정상적인 뇌에서 *In-vivo* MRS상의 주요 대사물질

^{1}H 자기공명분광법은 인체내의 대사물질의 정보를 비침습적으로 획득하는 검사 방법으로 두부(Brain)에서 나타나는 주요 대사물질로 N-acetylaspartate(NAA), Creatine & Phopshocreatine(Cr & PCr), Choline(Cho), myo-Inositol(ml), Glutamate/Glutamine(Glx) 등이 있으며 정상대사물질의 변화에서 오는 Lactate, Alanine 등이 나타난다.

1) N-acetylaspartate(NAA)

살아있는 신경세포 성분(neuronal marker)의 척도로 간주되며, 스펙트럼에서 2.01 ppm에서 주 peak를 이루며 정상인 뇌에서 peak의 강도(intensity)와 농도(concentration)가 가장 높게 나타난다. 이 대사물질은 주로 신경세포(neuron)에 위치하고 뇌의 병변을 진단하는데 중요한 대사물질이며, NAA peak가 정상에 비해 상대적으로 감소폭이 크게 나타난다면 신경세포의 성분이 감소되고 뇌 기능의 감소가 일어난다는 것을 반영하는 것이다.

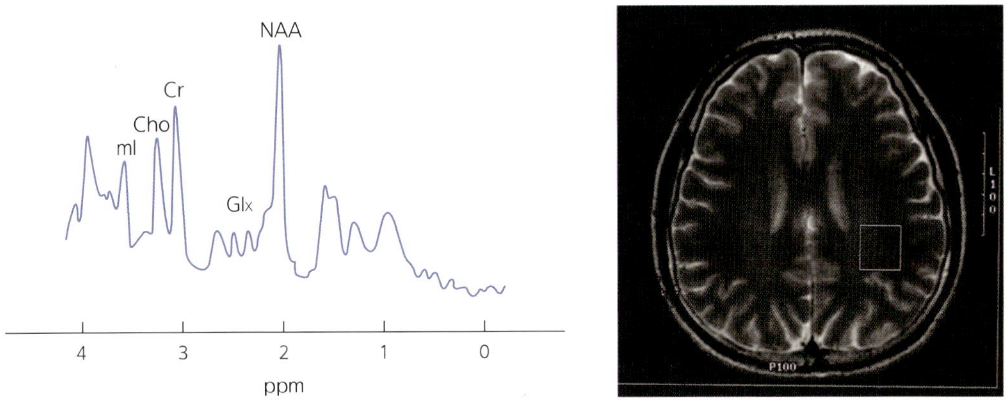

▲ 그림 15-19. 정상적인 뇌(normal brain)에서 PWM의 MR spectrum

2) Creatine & Phosphocreatine(Cr & PCr)

스펙트럼에서 주로 3.02ppm에서 발견되며 세포의 에너지 대사과정에 관계되는 고에너지 phosphate를 ADP에 전달하여 ATP를 만들 수 있도록 한다.

또한 다른 대사물질들에 비하여 뇌 성숙에 따른 변화가 적어서 상대적인 기준물질로 이용된다.

3) Choline(cho)

일반적으로 악성 종양세포 증식 시 choline이 증가하는 경향을 보이며, 종양의 재발율과 연관을 가지는 것으로 추측되기도 한다. 세포막의 주성분인 인지질의 성분으로 세포막의 합성에 관여하며 스펙트럼에서 3.22 ppm에 주 peak를 이루며 분포한다.

4) Myo-Inositol(mi)

Inositol diphosphate라는 호르몬 전달자로 추측되며 스펙트럼에서 3.56 ppm과 4.06 ppm에서 분포한다. 일반적으로 미숙아에서는 가장 큰 peak로 나타나며 성인이 될수록 peak가 감소된다.

5) Glutamate/Glutamine(Glx)

Glutamate는 신경계 아미노산으로 스펙트럼에서 a-CH, ß-CH_2, γ-CH_2는 각각 3.8 ppm, 2.1

ppm, 2.35 ppm 구간에 분포하고 Glutamine(Glx)은 스펙트럼에서 2.1~2.45 ppm 구간에서 Glutamate와 일부 중복되어 나타난다. 일반적으로 저산소성 허혈성 뇌 손상 시에 발견되어진다.

6) Lactate(Lac)

정상적으로는 나타나지 않으며 급성 저산소증이나 손상된 뇌에서 스펙트럼 상 1.3 ppm에서 나타난다.

일반적으로 lactate가 악성 종양에서 증가하는 이유는 부종과 함께 종양 내 허혈성 상태가 발생하여 당분해작용(glycolysis)과 혐기성대사(anaerobic metabolism)가 증가하기 때문이다.

8 Phosphorus Spectroscopy

1) *In-vivo* 인(^{31}P) 자기공명분광

인체는 100조 이상의 미생물 세포로 구성되어 있으며, 인체의 구성 성분 중 인(phosphorus)의 분포는 대략 1 % 정도 분포한다. 이러한 phosphorus 분포는 골격 및 뼈의 무기성분으로 구성된 치아에 약 85 %, 연부조직 세포내에 14 % 정도 있으며, 다양한 세포 형태로 존재하고 있다.

^{31}P MR Spectroscopy(MRS)는 1970년대 이후 인체 내 조직을 비침습적으로 검사할 수 있게 됨으로써 영역의 확대를 가져왔으며, 종양 내부의 고에너지 대사물질 정보를 측정하여 진단, 경과관찰, 치료효과를 평가하는데 사용되고 있다.

2) ^{31}P 공명주파수와 화학적 이동 범위

외부자기장의 세기에 대한 ^{31}P 공명 주파수와 화학적 이동 범위는 그림 15-21 a)에서 보는 바와 같이 ^{1}H 에 비해 대략 0.405에 해당된다. 예를 들어 ^{1}H 공명 주파수가 100 MHz가 된다면 ^{31}P는 40.5 MHz 값을 갖게 되며, ^{31}P 핵종의 신호를 검출하기 위해서는 별도의 ^{31}P 송신(transmitter)과 수신(receiver) 코일과 매뉴얼 shimming, ^{1}H 에 비해 검사 시간이 상대적으로 길다는 어려움이 있다.

그림 15-21 b)에서 화학적 이동 범위를 살펴보면 ^{31}P는 화학적 이동 범위가 넓게 분포하고 있는데 이것은 ^{31}P원자와 구성되는 화학적 결합이 넓기 때문이다. 그러나 임상에서 적용할 수 있는 화학적 성분은 상대적으로 매우 작은 약 25~30 ppm의 화학적 이동 범위를 포함하고 있으며, 그림 15-21 c)는 ^{31}P의 대사물질들의 주파수 범위를 나타낸다.

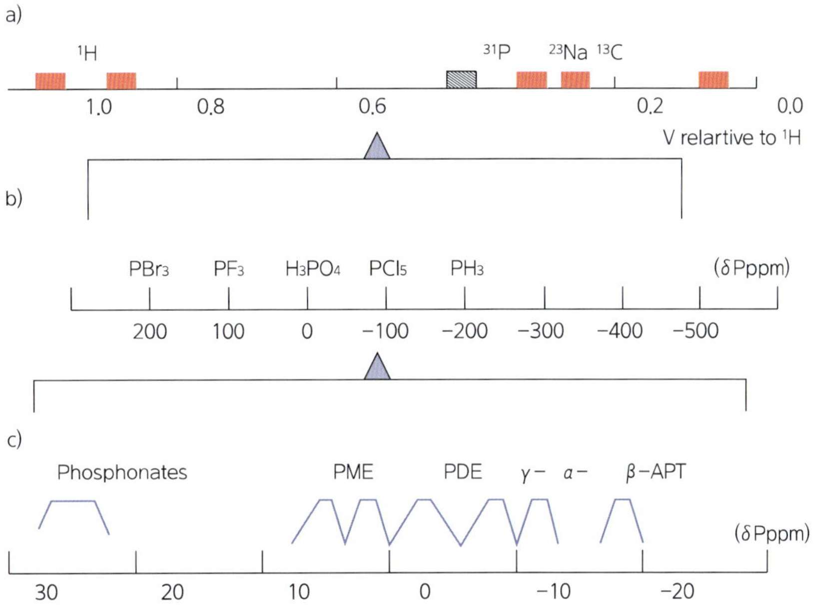

▲ 그림 15-21. ^{31}P의 공명주파수와 화학적 이동범위

9 ^{1}H-MRS post Processing

1) Zero filling

Fourier transformation으로 측정된 신호의 끝에 해상도를 높이기 위해 0으로 데이터를 채워 임의로 획득 수가 불충분한 경우를 보완해주는 방법으로 zero filling이라고 한다.

이것은 검사시간의 증가 없이 분해능을 향상시키고 스펙트럼 피크의 꼭짓점을 보다 명확히 보여주는 장점을 가진다.

2) Apodization

시간 변화에 따른 자유유도감쇄(FID) 신호에 붕괴지수 함수를 곱하는 수학적 과정을 의미하며, 그림 15-22에서처럼 불연속적으로 보이는 신호의 일정 부분을 부드럽게 하기 위해 사용되며 truncation artifact를 억제할 때 사용하는 방법이다.

Apodization 작업은 SNR과 resolution을 인위적으로 조정하여 분해능을 향상시키는 방향으로 데이터를 처리한다.

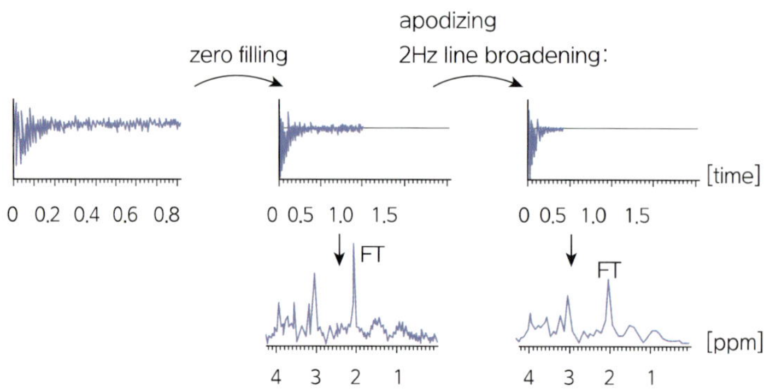

▲ 그림 15-22. Zero filling and Apodization

3) Zero-order phase correction

스펙트럼들의 틀어진 위상을 보정해주는 처리 과정을 말한다.

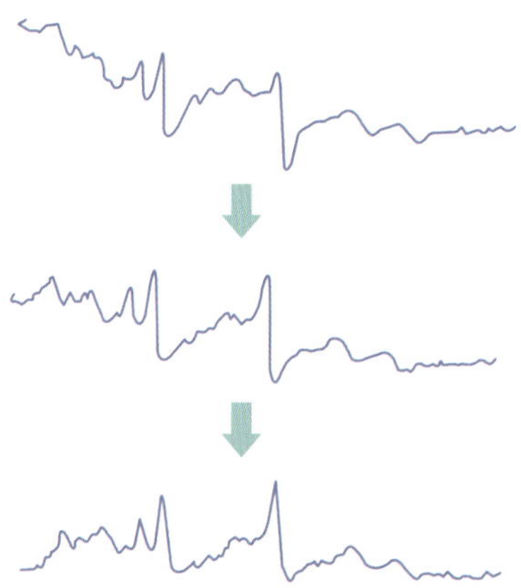

▲ 그림 15-23. Phase correction의 처리과정

4) Baseline Correction

스펙트럼들의 fitting을 위한 기준 라인을 baseline이라고 하며, 기준이 되는 라인을 보정해주는 처리 과정을 말한다.

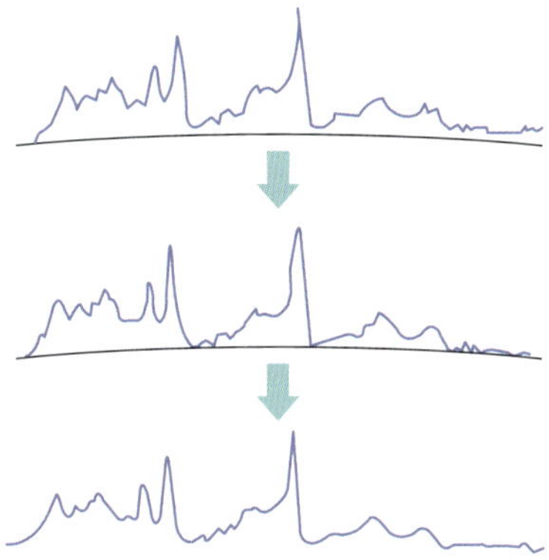

▲ 그림 15-24. Baseline correction의 처리과정

5) Relative ratios to creation

	Normal Control	p-value
NAA/Cr	1.41±0.20	〉0.5
Cho/Cr	0.81±0.10	〈0.001
mI/Cr	0.60±0.10	〈0.05
NAA/Cho	1.76±0.36	〈0.05

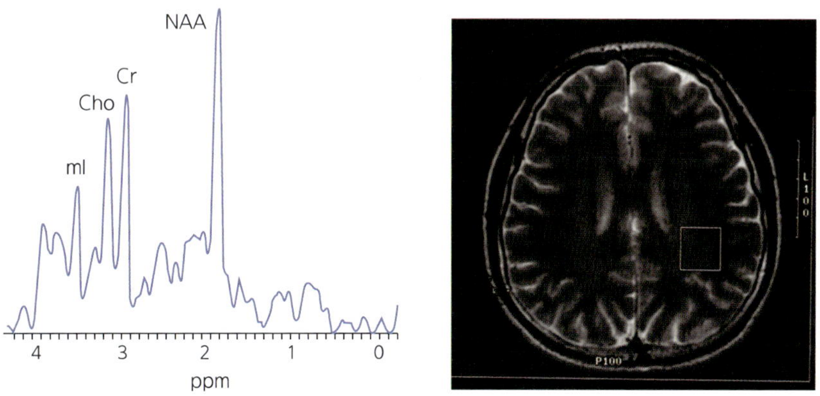

▲ 그림 15-25. 정상인 뇌에서 PWM(parietal white matter) 대사물질의 상대적 비율

10 ^{1}H 자기공명분광법의 임상응용

자기공명 분광법은 인체 내의 신진대사에 관여하는 물질들을 세포의 기능을 손상시키지 않고 비침습적으로 분석할 수 있다는 장점 때문에 1990년대 초부터 진단에 보조적인 수단으로 사용되었고, 현재 자기공명분광법은 다양한 질병으로부터 병기진단, 치료경과, 예후 판정에 도움을 줄 수 있는 검사방법으로 발전 해 가고 있다.

^{1}H MRS가 임상에서 가장 활발하게 적용되는 분야는 움직임이 적은 뇌(brain)가 주 대상이지만 간, 전립선, 자궁경부 등을 대상으로 하는 검사도 시행하고 있다.

참고문헌에 따르면 최근까지 ^{1}H MRS가 뇌신경 과학분야에서 질병의 진단과 예후판정에 사용되는 예를 아래와 같이 크게 세부분으로 분류하고 있으며 적용범위가 더 확대되고 있다.

1) ^{1}H MRS가 MRI의 결과를 보충하기 위하여 행하여질 때 :
   brain tumor, stroke, inflammation, and etc
2) MRI의 결과가 정상일 때 ^{1}H MRS가 질병의 상태를 재검토하거나 이차적 질병의 진단을 위하여 행하여 질 때 :
   ischemic brain disease, hypoxia, diffuse axonal injury after closed head trauma, and etc.
3) ^{1}H MRS가 단독으로 질병의 진단과 예후판정을 위하여 행하여 질 때 :
   hepatic encephalopahthy(HE), pre and post TIPS, Alzeheimer from other dementia, and etc.

참고문헌

1. J.D.DE Certaines, etal. Magnetic Resonance Spectroscopy in Biology and Medicine. p 31~57.
2. Magnetic Resonance Imaging Physical and Biological Principles. p 72~83.
3. 이정희 Introduction Magnetic Resonance Spectroscopy 방사선과학 연수강좌 1999;197~204.
4. 최보영 Magnetic Resonance Spectroscopy 대한자기공명의학회지 1997;1:1~25.
5. 이성우 외 3인 : 자기공명영상학 1998;213~268.
6. 김문식 외 3인 : 유기화학 1985;12~27.
7. Ian R Young PhD, H Cecil Charles PhD MR Spectroscopy 1996;1~52.
8. Susan Kohler, Ph.D Proton Brain Exam Application Guide. 1993;Vol 5:1~32.
9. SIEMENS Operating Instuctions Spectroscopy Guide.
10. 이채욱. 디지털 신호처리 1998;1~23, 89~115.
11. Ross B, Michaels T. Clinical application of magnetic resonance Spectroscopy. Magnetic Resonance Quarterly 1994;10:191~247.
12. John R Griffiths, et al. NMR in BIOMEDICINE 1991;Vol. 4:47~97.
13. 이용문 신운재 이기섭 외 : 자기공명영상학 1996;265~276.
14. Kreis R, Ernst T, Ross B. Development of the human brain : In vivo quantification of metabolite and water content with proton magnetic resonance spectroscopy. MRM 1993;30:424~437.
15. 대양화학(주) 교육부 FT-NMR의 원리 및 응용 Second Edition. p 30~69.
16. Lindon, J. C. et al Digitisation and data processing in Fourier-transform NMR. Progress in NMR Spectroscopy, 1980;14:27~66.
17. 송인찬 : 디지털 영상학회지 1997:Vol.3:86~90.
18. Harris, R. K. Nuclear Magnetic Resonance Spectroscopy. Pitman, 1983.
19. Aue WP. Localization methods for in vivo NMR Spectroscopy. Rev Magn Reson Med 1986; 1:21~72.
20. Garwood M, Schleich T, Bendall MR : Simulation of selective pulse techniques for localized NMR Spectroscopy. J Magn Reson 1987;73:191~212.
21. Moonen CTW, Kienlin MV et al. : Comparison of single shot localization methods (STEAM and PRESS) for in vivo proton NMR Spectroscopy. NMR Biomed 1989;2:201~208.
22. 성수옥 : Magnetic Resonance Spectroscopy 방사선과학 연수강좌 1997;1:86~91.
23. 김정진 : 생리학 1985;175~190.
24. Boska M. Estimating the ATP cost of force production in the human gastrocnemius/soleue muscle group using ^{31}P MRS and ^{1}H MRI NMR Biomed 1991;4:173~181.
25. John A. Markisz, MD et al. : Technical Magnetic Resonance Imaging 1996;67~83.
26. Argov Z, Bank WJ : Phosphorus magnetic resonance spectroscopy (31P MRS) in neuro muscular disorders. Ann Neurol 1991;30;90~97.
27. 서동완 : Pancreatic Application of MR spectroscopy 방사선과학연수강좌 1999;213~219.
28. 대학물리교재연구회 : 대학물리학
29. 일반화학교재편찬위원회 : 일반화학
30. 최성숙 외 2인 : 물리광학

Chapter 16

최신 영상 기법

1 기능적 자기공명영상(Functional MR Imaging, [fMRI]))

자기공명영상(magnetic resonance imaging, MRI)은 뛰어난 공간적 분해능(spatial resolution)을 바탕으로 진단의학적 영역에서 인체 조직의 해부학적, 병리학적 정보들을 제공하고 있다. 최근 들어 임상적 측면에서 보편화된 초고속 영상 측정방법은 기존의 MRI가 제공해 줄 수 있는 해부학적 정보 외에 뇌의 인지 기능, 물의 확산, 그리고 뇌 혈류 정보 등 기능적인 정보를 얻을 수 있게 해 주었다. 이 중 뇌의 인지 기능연구에 대한 MRI의 사용은 자기공명영상시스템의 성능 향상과 다양한 실험 측정 방법의 개발로 인하여 그 응용 분야가 더욱 늘어가고 있고 뇌 과학 연구 영역에서 매우 중요한 자리를 잡아가고 있다. 과거의 뇌의 일부 조직이 손상된 환자나 동물 실험을 통해 수행된 인간의 뇌의 인지 기능에 대한 간접적인 연구는 양전자 방출 단층촬영기(positron emission tomography, PET)나 MRI와 같은 영상측정방법 등에 의하여 직접 인간을 대상으로 한 연구가 가능하게 되었다. 새로운 영상 측정 방법들은 인간을 대상으로 한 실험이 가능했기 때문에 기존의 동물 실험에 의해 얻지 못했던 인간의 고등인지기능(언어, 기억, 연산 작용 등)에 대한 결과를 제공해 줄 수 있었다. 비 침습적인 MRI 방법은 방사선 동위원소를 사용하고 있는 침습적인 PET 방법으로 얻어진 뇌의 기능적 영상과 좋은 상관 관계를 보여주고 있다. 특히 MRI 방법은 상대적으로 낮은 공간적, 시간적 분해능이 떨어지는 PET 방법에 비해 수 mm의 공간적 분해능과 수백 ms의 시간적 분해능이 가능하기 때문에 임상 환경에서는 그 활용도가 더욱 커질 것이라 생각한다. 간질 환자와 뇌종양 환자의 병소 제거 수술 시 병소 주위에 있는 뇌의 중요한 기능을 하는 부위를 미리 알아냄으로써 수술의 치료 효과를 최대한 높이고자 하는 연구가 보고되고 있다.

초고속 영상측정방법의 구현과 시스템 안정성의 증가 등 자기공명영상시스템과 그에 관련된 기술의 발달로 인하여 임상 환경에서 일상적으로 사용되고 있는 기능적 영상측정방법은 뇌의 인지 기능에 대한 다양한 패러다임의 개발과 신뢰성 있는 기능적 영상의 습득 및 가시화에 관련된 프로그램들의 지속적인 개발과 결합되어 자기공명영상을 이용한 뇌 기능적 영상 측정방법의 임상 적용 가능성은 점차 커지고 있다. 이 장에서는 자기공명영상을 이용한 기능적 영상측정방법의 기본 원리가 되고 있는 뇌혈류의 속도와 BOLD (blood oxygenation level-dependent) 효과를 설명하고 주로 임상적으로 사용되고 있는 BOLD 효과를 사용한 측정방법의 임상 적용에 있어 필요한 제반 요소들을 기술하고자 한다.

1) 기능적 영상 대조도(Contrast)

기능적 자기공명영상은 뇌의 특정한 인지 기능, 예를 들면 운동 영역과 같은 뇌의 활성 부위를 알아보기 위해 손의 움직임과 같은 패러다임(paradigm)에 따라 수행되는 뇌 활성기(activation)와 휴지기(rest) 기간의 두 영상을 얻어 BOLD 효과나 뇌혈류 속도 변화에 의해 결정된 이들의 신호 크기 차이를 통해 뇌 활성 부위에 대한 영상 정보를 알아내는 것을 기본으로 하고 있다.

자기공명영상은 조직 내의 물분자 밀도와 주변의 물리적, 화학적 환경에 따라 결정되는 완화시간 T_1과 T_2 등 여러 가지의 대조도를 가지고 인체 조직의 해부학적 및 병리학적 차이를 보여주고 있다.

뇌 기능적 영상의 경우 뇌 활성이 국소적으로 뇌 특정 부위에 혈류 역학적인 변량, 혈액내의 산소포화도와 대사 활동과 같은 생리학적인 변화를 일으킬 수 있다는 점을 이용하고 있다.

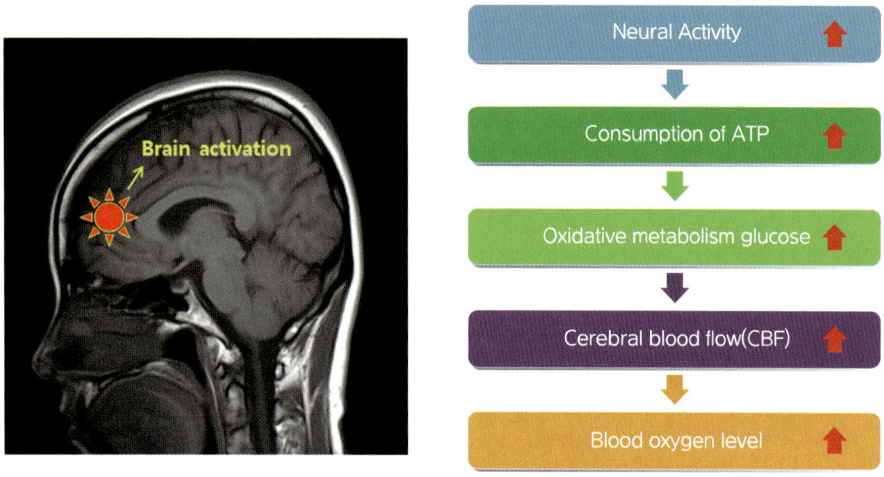

▲ 그림 16-1. 뇌 활성화 시 일어나는 현상

뇌의 기능과 그에 관련된 뇌 혈류 역학적 정보와의 상호 연관성은 지난 세기 동안 연구되었고 이들 상호간의 관계에 대한 정확한 기전이 아직 밝혀지지 않고 있지만 이들이 매우 밀접한 관계로 연결되고 있는 것은 분명하다. GRE (gradientecho)를 사용한 측정방법에서 상자성(paramagnetic) 성질을 가진 조영제의 혈관 주입에 따른 신호의 감소가 혈류 역학적 정보를 줄 수 있다는 사실은 EPI(echo planar imaging)와 같은 초고속 영상 측정방법을 사용한 미국 미시간 대학(MGH) 그룹에 의해 관류 영상 측정방법에 적용되어 뇌혈류 속도에 대한 영상을 얻을 수 있었다. 1991년 Belliveau은 이 방법을 사용하여 뇌 활성기간과 휴지 기간동안의 뇌혈류 속도의 변화를 측정함으로써 인간에 대한 시각 영역에 대한 기능적 영상을 얻는 데 성공하였다. 조영제와 같은 외부물질에 의한 선구적인 기능적 영상

측정방법이 등장함과 동시에 혈액 자체의 성질을 이용한 방법이 새롭게 시도되었다. 혈액 자체 성질을 이용한 기능적 자기공명영상연구의 시작은 혈액 내의 hemoglobin의 산소결합정도에 따른 T_2*의 변화를 관찰한 Ogawa에 의한 연구로 거슬러 올라간다. Turner의 고양이 실험에 의해 저 산소 상태 시 deoxyhemoglobin의 농도가 증가함에 따라 자기공명영상의 신호 크기가 감소하고 산소가 재공급되면 혈관시스템의 산소과포화에 의해 신호 크기가 평상시보다 증가됨이 밝혀졌다. Ogawa에 의하여 1.5T 자기공명영상시스템과 초고속 측정방법인 GRE-EPI 영상측정방법을 사용하여 시각적 자극에 의한 인간에 대한 최초의 뇌 활성 영상이 성공적으로 얻어졌다. 시각 영역에 대한 이들의 성공적인 실험 후에 인간의 뇌에 대한 운동, 감각, 언어 등 다양한 인지 기능에 대한 기능적 영상연구에 있어서 하나의 중요한 도구로서 자기공명영상 측정방법이 자리잡게 되었다.

한편 뇌혈류 속도의 측정방법은 처음 Detre에 의해 제시되고 Kwong에 의해 이 방법을 통한 인간의 시각적 영역에 대한 기능적 영상 획득에 성공하였지만 여러 가지 기술적 요인으로 인하여 기능적 영상연구에 활발히 사용되지 못하였다. 그러나 최근에 EPI 측정방법을 사용한 새로운 뇌혈류 측정방법의 도입으로 기능적 영상연구에 관한 연구가 다시 시도되고 있다. 결국 뇌 활성기간 동안 발생되는 혈액 내의 hemoglobin의 산소결합상태에 따라 결정되는 자화율(magnetic susceptibility)의 변화(T_2*의 변화)와 뇌 혈류 속도의 변화(T_1의 변화)는 기능적 자기공명영상의 이론적 근거를 설명하는 데 중요한 역할을 담당하고 있다.

(1) 국소 자기장의 균일도에 의한 신호의 변화 ; T_2* 강조영상

일명 BOLD 효과라고 알려진 모델은 혈액내의 hemoglobin의 산소함유 정도에 따른 T_2*의 변화를 기반으로 하는데 현재 가장 많이 사용되는 기능적 자기공명영상의 기본적인 원리로서 널리 인정받고 있다. Hemoglobin의 자성에 관한 연구는 일찍이 Pauling과 Thulborn의 연구에 의해 oxyhemoglobin이 deoxyhemoglobin보다 더욱 상자성의 성질을 가진다는 것과 deoxyhemoglobin의 T_2*가 oxyhemoglobin보다 짧다는 것이 보고되었다.

Hemoglobin의 생리학적 역할은 인체 조직에게 산소를 운반해주고 인체 조직에 쌓여 있는 이산화탄소를 배출하는 산소 전달체로 알려져 있다. Hemoglobin은 산소와의 결합 상태에 따라 oxyhemoglobin(결합 상태)과 deoxyhemoglobin(분리 상태)의 두 가지 상태로 있게 된다. 산소 결합 상태인 oxyhemoglobin의 자성이 nonparamagnetic한 성질을 지니게 되어 그 주변 부위의 자기장 균일도가 hemoglobin이 산소와 분리한 상태보다 높아지게 된다. 높아진 자기장 균일도는 혈액 내의 물분자의 완화시간 T_2*를 길게 만들어 영상 신호 크기를 증가시키게 된다. 뇌의 인지 기능이 작동을 하면 그에 해당되는 뇌의 특정한 부위에서는 활성화에 따라 대사활동이 증가하는 데 이 때 많은 산소가 필요하게 된다. 공급된 산소는 대사활동에 필요한 만큼 소비되지만 계속되는 공급으로 사용되지 않는 산소가 있게 된다. 과잉 공급된 산소는 hemoglobin과 결합한 상태로 남아 있게 되어 그 주변 조직의 자화 상태가 nonparamagnetic한 성질을 가지게 된다. 이 때 물 분자가 느끼는 국소 자기장의 균일도의 미세한 증가는 영상신호크기의 증가로 이어지게 된다.

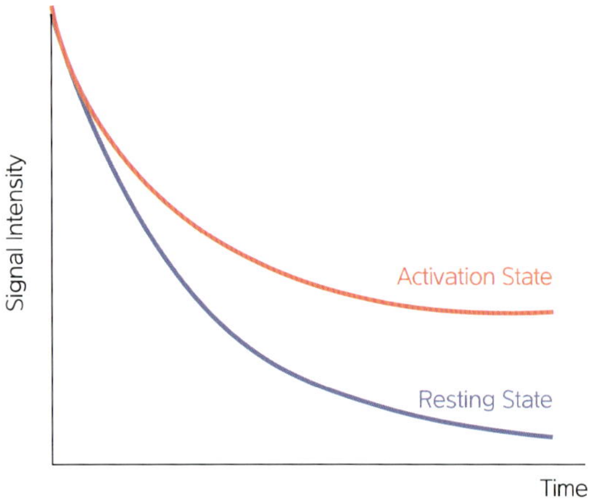

Activation State

특정부위의 뇌 혈류량 증가
↓
조직에 산소 유입량 증가
↓
소모되지 않은 산소의 정맥 유출량 증가
↓
유출 정맥의 Oxyhemoglobin 농도 증가
↓
유출 정맥의 Deoxyhemoglobin 비율 감소
↓
자화율 효과(magnetic susceptibility) 감소
↓
T2* 신호 증가

▲ 그림 16-2 BOLD(blood oxygen level dependent) effect

자기장의 균일도가 좋아지면 영상의 측정 단위를 구성하는 각 수소원자 스핀들이 가지고 있는 위상들의 차이가 감소하기 때문에 그곳으로부터 나오는 신호 크기가 증가하기 때문이다. 실제 BOLD 효과에 의한 신호 크기의 변화는 1.5T 자기공명영상시스템에서 실험적, 이론적으로 약 2~4 %로 매우 작은 것으로 알려져 있다. 여러 문헌에서 보고된 바와 같이 BOLD 효과가 주자기장 세기에 대해 선형적으로 증가하기 때문에 기능적 영상연구가 고자기장의 자기공명영상시스템 하에 이루어지게 되면 좋은 기능적 영상을 얻은 가능성이 높아지게 된다. BOLD 효과를 기반으로 하는 기능적 자기공명영상측정방법은 뇌의 인지 기능의 영상화에 매우 성공적인 결과를 보여 주고 있지만 아직 이 기법에 대해 논란이 되고 있는 것이 있다. BOLD 효과가 뇌 활성의 정확한 위치로 생각되는 모세혈관부터가 아니라 주로 정맥류에서 온다는 사실로 인한 정확한 활성위치 결정이 불분명하다는 것과 혈액의 유입(inflow)에 따른 신호의 변화가 잘못된 활성위치 관찰을 발생시킬 수 있다는 것이다. 위 문제점은 ASE-EPI(asymmetric spin echo EPI) 측정 방법의 사용과 적절한 측정 변수의 사용으로 어느 정도 해결될 수 있지만 아직 이에 대한 정량적인 관계는 밝혀지고 있지 않다.

(2) 혈류 속도에 따른 신호의 변화 ; T_1 강조영상

뇌혈류 속도 측정방법에 의해 뇌활성 기간 동안 증가된 뇌혈류 속도를 측정할 수 있는데 혈류 속도의 변화에 따른 완화시간 T_1 변화와 영상신호크기와의 관계는 Detre에 의해 이론적으로 잘 설명되었다. Detre 모델에 따라 고안된 AST(Artery Spin Tagging) 방법은 뇌혈류 속도의 변화를 정량화 시킬 수 있는 방법으로서 영상단면 바깥에 존재하는 수소원자 스핀들을 180도 inversion RF 펄스로 사전 준비시키고 이들이 뇌혈류에 의해 영상 단면으로 유입됨으로써 변화된 영상단면의 자화 상태가 영상신호크기를 변화시킬 수 있다는 것을 기초로 하고 있다. 대표적인 AST 방법인 EPISTAR (Echo-Planar MR Imaging and Signal Targeting with Alternating Radio frequency)와 FAIR(Flow-sensitive Artery Inversion Recovery) 방법은 뇌의 기능적 영상연구를 위하여 초고속 측정 방법인 EPI 측정방법을 기반으로 하였다. 이 들 방법들은 inversion과 detection 시간까지의 간격을 조정함으로써 뇌혈류 역학적 정보를 얻을 수 있는 가능성을 열어 주었다. 또한 뇌혈류에 대한 이론적 모델을 바탕으로 혈류 속도에 대한 정량화가 가능하기 때문에 기능적 영상측정방법의 기전(mechanism) 연구에 AST 방법이 사용되고 있다. AST 방법은 BOLD 효과를 기반으로 하는 방법보다 신호 감도가 낮은 문제점이 있어 분석 가능한 합리적인 신호를 얻기 위해서는 영상 신호들의 평균화 작업이 반드시 필요한 단점이 있다. 그러나 EPISTAR 측정방법은 BOLD 효과를 기반으로 하는 측정방법에서 문제가 되는 머리의 움직임에 의한 영상들의 공간적 불일치(spatial mismatching)에 따른 영향을 받지 않는다는 장점이 있다. EPISTAR 측정방법의 경우 뇌혈류가 없는 조직의 신호는 거의 관찰되지 않기 때문에 해부학적인 영상 신호는 기능적 영상에 아무런 기여를 하지 않기 때문이다.

2) 대뇌 피질의 해부학적 구조

대뇌 피질의 세포구조 지도는 1909년 Brodmann이 처음으로 고안, 뇌의 다양한 기능에 따라 대략 50여개의 대뇌 피질에 번호를 부여 하였는데 실제 대뇌 각 부위의 기능 차이는 해부학적 구조의 차이와 밀접한 관계가 있다.

대뇌 피질의 구조는 세포체와 각 피질마다 크기와 모양이 다양한 신경섬유가 섞여 있는 6개의 층으로 되어있다. Layer 1 : molecular layer, layer 2 : external granular layer, layer 3 : layer of pyramidal cells, layer 4 : internal granular layer, layer 5 : ganglionic layer, layer 6 : layer of polymorphic or fusiform cells로 대체로 바깥쪽 4층은 다른 부위의 피질 brain stem, subcortical nuclei (basal ganglia, thalamus)에서 input projection을 받는다. 안쪽 2층은 output projection layer이다. Layer 4는 thalamic input의 주요 recipient layer로 특히 primary sensory area에서 현저하다. Layer 5는 motor cortex에 특히 발달되었다.

대뇌 피질의 중요한 성질은 이들이 종렬 배열을 갖는다는 것이다. 대뇌의 많은 부위에서 작은 세포의 column이 functional unit을 형성한다. 예를 들면, Brodmann area 3b는 body surface를 역 방향으로 규칙적인 순서로 나열한 map을 형성한다. Postcentral gyrus의 아래쪽은 얼굴부위의 감각을 담당하고 gyrus의 중간 부근은 손 부위를, 상부 내측면은 발 부위를 담당한다.

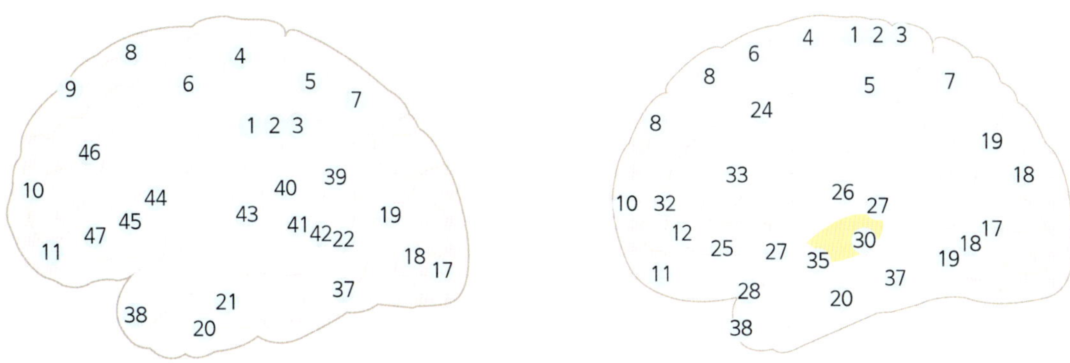

▲ 그림 16-3. Cytoarchitectonic map of Brodmann

뇌 기능적 자기공명영상에서 anatomy에 대한 정확한 이해는 뇌 수술의 전, 후의 기능 손실부위를 판정하거나 수술 후의 합병증 등을 예측할 수 있고 신경계 질환 환자의 임상 증상과 뇌 결손 부위와의 상관관계를 예측할 수 있어 정확한 지식이 요구되고 있다. Brodmann area를 근거로 motor, sensory 및 기타 cognitive function에 관련된 대뇌 피질의 functional anatomy를 알아본다.

(1) 시각 반구(Visual area)

Primary visual cortex(area 17 또는 striate cortex)는 occipital lobe의 calcarine fissure를 따라서 위치한다. 동측 및 반대측 optic radiation의 ending이 layer 4에서 alternative하게 배열한다. Ocular dominance column에 위치하는 세포는 양쪽 눈에 반응을 한다. Layer 4 이외의 세포는 orientation selectivity와 관련이 있다. 한 slab의 visual cortex는 한 set의 orientation column 및 한 쌍의 ocular dominance column으로 이루어져 있다. 이 slab 내에는 color에 민감한 부위 및 운동에 민감한 부위 등으로 나누어져 있다.

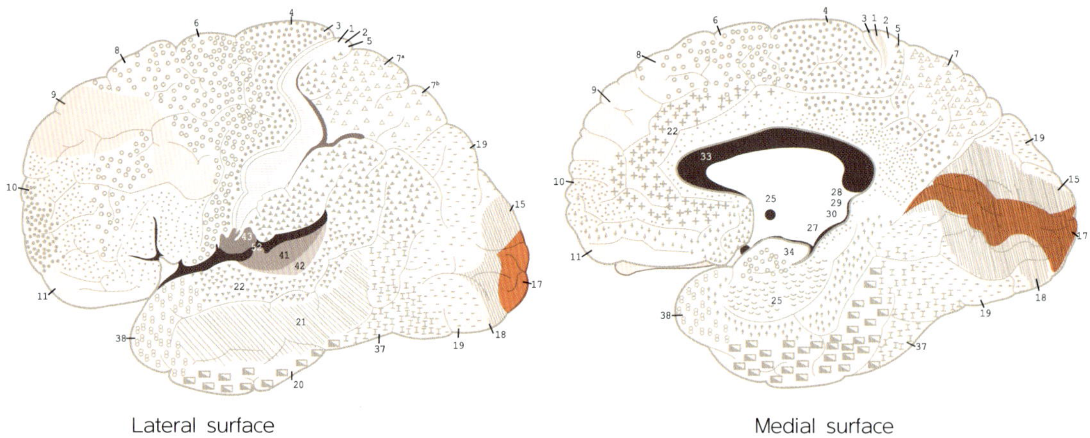

▲ 그림 16-4. 시각 반구(Visual areas)

(2) 운동 반구(Motor area)

Motor area는 주로 Brodmann area 4와 6으로 구성된다. 이외에 area 8, 44 및 45를 일부 포함한다. Primary somatomotor area(Ms-Ⅰ)와 supplementary motor area(Ms-Ⅱ)로 구분할 수 있다. Ms-Ⅰ은 voluntary movement와 관련이 있고 Premotor area(area 6)는 reaching behavior 및 movement의 sensory guidance 기능을 한다. Ms-Ⅱ는 medial frontal gyrus(area 6 및 area 8 일부)에 위치하고 complex sequential movement의 계획 수행에 관계한다. Parietal area는 targeted movement의 spatial information을 제공한다고 한다.

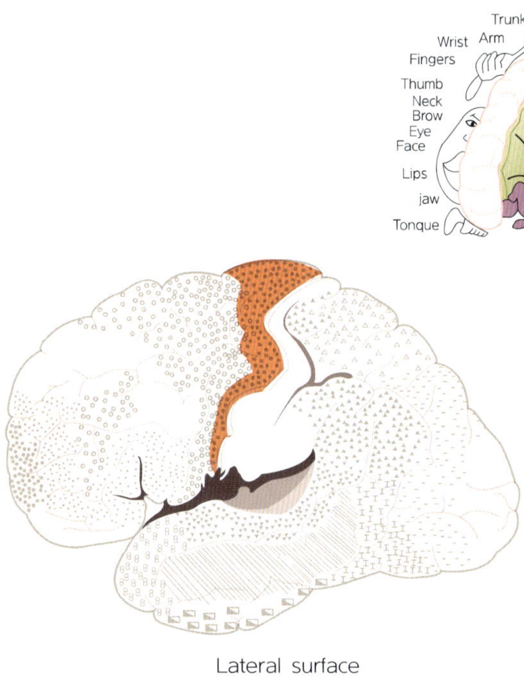

▲ 그림 16-5. 운동 반구(Motor area)

(3) 감각 반구(Somatosensory area)

Somatosensory stimulation은 touch, pressure, heat 및 pain 등을 포함한다. Postcentral gyrus는 3개의 Brodmann's area 1, 2, 3으로 나누어지고 area 3은 다시 area 3a, area 3b로 나눈다. Area 1은 skin receptors의 data를 처리하고 area 2는 pressure나 관절 위치 등을 파악하는 deep tissue receptors에서 얻는 proprioception 정보를 처리한다. Area 3a는 deep tissue muscle stretch receptors에서의 정보를 area 3b는 slowly 또는 rapidly adapting skin receptors에서 얻어지는 tactile information을 처리한다.

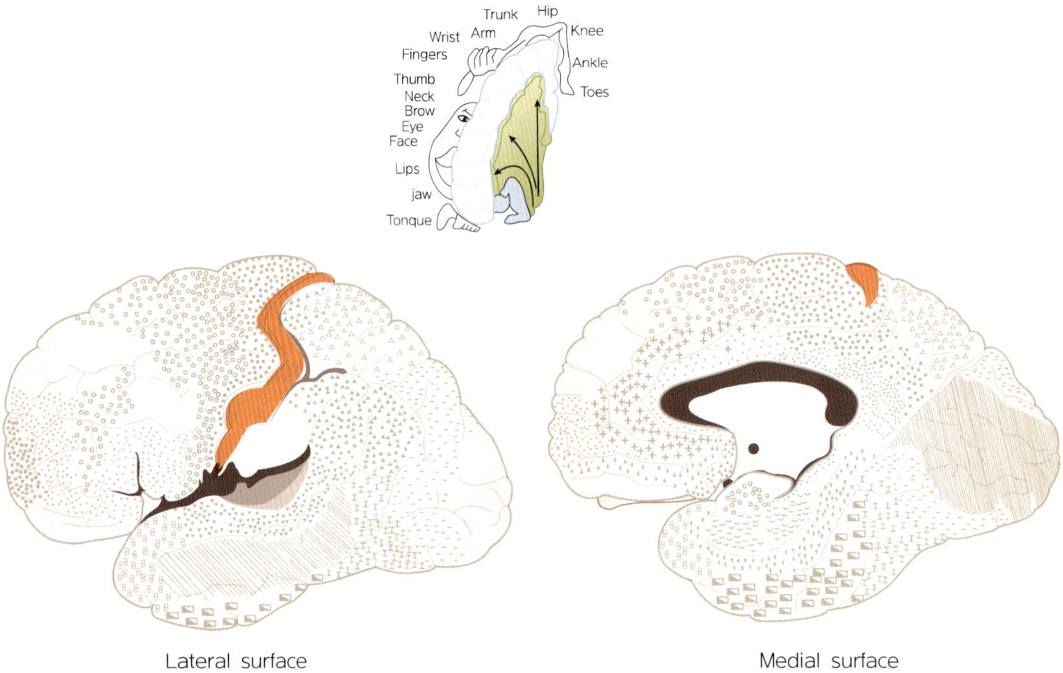

▲ 그림 16-6. 감각 반구(language area)

(4) 언어 반구(Language area)

Broca's area와 Wernicke's area로 구성된다. Broca's area는 주로 area 44와 area 45로 되어 있다. 특히 이 부위는 motor speech 및 language production과 연관되어 있다. 이 부위의 손상 시 motor aphasia가 발생한다.

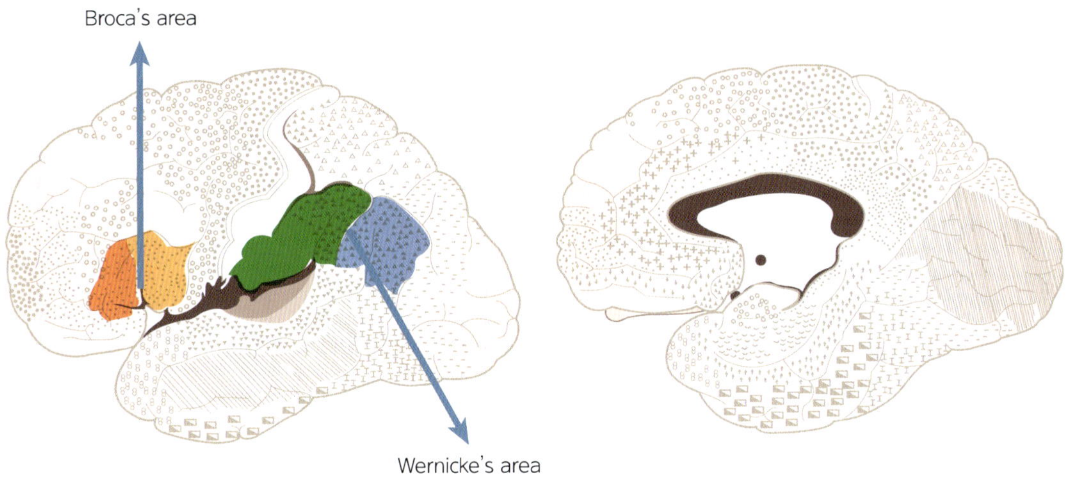

▲ 그림 16-7. 언어반구(language area)

▼ 표 16-1. Selected Brodmann's area

Lobe	Name	Number	Location
Frontal	Primary motor area	4	Precentral gyrus, paracentral lobule
	Premotor area, supplementary motor area	6	Superior and middle frontal gyri, precentral gyrus
	Inferior portion = frontal eye field	8	Superior and middle frontal gyri
	Broca's area	44, 45	Opercular and triangular parts of inferior frontal gyrus
Parietal	Primary somatosensory area ; S1	3, 1, 2	Postcentral gyrus, paracentral lobule
	Somatosensory association area	5, 7	Superior parietal lobule
	Angular gyrus	39	Inferior parietal lobule
	Supramarginal gyrus	40	Inferior parietal lobule
Occipital	Primary visual area ; V1	17	Banks of calcarine sulcus
	Visual association area ; V2, V3, V4, V5	18, 19	Surrounding 17
Temporal	Primary auditory area ; A1	41	Superior temporal gyrus
	Auditory association area ; A2	42	Superior temporal gyrus
	Auditory association area ; posterior protion =Wernicke's area	22	Superior temporal gyrus

* Considered part of the primary auditory cortex by many authors.

Wernicke's area는 주로 area 39 및 area 40으로 되어 있다. 이 부위는 language를 이해하고 speech에 의미를 부여한다. 특히 angular gyrus의 손상 시 visual-verbal processing(naming과 reading)의 장애를 가져온다. Subcortical gray matter(basal ganglia와 pulvinar)도 언어 작용에 관여하며 대부분의 경우 언어기능은 좌반구가 우세하다.

3) 자기공명영상시스템과 영상측정방법

시스템에서 고려되어야 할 사항은 주자기장의 세기와 초고속측정방법의 구현 가능성 여부 그리고 시스템의 성능에 대한 시간적 안정성을 들 수 있다. 시스템의 주자기장의 세기가 클수록 자기공명영상 신호의 신호 대 잡음비가 증가되고 위 BOLD 효과에서 설명하였듯이 자화율에 대한 민감도가 상승되기 때문에 1.5 T 이상의 고자기장의 시스템 하에서 좋은 기능적 영상을 기대할 수 있다. 3 T 이상의 고자장의 자기공명영상시스템이 임상적으로 상용화되고 있으며 기능적 영상의 질이 획기적으로 향상되어 기능적 영상측정방법이 임상 의사에게 유용한 정보를 제공하고 있다. EPI 측정방법과 같은 초고속영상측정방법은 향상된 경사자계(gradient)와 신호습득 시스템을 갖춘 자기공명영상시스템에서만 가능한데 이 측정방법의 구현 가능성 여부는 기능적 영상측정방법이 임상에 광범위하게 적용될 수 있게끔 하는 필수적인 요건이라 할 수 있다. 초고속영상측정방법은 뇌 전체에 대한 영상을 수초 이내의 짧은 시간동안 얻을 수 있기 때문에 개인차가 있는 뇌의 활성 부위의 불명확성을 극복할 수 있고 기능적 영상의 머리 움직임에 대한 취약성에 대해 비교적 크게 영향을 받지 않기 때문이다. 기능적 영상측정방법은 일정한 시간동안 일련의 많은 영상 데이터를 얻어 그 신호 크기의 시간적 변화를 분석함으로써 기능적 영상을 얻기 때문에 시스템 성능의 시간적 안정성은 성공적인 기능적 영상을 얻는 데 매우 중요하다. 특히 1.5 T 자기공명영상시스템 하에서 BOLD 효과에 의해 관찰되는 낮은 신호 크기의 변화는 심장 박동, 호흡과 같은 피할 수 없는 생리학적 현상에 의해 생기는 신호들의 변화와 거의 상응하게 되어 이에 따른 기능적 영상 습득 오차를 줄이기 위해서는 시스템 성능의 시간적 안정성이 매우 중요한 요인이 될 수 있다.

다양한 영상측정방법이 기능적 영상연구에 사용되고 있지만 BOLD 효과를 기반으로 하는 기능적 영상방법에서는 T_2*의 변화를 민감하게 반영하는 측정방법으로서 gradient echo를 사용한다. 크게 고식적인 일반 GRE 측정방법과 초고속영상측정방법을 들 수 있다. 고식적인 일반 GRE 측정방법은 공간적 왜곡이 없고 높은 공간적 분해능을 제공해 주는 대신 측정 시간의 한계로 인하여 단일 단면만을 다룰 수 있다는 단점이 있다. EPI 측정방법은 고식적인 GRE 측정방법에 비해 일부 뇌 영역에서 공간적 왜곡은 심하지만 짧은 시간적 해상력에 의한 전체 뇌 영역을 다룰 수 있다는 장점으로 인하여 특히 임상적 환경에서 유리한 점이 많다. 영상측정기법의 종류와 측정변수의 선택은 BOLD 효과에 대한 민감도, 영상의 왜곡, 신호 대 잡음비, 시간적 및 공간적 분해능에 따라 결정된다. EPI 측정방법을 사용할 경우, TR(repetition time)로서 전체 뇌 영역을 다루기 위해서 약 2~3 초를 사용하는 데 이는 BOLD효과를 기반으로 하는 측정기법에서 기능적 영상의 한 artifact의 요인으로서 작용하는 inflow 효과를 최소화 시킨다. 또한 영상 왜곡과 자화율 변화에 대한 민감도는 FOV(field of view), TE(echo time)와 matrix 크기, 단면 두께 그리고 신호수집대역(receiver bandwidth)과 같은 측정

변수에 따라 상호 보완적인 영향을 받기 때문에 상대적인 중요성을 어디에 두느냐에 따라 이 들의 값이 결정된다. TE는 길수록 T_2*에 대한 민감도가 높아지지만 상대적으로 신호 대 잡음비와 영상의 왜곡 정도는 나빠진다. 단면 두께가 두꺼울수록 신호 대 잡음비는 증가하지만 자화율에 대한 영향을 크게 받기 때문에 일부 지역에서는 이로 인한 신호 소실이 초래될 수 있다. 영상 단면의 최소 단위인 pixel의 크기는 FOV와 matrix 크기에 따라 결정되는 데 공간적 분해능과 신호 대 잡음비의 적절한 조건하에서 선택된다.

4) 영상화 기법 과정

초창기 fMRI는 기존의 고식적 경사에코(gradient echo, GRE)기법을 2.0 T 이상의 장비에서 주로 사용했으나 최근에는 1.5 T 이상에서 영상획득시간이 매우 짧은 EPI(Echo Planar Imaging) 기법을 주로 사용한다. 고식적 GRE 기법은 공간적 왜곡(distortion)이 없고 높은 공간적 해상력을 제공해 주는 대신 영상 획득 시간의 한계(단면영상 획득시간 : 7, 8초)로 인하여 단일 단면만을 얻어야 하는 단점이 있고 EPI 기법은 고식적 GRE 기법에 비해 영상 일부의 영역에서 공간적 왜곡이 심하지만 짧은 스캔 시간에 뇌 전체 영상을 얻을 수 있는 장점으로 특히 임상에서 매우 유리하다. 검사는 다음과 같은 순서로 진행된다.

(1) 준비(Preparing)

어떤 기능 검사를 시행할 것인가 결정

피검자에게 정해진 패러다임 설명 및 숙지

피검자에게 알맞은 패러다임 결정

피검자의 병력 및 상태 기록

피검자 및 각종 보조기구 정위치

(2) 영상획득(Scanning)

scout 영상 획득

해부학 영상 획득(T_1 강조영상, 2D, 3D)

패러다임 수행

BOLD영상 획득

데이터 전송(PC 혹은 workstation)

환자의 패러다임 수행 상황 기록

(3) 기능적 영상구성(Post-Processing)

데이터 영상화(reconstruction)

데이터 분석(analysis)

중첩(mapping)

색상처리(coloring)
규격화(spatial normalization)

(4) 결과 및 분석(Resulting and analysis)
기능적 영상(fMRI)
신호강도 변화율(percentage change of signal intensity)
시간에 따른 신호강도 변화(time course)

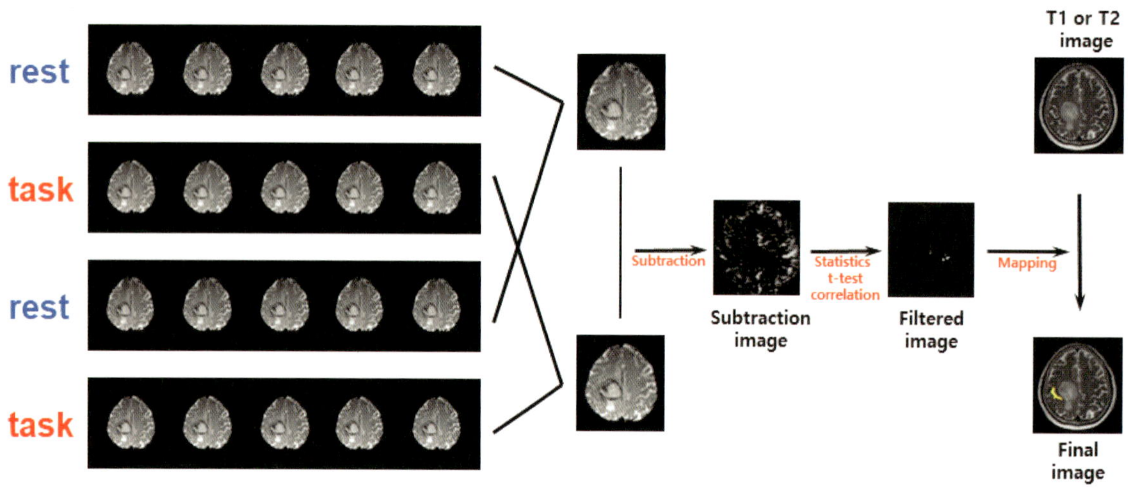

▲ 그림 16-8. 기능적 자기공명영상 검사 flow

① 준비(preparing)

일반적으로 4개의 기본기능(four battery)으로 시각피질(visual cortex), 운동피질(motor cortex), 감각(somatosensory), 언어(language)의 중추를 검사하는데 각각의 기능에 따라 적절한 활성화 자극 방법 (stimulation paradigm)을 결정하게 된다.

예를 들어, 시각 중추는 자극적인 불빛, check board(체스판 모양)의 깜박임, 역동적인 불빛 등으로 자극을 하며, 운동 중추는 각 사지의 움직임으로 손가락의 굽힘과 펴기의 반복 운동, 손을 쥠과 펴기의 반복 등을 하게 되며, 감각 중추는 각 사지에 자극을 주는 것으로 긁거나 누르기 찌르기 등의 방법이 있고, 언어 중추는 단어 연상, 동종의 단어 나열, 짧은 문장 내에서 동사(명사, 형용사, 부사) 말하기 등의 수많은 자극 방법이 있어 각 환자 및 실험 자원자의 환경에 가장 효과적인 방법을 선택해야 한다. 자극 방법이 정해지면 활성기간(activation)과 휴지기간(rest)을 기본 단위로 반복적인 구성을 하게 되는데 이를 패러다임이라 하며 구조는 약간의 긴 일정한 시간동안의 활성기간과 휴지기간을 반복적으로 구성된 것(block design fMRI)으로 매우 불안정하고 통제할 수 없는 행동양식을 가진 환자에 적합한 방법과 활성기간이 휴지기간 보다 매우 짧게 구성된 것(event-related fMRI)으로 EMG 데이터와 상관관계 규명이 용이하며 패러다임 고안에 있어서 유동성이 큰 방법으로 크게 나눌 수 있다. 이렇게 적절한 패러다임이 결정되면 환자의 병력 특히 운동 및 언어 중추 검사 시는 오른손잡이인가 왼손잡이인가를 명확히 기록해 두어야 하며 정해진 패러다임을 환자가 능동적으로 수행할 수 있게 검사 전에 미리 연습을 하게 하고 이때 수행 정도를 면밀히 관찰한다. 검사에 필요한 보조기구로는 환자의 머리와 턱을 고정시키는 고정대와 환자의 손발과 호흡운동에 의한 움직임을 줄이기 위한 압박장치, 환자에게 패러다임을 알려 주기 위한 장막(screen)과 이를 누워서 볼 수 있는 반사경, 청각적인 도구를 사용한 경우에 검사자와 시스템 안에 있는 피험자간의 상호 의사 소통이 가능한 헤드폰을 포함한 일련의 오디오 시스템, 그림 및 글을 보여줄 수 있는 광투영기(beam projector) 또는 모니터, 각 패러다임을 제어하는 컴퓨터 등이 있다. 또한 환자에게 자극을 주기 위한 내용을 만드는데 필요한 여러 가지 소프트웨어가 필요하고 MR 장비와 컴퓨터는 Network으로 연결되어 있어야 한다.

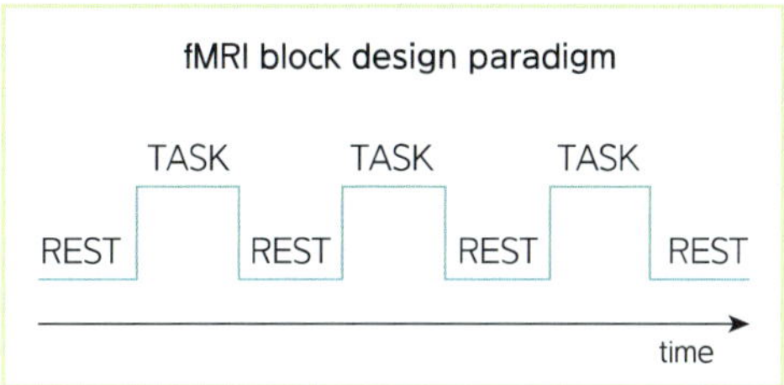

▲ 그림 16-9. Paradigm block

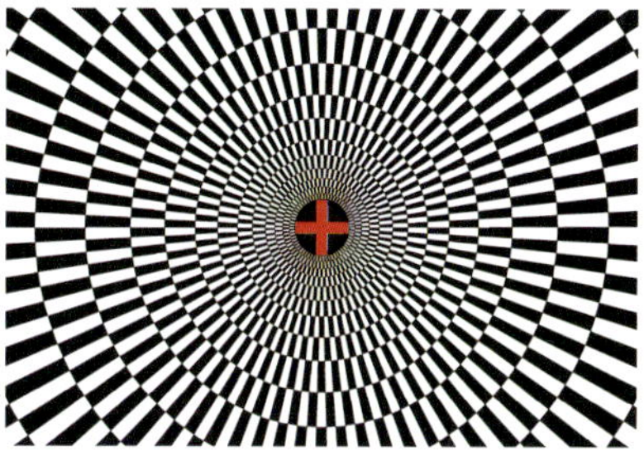

▲ 그림 16-10. Visual

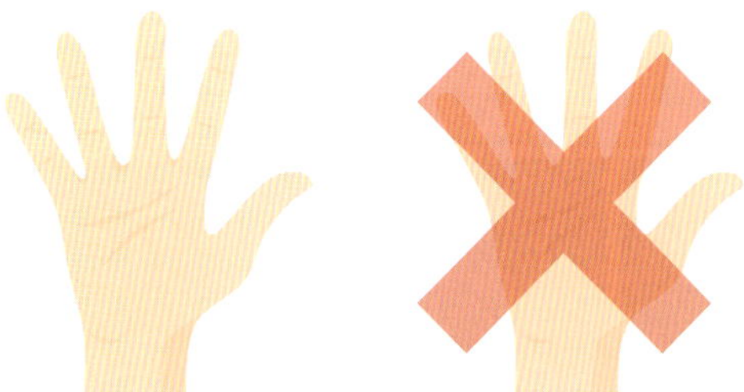

▲ 그림 16-11. Hand motor

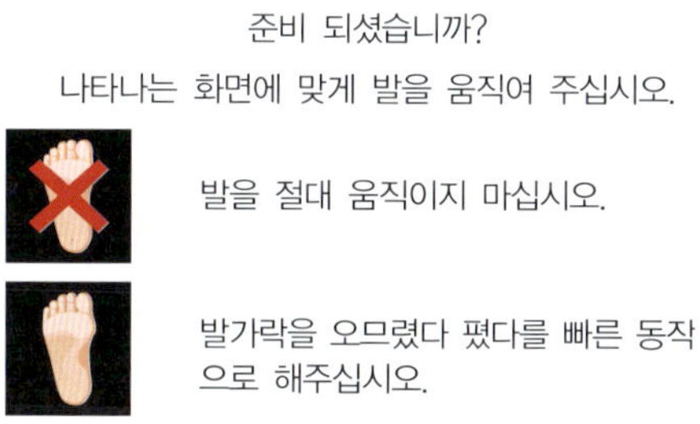

▲ 그림 16-12. Foot motor

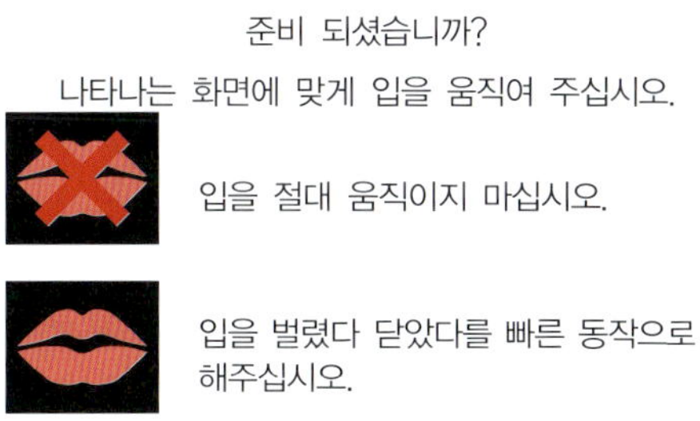

▲ 그림 16-13. lip motor

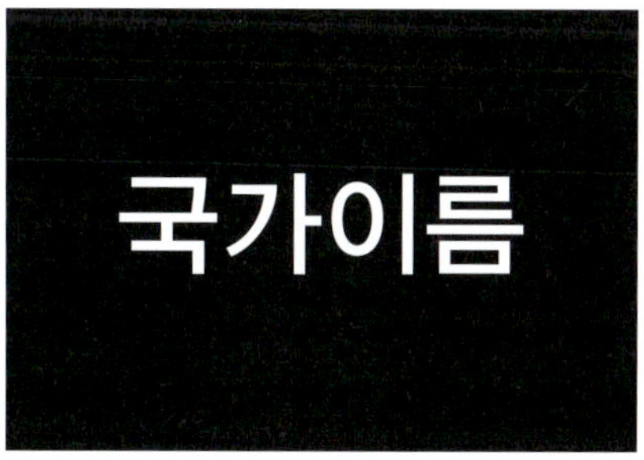

▲ 그림 16-14. Categorical Word Generation

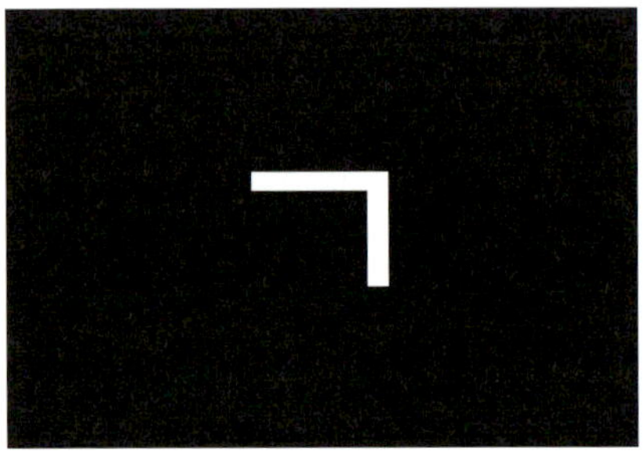

▲ 그림 16-15. Cued Word Generation

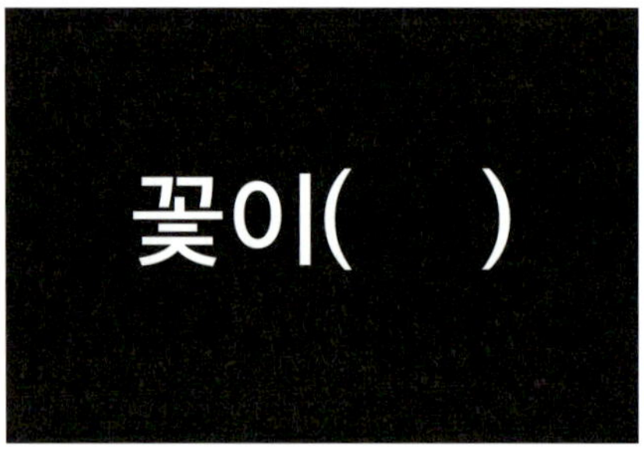

▲ 그림 16-16. Verb Generation

② 영상획득(scanning)

먼저 scout 영상을 얻어 환자 머리의 정위치 여부를 확인한 후 활성화된 영상을 뇌의 해부학적 영상에 위치하기 위한 T_1 강조 영상의 해부학적영상을 얻는데 이때 정맥의 신호가 잘 관찰될 수 있는 spin-echo와 gradient-echo를 주로 이용하며 보고자 하는 뇌 기능 영상의 slice와 FOV에 맞추어 검사한다. 최근에는 3D로 재구성하기 위한 3D GE 영상을 얻기도 한다. 뇌 활성화로 인해 증가된 신호를 획득하는 BOLD 효과 영상은 여러 스캔 변수(scan parameters)에 의해 결정된다. TR은 혈류의 inflow 효과를 최소화 시키면서 뇌 전체를 얻기 위해 2,000~3,000 msec로 하며 TE는 길수록 T_2*에 대한 민감도가 증가하지만 상대적으로 신호 대 잡음 비는 감소하고 영상의 왜곡은 증가하게 된다. 단면두께는 두꺼울수록 신호 대 잡음 비는 증가하지만 자화율에 대한 영향을 크게 받기 때문에 일부 지역에서는 이로 인한 신호소실(signal voiding)이 나타날 수 있다.

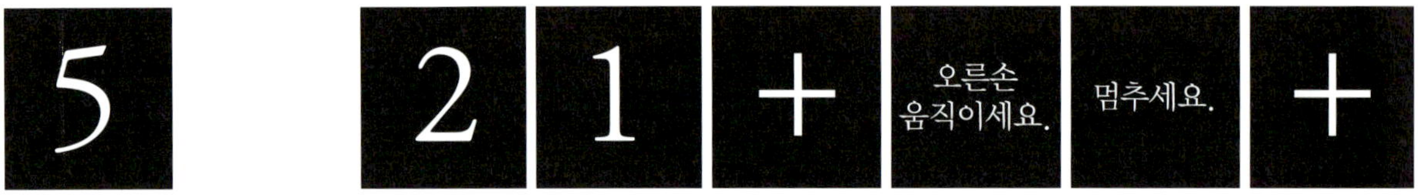

▲ 그림 16-17 Paradigm 디자인

BOLD 영상은 해부학적 영상과 동일한 위치와 크기로 휴식 상태(rest : 자극을 주지 않은 상태)와 활성 상태(activation : 자극을 주는 상태)를 번갈아 가며 각각의 상태에서 5~30개의 영상을 얻어 보통 2~3분 동안 검사가 진행되며 이때 고식적 GRE기법은 TR 40~80 ms, TE 25~60 ms, flip angle 20~40°로 하며 EPI 기법의 경우는 TR 1,000~3,000 ms, TE 40~70 ms, flip angle 90°로 한다. 화소 수(matrix)는 영상획득 시간의 제약으로 보통 64~128×64~128로 하며 영상 단면의 두께는 보통 5 mm에서 3 mm로 한다. 패러다임의 Block design과 Phase에 맞추어서 scan time이 결정되고 영상의 재구성은 MR 장비에서 이루어지지만 대부분의 장비는 짧은 시간 내에 영상의 재구성이 불가능하기 때문에 Off-line을 통하여 일시로 저장한 다음 Workstation의 프로그램에 의하여 reconstruction을 시행하게 된다.

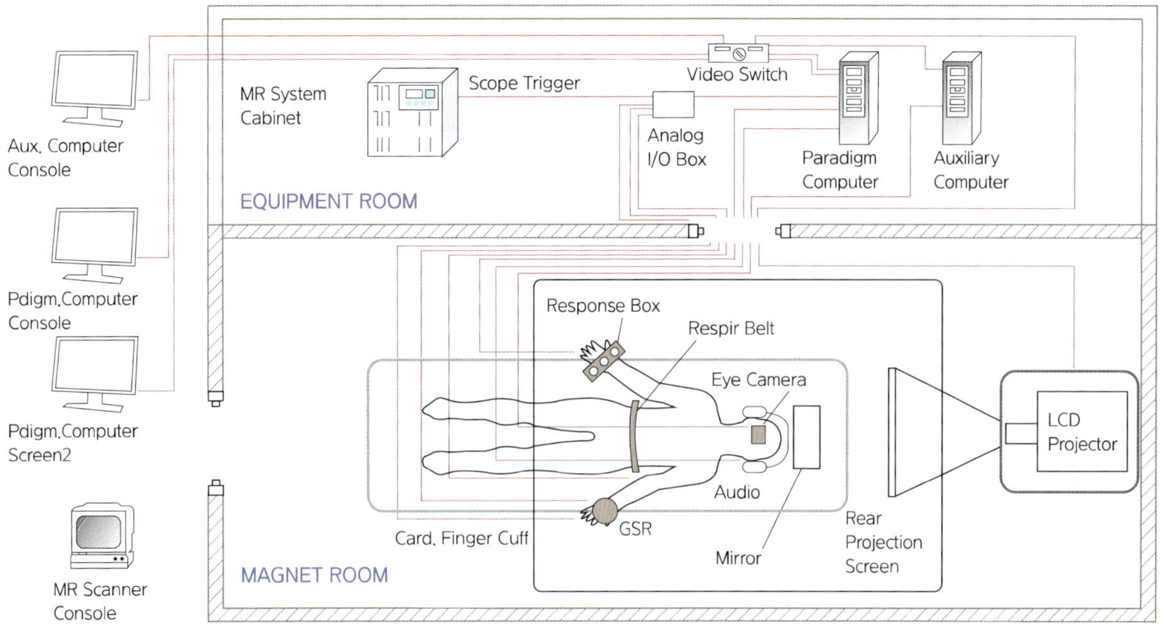

▲ 그림 16-18. 기능적 자기공명 영상의 장치 구조

③ 기능적 영상구성(post-processing)

획득한 MR Bold 데이터들은 최종적인 기능적 영상을 만들기 위해 workstation이나 PC로 전송되어 통계 및 수학적인 영상처리 과정을 거치게 된다. 먼저 획득한 bold 데이터의 전체적인 움직임을 연속화면(animation, cine)으로 재생하여 확인하고 어느 특정 시간 때에만 움직임이 있을 경우 그 시간대의 영상만을 빼고 영상처리를 하게 된다. 영상처리는 활성상태와 휴식상태의 생리적 변화에 의한 신호 차이 영상을 얻기 위해 가장 기본적인 감산(subtraction) 방법이나 모든 화소의 신호 강도를 활성상태와 휴식상태의 두 그룹으로 나누어 그 평균치를 비교하는 t-test 방법 혹은 활성화된 신호강도가 시간의 흐름인 패러다임의 경과에 따라 증가와 감소를 반복한다는 점을 이용하여 신호강도의 기준 파형(reference waveform)을 정해 놓고 각 화소의 신호강도가 기준 파형에 얼마나 잘 따라 가는가를 검사하는 correlation의 방법 등을 택하여 사용하게 된다. 이중 자극을 주어 활성화 신호가 최대치까지 상승하는데 4~8초가 소요되고 자극을 중단한 후에도 원 상태로 회복되는 데에 비슷한 시간이 걸리는 점을 감안하면 t-test는 상대적으로 영상 획득 시간이(보통 5초 이상) 긴 GE방법에 적합하며 영상 획득 시간이 짧은 EPI기법에서는 자극 후 4~8초 동안 얻어진 영상의 신호 정보도 고려할 수 있는 correlation이 보다 적절하다.

이어서 얻어진 데이터의 통계적 유의성을 크게 하며 활성화 신호와 신호 잡음을 적절히 분리할 수 있는 threshold는 t-test의 경우 p값이 0.05~0.0001로 correlation의 경우 r값이 0.4~0.7로 적용하게 된다. 이렇게 수학적 통계적 영상 처리된 BOLD 데이터는 해부학적 영상에 중첩(mapping)하게 되는데 활성화 신호의 구별이 용이하게 하기 위하여 색상처리(coloring)를 한다. 마지막으로 기능적 영상에서 활성화된 신호의 규격화(spatial normalization)를 하게 되는데 AC-PC 선을 기준으로 Talairach 좌표 설정이 보편적으로 사용되고 있으며, 특히 임상에서 외과적 수술에 대한 기능적 영상을 적용할 경우 규격화된 위치를 정할 수 있어 매우 중요하다.

현재 기능적 영상연구에서는 피험자의 여러 가지 생리학적 요인과 시스템 자체에서 발생되는 잡음으로부터 정확한 뇌 활성 부위의 신호를 찾아내기 위하여 다양한 통계적인 방법을 사용하고 있다. 초기 실험에서는 단순히 활성기간과 휴지기간 영상간의 신호크기의 차이(subtraction)를 영상화시킴으로 뇌 활성 부위를 구하였다. 그러나 이 방법을 통해서는 뇌 활성에 따른 작은 신호의 변화가 잡음에 의해 가려질 수 있고 잘못된 기능적 자기공명영상결과를 보여 줄 수가 있었다. 활성기간과 휴지기간의 영상 신호 크기의 차이에 대해 적용된 student t-test 방법이나 주어진 패러다임 구조에 따라 결정되는 신호크기의 시간적 변화(reference vector)를 사용한 cross-correlation 방법들이 단순성과 견고성 때문에 통계적 방법으로서 일반적으로 많이 적용되고 있다. 일부 연구 그룹에서는 GLM(General Linear Model)과 같은 좀더 복잡한 통계 모델에 기반으로 하는 방법들이 사용되고 있다. 최근 들어 패러다임 구조에 따라 결정되는 reference model에 상관없이 뇌 활성 부위를 알아 낼 수 있는 PCA(principal component analysis), ICA(independent component analysis), fuzzy clustering 방법 등 여러 가지 방법이 제시되어 좋은 결과를 보여 주고 있다. 패러다임 수행능력이 낮은 환자의 경우 그 신호 크기의 시간적 변화가 reference vector를 따라가지 않을 수 있기 때문에 위 방법들이 임상적으로 적합할 수가 있다.

④ 결과 분석

영상처리 과정이 끝난 후 나타난 결과로 기능적 영상뿐만 아니라 반복적인 휴식상태와 활성상태의 동적인 신호강도 변화(time course)를 그래프로 그려 볼 수도 있는데 이는 관심 부위(region of interest : ROI)의 시간에 따른 신호강도 변화를 육안으로 분석할 수 있다. 또한 휴식상태와 활성상태의 신호강도 변화율(percentage change of signal intensity)을 정량적 수치로 나타낼 수 있는데 이는 다음의 수식으로 계산된다.

$$SI(\%) = \text{Activation SI} - \text{Rest SI} / \text{Rest SI} \times 100\ (\%)$$

$$(SI = \text{Signal Intensity})$$

위와 같은 수식에 의한 신호강도의 변화율은 1.5 T에서 1~5 %, 4.0 T에서 5~20 %를 보이며 자장의 세기가 클수록 신호강도 변화율은 증가하게 되고 영상화 조건(TR, TE, flip angle, matrix, slice thickness, FOV)과 영상단면의 위치와 신호강도 측정을 위한 관심영역(ROI)의 위치와 크기에 따라 그 측정치가 달라질 수 있다.

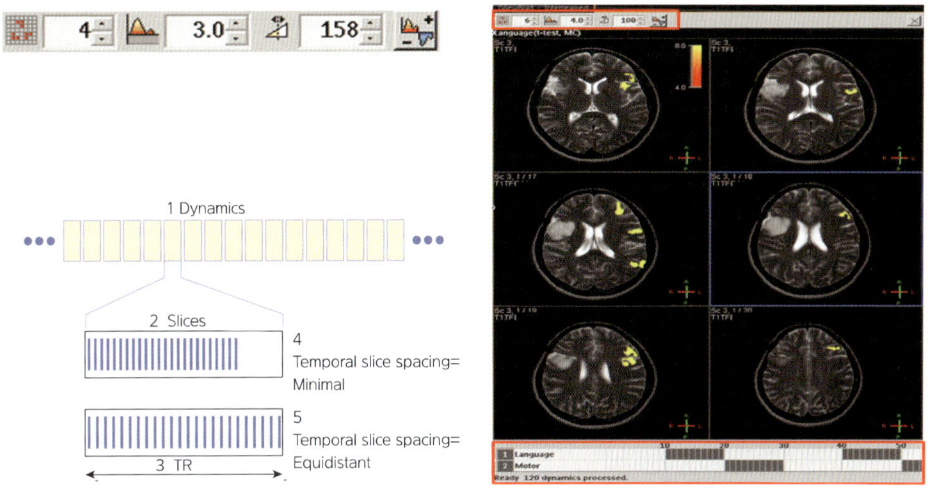

▲ 그림 16-19. Post – processing

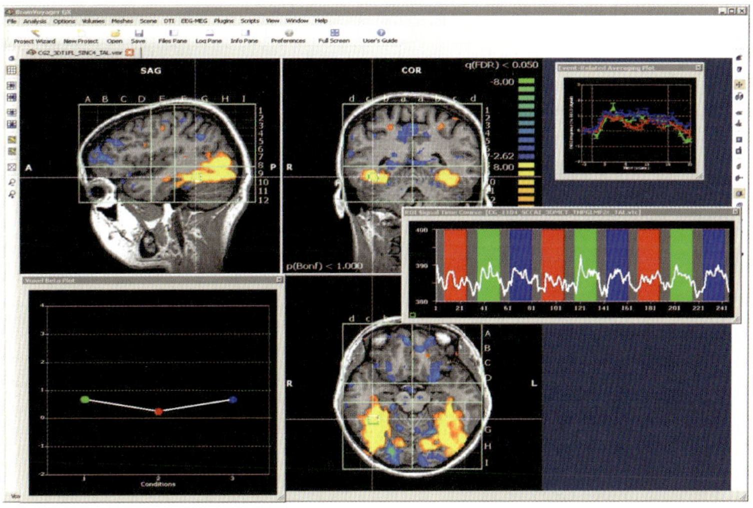

▲ 그림 16-20. 데이터 결과 분석

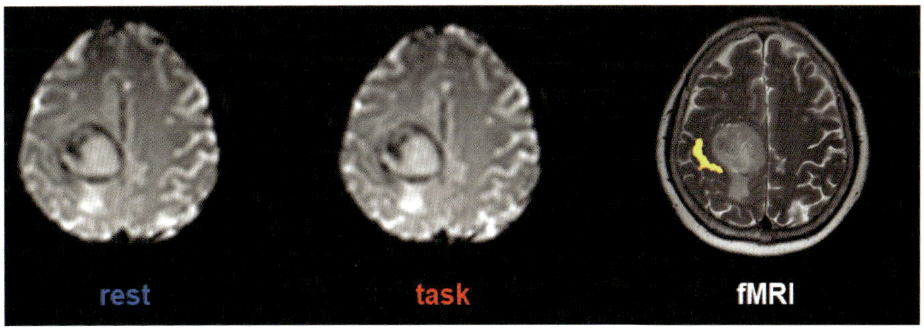

▲ 그림 16-21. 기능적 자기공명 영상

5) 영상화를 위한 패러다임과 도구

기능적 영상측정방법을 통해 뇌의 인지기능에 대한 정보를 얻기 위해서는 특정한 패러다임을 피험자가 수행하여야 한다. 패러다임은 활성기간과 휴지기간을 기본 단위로 반복적으로 구성되는 데 활성기간 동안에는 보고자 하는 인지기능에 해당하는 작업을 휴지기간 동안에는 아무런 작업을 수행하지 못하게끔 하거나 앞선 활성기간 동안에 활성화된 인지 기능 중 빼고자 하는 인지 기능에 해당하는 작업을 피험자가 수행하게끔 한다. 패러다임을 어떻게 만들 것인가는 뇌신경학자나 심리학자의 도움을 받는 것이 좋을 것이고 이미 알려진 인지 기능에 대한 패러다임에 대해서는 문헌에 보고되어 그 결과가 검증된 것을 사용하는 것이 좋은 시작점이 된다. 새로운 인지 기능에 대한 기능적 영상연구를 시작할 때는 고안된 패러다임의 기능적 영상 결과에 대한 검증을 반드시 받을 필요가 있다. 패러다임은 시각적이나 청각적인 도구를 통하여 구현될 수 있다. 시각적인 도구를 사용할 경우는 그림이나 글자를 스크린에 비칠 수 있는 beam projector와 피험자가 측정 코일 안에서 이를 볼 수 있는 반사 거울이 필요하다. 청각적인 도구를 사용할 경우는 검사자와 시스템 안에 있는 피험자간의 상호 의사 소통이 가능한 일련의 오디오 시스템이 필요하고 특히 자기공명영상신호를 측정할 때 발생하는 소리로 인하여 소리에 의한 패러다임의 구현은 문제가 되기 때문에 이를 상쇄시킬 수 있는 소음 방지기(noise cancellation) 도구가 필요하다. 패러다임의 구조는 약간의 긴 일정 시간 동안의 활성기간과 휴지기간을 반복적으로 구성된 것(block design fMRI)과 활성기간이 휴지기간보다 매우 짧게 구성된 것(event-related fMRI)으로 크게 두 가지를 들 수 있다. 최근 새롭게 두각을 보이는 event-related fMRI는 block design fMRI에 비해 EEG(electroen-cephalography)나 MEG(magnet-oencephalography) 데이터와의 상관관계 규명이 용이하여 정확한 뇌활성 부위에 대한 공간, 시간적 정보를 얻을 수 있다. 또한 패러다임을 고안하는 데에 있어서 그 유동성이 증가하여 block design이 부적절한 특정 패러다임에서의 실험이 가능하고 매우 불안정하고 통제할 수 없는 행동 양식을 가진 환자의 경우에도 적합할 수 있는 방법이다.

6) 기타 제반 요소들

실제 임상 환경수행에 있어 기능적 영상측정은 피험자에게 여러 가지 뇌 인지기능에 대한 일련의 패러다임을 수행하게끔 한다. 하나의 패러다임 수행에 필요한 시간은 대략 수분 정도이지만 기능적 영상 특성상 얻어 지는 대용량의 영상 데이터들은 상용 자기공명영상시스템에서 일반 측정방법보다 영상획득에 많은 시간을 부과시킨다. 그러므로 한정된 시간 하에 수행되어야 하는 임상적 환경에서는 측정 시스템으로부터 직접 영상을 얻는 것 대신 영상획득의 작업을 다른 컴퓨터 시스템에서 수행시키는 것은 측정 시간 단축 측면에서 바람직하다고 볼 수 있다. 측정시간 단축은 패러다임에 대한 피험자의 사전 교육과 연습을 통해서도 달성될 수 있다. 실제 패러다임을 수행할 때 실수로 인한 불필요한 시간 낭비를 막을 수 있기 때문이다. 이와 더불어 연습과 교육을 통한 패러다임에 대한 이해가 높아지게 되어 피험자의 수행능력 또한 높아지게 되어 좋은 기능적 영상을 얻을 수 있는 가능성이 있다. 머리의 움직임과 심장 박동, 호흡과 같은 생리학적인 요인은 뇌실질의 움직임을 유발시키는 데 이로 인한 신호 크기의 변화는 BOLD효과에 의한 신호 변화보다 클 수가 있기 때문에 뇌 활성 부위 파악에 오차 요인이 될 수가 있다. 이 오차 요인을 줄이기 위해 Navigator echo를 이용한 측정방법의 개발, bite bar나 머리 고정기구, 영상의 coregistration 등의 여러 가지 방법들이 사용되고 있다.

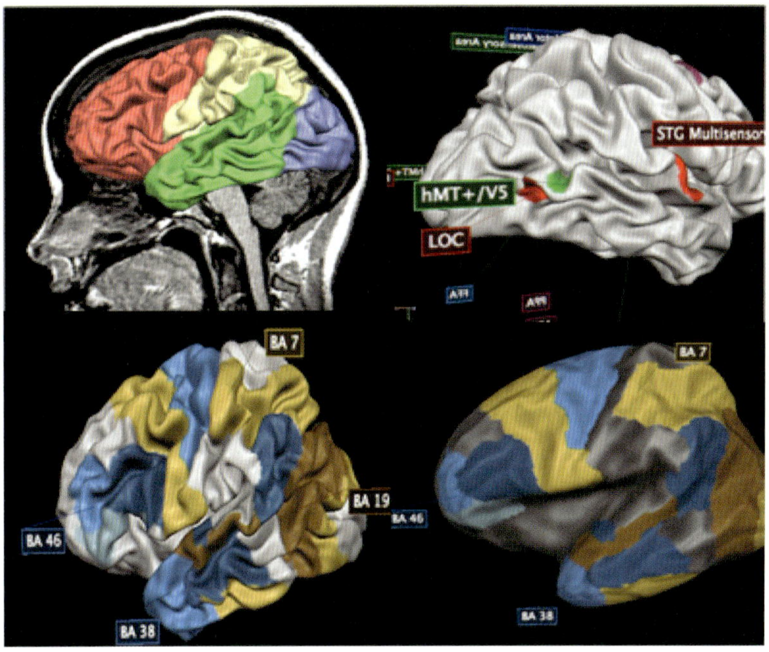

▲ 그림 16-22. 기능적 자기공명 영상 모델화

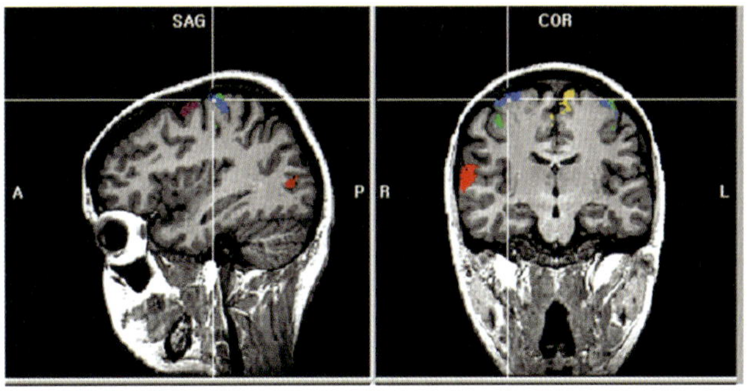

▲ 그림 16-23. Talairach 좌표

기능적 영상에서 활성 부위를 공간 표준화(spatial normalization)와 3D modeling에 의한 여러 차원에서 보여주는 시도가 있다. 활성 부위의 객관적인 위치적 설정을 위한 공간 표준화는 임상적으로 특히 뇌종양과 간질 병소의 제거 수술과 같이 활성 부위의 정확한 좌표를 아는 것이 매우 중요한 외과적 수술에 기능적 영상을 적용할 경우와 각 개인별의 기능적 영상들의 활성 부위를 상호 비교할 때에 필요한 과정이다. 공간 표준화를 위해서 전교련(anterior commissure, AC)과 후교련(posterior commissure, PC)을 연결하는 AC-PC line를 기준으로 하는 Talairach 좌표 설정이 보편적으로 사용되고 있다. 개인별 기능적 영상으로부터 3D modeling에 의해 만들어진 삼차원 영상은 활성 부위에 대한 더 나은 시각적인 공간적 정보를 제공해줄 수 있다.

7) 임상적 응용

정상인을 대상으로 한 시각, 운동 및 감각 영역에 대한 초기 기능적 자기공명영상연구들은 기존에 알려진 뇌활성 부위에 대한 정보와 뇌혈류를 기초로 한 PET 연구 결과와 일치함으로써 기능적 자기공명영상측정방법이 뇌의 기능적 활동을 규명할 수 있는 도구로서 사용될 수 있다는 가능성을 보여주었다. 뇌 과학자들은 인간의 고등인지기능에 대한 규명에 있어서 기능적 자기공명영상측정방법의 새로운 역할을 기대하고 있다. 또한 기능적 자기공명영상측정방법의 높은 재현성과 측정방법 수행의 용이성들은 장차 사전 외과적 수술 계획(presurgical planning), 간질 병소 확인 등과 같은 임상 분야에서 그 응용 가능성을 높아지게 하고 있다. 뇌종양 제거수술의 경우 종양 주위에 중요한 인지 기능을 수행하는 영역이 있을 경우에 종양을 제거할 부위 영역의 결정에 이용될 수 있다. 난치성 복합부분발작(intractable complex partial seizure) 환자의 경우 보통 언어나 기억 영역에서 손상된 인지 기능을 보여 주고 있기 때문에 이들 영역들에 대한 기능적, 병리학적 정보는 이들의 치료에 큰 도움을 줄 수 있다. 이때 기능적 자기공명영상은 언어 영역의 제거 여부 결정에 이용될 수 있다. 언어영역에 대한 우세반구의 결정을 위해 현재 임상적으로 사용되고 있는 침습적 Wada 검사법은 검사 시 위험요소가 있기 때문에 장차 비 침습적인 기능적 영상방법이 이를 대체 할 수 있다는 가능성을 보여 주는 보고가 있다.

대부분의 자기공명영상을 이용한 기능적 영상연구는 혈액 내의 헤모글로빈의 산소결합에 따른 자성의 변화로 설명되는 BOLD효과를 기반으로 하고 있으며 매우 성공적인 기능적 영상 결과를 보여 주고 있다. BOLD효과를 기반으로 하는 자기공명영상측정방법을 이용한 기능적 영상 연구는 자기공명영상의 높은 공간적 분해능과 초고속영상측정방법에 의한 높은 시간적 분해능에 힘입어 미지의 인간 뇌 탐구에 있어서 지금까지 사용된 다른 어떤 도구보다 인간의 뇌 기능에 대한 새로운 정보를 제공해 주고 있다. 또한 기능적 영상의 임상적 유용성은 실시간 영상측정기법과 다양한 패러다임의 구현으로 인한 수많은 임상 데이터의 축적과 해석을 통해 더욱 높아지고 있다. 아직 정확히 밝혀지고 있지 않은 기능적 영상에 대한 기전은 새로운 생리학적 모델과 측정방법 개발, 그리고 뇌의 전기신경학적인 정보를 제공하는 EEG나 MEG와 같은 다른 도구와의 상호 보완적인 사용으로 밝혀질 것이고 이를 통한 기능적 영상의 정확성과 신뢰성은 증가할 것이다. 그러므로 뇌 활성에 대한 기능적 영상은 가까운 미래에 일상적인 임상적 도구로서 사용이 가능할 것이다.

최근에는 resting state fMRI라는 연구가 활발히 진행이 되고 있는데, 이 방법은 아무런 자극을 주지 않은 상태에서도 brain은 어떠한 일을 하고 있고, 서로 연관되어 움직이는 영역들을 찾아낼 수 있다는 원리를 이용하여, brain connectivity를 조사하는 연구이며 뇌 과학자들의 관심이 집중되고 있다.

2 지방신호 소거기법(Fat Suppression)

MRI를 이용한 질병의 진단에 있어 인체 조직 중 지방 성분과 물 성분이 함께 존재하여 발생되는 화학적 이동(chemical shift)현상으로 인하여 지방으로 둘러싸인 구조물 중 변연부의 자세한 해부학적 형태가 소실되고, 고 신호 강도의 지방조직이 심장 및 호흡에 따른 위상 인공물을 발생시켜 영상진단 시 어려움이 있어 왔기 때문에 여러 기법의 지방신호 소거 영상들이 연구되어 왔다.

지방과 물은 MRI의 T_1, T_2이완시간 차이를 유발, 자기공명영상 신호의 민감도(sensitivity)에 따라 기존의 일반적 MRI기법에서는 부적절한 대조도(suboptimal contrast patterns)나 화학적이동(chemical shift)으로 인한 misregistration artifact와 같은 인공물이 발생된다. 1.5 T 자장 하에서 지방의 T_1이완시간과 T_2이완시간은 각각 280 ms, 50 ms 정도로 대부분 T_1강조와 T_2강조 Spin echo기법에서 밝게 나타난다. T_1강조 영상기법에서 지방의 신호는 특히 강하게 나타나 진단하려는 부위의 영상대조도에 크게 영향을 미친다. 이러한 지방의 신호를 줄이기 위해서 MR영상과 분광학(spectroscopy)에서 여러 방법들을 개발 적용시켜왔다. 임상적으로 활용되는 방법을 크게 나누면 화학적 이동(chemical shift)의 차이를 이용하는 화학적 이동(chemical shift imaging : CSI)기법과 T_1이완시간의 차이를 이용하는 반전회복(inversion recovery)기법이 있다. Chemical shift imaging방법은 다시 물이나 지방만을 여기시키는 주파수 선택 여기(frequency-selective excitation)방법과 부호화 민감도 기전(phase-sensitive mechanism) 기법이 있다. 이러한 지방신호 소거기법의 장점은

① 조직의 특성화(tissue characterization)를 좀 더 정확하게 할 수 있고
② 질환의 파급 정도를 좀 더 간결하게 알 수 있으며
③ 화학적 이동, 부호화 방향 신호 제거, 운동성 인공물을 감소시키고
④ 대조도 대 잡음비(CNR)를 증가시키고
⑤ 조영 증강 영상에서 지방신호와 상자성 영향에 의한 각각의 신호증가를 감별 할 수 있다는 것 등이다.

1) Frequency-selective excitation/saturation(fat sat, CHESS)

Haase에 의해 개발된 방법으로서 화학적 이동 선택 포화(chemical shift selective saturation : CHESS) 방법이라고 한다. CHESS pulse sequence는 어느 특정 주파수의 신호를 일방적으로 억제할 수 있는 기법이다. CHESS pulse sequence는 어느 특정 조직이 특정한 주파수만을 소유하고 있다는 점, 즉 화학적이동을 이용한다. 예를 들어 인체 내 존재하는 지방과 물의 수소 양자들은 화학적 환경이 다른 데서 기인하여 3.5ppm의 화학적 이동을 가지고 있으며 1.5 T의 자장 하에서는 약 220 Hz(3.5 ppm × 63.86 MHz)의 세차주파수의 차이를 갖게 되는데 지방은 물보다 220 Hz만큼 낮은 주파수에서 공명을 하게 된다(1.0 T = 147 Hz). 이러한 차이로 MR imaging의 기본적인 펄스를 인가하기 전, frequency selective RF pulse를 주어 물이나 지방만을 선택적으로 여기(excitation)시켜, 한 가지 성분만의 신호를 얻을 수 있게 하였다. 이 방법은 물이나 지방의 자화가 선택적으로 여기되어 X-Y평

면에 놓이게 되면 spoiling gradient를 인가하여 지방자화의 X-Y성분을 분산시킴으로써 효과적으로 지방의 자화 신호를 없애고 다음의 imaging pulse는 물의 자화신호에만 영향을 미치므로 영상에서는 물의 자화 신호만 생성하게 된다(그림 16-24).

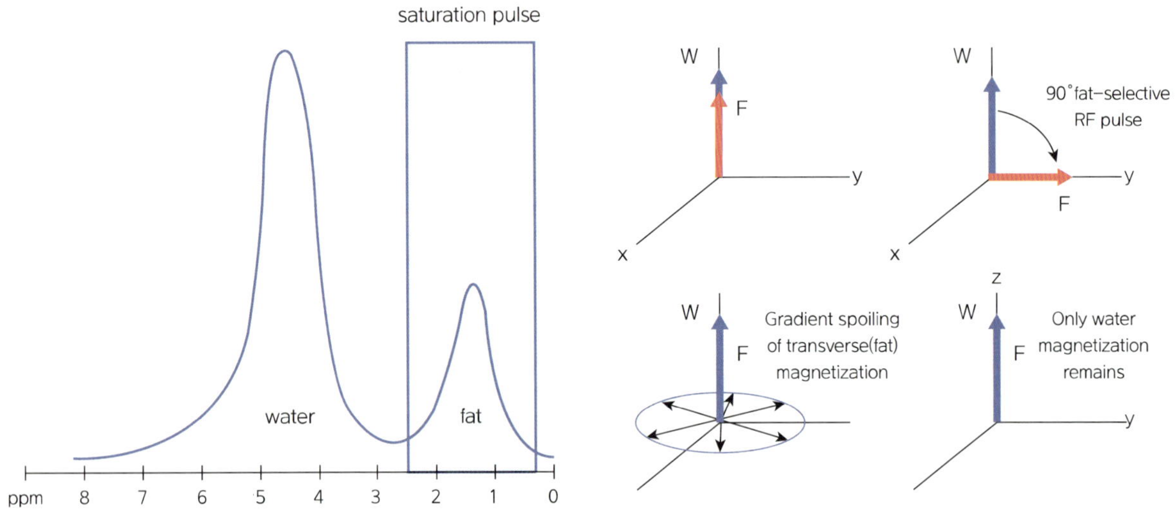

▲ 그림 16-24. 지방(fat)의 공명주파수에 맞는 saturation RF pulse를 선택적으로 인가하는 Chemical shift selective saturation방법

Chemical shift selective saturation방법은 지방과 물의 수소 양자들의 세차주파수 차이를 크게 갖는 고자장의 자기공명 영상장치에 많이 이용하는 방법이다. 또한 비교적 간편하고 지방이외의 다른 조직의 신호특성의 변화를 주지 않아 편리하게 사용하는 방법으로 알려져 있으며 단시간 반전회복(STIR pulse sequence)기법에 비하여 신호대 잡음비(SNR)가 높아 일반적인 조영제 주입 영상에 적용하여 조영 증강 효과를 증강시키고 있다. 그러나 자장의 불 균일성에 의한 지방신호 감소가 균일하지 못할 경우가 종종 발견되며, 절편수(number of slice), 관심영역(field of view : FOV) 크기에 제한이 있고 각 TR시간마다 부가적인 90˚RF pulse를 인가해야 하기 때문에 라디오 주파수 특수 흡수율(specific absorption rate : SAR)을 증가시키기도 한다.

2) Dixon and Chopper methods(Phase selective reconstruction)

지방과 물의 수소자화는 1.5 T 자장에서 세차 운동하는 속도가 달라 2.2 msec마다 위상이 같아지거나 180 반전된다(그림 16-25). 위상이 같아질 때는 영상소자내의 자화크기는 물과 지방신호의 합으로 나타나고 (I1 = W + F), 위상이 반전될 때는 이들 신호의 차이로 (I2 = W − F) 나타난다. 따라서 두 SET의 영상을 얻어 합과 차이를 얻으면 각각 물 또는 지방만의 영상을 얻을 수 있다. 이러한 기법은 스핀에코 sequence(dixon)또는 경사자계 에코 sequence(chopper)에 적용할 수 있다.

FIELD	In	Out	In	Out	In	Out	In
1.5 T	0	2.2	4.4	6.8	9	11.2	13.4
1.0 T	0	3.4	6.8	10.2	13.6	17	20.4
0.5 T	0	64.8	13.6	20.4	27.3	34	40.8

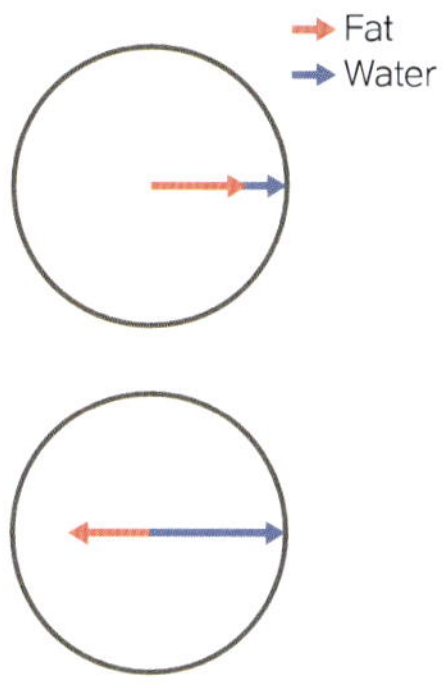

In = Water + Fat
Opp = Water − Fat

↓

$$\text{Water} = \frac{\text{In} + \text{Opp}}{2}$$

$$\text{Fat} = \frac{\text{In} - \text{Fat}}{2}$$

▲ 그림 16-25. 자장 세기에 따른 지방과 물의 수소자화 위상차와 위상주기(Phase cycling)

그림 16-25에서 표현되는 것처럼, water와 fat은 세차주파수의 차이 때문에, 같은 위상을 가지는 in phase 상태와 반대 위상을 가지는 opposed phase 상태를 반복적으로 겪게 된다. In phase 상태일 때 영상을 얻게 되면, 나타나는 영상의 signal intensity는 water와 fat의 합으로 표현이 되며, opposed phase에 얻은 영상의 signal intensity는 water와 fat의 차로 표현된다. 이러한 성질을 이용하여, water와 fat에 대한 성분을 분리해 낼 수 있다. 따라서, DIXON 방식으로 영상을 얻게 되면, in phase, opposed phase, water image, fat image의 네 가지 영상을 결과물로 얻을 수 있게 된다. 여기서 얻어진 water image는 일반적인 fat saturation 영상과 흡사하게 나타나며, 일반적인 fat saturation 보다 훨씬 균일한 fat saturation 효과를 얻을 수 있다. 따라서, 최근에는 DIXON 방식을 이용하여 fat saturation을 적용하는 사례가 늘고 있다. 그러나 DIXON의 단점은 phase 정보도 함께 이용하기 때문에, phase에 민감하고, 결과 영상에서 water와 fat이 swap 되는 현상이 종종 일어날 수 있다. 따라서, 아직까지는 완벽하게 fat saturation을 대체할 수 있는 것이 아니므로, 일반 fat saturation 방식과 DIXON 방식을 혼합하여 사용하고 있다.

3) STIR(Short TI(tau) inversion recovery)

이 기법은 단시간 반전회복(short TI(tau) inversion recovery)의 약자로 반전회복 pulse sequence를 기본으로 하며 180°RF pulse가 먼저 종축자화(logitudinal magnetization)를 반전시켜 TI시간 동안 회복되도록 기다린다. 즉, 180°RF pulse를 가하면 수직 축 방향의 자화성분이 −Z축으로 형성되다가 RF pulse를 끊으면 +Z축으로 이완되면서 영점(null point)에 도달하는데 이때 90°RF pulse를 가하면 자화성분이 0인 조직은 신호가 없는 반면 다른 조직의 신호만 영상신호에 검출된다. 180°RF pulse에서부터 90°RF pulse까지의 시간을 반전시간(inversion time : TI)이라 하며 인체부위의 지방 TI값은 약간의 차이는 있으나 대부분 160~180 ms 범위에 포함되어 있다. 또한 TI시간은 TI null = In2 × T_1 or 0.69 × T_1으로 계산할 수 있다. STIR기법에서 조직(tissue)신호가 검출될 때는 모두 음의 자화성분을 가지고 있으나 신호 합성영상(magnitude image)에서는 이 값이 반전되어 T_1값에 비례하여 밝은 영상을 보인다. 따라서 이 기법에서는 T_1시간이 긴 조직(CSF, Tumor) 등이 더 밝게 보이며 T_1와 T_2효과가 부가된 영상 대조도이다. 또한 STIR pulse sequence의 장점은 골수(bone marrow), 후복막(retroperitoneum)과 골반(pelvis)의 병리에 매우 민감하고 전이를 감지하는데 유용하다. 그러나 단점으로는 선택적 포화방법보다 신호 대 잡음비(SNR)가 낮아 공간분해능이 감소되며, 조영제를 주입한 T_1강조영상을 얻을 때 조영제로 인하여 조직의 T_1이 짧아져 이 상태에서 이 기법을 사용하면 정확한 영상 대조도에 영향을 미치므로 이용하기에는 신중을 기하여야 한다(그림 16-26).

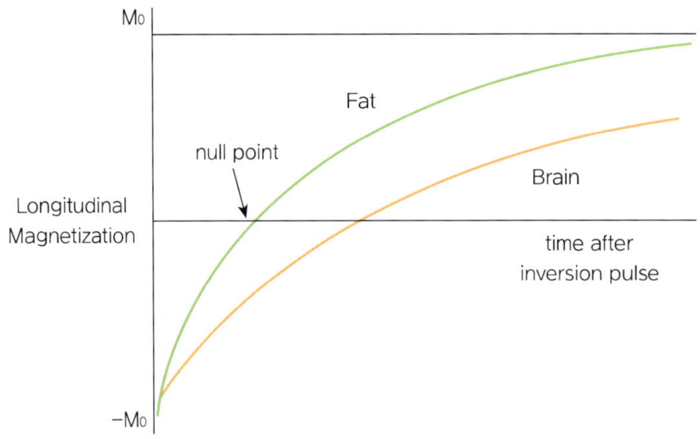

▲ **그림 16-26.** STIR sequence는 지방의 종자화가 영점(null point)에 도달할 때 반전시간(TI)을 조절함으로써 지방의 신호를 소거한다.

4) 임상적 이용

지방 신호 소거 영상 기법은 두개내, 척추, 종격동, 복강내, 골반강내, 골 및 연 조직 등 지방이 있는 조직이면 조영제와 관계 없이 모두 유용하게 적용될 수 있다. 특히 수술 후 검사, 골관절계통의 조영제 주입 검사는 거의 지방신호 소거 기법을 이용하고 있다. 전반적으로 지방신호 소거 기법은 일반 영상 기법의 하나로 매우 중요한 소프트웨어로 사용되고 있으며 이에 따른 장비의 설치, 즉 자장의 불 균질성에 대한 중요성 인식 및 부가적인 소프트웨어 확인과 조정 방법에 대한 관심을 기울여야 한다.

3 췌담관 자기공명영상(MR Cholangio Pancreatography(MRCP))

1) 기본이론

췌담관 병변의 진단 및 치료에 있어서 ERCP(endoscopic retrograde cholangio-pancreatography)는 임상에서 매우 유용한 기술로써 인정되어 왔다. 그러나 ERCP의 진단과 동시에 치료 및 생검(biopsy)이 가능한 장점 외에 시술 가격이 매우 비싸고 환자에게 침습적이며 5 % 미만의 검사 실패율 등으로 시술자의 높은 숙련도가 요구되는 단점이 있어왔다. 이에 ERCP의 시술 목적 중 췌담관 병변의 영상화는 최근 급속도로 발전된 췌담관 자기공명영상(MRCP : magnetic resonance cholangio-pancreatography)으로 대치가 모색 중이고 결석질환(stone disease)과 상세한 해부학적 영상의 획득에 있어서 어느 정도 유용성이 입증되고 있는 추세이다.

MRCP는 담관내 정지된 담즙의 신호강도가 강한 T_2 강조영상에서 고 신호강도로 나타나게 하고 주위의 조직과 혈관의 혈류는 신호 감소나 신호 소실로 나타나게 한다. 이후 고신호 강도로 나타난 조직만을 최대강도투사법(MIP : maximum intensity projection), 다면재구성법(MPR : multi planar reconstruction)을 이용하여 영상화하는 것이다. MRCP는 최근 널리 보급되어 사용 중인 진단용 MR 영상장치에서 충분히 가능하며 환자에게 적용하여 이용하기에도 무리가 없을 정도로 발전하였다.

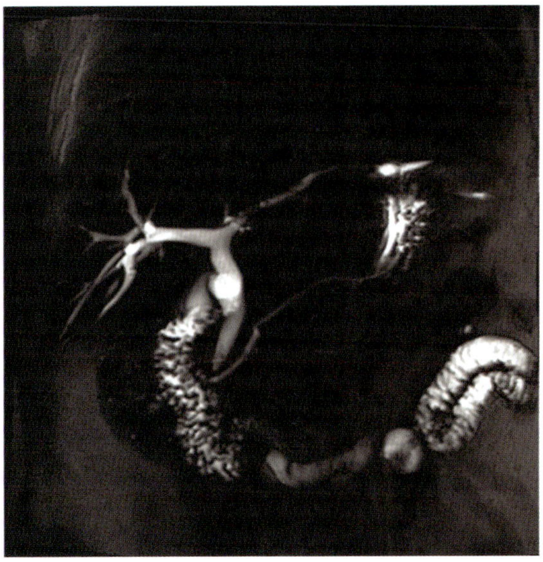

▲ 그림 16-27. 췌담관 자기공명영상

2) 영상화 기법

담낭의 팽창과 위와 장에서 나오는 물 신호와 연동운동에 의한 인공물 차폐 등을 위하여 환자는 4시간 이상의 금식을 해야 한다. 이후 환자는 어떤 침습적인 시술(조영제나 약제 투입) 없이 누워서 검사가 진행되며 신호 수집의 효율을 증대시키기 위하여 위상열 체코일(phase array body coil)을 몸에 밀착하면 된다.

과거에는 검사 펄스열을 경사에코기법인 SSFP (reversed fast imaging with steady-state precession)로 주로 사용하였으나 해상력이 낮고 자기감수성(magnetic susceptibility) 차이에 의한 인공물(artifact)이 많으며 움직임에 매우 큰 영향을 받는 단점으로 인해 이용이 감소하였다. 대신 최근에는 해상력과 대조도가 뛰어난 급속 스핀에코 기법(TSE : turbo spin echo, FSE : fast spin echo)과 이의 변화된 기법의 일종인 HASTE(half fourier single shot spin echo)나 RARE(rapid acquisition with relaxation enhancement)가 주로 이용되고 있다. 이 기법은 MR 영상장치의 기술 개발로 반복시간(TR)과 에코시간(TE)을 9,000 msec와 800~1,200 msec까지 증가시켜 담관의 대조도를 극대화 시킬 수 있었고 2차원 및 3차원 영상도 가능하여 해상력을 높일 수 있었다. 또한 스캔시간을 10초 이하로 가능하게 하여 호흡정지기법(breath holde)의 사용에 무리가 없다. 영상단면은 보고자하는 담도의 주행에 평행과 수직으로 관상면이나 사위관상면, 사위시상면 경우에 따라 축상면을 얻으며 2 mm 영상단면두께에서 70~100 mm 영상단면두께까지 다양하게 응용하여 사용한다. 화소수는 192 × 256, FOV는 300~360 mm를 사용한다. 이어서 스캔한 원영상(source image)은 담도내 변화와 상태를 보기 위해 반드시 필요하며 이를 MIP 처리한 영상으로 전체적인 담도 모습을 한눈에 보여줄 수 있고 경우에 따라 MPR 처리 영상으로 보고싶은 단면을 자유자재로 절단해서 볼 수 있다.

3) 임상응용

임상에서의 MRCP 시행여부는 먼저 ERCP의 시행여부 및 시술효과에 따라 정해지며 이후 병변의 위치 및 원인 등을 종합적으로 고려하여 결정된다. MRCP는 전체 담도계를 이해하기 쉬운 입체 관상면을 묘사하고 공간 이해도가 높으며 시술시에 직접 치료나 조직 생검을 병행할 수 있는 장점이 있다. 따라서 실제 치료와 생검의 목적을 제외하고는 MRCP가 대부분 이용될 수 있다. 특히 담도의 변화를 가져오는 직접적인 원인을 규명하거나 주변 장기의 변화도 함께 보고자 할 경우와 수술 후 환자와 담도 폐쇄의 경우, 원위 담도의 구조를 보고자 할 경우는 MRCP가 ERCP 보다 뛰어난 결과를 보일 수 있다. 이러한 질환들로는 담관확장 및 폐쇄(biliary dilatation and obstruction), 담관 결석증(biliary lithiasis), 담관암(cholangio carcinoma), 췌장암(pancreatic carcinoma), 팽대부암(ampullary carcinoma), 해부학적 변위(anatomic variant) 등이 있다. 반면 MRCP의 해상력은 ERCP에 못미치고 췌관 묘사에 있어서도 조금 뒤지고 있다. 또한 금속성 수술재료가 존재하거나 폐쇄 공포증 환자, 호흡 정지가 불가능한 환자의 경우는 시행할 수 없으며 MRCP에서 나타난 담도의 크기가 체적 평균화(volume averaging)로 인해 실제보다 가늘게 보인다.

MRCP는 아직도 발전할 여지가 많긴 하지만 어느 정도 진단적 목적의 ERCP 기능을 대치하고 있다. 향후 중재적 자기공명영상기법(interventional MRI)과 상호 보완적 기능을 발전시킨다면 ERCP의 치료 및 생검의 기능도 시도해 볼 수 있게 될 것이다.

4 중재적 자기공명영상(Interventional MR)

최소의 침습적인 치료를 위한 새롭고 다양한 학문분야는 중재적 방사선시술과 영상기술이 진보함에 따라 발전되었다. 비록 중재적 방사선 시술과정이 그 범위와 이용도에 있어 성장을 계속하고 있지만 최소의 침습적 수술과정(laparoscopy, endoscopy)은 video를 삽입한 영상을 이용해야만 가능했었다. 기존의 수술과 비교해 복강경수술(laparoscopic surgery)의 장점은 이미 알려졌지만 환자의 외상이 거의 없고 사망률을 낮추어 주며 외관손상 및 통증을 경감하고 입원기간을 단축하여 삶의 질을 향상시키며 비용을 절감하는 효과가 있다. 복강경과 내시경영역은 해부학적 구조의 표면상태에 국한되어 있고 피부하단 즉 구조물 표면 바로 아래 해부학적 조직의 관찰로 단순한 비외과적인 방법의 영상이다. 학자들은 최소 침습치료 영역이 더욱 발전될 것이라 확신하는데 수술실에서나 중재적 시술과정에 video 시술과 단면 영상이 통합됨에 따라 중재적 방사선과 침습적 수술을 병행할 수 있게 된다. 결과적으로 비용을 절감하고 위험성을 저하시키며 효능을 증가시켜주는 목적을 달성하게 된다.

1970년대 말 MRI가 도입된 이래로 많은 기술적 진보 중 중재적 시술을 위한 MRI시스템의 개발은 이런 연계된 환경을 수용할 수 있는 능력을 준비하고 있다. MR영상은 연 조직을 구분하는데 매우 뛰어나 내시경 및 복강경을 사용한 치료들을 포함해 최소의 침습적 치료를 보조하는데 이상적인 영상으로 대두되었다. MR영상은 많은 특성들을 가지고 있는데 이는 조영제를 사용하지 않고도 혈관을 포함한 해부병리영상을 구별하는 능력 등이 외과적이고 중재적 치료를 이끌어 가는데 도움을 준다.

예를 들어 냉열치료나 레이저 온열 치료 같은 열 전달 에너지를 사용해 종양을 제거할 때 MR영상 데이터는 조직의 온도 변화를 이용하여 일종의 피부를 투과하는 암 치료에 도움을 줄 수 있다. 이는 빠르고 상대적인 환경의 온도 변화에 다양한 정보를 제공하여 열을 가했을 때 조직이 응고되는 상태변화와 물 분자들이 얼음 결정들 내에 정지되어 얼음에 대한 신호가 감소하는 상태를 MR영상은 제공할 수 있다. 그러므로 MR영상을 지속적으로 관찰하면서 치료할 경우 이상 병변에 집중하면서 주변 정상 조직에 많은 영향을 주기 전에 멈추게 할 수 있다. 최소의 침습적 치료에 MR영상의 기여도를 예상해 보면 새로운 일련 과정이 설계되어 안정된 환경에서 MR영상을 얻으면서 내시경, 복강경, 피부투과 중재술(percutaneous intervention)과 외과적 수술을 할 수 있다. 중재적 시술과 MR영상의 연계를 생각할 때 개방형 MR system의 발전으로 수술이 쉽게 설계 될 수 있다. 개방형 시스템 덕택에 수술자가 환자 옆에서 MR영상을 얻으면서 동시에 수술을 할 수 있다. 다목적 중재적 MR영상과 설계, 시술과정에서 높은 자장 안에서의 작업과 MR에서 사용할 수 있는 중재와 외과적 도구의 개발과 관련된 여러 가지 사항들이 만족되어만 가능하다.

1) 장치

중재적 시술을 위한 MRI 시스템은 수술을 행하는 의사가 환자에게 접근해야 하고 동시에 검사가 진행되어야 하기 때문에 환자 공간의 개방성이 무엇보다도 중요하다. 그러나 설계와 더불어 영상의 질을 훼손해서는 안되기 때문에 기술적 어려움이 따른다.

(1) 주자석

MRI 시스템에서 가장 중심이 되는 부분인 주자석은 세기와 균일도, 촬영공간 등으로 그 성능이 결정된다. 중재적 시술용 MRI 시스템은 환자가 노출되고 수술이 용이하도록 공간을 확보하여야 하기 때문에 기존의 폐쇄적 원통형 초전도 주자석의 사용은 불가능하다.

오픈형 주자석

기존의 마그네트의 구조는 검사와 시술과정이 분리된 불편한 과정을 거쳐야만 했다. 오픈형 마그네트는 그 불편함을 개선하여 설계한 것으로 real time영상의 가능과 시술과정이 쉬워졌다. 현재 오픈형 마그네트는 중재적시술의 상호 연관성 환경을 조성한 것으로 주로 세 가지 형태로 상품화되어 생산 이용되고 있다.

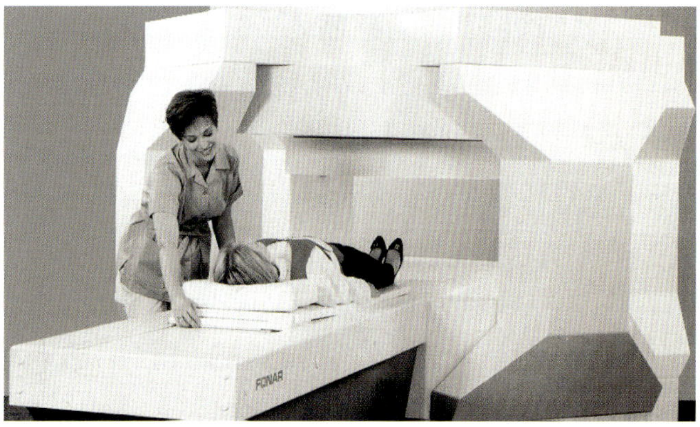

▲ 그림 16-28. 오픈형 iMR 장치

① vertically-oriented magnet field, horizontal gap
② horizontally-oriented magnet field, vertical gap
③ horizontally-oriented magnet field, short bore

미국 GE사의 경우 두개의 도넛형 0.5 T 초전도 자석을 나란히 배열하고 도넛사이에 시술자가 환자에게 접근할 공간을 제공하는 모델을 개발하였다. 이는 기존의 MRI시스템과 유사하면서도 균일한 주자장을 보장하고 도넛 사이가 58 cm로서 시술자에게 접근 공간을 충분히 제공하는 장점이 있으나 가격이 매우 비싼 것이 단점으로 지적되고 있다. 한편 지멘스, 히다치사에서 개발한 것으로 영구자석을 이용하여 C형으로 제작하고 한쪽을 제외한 세면을 개방하는 형태가 일반적이다. 이러한 형태는 일찍이 폐쇄공포증 환자를 위하여 개발되기도 하였다. 영구자석은 희토류 재료의 개발로 0.3 T 세기의 전신용 자석을 어렵지 않게 제작이 가능하고 전자회로의 발달로 신호대 잡음비 역시 초전도 못지 않게 확보할 수 있게 되었다. 또한 자계방향이 수직이어서 고주파 코일의 감도가 우수하고 개방형의 고주파 코일의 설계가 용이하다. 그러나 C형태의 자석 설계가 IRON YOKE로 인해 본질적으로 비대칭이기 때문에 자계의 불균질성을 가져오고 환자의 공간을 넓히기 위해 자장 세기의 저하 또는 고가의 희토류 자석재료의 추가 부담을 감수하여야 하는 어려움이 있어 고도의 설계기술을 요구하며 와전류 문제와 10톤에 가까운 무게, 온도에 따른 자장의 변화도 역시 고려되어야 한다. 이외에도 다양한 형태의 개방형 주자석이 시도 연구되고 있는 데 C형의 변형인 Y형, H형도 있으며 미국의 FONAR사의 경우 모든 방향으로 개방한 극한적인 모델을 제시하고 있다.

(2) 경사자계 코일 및 고주파 코일

경사자계 코일(Gradient Coil)은 영상의 공간적 왜곡을 억제하기 위하여 그 선형성이 매우 중요하고 경사자계의 세기 역시 성능을 결정하는 요소이다. 기존의 MRI시스템은 대칭적인 원통형에 X, Y, Z 세 가지 코일을 장착하는 방식으로 비교적 선형성을 확보하기 쉬운 구조였다.

그러나 개방형은 주자석 모양과 똑 같은 형태로 제작되어야 개방성이 보장되기 때문에 설계상 어려움이 있다. 가장 일반적인 형태의 개방형 주자석인 C형의 경우 경사자계코일도 C형의 프레임으로 제작되어야 하고 상하면이 평면인 구조를 가지고 X, Y, Z의 직교형 선형경사자계를 만들어야 하기 때문에 기존의 설계와는 완전히 다른 설계 방식을 사용하여야 한다.

그러나 아무리 우수한 설계라 하더라도 그 선형성이 완벽하지는 않기 때문에 실제 위치 정보의 오류가 발생되기에 수술의 경우 실 시간(real time) 보정 작업이 필요하다.

고주파 코일은 주자석 내의 환자 주위에 장착되는 부분으로 영상의 신호 대 잡음비에 결정적인 역할을 한다. 기존의 원통형 고주파 코일의 한 쪽면을 개방한 형태로 설계하던지 단지 1회만을 가늘게 감아 환자 시술 부위가 노출되도록 하는 방법 및 삽입형 코일을 사용하여야 하기 때문에 신호 대 잡음비 손실은 감수하여야 한다.

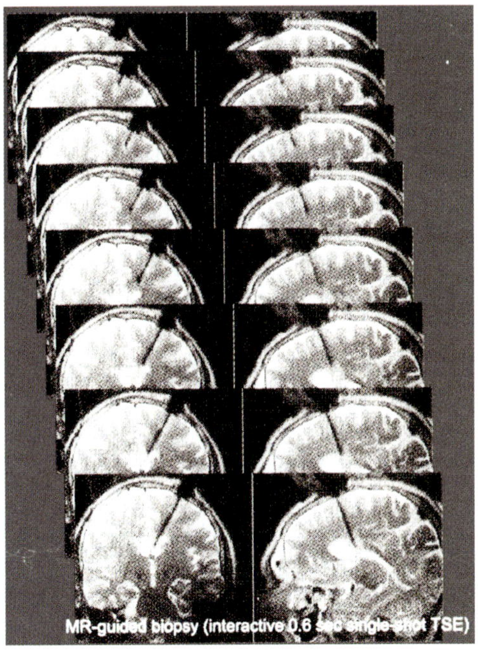

▲ 그림 16-29. IMR의 시술과정 영상

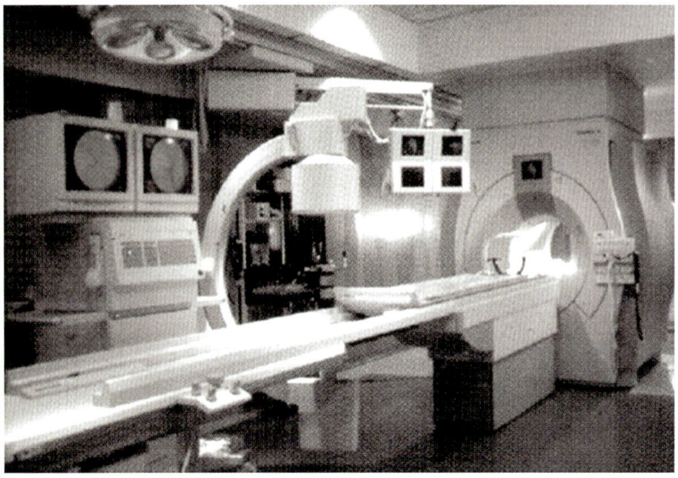

▲ 그림 16-30. IMR 장치

(3) 고속 영상기법과 스캔 제어

초기 MRI의 검사시간은 타 진단 장치에 비해 상대적으로 길다는 것이 단점으로 지적되어 왔지만 현재는 고속 영상기법의 개발로 인하여 검사시간이 현저히 단축되었다. 실시간 영상법도 오래 전에 개발된 EPI영상기법이 실용화되어 제한된 범위 내에서 임상적 가치를 인정받고 있다. 중재적 시술을 위한 MRI시스템은 수술 중에 수술 부위에 대한 즉각적인 영상정보를 획득하는 것이 목적이므로 촬영시간이 길어지면 사실 상 무용지물이다. 그리고 영상의 질도 병변 혹은 수술 시 필요한 정보를 보장하여야 하기에 전반적인 어려움이 따르는 것이 사실이다. 여러 영상 기법 중에서 비교적 실용적 인 고속 영상법은 고속 Gradient Echo 영상기법 및 고속 스핀에코와 EPI기법일 것으로 기대한다. 1초 이내에 촬영이 가능하면서도 어느 정도 화질을 쉽게 제공할 수 있고 고주파 펄스의 숙임각과 시퀀스의 변형으로 영상의 성질도 조정 가능 한 장점을 내포하고 있다. 이러한 영상 법을 적절히 적용하기 위해서 수술 도중 연속적으로 영상이 촬영되면서도 파라메터,즉 시퀀스, 해상력, 대조도, 반면방향, 영상분석 등을 즉각적으로 변화시킬 수 있는 필수적이고 강력한 스캔 콘트롤러의 기능이 요구된다.

5 폐 자기공명영상(Pulmonary MRI)

폐의 해부학적인 검사는 X-ray나 CT가 주로 이용되어 왔다. 이중 CT는 폐의 결절(nodules), 침윤물(infiltrates), 색전증(embolism), 구축장애(architectural disturbances) 등을 진단하는데 정확한 방법으로 여겨져 왔다. 그러나 CT검사는 폐의 기능적 정보를 얻는 는 좋은 결과를 얻지 못했고 방사성 핵종을 이용한 검사인 섬광계수법(scintigraphy)은 기능적 정보를 얻을 수 있으나 공간분해능이 낮으며 횡격막과 유방조직으로부터의 인공물이 나타나는 단점이 있다. 그러나 최근 발전된 폐 자기공명영상(Pulmonary MRI)은 공간분해능이 뛰어난 해부학적인 영상과 더불어 기능적인 정보를 얻을 수 있는 장점으로 폐관류(perfusion), 폐환기(ventilation), 폐혈관(angiography), 폐영상(anatomy)을 얻고 있어 폐검사의 새로운 검사기법을 제시하고 있다.

폐관류 자기공명영상(pulmonary perfusion MRI)은 강한 T_1 강조 영상을 얻을 수 있는 자화준비 경사에코(magnetization-prepared gradient echo)인 반전회복 급속 경사에코(inversion recovery turbo fast low angle shot)를 용하여 상자성 물질의 조영제를 혈관내로 급속 주입하고 조영제의 심장과 폐에서의 흐름을 영상화하는 것이다. 이때 폐동맥으로부터 폐 실질을 거쳐 폐정맥으로 나오기까지 약 4에서 7초가 소요되므로 이를 영상화하기 위한 필수 요건으로 매우 짧은 영상화 조건을 만들 수 있어야 한다.

폐환기 자기공명영상(pulmonary ventilation MRI)은 폐의 색전증(embolism)과 기종(emphysema) 같은 병리학적인 상태의 변화를 검사하고 진단하기 위하여 폐에서 국소적인 폐환기(ventilation)를 측정하거나 정량화 하는 것이다. 현재까지는 주로 방사성 가스인 ^{133}Xe이나 방사성 약품으로 표시된 에어로졸인 ^{99m}Tc-DTPA을 흡입하여 폐의 환기 기능을 영상화하고 있다. 그러나 앞서 밝혔듯이 이 방법은 공간분해능이 매우 낮은 단점이 있다. 최근에는 MRI에서 레이저 특성화된(laser-polarized) ^{129}Xe나 ^{3}He을 이용하여 폐의 환기 기능을 영상화하는 방법이 제시되었다. 그러나 레이저특성화 장비가 고가이고 제논(xenon) 가스의 고농축에 의한 마취효과로 인해 임상에서 일반적인 응용이 어려운 실정이다. 반면 100 % 순수한 산소(O_2)를 흡입했을 때 미약하지만 폐실질과 좌심실에서 신호 증가의 변화를 영상화한 이래로 100 % O_2를 이용한 방법이 각광을 받고 있다. 이는 검사실 내부에서 일상적인 공기 중의 O_2의 농도인 21 % 정도를 흡입했을 때와 인위적으로 100 % O_2를 흡입했을 때와의 폐실질의 이완시간 차이 약 75 msec를 영상화하는 것이다.

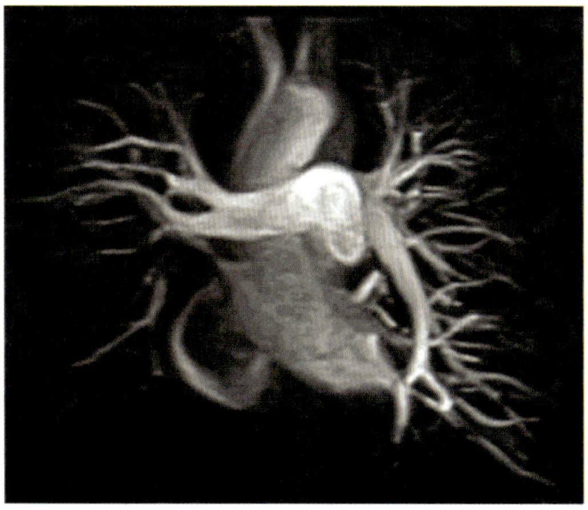

▲ 그림 16-31. 폐혈관 자기공명영상

폐혈관 자기공명영상(pulmonary MR Angiography)은 임상에서 일반적인 영상으로 가능하게 되었다. 조영제의 급속 주입 후 조영제에 의한 혈관 내 신호강도 증가를 영상화하는 것으로 조영제의 주입시기와 호흡정지 준비 및 스캔시작 시간과의 여러 매개 요소를 정확히 설정하는 것이 중요하며 최근에는 3차원 영상을 한번의 호흡정지로 획득하기도 하고 매우 짧은 스캔시간으로 폐동맥과 폐정맥을 구분하여 영상화하기도 한다.

폐 영상(anatomical pulmonary MRI)은 폐 내의 공기에 의한 자기감수성 인공물(magnetic susceptibility artifacts)의 민감도(sensitivity)를 무시할 수 있는 매우 짧은 0.3~0.5초에 스캔이 가능한 HASTE(half fourier acquisition single shot turbo spin echo)를 주로 이용한다. 폐 결절이나 조영제를 사용한 T_1 강조 영상을 이용하여 악성 결절(malignant nodules)의 감별에 도움이 된다.

6 자기공명영상장치 연계 고집적 초음파 치료기(MRgFUS)

자기공명영상장치(MRI) 연계 고집적 초음파 치료기는 MRgFUS(MR guided Focused Ultrasound Surgery) 자기공명영상장치(MRI)를 이용하여 병변의 위치와 크기, 특징 등을 정밀하게 파악한 후 초음파를 집중시켜 병변의 조직을 괴사시키는 장비로서 비침습적(Non-Invasive) 치료 장비라고 할 수 있다. 시술하는 동안, 자기공명영상장치(MRI)를 통해 시술자는 병변과 주변기관을 3차원 영상으로 보게 되고, 치료부위의 온도변화를 실시간으로 확인하면서 완전히 비침습적 방법으로 치료할 수 있다.

초음파 Transducer가 치료용 테이블에 내장되어 있으며 돋보기의 역할을 하여 움직이면서 초음파를 집중하게 된다. 집중된 목표 부위에 열이 발생하게 되어 병변의 조직을 괴사시키는 원리로 치료하는 시스템이다.

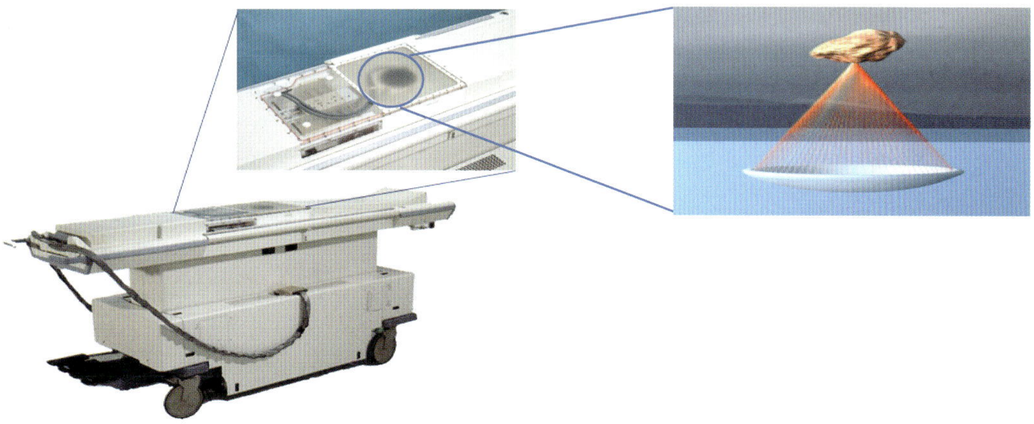

▲ 그림 16-32. MRgFUS 테이블(초음파 Transducer내장)

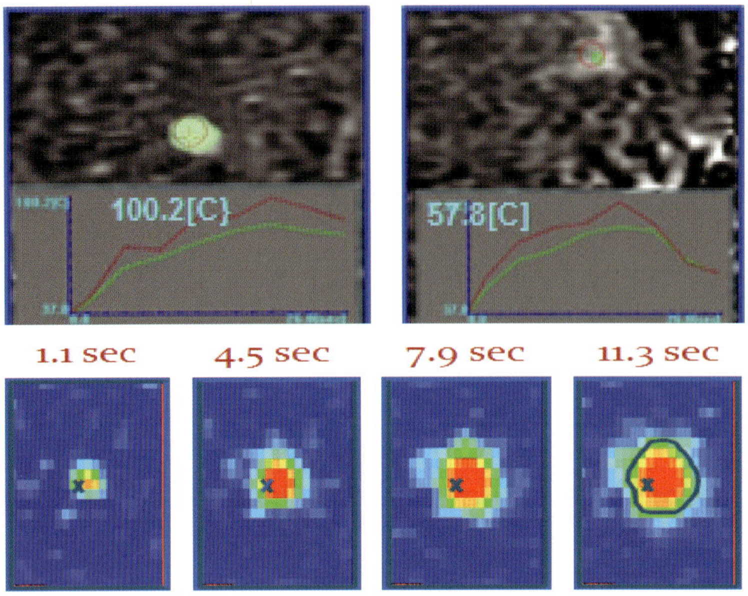

▲ 그림 16-33. MRI를 통해 초음파를 집중 온도변화를 실시간으로 모니터링

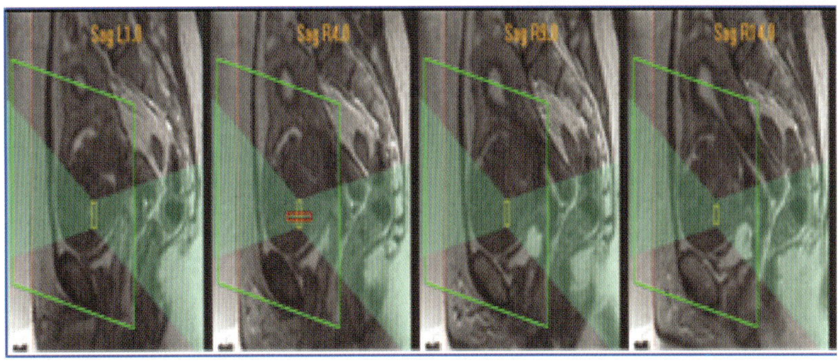

▲ 그림 16-34. 초음파를 집중하기 전에 집중할 부위에 대한 플래닝

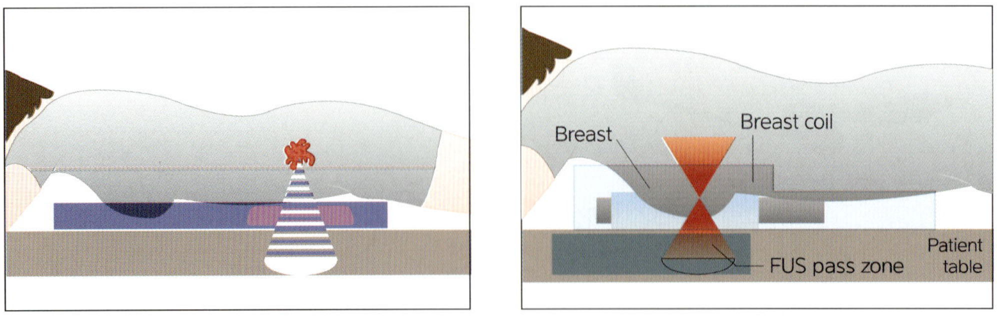

▲ 그림 16-35. 자궁근종 치료와 유방암 치료 방법

위의 그림에서와 같이 수술하고자 하는 부위의 절개 없이 비침습적으로 시술을 하고 방사선과 관계 없기 때문에 같은 부위를 여러 번 시술할 수 있는 장점을 가지고 있으며 수술에 따른 부작용(side effect)이 없기 때문에 가장 진보된 치료 장비라고 할 수 있다.

게다가 절개를 하지 않기 때문에 입원을 할 필요가 없으며 1~2일 후에는 정상적인 일상생활을 할 수 있다.

현재 FDA에는 자궁근종과 뼈전이암에 대한 승인을 받은 상태이며 리서치로는 두경부 관련 질환, 유방암, 전립선암 등에 대한 연구가 이루어지고 있다.

현재 두경부의 경우에서 Essential Tremor(본태성진전증)의 치료를 리서치로 연구하고 있으며 OCD (Obsessive-Compulsive Disorder : 강박장애증)에 대한 치료도 연구하고 있다. 향후 임상에 적용하면 비 침습적인 치료에 기여할 것으로 본다.

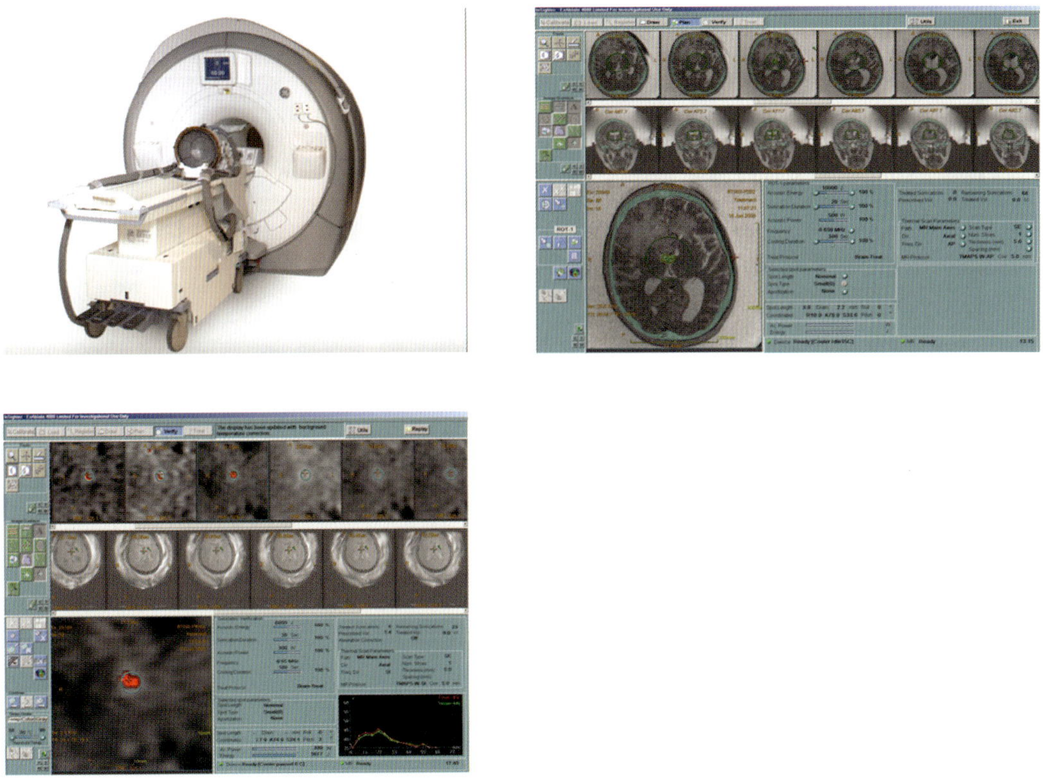

▲ 그림 16-36. GE사의 MRgFUS 두경부 치료화면

7 자기공명영상장치 조직 탄성도 검사(MR-Elastograhpy)

MR-Elastograhpy는 미국 Mayo clinic의 리처드 이먼 박사팀이 개발하고 미국 FDA가 승인한 안전성이 확보된 기술이며 간조직을 진동시켜 되돌아오는 저주파 음파속도를 감지해 간실질세포, 섬유화된 세포, 연부조직을 컬러 영상으로 표현함으로써, 더 정확하게 간경화 감별이 가능한 검사법이다. 또한 일부분만 채취하는 생체검사(biopsy)와 달리, 간 조직 전체를 광범위하게 검사함으로써 98 % 정도의 정확성을 확보할 수 있고 생체검사를 받은 환자의 대부분이 호소하는 고통, 출혈 등의 부작용이 없는 비침습적인(Non-invasive) 진단이 가능하며 비알콜성 지방간질환, 비만, 만성간염을 앓는 환자에서도 정확한 진단 결과를 도출할 수 있다.

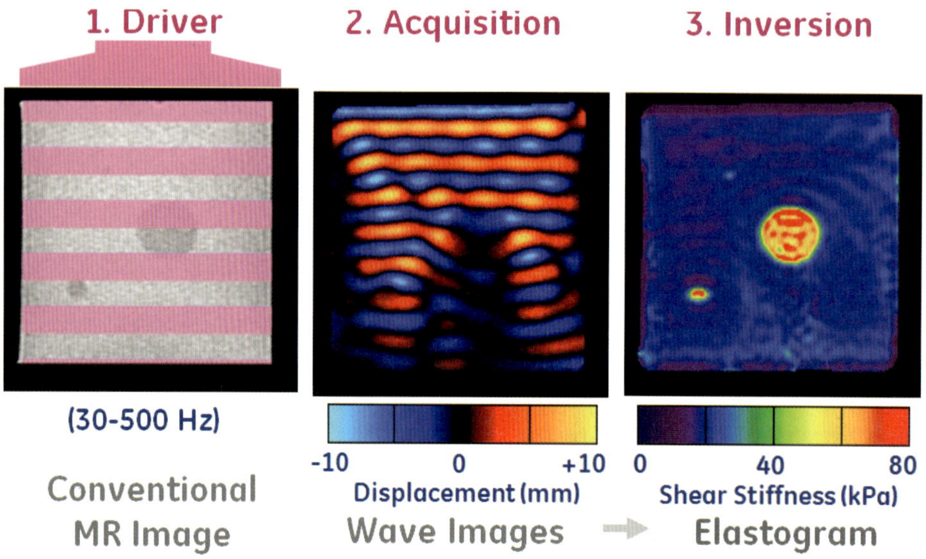

▲ 그림 16-37. MR-Elastograhpy의 원리

조직의 물리적인 특성은 pathological한 상태에 따라 다르게 변화한다. 예를 들어 악성 종양의 상대적으로 단단한 특성을 이용하여 유방암을 촉진하는데 이처럼 촉진으로 평가되는 속성을 공학적인 용어로 탄성도(elastic modulus)라고 한다. MRE(MR Elastography)는 기계적인 파동을 가하여 조직의 탄성도를 정량적으로 측정하는 새로운 영상 기법이다. 특히, 간 섬유화(fibrosis)는 크게 4단계의 stage를 거쳐 간경화(cirrhosis)로 가게 된다. 이 때, 간 섬유화의 단계를 알기 위해 시행되는 방법 중 하나인 liver biopsy는 간에서 직접 조직을 떼어내야 하기 때문에 환자에게 매우 고통스러울 뿐 아니라 간의 일부분에서 채취한 조직으로 전체 간의 상태를 대변하기 어려워 말기가 아닌 초기 단계에서의 진단에는 적용이 어려운 문제점이 있다. 또 다른 방법인 초음파로 간 섬유화를 영상화하는 Fibroscan은 생검에 비해 간단하고 비침습적이지만, 비만 또는 복수(ascites) 환자에게는 초음파의 감쇄로 인해 적용하기가 어려운 단점이 있다. 이러한 문제점들이 결국 MR을 이용한 탄성도 측정에 관심을 일으키게 하였다. MRE의 원리는 대상 부위에 기계적인 진동을 가하여 진동이 매질인 조직을 통과하는 속도

에 따라 탄성도를 측정하는 방식이다. 즉, 장기의 탄성도 차이에 따라 파동이 전달되는 속도가 달라지게 되는데 이를 영상화한 것이 MR Elastography 이다. MRE에 필요한 필수적인 요소는 크게 하드웨어적인 부분과 소프트웨어 적인 부분으로 나눌 수 있다. 하드웨어적으로는 진동을 만들어내는 드라이버(active driver)가 있어야 하며 이 진동을 대상 부위까지 전달하는 passive driver로 접촉면에 잘 밀착되어 진동을 잘 전달하게끔 하는 매우 중요한 요소이다. 이 때, 전달되는 파동의 주파수는 간의 경우 대개 60 Hz로 맞추어져 있다. 소프트웨어적인 요소로는 파동의 주파수와 동기화 하는 motion sensitizing gradient(MSG)가 들어가도록 디자인된 시퀀스 및 stiffness map을 만들어 내기 위한 post processing 도구가 필요하다. 상품화된 MR Elastography는 대부분 이러한 하드웨어, 시퀀스 및 자동화된 post processing을 모두 포함하고 있다.

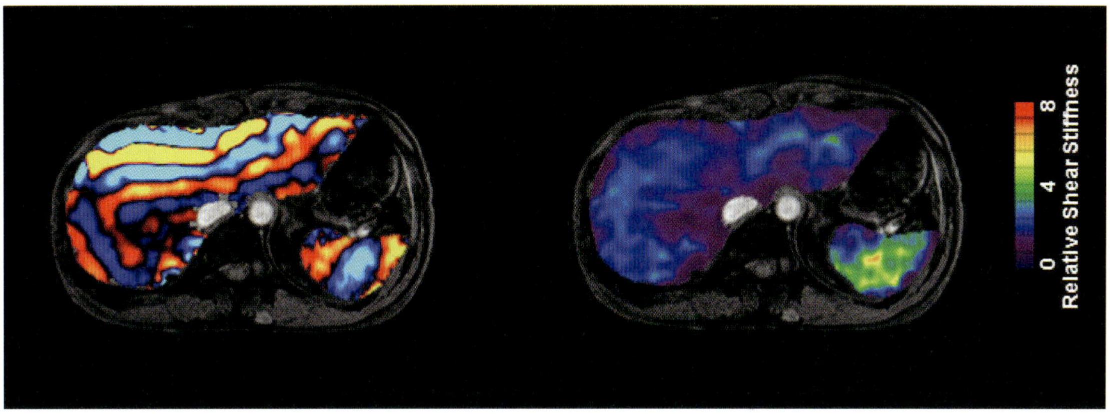

▲ 그림 16-38. Wave Image(왼쪽), Stiffness map(오른쪽)

딱딱한 물체가 부드러운 물체보다 전파속도가 빠르기 때문에 저주파음파를 간조직에 인가했을 때 속도의 차이를 탄성정도로 환산하여 kPa단위로 수치화 하여 측정할 수 있게 한다.

위의 그림에서 가운데 영상이 속도를 보여주는 물결영상(Wave Iamge)라고 하며 이 영상을 탄성화영상(Elastogram)으로 변환하게 되면 탄성화 정도를 kPa단위로 측정할 수 있게 됩니다.

액티브 드라이버에서 저주파를 발생시켜 환자의 간조직에 부착된 패시브 드라이버에 전달을 하면 간조직에 저주파가 인가되고 간조직을 통과한 저주파의 속도를 탄성도로 변환하여 수치화하게 된다.

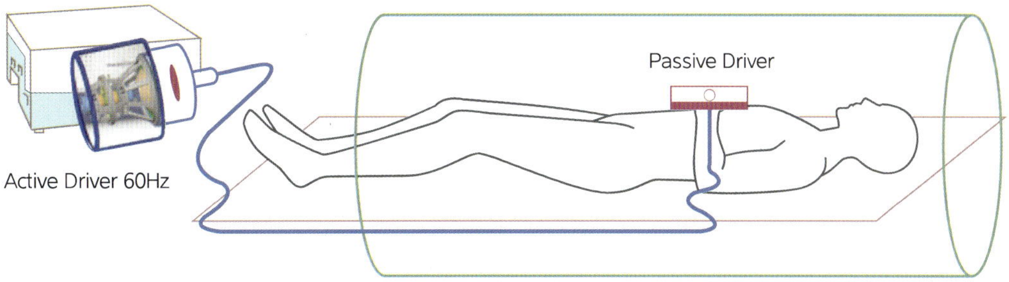

▲ 그림 16-39. 저주파 발생장치와 인가장치

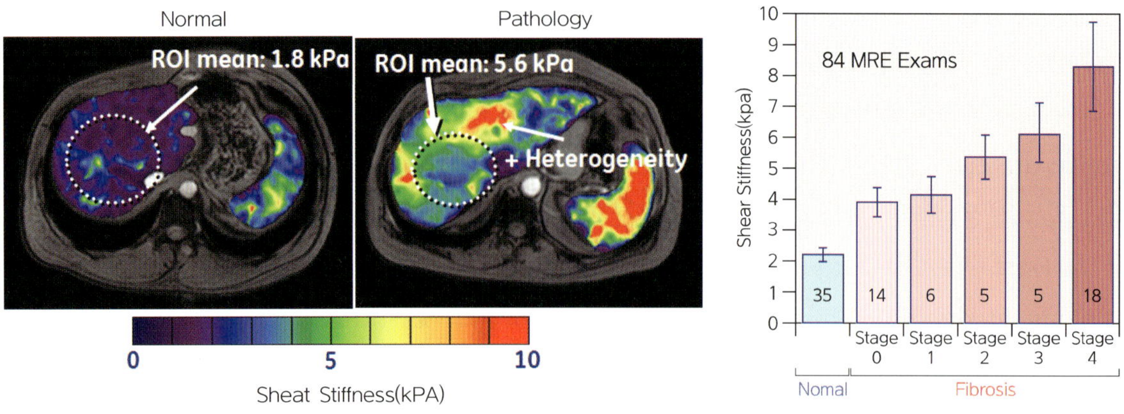

▲ 그림 16-40. MR Elastography영상과 탄성도(kPa)에 따른 임상환자 분류 (Mayo clinic)

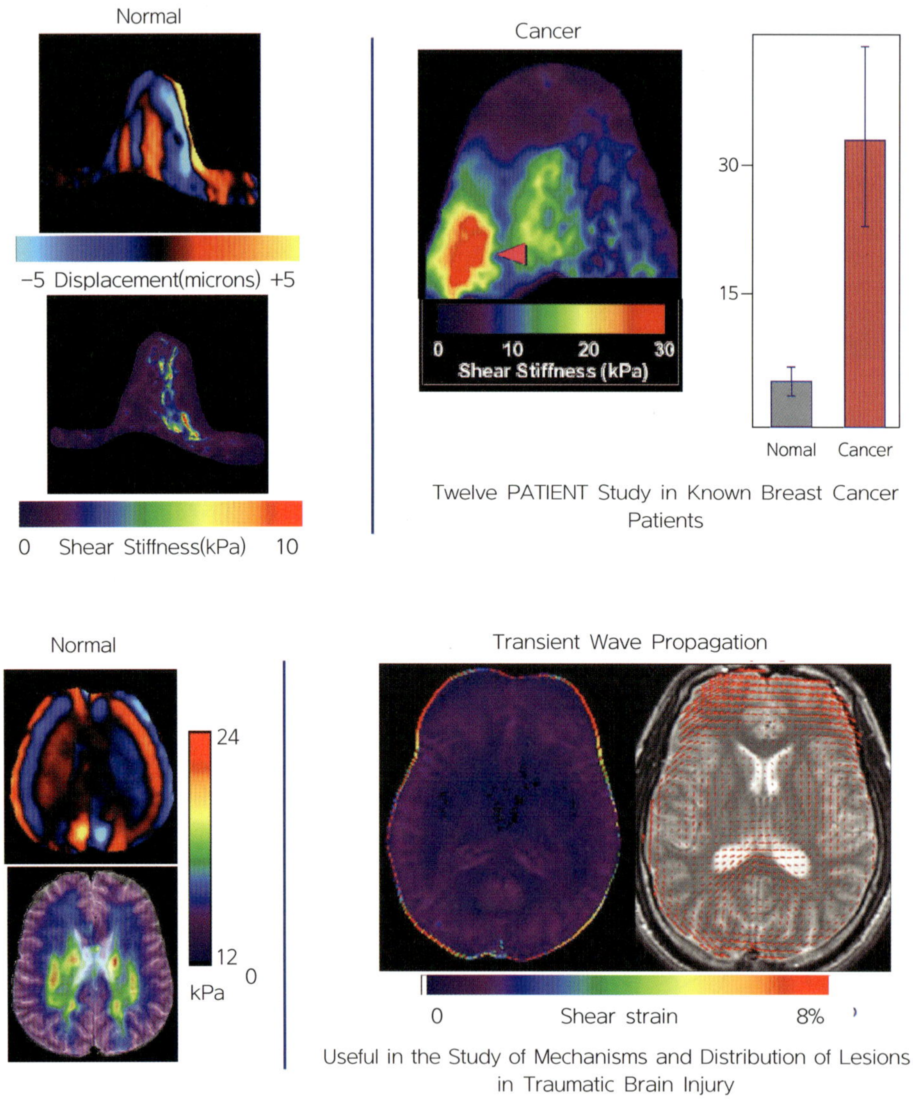

▲ 그림 16-41. 유방 Elastography 연구영상과 두경부 Elastography 연구영상 (Mayo clinic)

위의 그림은 간조직의 MR Elastography영상으로서 정상 간조직의 경우 1.8 kPa이 측정되고 비정상 간조직의 경우 탄성도가 높은 수치가 측정된다.

현재 정상 간조직의 수치는 2.9 kPa 이하로 되어 있으며 수치의 정도에 따라서 오른쪽 그래프와 같이 간조직 섬유화를 스테이징할 수 있다.

MR-Elastography는 유방암, 두경부 질병에 대한 연구에서도 활발히 연구가 진행 중에 있어 향후 그 활용부위를 넓혀 나가고 있다.

8 자기공명영상 + 양전자단층영상 융합 검사(MR PET)

MRI는 현존하는 영상장비 중에서 anatomy의 detail을 가장 잘 표현할 수 있는 장점을 가지고 있다. PET은 Tumor의 유무에 대해서 확인하기에 용이한 특징을 가지고 있어 많이 사용되고 있지만, 그 해상도가 낮아, PET 만으로 진단을 내리기에는 부족함이 있다. 이러한 PET 의 단점을 보완하기 위해, CT와 PET을 접목시킨 mCT(molecular CT)라는 장비도 개발되어 사용되고 있다. 그러나 CT는 해부학적 구조물을 상세하게 표현하지는 못하며, 영상진단을 위해서 보다 질 좋은 영상을 요구하게 되었다. 해결책으로 최근 MRI와 PET을 조합하는 방식으로 그 단점을 보완해 나가고 있다.

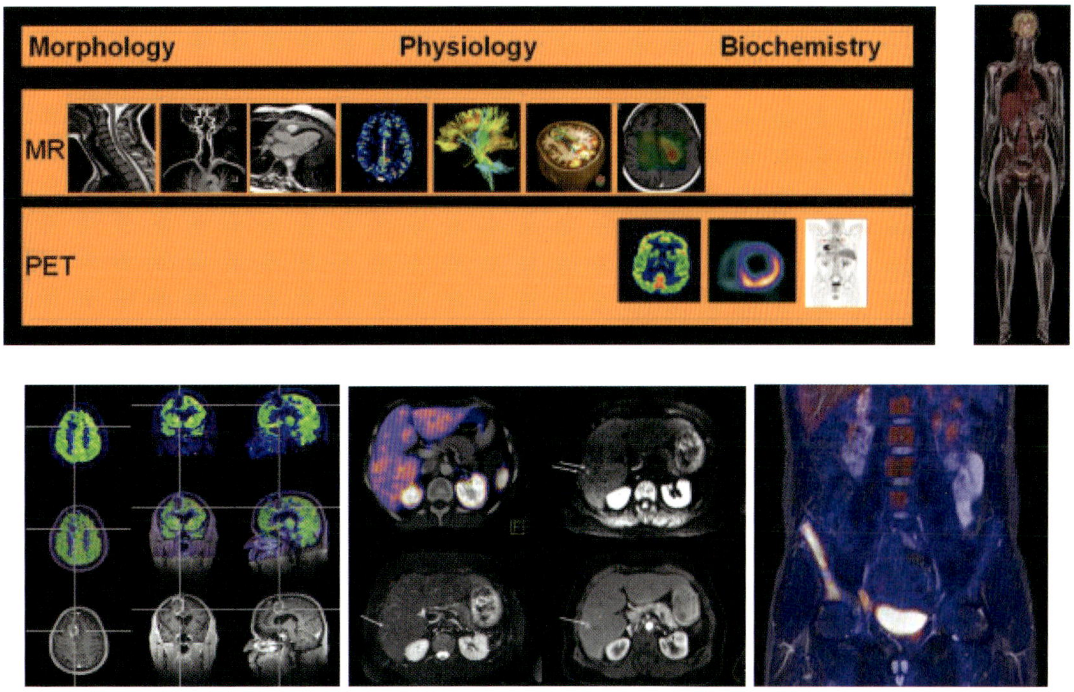

▲ 그림 16-42. MRI와 PET의 조합

그림 16-42에서 보듯이, PET의 biochemical information을 보여주는데 주로 이용되고 있으며, MRI는 해부학적 구조물 이외에도 여러 가지 다양한 정보들을 보여줄 수 있다. 이 두 장비의 조합으로 보다 정확한 질환의 판별이 가능해 지고 있다.

최근 장비회사(GE, Philips, Siemens)에서 MRI와 PET을 접목한 장비들을 출시하고 있으며, 장비별로 따로따로 설치하여 순차적으로 MRI와 PET의 영상을 묘출하는 방법과, 일체형으로 디자인되어 MRI와 PET의 영상을 동시에 얻어낼 수 있는 장비로 나눌 수 있다. 일체형을 장점은 motion이 있는 부위의 imaging을 위해서 MRI는 주로 trigger 기능을 사용하게 되는데, PET 영상을 얻을 때에도 MRI와 동시에 영상을 얻기 때문에, MRI의 trigger 기능을 그대로 PET영상을 얻을 때 접목시킬 수 있다. 그에 비해, 따로 설치된 장비에서는 동시에 영상을 얻어낼 수 없기 때문에, 움직이는 부위의 영상을 따로 얻은 후, registration을 software적으로 해결하는 방법을 사용하고 있다, 이로 인하여 영상의 왜곡이 발생할 가능성이 있다. 일체형의 현재까지의 단점은 PET의 detector가 MRI의 고자장의 영향을 받지 않게 하기 위해서 detector의 type을 analog가 아닌 digital 형태로 바꾸면서 기존 PET에 비해 영상의 해상도가 떨어진다는 단점이 있다. 그러나 계속해서 새로운 detector의 개발이 이루어지고 있으며, 향 후 PET 영상 해상도는 계속해서 발전 할 것으로 전망한다.

참고문헌

1. 대한자기공명기술학회 : 자기공명연수강좌 1999 : 53-75.
2. 송인찬 : 기능적 자기공명영상의 실제. 대한자기공명의과학회 4차 춘계 심포지움, 2000 : 35-50.
3. 대한지기공명기술학회 : 자기공명연수강좌 1997 : 183-208.
4. 김재형 : 뇌의 기능적 자기공명영상. 대한자기공명의과학회지 1997 : 42-49.
5. Scott H. Faro : BOLD fMRI a Guide to functional imaging for neuroscientists 2010. ISBN 978-1-4419-1328-9
6. Chirt Moonen : Fundamentals of fMRI ISMRM Syllabus 1999 : 90-96.
7. Springer New York : MRI Physics 2008:165-172. ISBN 978-0-3874-8895-0
8. 오용호 : MRCP Technical & Efficacy. The 8th International Seoul Radiology Symposium Hepatopanceatobiliary System 1998 : 73-83.
9. Piotr A. Wielopolski. : Pulmonary MRA ISMRM Syllabus 2000 : 373-380.
10. Matthew A. Barish : MR Cholangiopanceratography ISMRM Syllabus 2000 : 170-176.
11. Anthony Joon Yun : Interventional MRI Applied Radiology : May 1999 : 48-54.
12. 조민형 : 중재적시술을 위한 개방현 MRI 시스템. 대한자기공명의과학회 4차 춘계 심포지움, 2000 : 3-11.
13. GE Medical systems : MR intervention 1999 : GE Brossure.
14. James F.M. Meaney FRCR : Contrast-Ebhanced MR Venography : Great Veins. ISMRM Syllabus 2000 : 325-332.
15. Schlesinger D : MR-guided focused ultrasound surgery, present and future : Medical Physics 2013 Aug;40(8):080901.
16. Mariappan YK : Magnetic resonance elastography : a review : Clinical Anatomy. 2010 Jul;23(5): 497-511.
17. Wehrl HF : Combined PET/MR imaging--technology and applications : Technol Cancer Res Treat. 2010 Feb;9(1):5-20.
18. Svetlana Balyasnikova : PET/MR in oncology: an introduction with focus on MR and future perspectives for hybrid imaging : Am J Nucl Med Mol Imaging. 2012;2(4):458-474.

Chapter 17

MR 임상증례

1 뇌의 자기공명영상(MRI of Brain)

MRI는 조직 대조도(tissue contrast)가 좋기 때문에 회질(gray matter)과 백질(white matter)이 분명히 구분되며 대뇌기저핵(basal ganglia), 내·외포(internal and external capsule), 시상(thalamus) 등이 잘 보인다. 또한 횡단면(axial : transverse), 관상면(coronal), 시상면(sagittal) 등 원하는 어떤 단면의 영상도 얻을 수 있기 때문에 거의 모든 신경계 질환의 영상진단에서 CT보다 진단

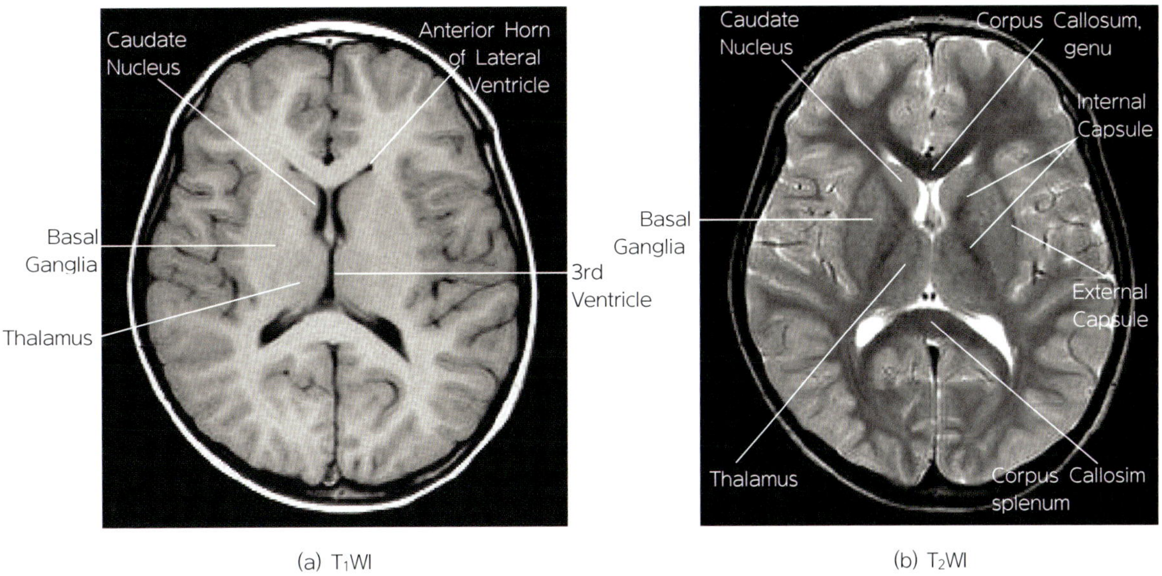

▲ 그림 17-1. 뇌의 정상 자기공명영상

(a) 정상뇌의 T_1강조 횡단면 영상으로 지방조직이 가장 높은 신호강도를 보이고 뇌백질, 뇌회백질, 뇌척수액의 순서로 신호강도가 낮아진다.

(b) 정상뇌의 T_2강조 횡단면 영상으로 뇌척수액이 가장 높은 신호강도를 보이고 뇌회백질, 뇌백질의 순서로 신호강도가 낮아진다.

적 가치가 높아 CT에 우선하여 이용되는 검사로 정착되었다.

일반적으로 T_1 강조영상(T_1 weighted image : T_1WI)에서 뇌척수액(cerebrospinal fluid : CSF)은 신호강도가 낮아 검게 나타나고 백질은 희게, 회질은 중등도의 신호강도로 나타나며 지방조직이 가장 높은 신호강도를(희게) 보인다(그림 17-1(a)).

T_2 강조영상(T_2 weighted image : T_2WI)에서는 뇌척수액(CSF)의 신호강도가 가장 높게 나타나고 백질은 검게, 회질은 중등도의 신호강도로 나타난다(그림 17-1(b)).

뇌에 질환이 있는 경우 대부분에서 세포내 또는 세포외 공간에 물의 양이 증가하기 때문에 T_1 강조영상에서는 저신호강도(검게)로, T_2 강조영상에서는 고신호강도(희게)로 나타난다.

T_2 강조영상은 병변(pathologic lesion)에 예민하나 비 특이적(nonspecific)이다.

1) 뇌혈관질환(Cerebrovascular Diseases)

(1) 뇌실질내의 출혈(Intracerebral Hemorrhage : ICH)

ICH의 원인은 외상을 제외하면 고혈압이 가장 많으며 그 외의 원인으로는 동정맥기형, 모야모야병(Moya-moya Disease) 등이 있다.

고혈압성 출혈인 경우 발생빈도가 높은 부위는 대뇌기저핵(basal ganglia : 특히 피각(putamen))과 외포(external capsule), 시상(thalamus), 뇌교(pons), 소뇌(cerebellum : 특히 치상핵(dentate nucleus)) 등이다.

CT에서의 급성출혈은 대부분 뇌실질과 비교하여 고음영으로 나타나고 시간이 지남에 따라 음영이 감소한다. 그러나 MRI 에서는 출혈 후 시간 경과에 따라 혈액성분 특히 헤모글로빈의 화학적 상태 변화와 혈종의 물리적 변화에 따라 신호강도의 변화가 있다(그림 17-2).

초급성(hyperacute) 출혈의 경우 T_1WI에서 검게 나타나며 T_2WI에서는 희게 보이나 곧 T_1WI와

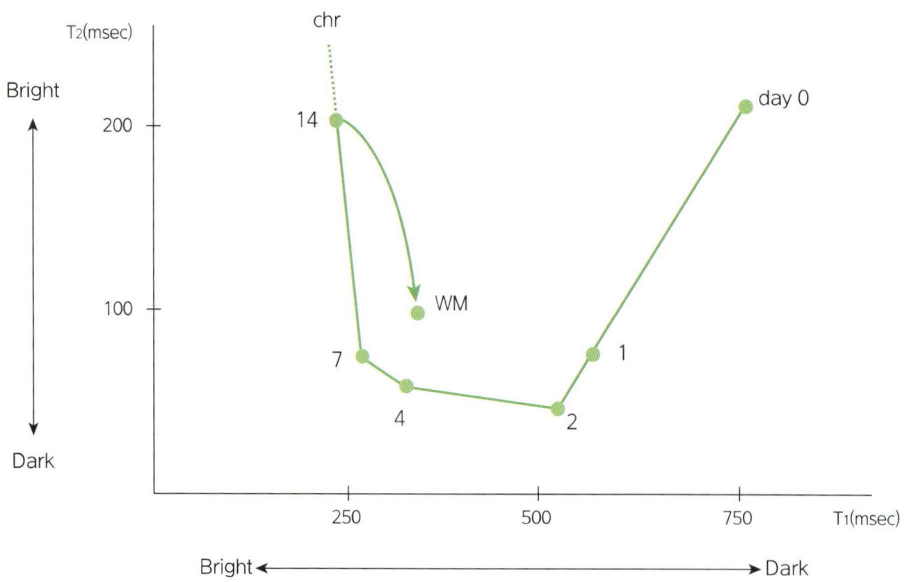

▲ 그림 17-2. 뇌내출혈의 시간경과에 따른 MR 신호강도변화

T_2WI 모두에서 검게 변한다(급성출혈). 이 시기부터 증가하는 혈종(hematoma) 주변의 부종(edema)은 T_2WI에서 희게 보인다. 급성을 거쳐 아급성(subacute) 혈종이 되면 T_1WI에서도 희게 나타나며 조영증강시 주변이 조영증강 된다.

만성기(chronic)가 되면 T_1WI와 T_2WI 모두에서 희게 나타나며 주변의 부종은 차츰 사라진다. 만성기의 혈종은 그 크기가 감소하며 T_2WI에서 흰 혈종의 주변에 검은 띠(외륜 : black rim)가 나타나는데 이는 hemosiderin의 철분 때문이다(그림 17-3).

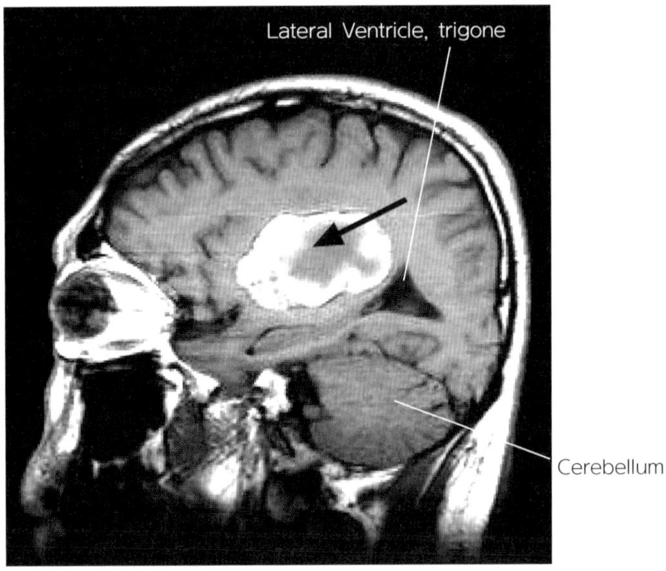

(a) T_1WI

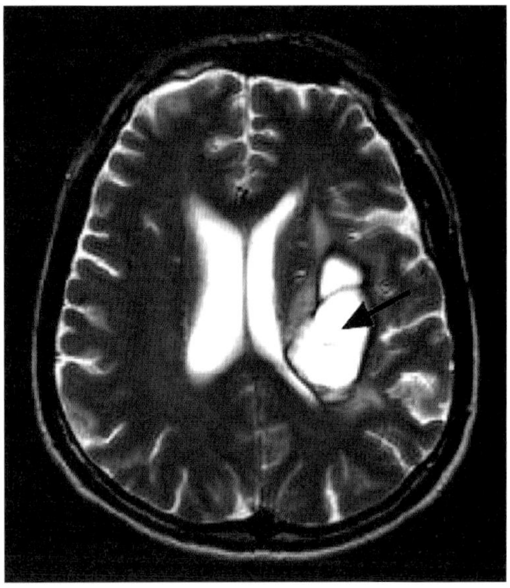

(b) T_2WI

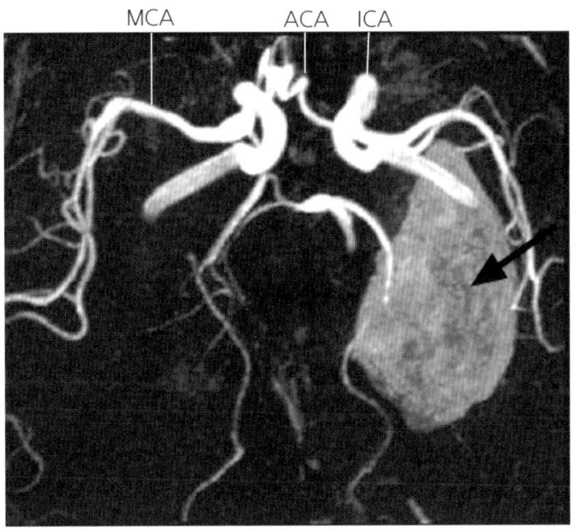

(c) MRA

▲ 그림 17-3. 뇌출혈

(a) T_1 강조 시상면 : 출혈부위의 혈종이 크면 가장자리는 정상적인 신호변화를 보이지만, 중앙부위는 변화가 늦다.

(b) T_2 강조 횡단면 : 출혈주위의 검은 테두리는 출혈 후 시간이 많이 지났음을 의미한다(2주일 이상 (hemosiderin rim)).

(c) MRA : 혈종의 신호강도가 높아 MRA에서도 보이며 혈관의 이상은 없다.

(2) 뇌경색(Brain Infarction)

뇌조직으로 가는 혈류가 차단되면 신경세포에 산소와 포도당의 공급이 안되어 일련의 생화학적 반응들을 일으키며 세포가 죽게 된다. 이때 측부 순환(collateral circulation)의 정도에 따라 경색의 크기가 변할 수 있다. 최근에는 고속 영상기법의 발달로 뇌혈류량 및 뇌혈용적 등 혈역학적 상태를 나타내는 관류 MR영상(perfusion MRI)과 생체 내 물분자의 확산 현상을 볼 수 있는 확산강조영상(diffusion-weighted MRI) 등을 초급성 경색의 진단에 유용하게 사용하고 있다(초급성기에는 관류와 확산이 모두 감소한다).

때로는 자기공명분광법(MR spectroscopy)으로 뇌조직 내의 화학물질들의 변화를 관찰하기도 한다(경색부위에서 젖산의 증가와 NAA(N-acetyl-aspartate)의 감소를 볼 수 있다).

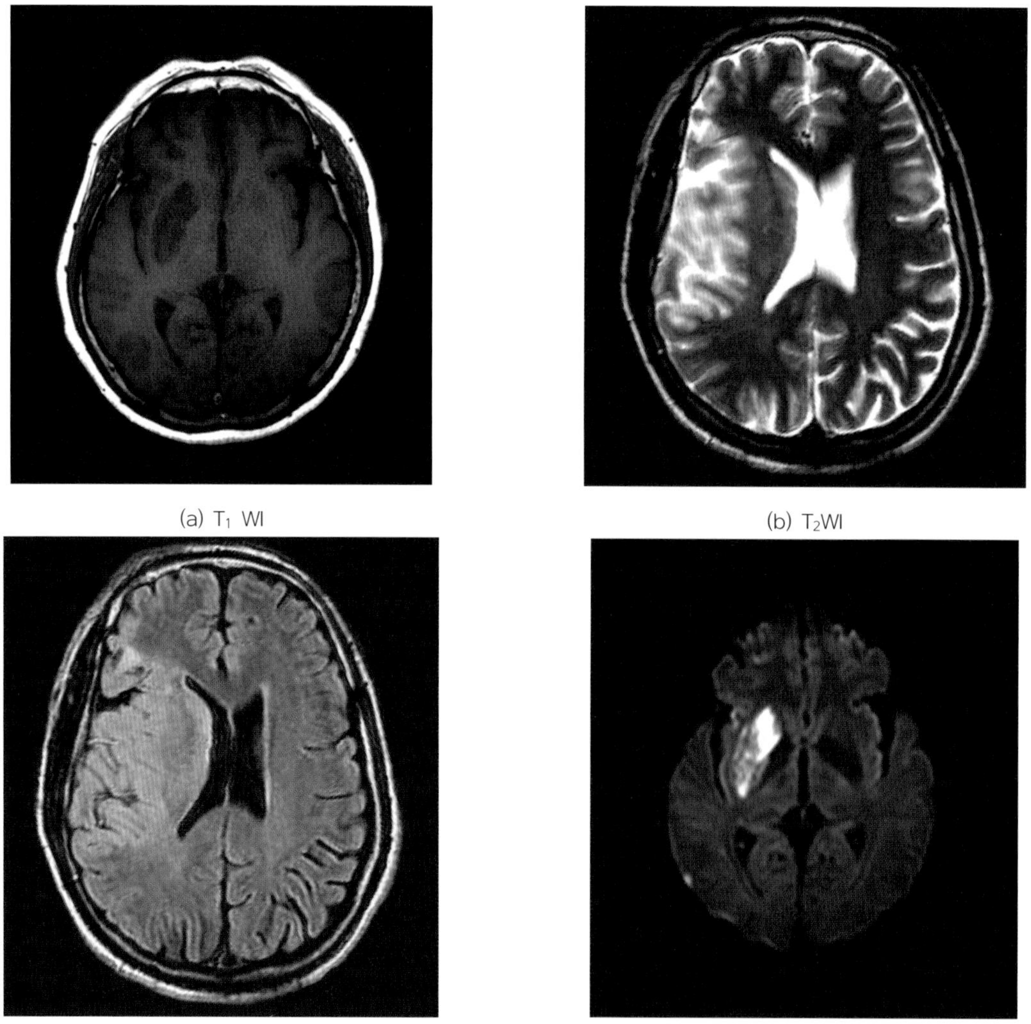

(a) T_1 WI (b) T_2WI

(c) FLAIR (d) DWI

▲ 그림 17-4. 뇌경색(Rt MCA territory)

(a) T_1 강조 횡단면 : 뇌경색 부위가 저신호로 보인다.
(b) T_2 강조 횡단면 : 뇌경색 부위가 고신호로 보인다.
(c) FLAIR 영상 : 뇌경색 부위가 약간의 고신호로 나타난다.
(d) 확산강조영상 : 뇌경색 부위가 고신호를 보인다.

급성경색의 MRI 소견은 동맥의 폐색 직후부터 혈류의 신호소실(signal void)이 없어지며 혈관에서 고신호가 나타난다. 경색부위는 수 시간 후부터 T_1WI에서 저신호강도로 보이고 T_2WI에서는 고신호강도로 보이며 구(sulcus)의 소실 및 부종이 나타난다(그림 17-4). MR혈관조영술(MR Angiography : MRA)을 함께 시행하면 동맥의 협착이나 폐색을 볼 수 있다.

1일 후부터 급성경색은 명확한 신호강도의 변화와 함께 종괴효과(mass effect)를 동반한 부종을 나타내며 시간이 지남에 따라 조영증강후에 뇌실질보다 먼저 수막의 조영증강이 나타난다(leptomeningeal collateral의 발생을 의미한다 : 2~6일).

때로는 폐색 혈관의 재개통과 함께 출혈성 변환이 나타나기도 한다.

아급성기(subacute infarction : 1~3주)에는 부종이 차츰 감소하며 조영증강시 뇌실질이 주로 증강된다, 이는 혈뇌장벽(blood-brain barrier)의 파괴를 의미하며 이러한 뇌조직의 조영증강은 수개월간 지속될 수 있다.

만성기(chronic infarction : 3주 이후)에는 부종이 더욱 감소하고 신경교증(gliosis), 낭성 변화, 뇌연화증(encephalomalacia) 및 뇌위축 등으로 진행된다. 뇌조직의 용적 감소에 따라 뇌실, 뇌조(cistern) 및 구(sulcus)의 확장이 일어난다.

각 혈관의 공급 영역이 그림 17-5에 나타나 있다.

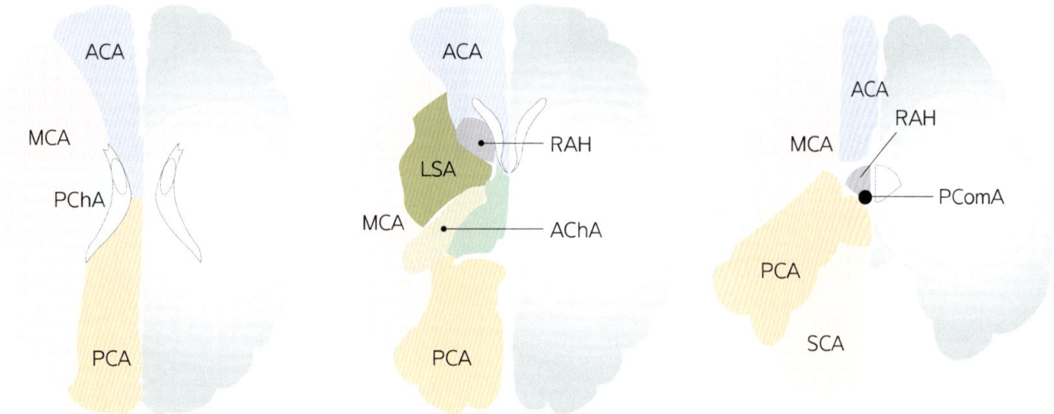

ACA : anterior cerebral a.
MCA : middle cerebral a.
PCA : posterior cerebral a.
SCA : superior cerebellar a.
AChA : anterior choroidal a.
RAH : recurrent a. of Heubner from ACA
PComA : posterior communicating a.
LSA : lenticulostriate a. from MCA
TGA : thalamogeniculate a. from PCA
PchA : posterior choroidal a. from PCA

▲ 그림 17-5. 각 혈관의 공급영역

(3) 동맥류(Aneurysm)

동맥류의 파열로 인한 지주막하 출혈(subarachnoid hemorrhage : SAH)로 발견되는 경우가 많다. 지주막하 출혈은 급성기에 뇌조(cistern)에 고인 혈종을 볼 수 있는데 이는 CT에서 잘 보이나(95~98 %) MRI에서는 안 보이는 경우가 많다. 때로는(약 20 %) 뇌실질내 또는 뇌실내(intraventricular) 출혈이 동반되기도 한다.

MRI에서는 동맥류의 크기가 큰 경우 또는 위치가 특이한 경우에 만 볼 수 있으며 MRA에서는 동맥류의 발견률이 좀 더 높으나 확진은 혈관조영술을 시행하여야 한다(그림 17-6).

교통성 수두증(communicating hydrocephalus)이 자주 동반된다.

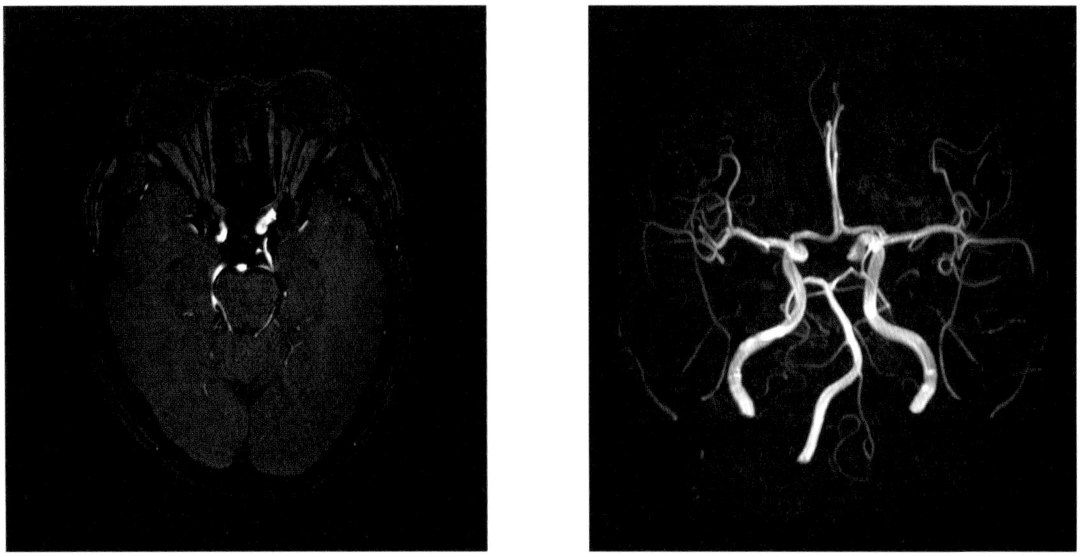

(a) TOF 3D Image (b) MIP Image

▲ 그림 17-6. 동맥류

(a) TOF 3D Image

(b) TOF MRA MIP Image : 같은 환자의 자기공명 혈관조영술

(4) 동정맥기형(Arteriovenous Malformation : AVM)

뇌동정맥기형은 선천적인 질환으로 뇌혈관 발생의 이상으로 모세혈관을 거치지 않고 동맥에서 정맥으로 혈류의 단락(shunt)이 일어난다. 증상으로는 자발성 출혈, 발작(seizure), 두통 등이 있다.

MRI에서는 비정상 혈관들에 의한 구불구불한 혈류의 신호소실(signal void)이 주로 나타나며 때로는 혈전이 차있는 혈관의 고신호강도가 혼합되어 나타난다. 동반된 출혈(주로 ICH)이 있으면 주변에 부종이 있다. 석회화가 동반될 경우 CT에서는 보이나 MRI에서는 찾기 힘들다.

단순한 진단만을 목적으로 한다면 조영증강 CT나 MRI 등 영상 진단만으로 충분하나 수술이나 중재적시술 등 치료방침을 정하기 위해서는 혈관조영촬영술이 필수이다(그림 17-7).

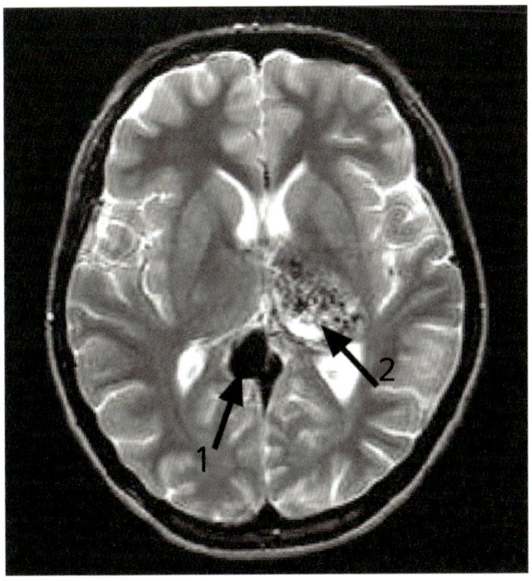

(a) T_2WI

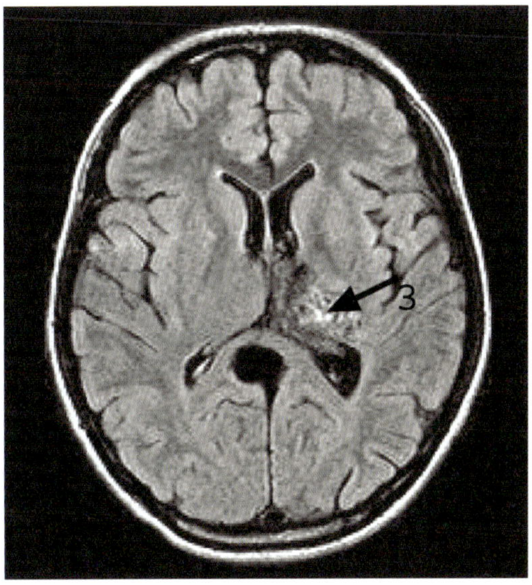

(b) FLAIR

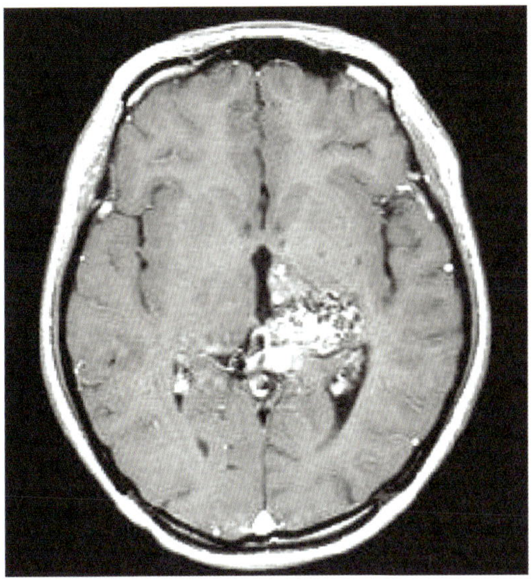

(c) Gd-T_1WI

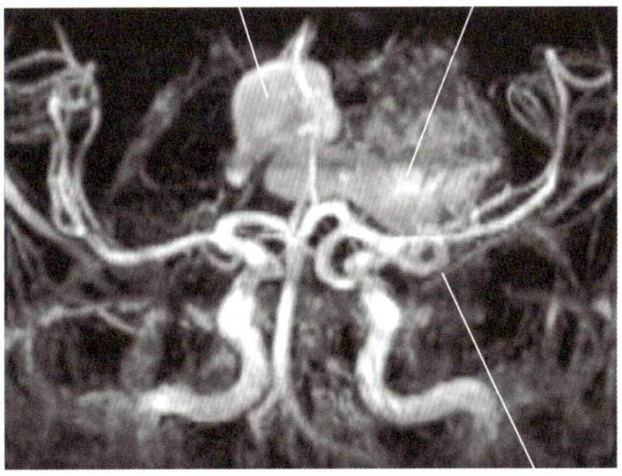

(d) MRA

▲ 그림 17-7. 동정맥기형

(a) T_2강조 횡단면 : 확장된 drain vein이 잘보인다(화살표 1).

(b) T_1강조 횡상면 : 좌측 thalamus에 불규칙한 신호소실(signal void)이 있으며, 출혈이 동반되어 있다(화살표 2, 3)

(c) 조영제 사용 T_1강조 횡단면

(d) MRA : AVM의 주변에 굵게 확장된 동·정맥을 볼 수 있다. AVM Nidus는 혈종에 가려 안보인다.

2) 외상성 두개강내 혈종(Traumatic Intracranial Hematoma)

(1) 경막외혈종(Epidural Hematoma : EDH)

두개골 내측에 볼록렌즈 모양으로 혈종이 생기는 경막외혈종은 대부분 동맥 출혈로 두개골 골절이 동반된 경우가 많아 단순 방사선 촬영 사진을 잘 살펴야 한다.

수 시간 이내의 급성혈종일 경우에는 T_1 강조영상에서 약간 검거나 동등신호강도를 보이고 T_2 강조영상에서는 약간의 고신호강도로 보이며 수 시간이 경과한 후에는 T_1 강조영상과 T_2 강조영상에서 저신호강도로 보인다. 따라서 급성기 혈종의 진단은 MR 보다 CT가 더 쉽다.

아급성기(subacute stage)가 되면 T_1 강조영상에서 고신호강도를 보이기 시작한다(그림 17-8).

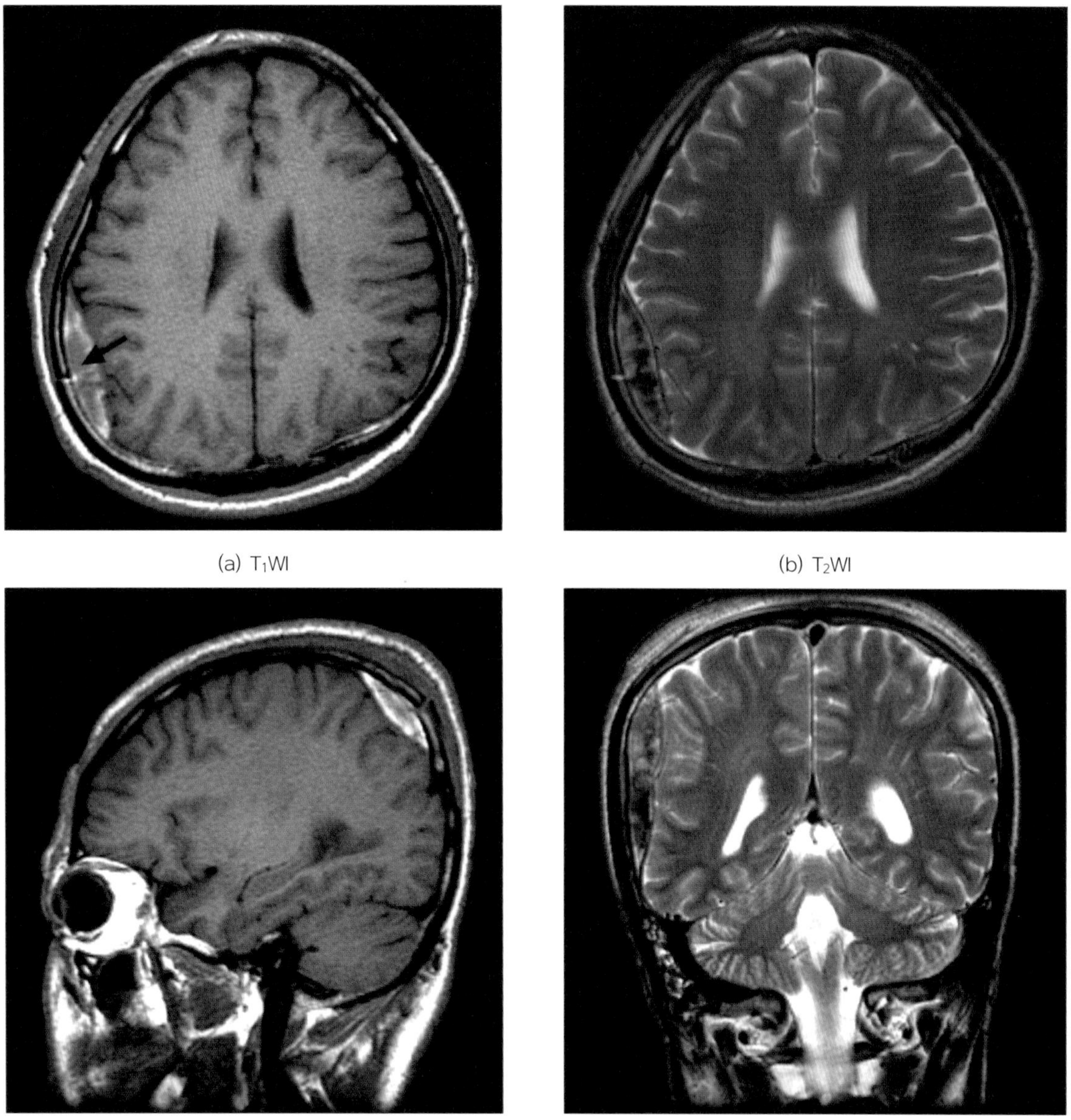

(a) T_1WI (b) T_2WI (c) T_1WI (d) T_2WI

▲ 그림 17-8. 경막외혈종

(a) T_1강조 횡단면 : 외부충격에 의해 발생한 경막외혈종(화살표)
(b) T_2강조 횡단면
(c) T_1강조 시상면
(d) T_2강조 관상면

(2) 경막하혈종(Subdural Hematoma : SDH)

두개골 내측을 따라 초승달 형태(crescent shape)의 출혈을 일으키며 대부분 뇌피질정맥과 두개골 내판에 붙어 있는 경막 사이의 연결 정맥 파열로 생긴다.

혈종의 신호강도는 ICH와 같은 경향으로 변화하나 시간 경과는 차이가 있을 수 있으며 시간이 다른 여러 차례의 출혈이 있기도 하다. 수 시간 이내의 급성기에는 T_1 강조영상에서 약간 검거나 동등신호강도로 나타나고 T_2 강조영상에서는 약간의 고신호강도로 보이다가 수 시간 경과 후에는 T_1 및 T_2 강조영상에서 모두 저신호강도로 보인다. 아급성기가 되면 T_1 강조영상에서 고신호강도를 보이며 T_2 강조영상에서는 저신호강도 혹은 고신호강도로 나타난다. 만성기가 되면 혈종 내부의 혈액성분이 흡수되어 모든 촬영방법에서 뇌척수액과 같거나 약간 높은 신호강도를 보인다(그림 17-9).

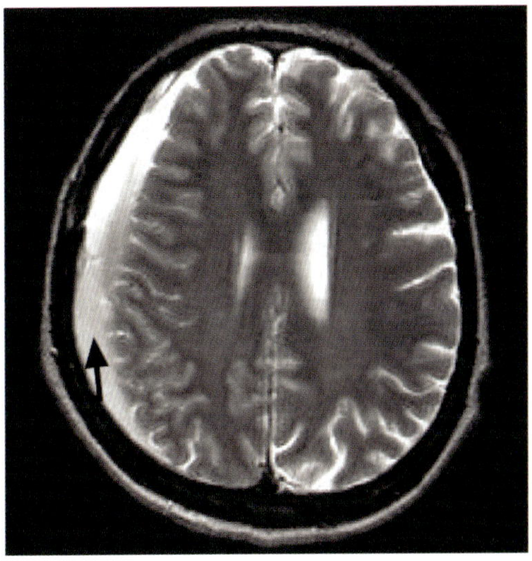

(a) T_2WI

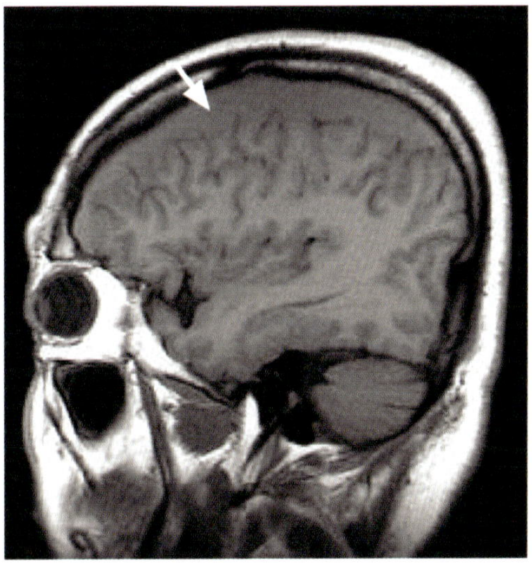

(b) T_1WI

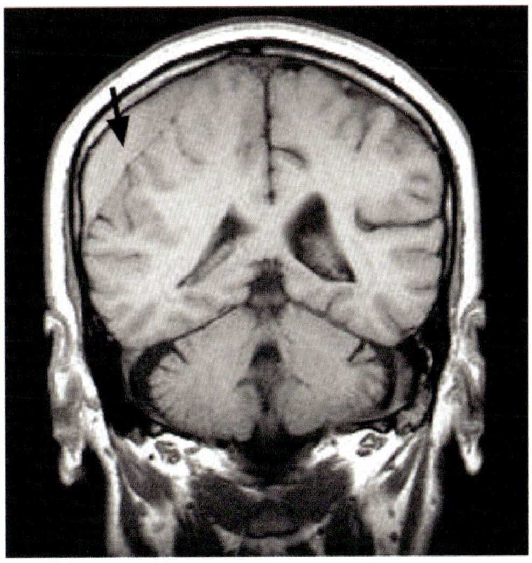

(c)T_1WI

▲ 그림 17-9. 경막하혈종

(a) T_2강조 횡단면 : 두개골 내면을 따라 초생달 모양으로 혈액이 고여 있으며 SDH도 시간 변화에 따라 신호강도가 변화한다.

(b) T_1강조 시상면 (c) T_1강조 관상면

3) 뇌종양(Brain Tumor)

종양의 위치, 모양, 크기, 파급범위 및 조직학적 특성과 악성도에 따라 임상증상 및 방사선학적 소견은 다양하게 나타난다. 일반적으로 종양의 악성도가 높을수록 그 경계가 불분명하거나 불규칙하고 MRI의 신호강도가 균일하지 않으며 주위의 부종이 심하다. 그리고 2차적인 변화로 괴사나 출혈이 동반될 수 있다. 조영증강 후에는 악성도가 높을수록 조영증강이 강하게 나타나는 경향이 있으나 반드시 조영증강 정도와 악성도가 일치하지는 않는다.

일반적으로 T_1 강조영상에서 고신호강도를 보이는 경우에는 지방, 고단백물질, flowrelated enhancement, 아급성 및 만성출혈(methemoglobin), 멜라닌, 상자성이온(Ca, Fe, Mn, Cu) 등이 있으며 T_2 강조영상에서 저신호 강도를 보이는 경우는 석회화, 높은 세포밀도, 매우 높은 단백질농도, 풍부한 섬유교원성 간질, 철분, 멜라닌, 혈류에 의한 신호 소실 등이 있다.

(1) 신경교종(Glioma)

① 성상세포종(Astrocytoma)

T_1 강조영상에서 저신호강도로 보이고 T_2 강조영상에서는 고신호강도로 나타나며 조영증강소견은 거의 나타나지 않는다. 때로 낭성변화를 동반하기도 한다.

악성도가 증가함에 따라 내부 출혈, 괴사, 혈관 구조물, 세포밀도의 증가 등에 의해 다양한 신호강도로 나타나며 조영증강 후에는 악성도가 높을수록 조영증강이 강하게 나타나는 경향이 있고 주위의 부종도 증가한다(그림 17-10).

② 상의세포종(Ependymoma)

뇌실을 싸고 있는 상의세포(ependymal cell)에서 발생하며 소아의 제4뇌실에서 호발하나 젊은 성인에서도 발생한다. 천막상부(supratentorial)에서 생기면 뇌실질 내에 위치하는 경우가 많다.

T_1 강조영상에서 저신호강도로 보이고 T_2 강조영상에서는 고신호강도로 나타나며 조영증강은 비교적 잘된다. 석회화와 낭성변화를 자주 동반한다(그림 17-11).

③ 다형성 교모세포종(Glioblastoma Multiforme)

신경교종의 약 1/2을 차지하는 흔한 종양으로 신경교종 중 가장 악성도가 높다.

세포밀도가 높고 형태 및 조직학적 특성이 다양하여 MRI상 여러 신호강도가 혼합되어 나타나며 내부에 괴사, 출혈 등 2차적 변화가 심하다. 조영증강은 불규칙하며 변연부에 강하게 나타나고 종괴효과(mass effect)와 부종도 심하다.

다발성으로 나타나기도 하고 반대편 뇌반구로 건너가기도 하며(butterfly appearance) 뇌실 벽 또는 뇌 표면을 따라 전파되기도 한다(leptomeningeal spread)(그림 17-12).

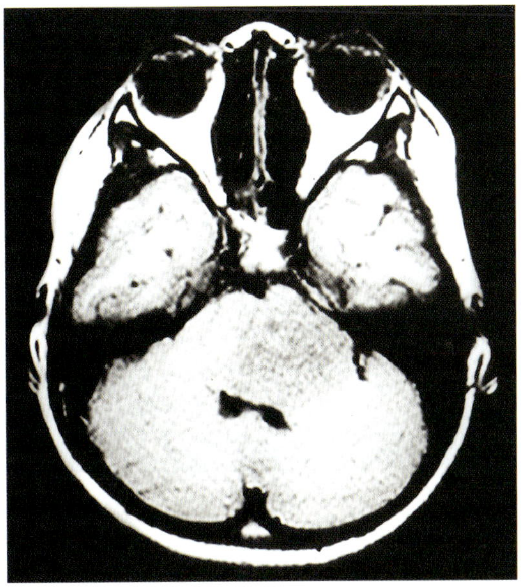

(a) T_1WI

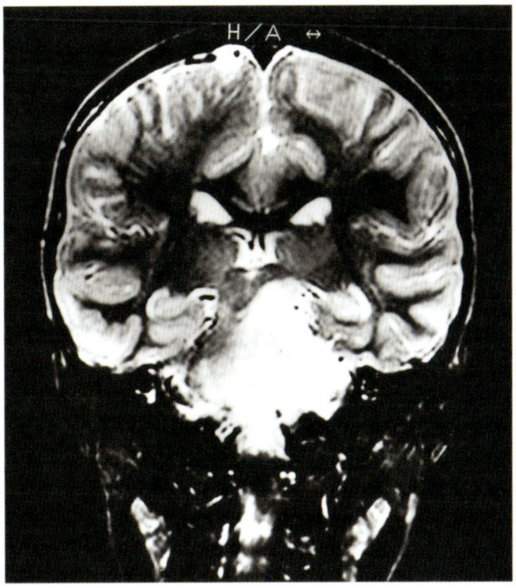

(b) T_2WI

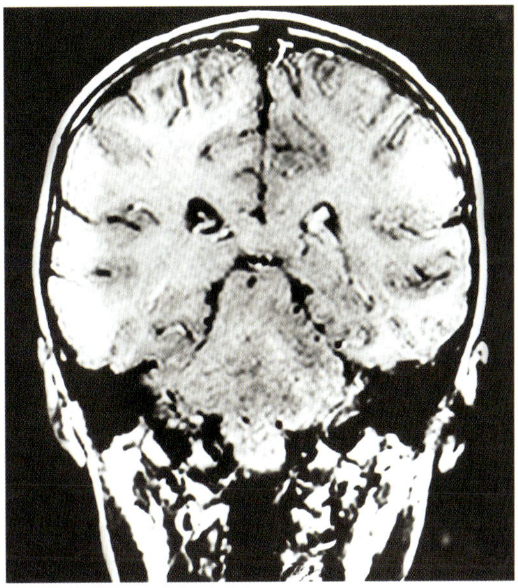

(c) Gd-T_1WI

▲ 그림 17-10. 성상세포종

(a) T_1강조 횡단면 : 뇌교(pons)에 저신호강도의 종괴가 있다.

(b) T_2강조 관상면 : 뇌교를 포함한 뇌간(brain stem)에 고신호강도의 종괴가 있다.

(c) T_1강조 관상면 : 조영제 주입후영상으로써 약간의 조영증강만 있을 뿐 조영증강이 거의 이루어지지 않는다.

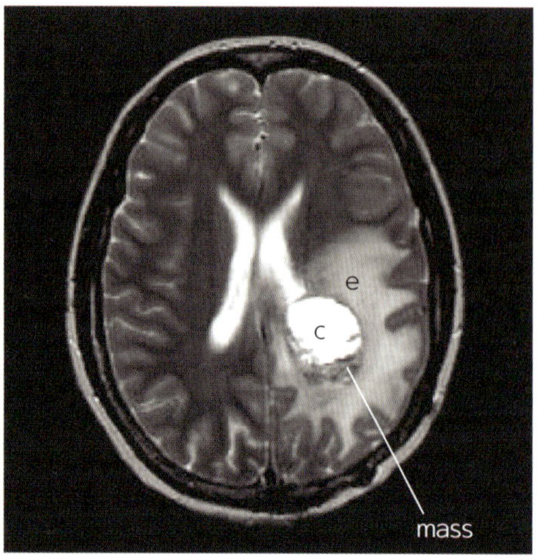

(a) T_2WI

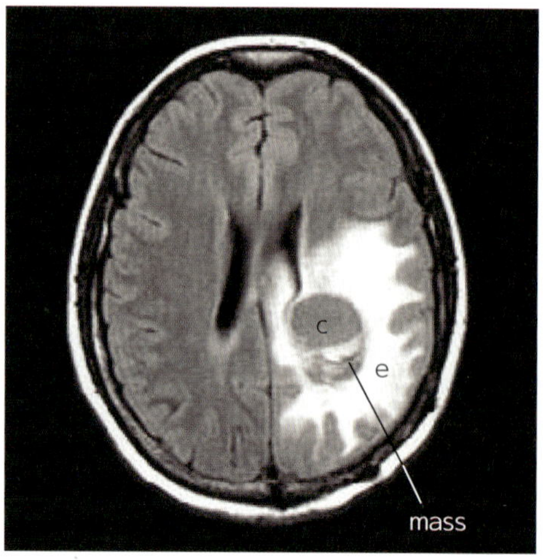

(b) FLAIR

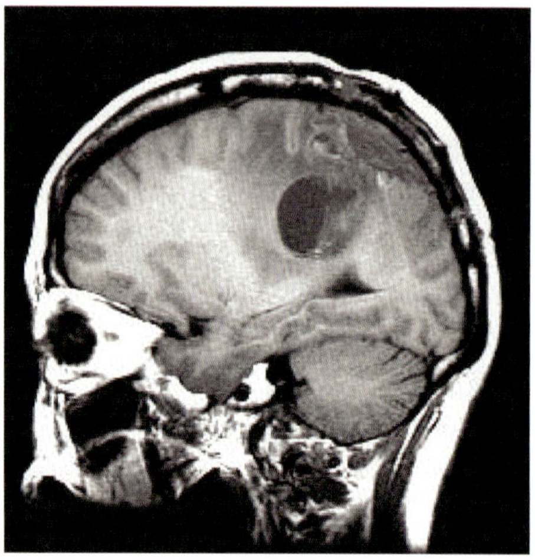

(c) T_1WII

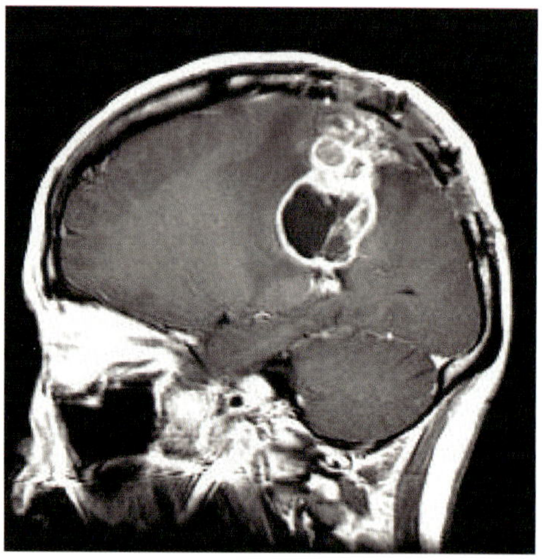

(d) Gd-T_1WI

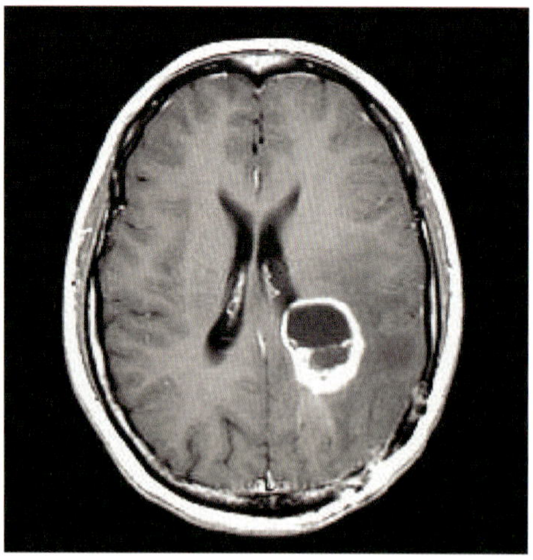

(e) Gd-T_1WI

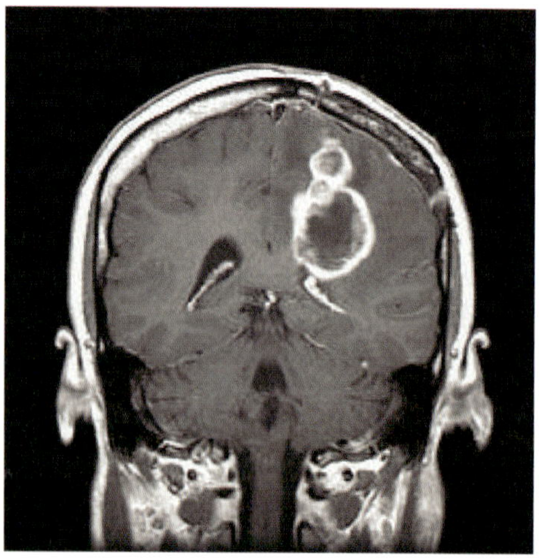

(f) Gd-T_1WI

▲ **그림 17-11. 상의 세포종**

(a) T_2강조 횡단면 : Ventricle에 연하여 Cystic change(c)를 동반한 종괴와, 주변의 edema(e)가 있다.
(b) FLAIR 영상 (c) T_1강조 시상면
(d) 조영제 사용 T_1강조 시상면 : 낭성변화 부위를 제외하고 종괴가 조영증강 된다.
(e) 조영제 사용 T_1강조 횡단면 (f) 조영제 사용 T_1강조 관상면

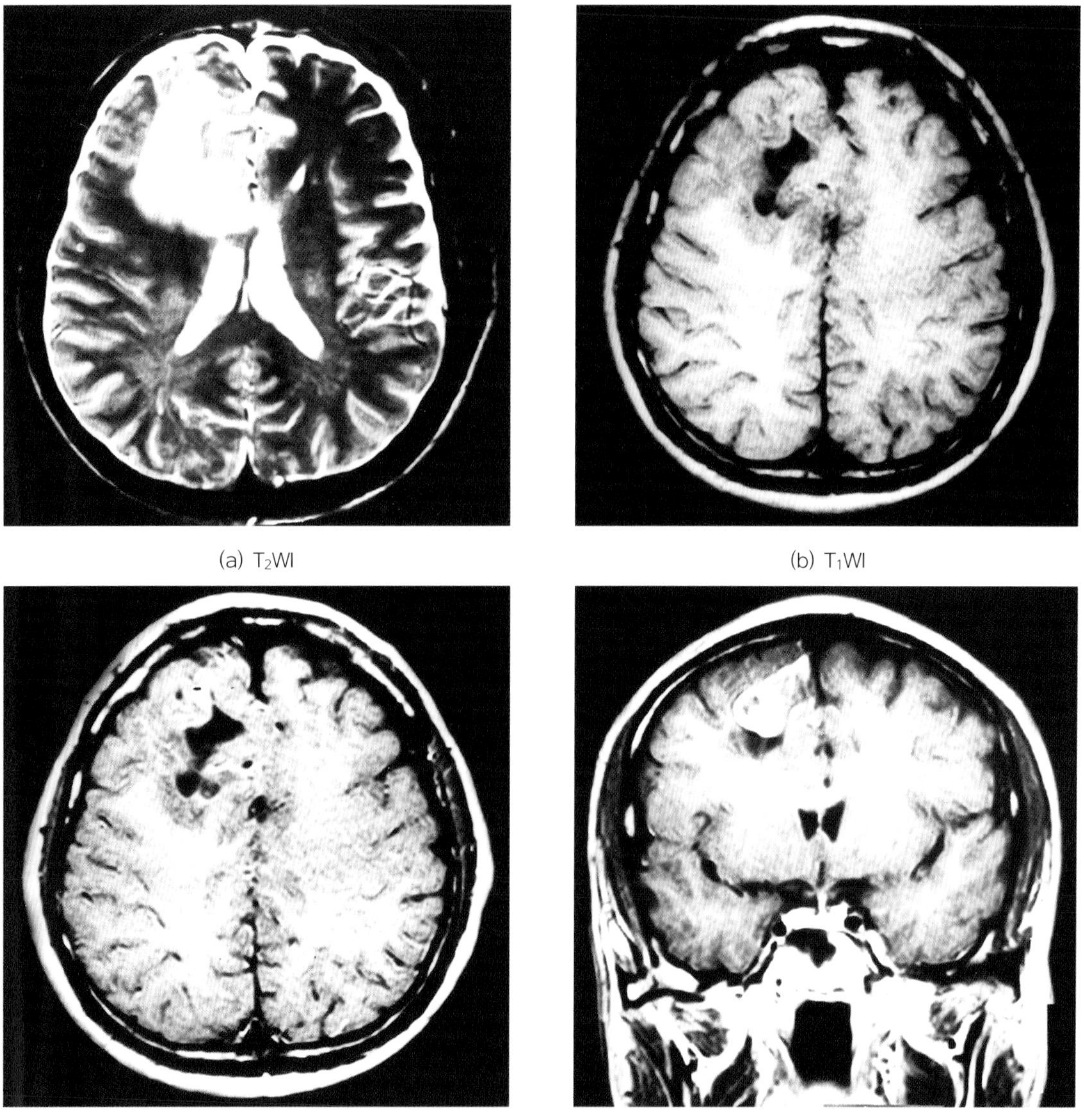

(a) T_2WI (b) T_1WI (c) Gd-T_1WI (d) T_1WI

▲ **그림 17-12. 다형성 교모세포종**

(a) T_2강조 횡단면 : 우측 전두엽에 불규칙한 고신호강도가 있으며 좌측 전두엽으로 퍼져나가고 있다.
(b) T_1강조 횡단면 : 종괴 내에 괴사(necrosis)가 있으며 주변에 부종이 보인다.
(c) 조영제 사용 T_1강조 횡단면 : 종괴의 일부에 괴사와 불규칙한 조영증강이 있다.
(d) T_1강조 관상면

(2) 수막종(Meningioma)

뇌실질 밖에서 발생하는 축외(extra-axial) 종양 중 가장 흔하며 40대 이후의 여성에서 호발한다.
MRI상 T1WI에서 저신호강도 또는 뇌실질(뇌회질-gray matter-기준)과 동등신호강도로 나타나고 T_2WI에서는 동등신호강도 또는 고신호강도를 보이며 조영제 주입 후 균일하고 강하게 조영증강된다. 주변 뇌조직과의 경계는 좋으며 종괴 주변에 혈관들이 보이는 경우가 많다. 경막 부위로부터 오는 종양 공급 혈관이 보이기도 하며 인접한 경막의 비후 및 조영증강(dural tail sign)과 골 변화를 자주 동반한다(그림 17-13).

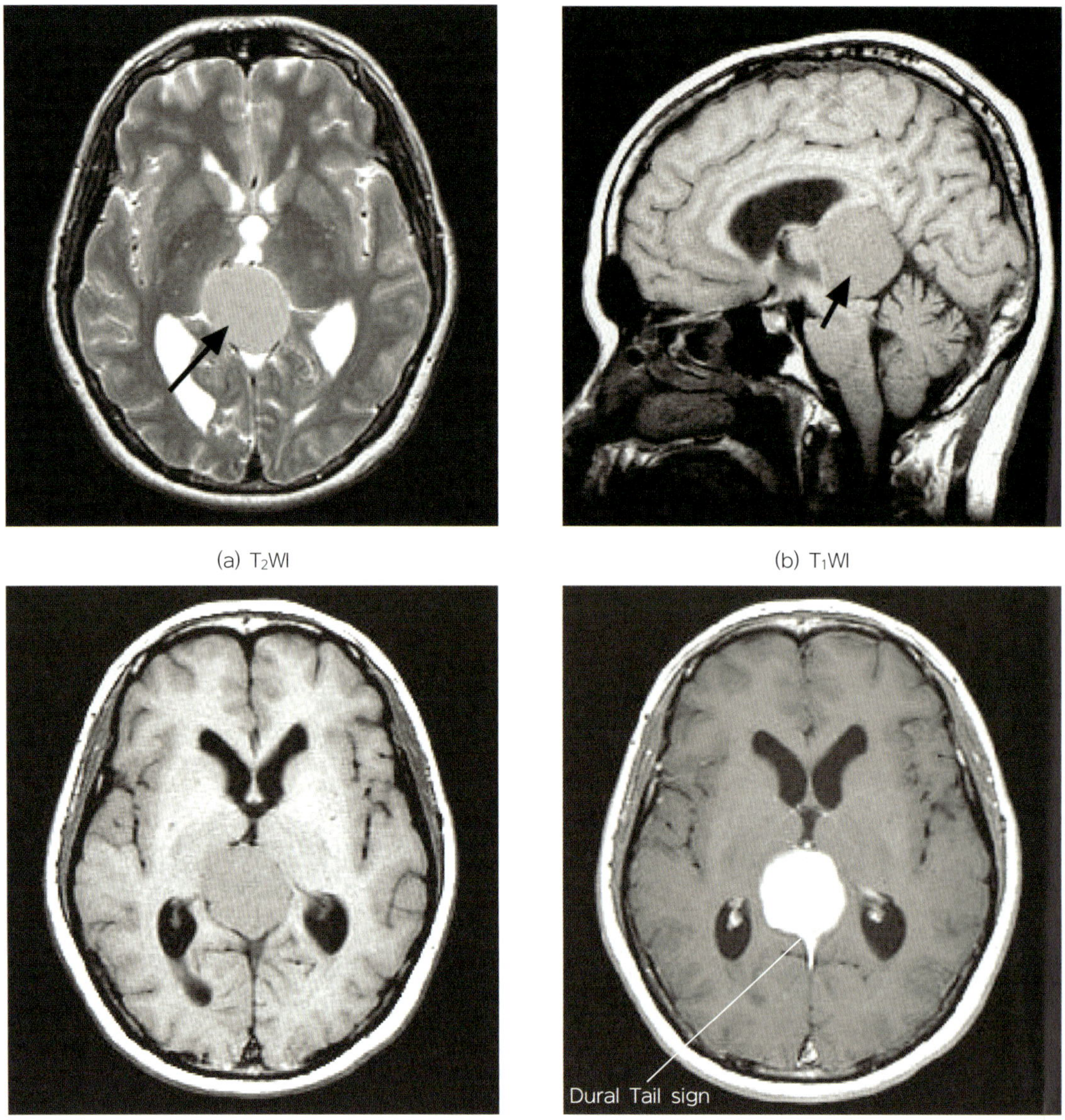

(a) T_2WI (b) T_1WI

(c) T_1WI (d) Gd-T_1WI

▲ 그림 17-13. 수막종

(a) T_2강조 횡단면 : 뇌조직과 비슷한 신호강도의 extra-axial 종괴가 보인다(화살표).

(b) T_1강조 시상면

(c) T_1강조 횡단면

(d) 조영제 사용 T_1강조 횡단면 : 균일하고 강한 조영 증강이 보인다.

(3) 뇌하수체선종(Pituitary Adenoma)

뇌하수체를 잘 보기 위해서는 2~3 mm의 관상(coronal) T_1WI와 조영증강이 필수적이다.

뇌하수체선종은 크기에 따라 1 cm 이하인 미세선종(microadenoma)과 그 이상인 거대선종(macroadenoma)으로 구분한다. 미세선종의 경우 역동적(dynamic) MRI촬영이 꼭 필요하다.

미세선종은 내분비 기능항진 증세를 보이는 기능성 종양(functioning tumor)이 많고 거대선종은 기능항진을 일으키지 않는 단순 종양이 대부분이다. 거대선종은 터키안 상부 또는 양측 해면동까지 자라 주위 인접조직이 압박 받는 증세를 보이는 경우가 많다.

조영제 주사 후의 역동적 MR에서 미세선종은 정상 뇌하수체보다 조영증강이 덜 되어 약간 저신호강도로 보이거나 정상 뇌하수체보다 늦게 조영증강 된다.

거대선종은 대부분 강한 균질성 또는 환상 조영증강을 보인다(그림 17-14).

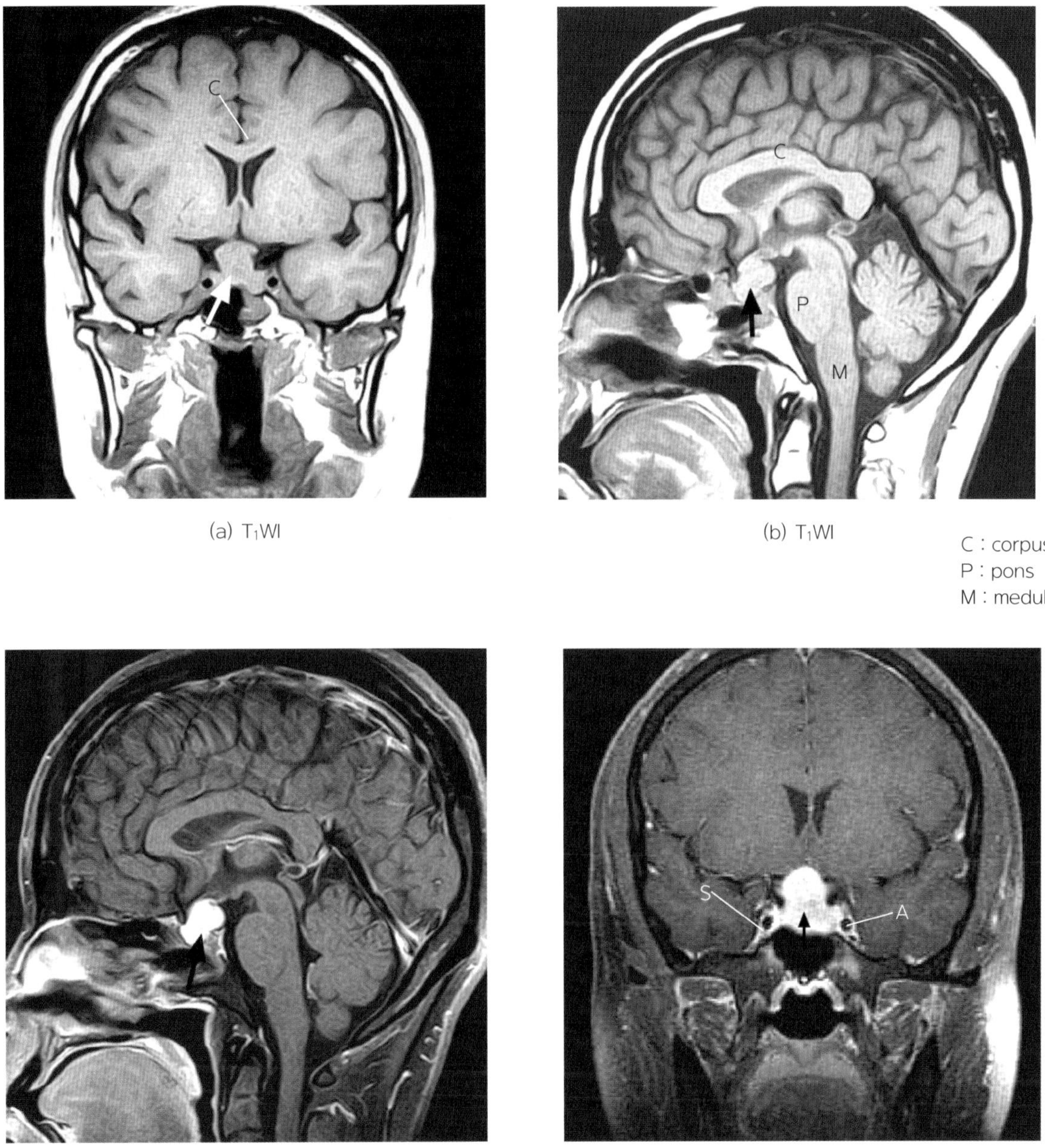

(a) T_1WI

(b) T_1WI

C : corpus callosum
P : pons
M : medulla

(c) Gd-T_1WI

(d) Gd-T_1WI

S : cavernous sinus
A : ICA

▲ **그림 17-14. 뇌하수체선종**

(a) T_1강조 관상면 : Sella 내부에서 상부로 자라는 종괴가 있다.
(b) T_1강조 시상면
(c) 조영제 사용 T_1강조 시상면 : 조영증강이 비교적 잘 되고 있다.
(d) 조영제 사용 T_1강조 관상면

(4) 두개인두종(Craniopharyngioma)

대개 소아(10~15세)에 많으나 성인에서도 발견된다.

터키안 상부의 종양 중 가장 대표적인 종양으로 석회화를 흔히 동반하나 MRI에서는 찾기 힘들고 낭성변화를 동반하며 환상 조영증강을 특징적으로 보인다. 낭성종괴 부위는 MRI상 T_1 강조영상에서 저신호 또는 고신호강도로 나타나고 T_2 강조영상에서는 대부분 고신호강도를 보인다(그림 17-15).

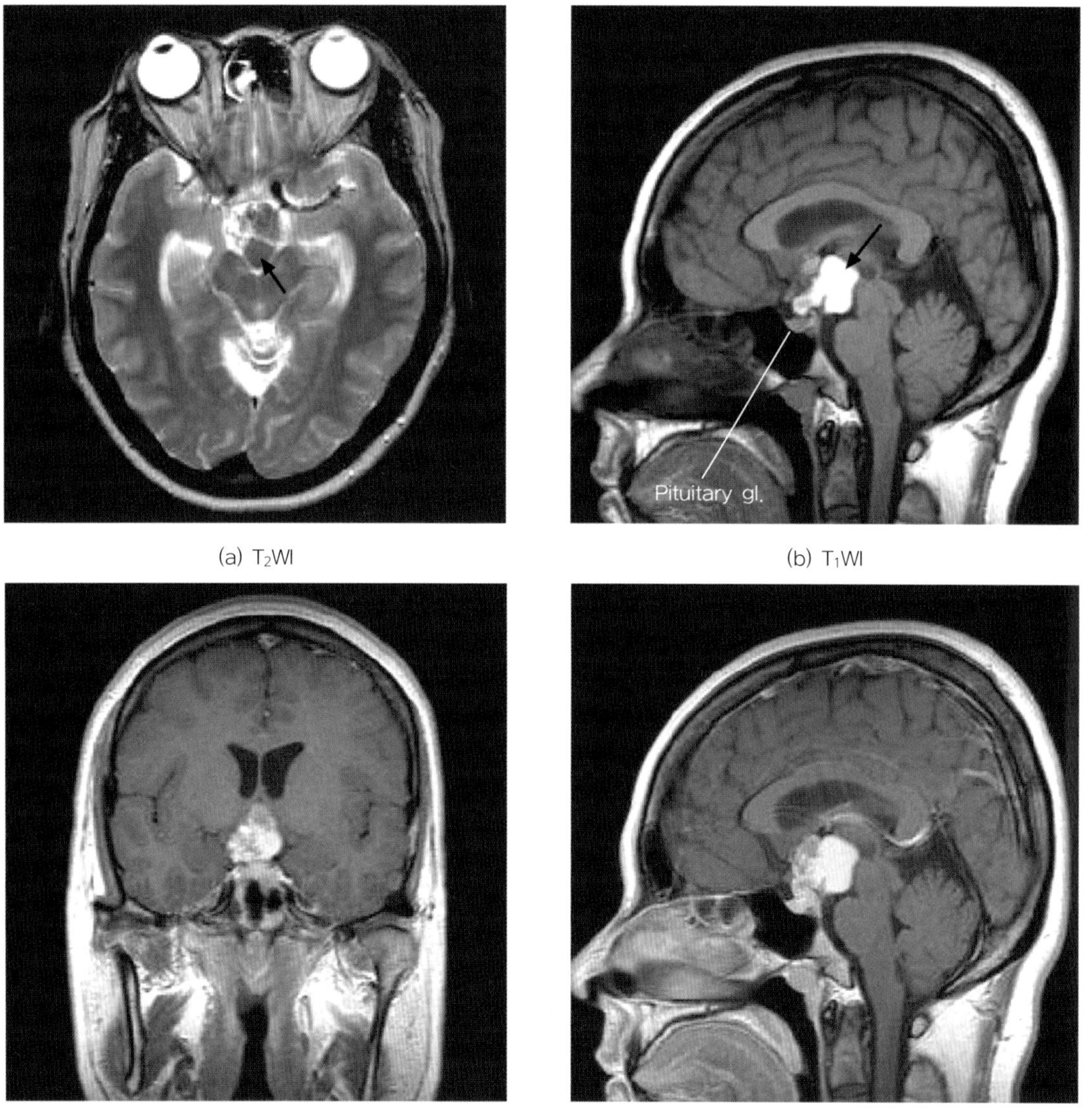

(a) T_2WI (b) T_1WI

(c) Gd-T_1WI (d) Gd-T_1WI

▲ 그림 17-15. 두개인두종

(a) T_2강조 횡단면 : Sella 상부에 종양이 보인다. cystic portion의 신호강도는 내용물에 따라 변할 수 있다.

(b) T_1강조 시상면

(c) 조영제 사용 T_1강조 관상면 : 종괴가 비교적 조영증강 된다.

(d) 조영제 사용 T_1강조 시상면

(5) 송과체종양(Pineal Tumors)

송과체 부위의 종양으로는 송과세포 자체에서 발생하는 종양보다 배아세포종(germ cell tumor)이 흔하며 그 중에서도 배아종(germinoma)과 기형종(teratoma)이 많다.

송과세포종(pineal cell tumor : pinealoblastoma, pinealocytoma)은 흔하지 않으며 그 외에 신경교종(glioma)이 있을 수 있다.

배아종은 10대 남자에 호발하며 터키안 상부에 동시 발생하기도 한다. MRI상 회질과 비슷한 신호강도를 나타내며 비교적 균일하고 강하게 조영증강 된다(그림 17-16).

기형종은 내부에 지방을 포함하는 경우가 많아 T_1WI에서 고신호강도를 나타내는 부위가 있으며 전체적으로는 여러 신호강도가 혼합되어 있다.

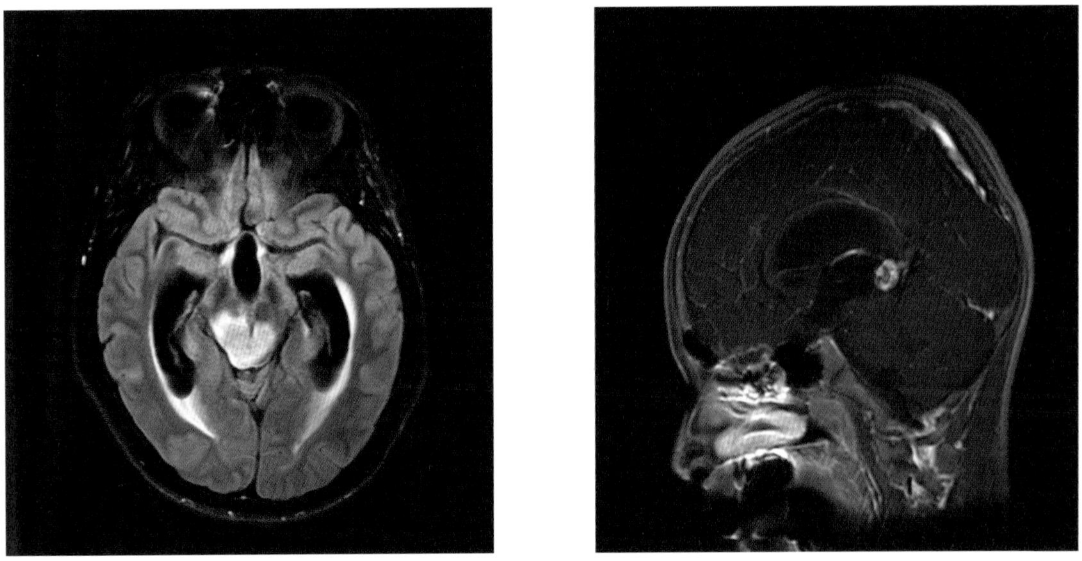

(a) FLAIR (b) GD-T_1WI

▲ 그림 17-16. 송과체종양(배아종 : germinoma)

(a) FLAIR 횡단면 : 고신호강도의 종괴가 송과체 부위에서 앞부분으로 자라고 있다.
(b) GD-T_1강조 시상면 : 조영제주입영상으로서 송과체 부위와 뇌하수체 상부가 조영증강 되고 있다.

(6) 지방종(Lipoma)

뇌의 정중선을 따라 발생하며 뇌량(corpus callosum)의 이형성증(dysplasia)과 동반하여 오는 경우가 많다.

지방성분 때문에 T_1WI에서 특징적으로 강한 신호강도를 나타내며 화학적 변위(chemical shift)를 보이기도 한다(그림 17-17).

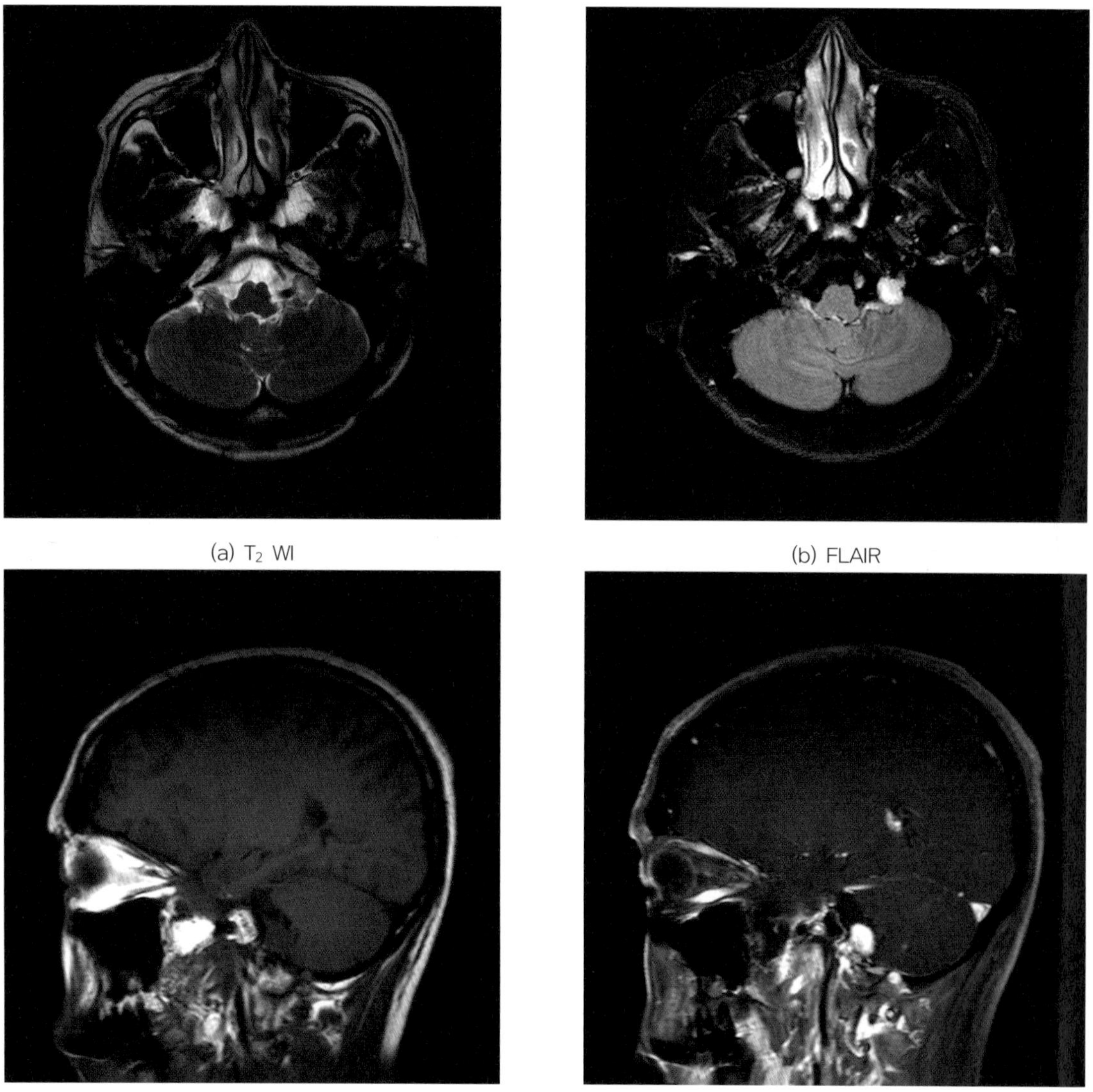

(a) T_2 WI　(b) FLAIR　(c) T_1 WI Sagittal　(d) GD-T_1 WI Sagittal Fat-sat

▲ 그림 17-17　지방종

(a) T_2강조 횡단면 : 약간의 고신호로 보인다(화살표).
(b) FLAIR 영상
(c) T_1강조 시상면 : 지방조직은 T_1강조에서 가장 희게 나타난다.
(d) T_1강조 시상면(지방소거법 : fat suppression) : 지방의 신호를 억제시키면 지방종의 고신호가 사라진다.

(7) 전이성 뇌종양(Metastatic Brain Tumors)

뇌에 전이를 잘 일으키는 종양의 원발 부위는 폐, 유방, 신장, 위장관, 피부(melanoma) 등으로 약 50~70 %에서 다발성이며 나머지는 단일종괴로 나타난다.

원발 병소가 어디냐에 따라 차이가 있으나 일반적으로 뇌피질과 백질의 경계 부위에 잘 생기며 크기는 수 mm에서 수 cm까지 다양하고 주위의 부종은 심한 것이 보통이다.

MRI에서는 T_1 강조영상에서 동등신호 또는 저신호강도로 나타나고 T_2 강조영상의 신호강도는 일정하지 않아 뇌조직과 동등신호나 저신호강도 또는 고신호강도로 나타나기도 하며 주위 부종은 고신호강도를 보인다. 내부에 괴사를 자주 동반하며 조영증강후 에는 균질한 조영증강 또는 환상 조영증강이 나타나고 주위에 저신호강도의 부종이 보인다(그림 17-18).

간암이나 신장암 같은 과혈관성 종양의 전이종양은 처음에 출혈로 나타날 수가 있어 혈관기형에 의한 출혈로 오인할 수도 있다.

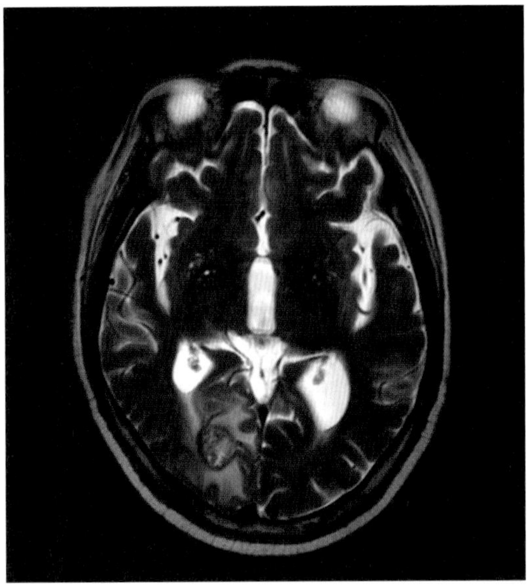

(a) T_2 WI

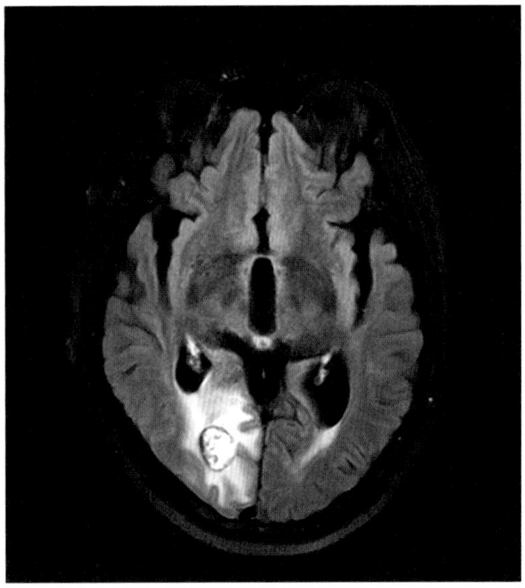

(b) FLAIR

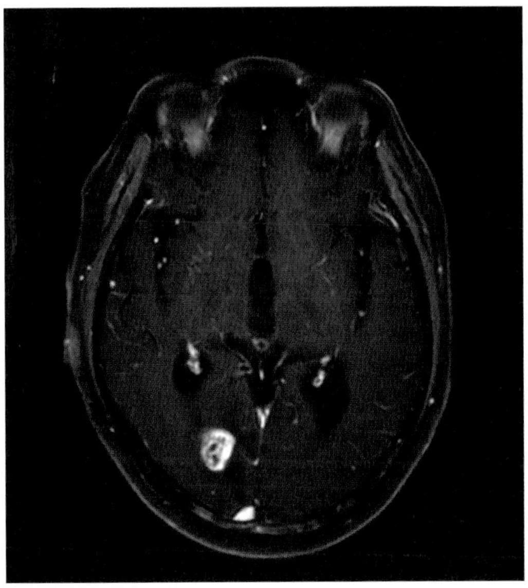

(c) GD- T_1 WI Axial

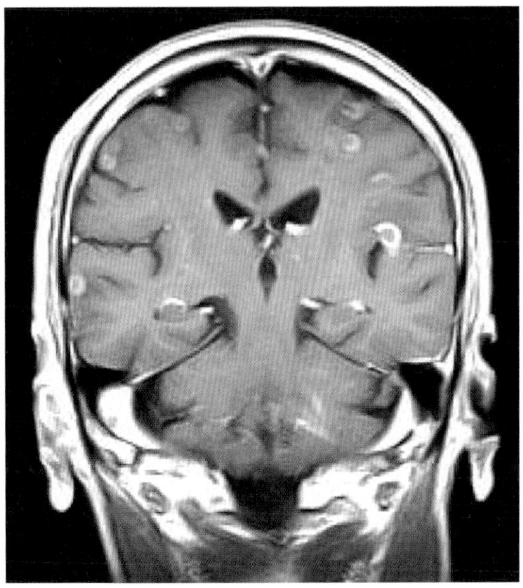

(d) Gd-T_1WI

▲ **그림 17-18 전이성 뇌종양**

(a) T_2강조 횡단면 : 전이성 종양은 mass주변의 edema가 심하다.
(b) FLAIR 영상
(c) 조영제 사용 T_1강조 횡단면 : Central necrosis가 있는 다수의 전이성 종양이 gray-white matter의 경계부위로 여러 곳에 퍼져 있으며 원형의 조영증강이 되고 있다.
(d) 조영제 사용 T_1강조 관상면

4) 퇴행성 질환(Degenerative Diseases)

퇴행성 질환에는 알츠하이머(Alzheimer) 병, 윌슨(Wilson) 병, 파킨슨병 등이 있는데 이들의 공통적인 방사선학적 소견은 미만성 뇌위축(diffuse brain atrophy) 소견이다. 뇌위축소견은 뇌실 및 뇌수조 등의 뇌척수액 공간의 확장으로 나타난다. 그러나 미만성 뇌위축은 단순한 노화현상 일수도 있으므로 비특이적이다(그림 17-19).

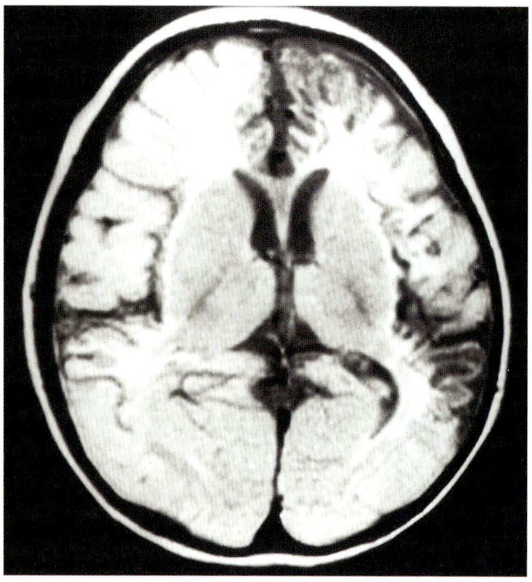

(a) PDWI

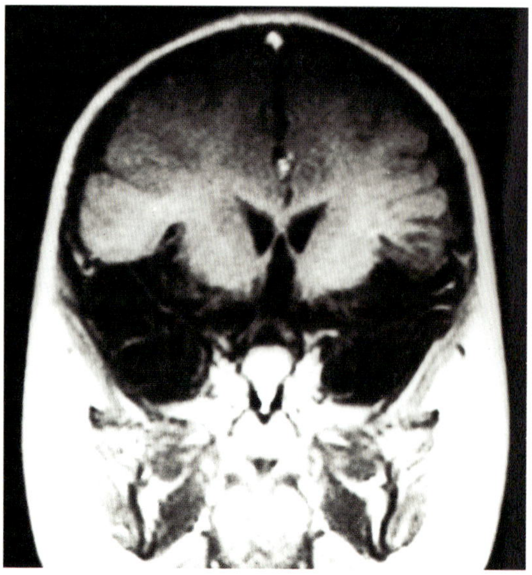

(b) T_1WI

▲ 그림 17-19. 변성위축질환

(a) 프로톤밀도영상 횡단면 (b) T_1강조 관상면

5) 감염성 질환(Infectious Disease)

(1) 뇌농양(Brain Abscess)

폐렴 등으로부터 혈류를 따라 전파되어 오는 경우와 중이염, 부비동염 등으로부터 직접 파급되는 경우가 있다.

초기에는 국소적인 뇌염(cerebritis)으로 그 변연이 뚜렷하지 않은 종괴 형태를 보이나 차츰 중심부에 괴사(necrosis)가 일어나서 말기에는 중심부에 농(pus)이 형성되고 가장자리는 막이 둘러싸게 된다.

MRI상 T_1 강조영상에서 저신호강도로 나타나고 T_2 강조영상에서는 고신호강도로 보이며 그 가장자리에 조영증강이 잘된다(환상조영증강 : ring-enhancement). 주위의 부종은 심한 편이다(그림 17-20).

(2) 유구낭미충증(Cysticercosis)

중추신경계의 가장 흔한 기생충질환으로 MRI 소견은 병변의 시기에 따라 다양하게 나타난다. 의심스러울 경우 엘리자검사(ELISA test)를 시행할 필요가 있다.

가장 전형적인 MR 소견은 다양한 크기의 (보통 1~2 cm) 여러 개의 낭종이 뇌척수액과 같은 신호강도로 보이며, 약 1~2 mm 크기의 결절(mural nodule)이 낭종 내벽에서 관찰되는 것이다. 유충이 죽으면 염증반응이 시작되어 환상 조영증강과 주위에 부종이 생긴다. 그 후 시간이 지남에 따라 부종과 염증 반응은 차츰 감소하여 사라지고 석회화 결절만 남게 된다(그림 17-21).

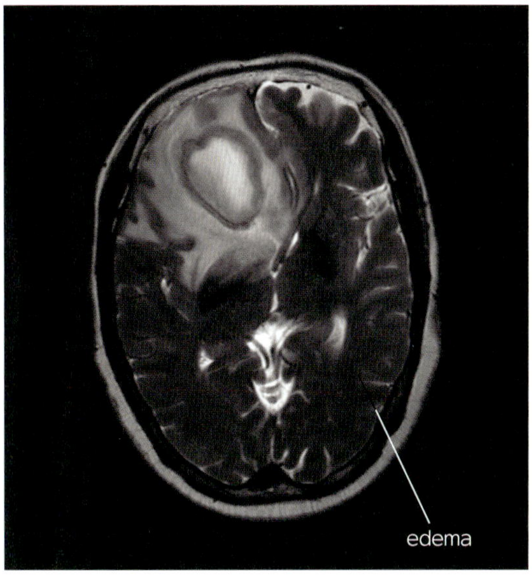

(a) T_2 WI

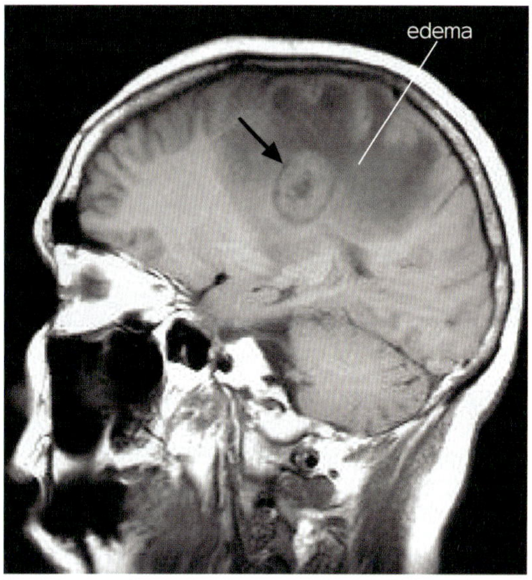

(b) T_1WI

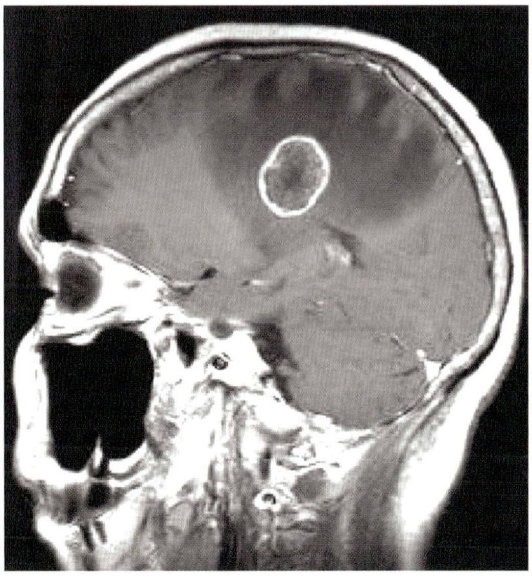

(c) Gd-T_1WI

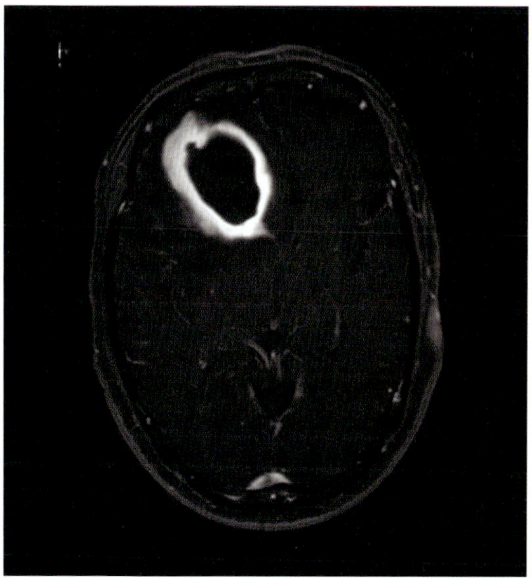

(d) GD-T_1WI

▲ **그림 17-20. 뇌농양**

(a) T_2강조 영상 : 농양의 고형부위는 뇌조직과 비슷한 신호강도로 보이고, 주변의 edema는 T_2WI에서 고신호 강도로 보인다.

(b) T_1강조 영상 : T_1WI에서 저신호강도로 나타난다.

(c) 조영제 사용 T_1강조 시상면 : 농양의 margin에 강한 조영증강이 있으며 농양의 중앙에는 괴사로 인한 저신호강도가 보인다.

(d) 조영제 사용 T_1강조 횡단면

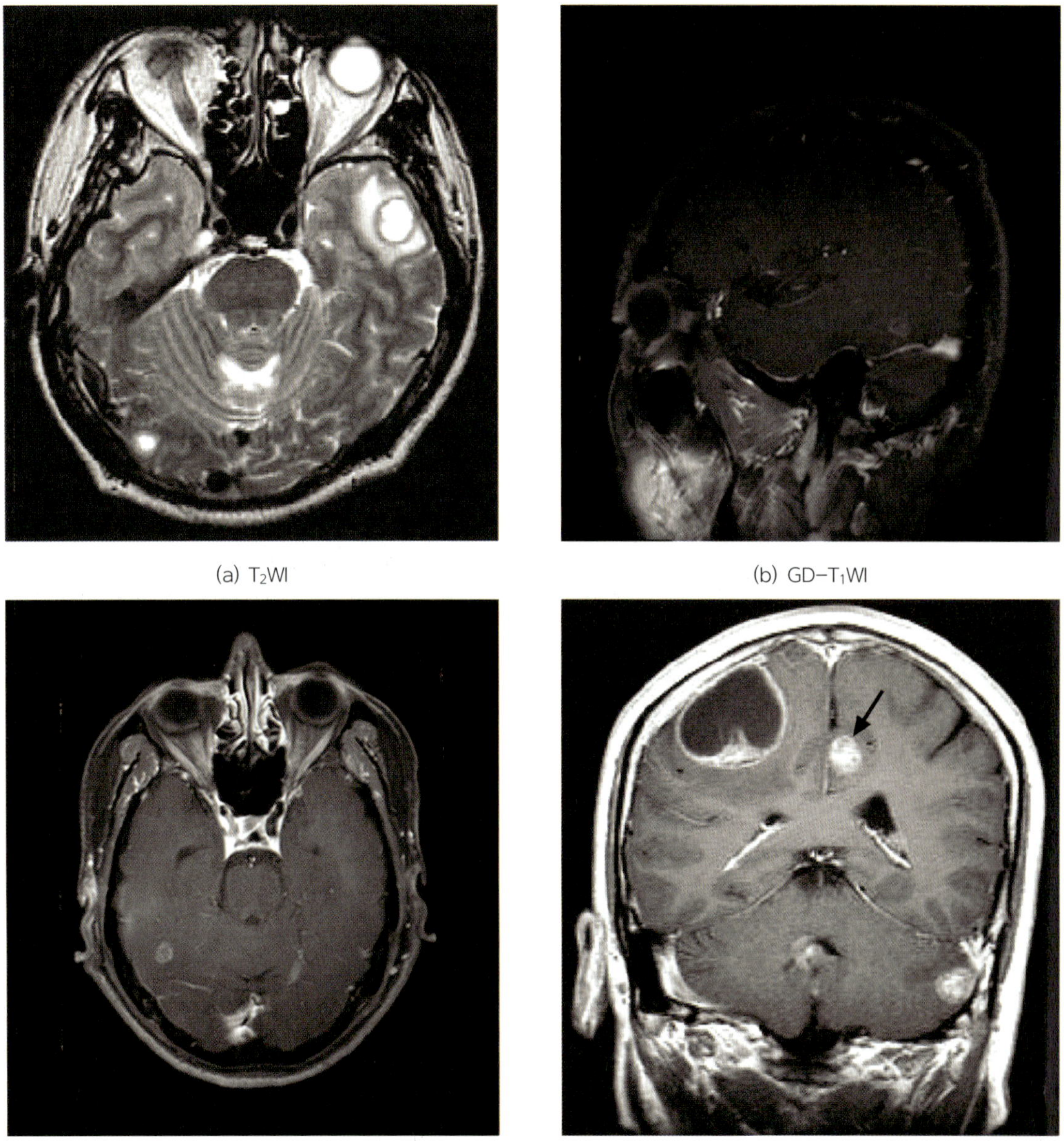

(a) T_2WI (b) GD-T_1WI (c) GD-T_1WI (d) Gd-T_1WI

▲ 그림 17-21. 유구낭미충증

(a) T_2강조 횡단면 : 여러 개의 낭종(cyst)이 여러 부위에 있다. (b) GD-T_1강조 시상면
(c) 조영제 사용 T_1강조 횡단면 : cyst의 wall에 조영증강이 있으며 때로는 결절로 보이기도 한다.
(d) 조영제 사용 T_1강조 관상면

6) 수두증, 수뇌증(Hydrocephalus)

뇌척수액 통로의 폐쇄, 뇌척수액의 과다 생산(예 : choroid plexus papilloma) 또는 뇌척수액의 흡수 장애 등으로 인하여 뇌실이 커지는 질환이다. 뇌실계(ventricular system) 내에 뇌척수액 통로의 폐쇄가 있는 경우 폐쇄성수두증(obstructive hydrocephalus)이라 하며 폐쇄가 없는 경우는 교통성수두증(communicating hydrocephalus)이라 한다(그림 17-22).

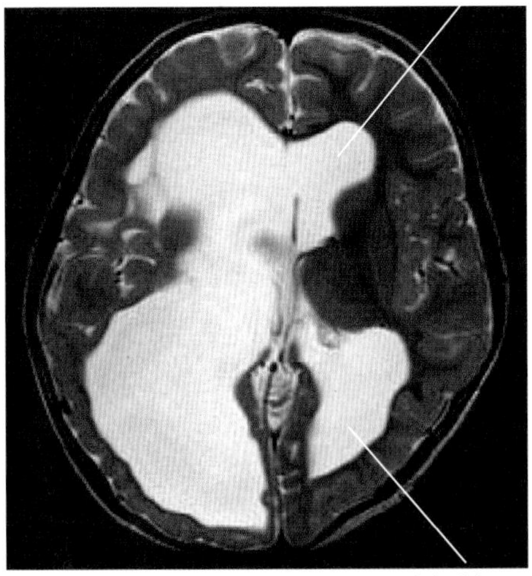

(a) T_2WI

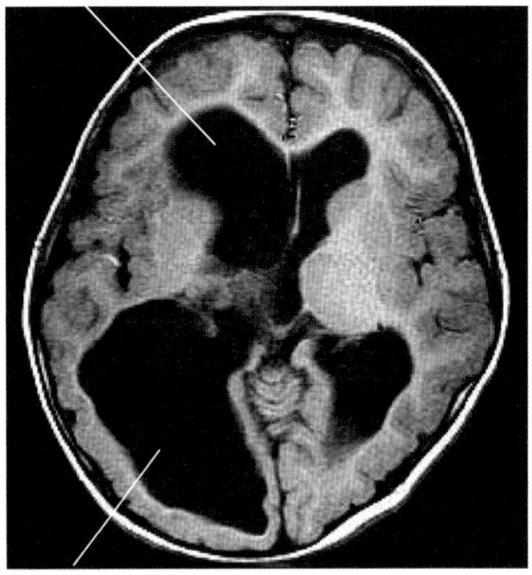

(b) T_1WI

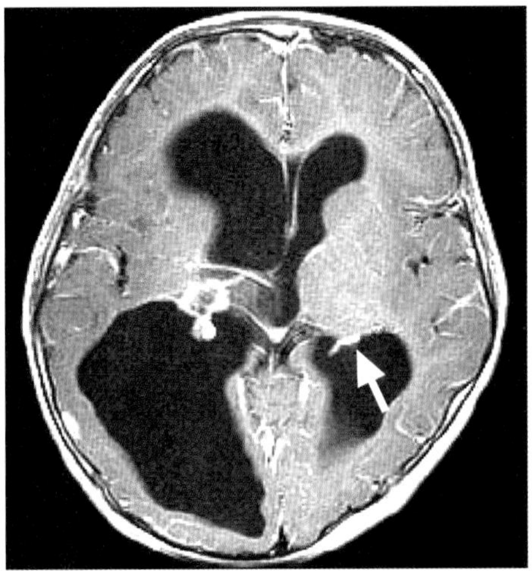

(c) Gd-T_1WI

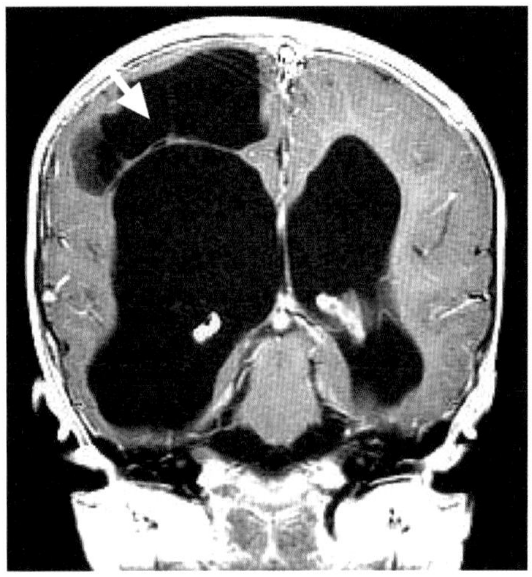

(d) Gd-T_1WI

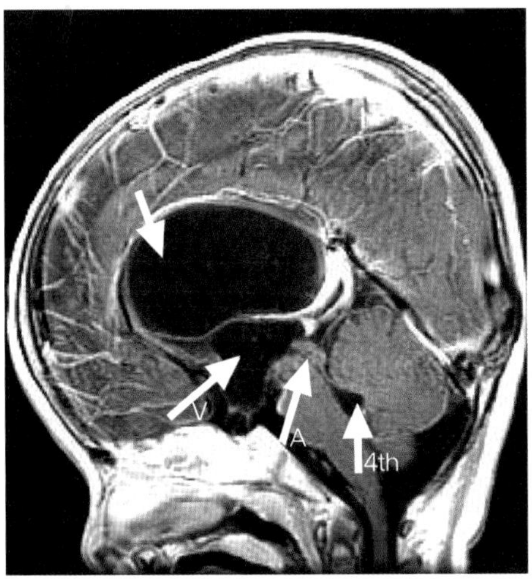

(e) Gd-T_1WI

▲ 그림 17-22. 수두증

(a) T_2강조 횡단면 : 뇌척수액의 배액 이상으로 측뇌실이 커져 있다.

(b) T_1강조 횡단면

(c) 조영제 사용 T_1강조 횡단면 : 뇌조직의 손상이후에 생긴 porencephalic cyst가 보인다(화살표).

(d) 조영제 사용 T_1강조 관상면

(c) 조영제 사용 T1강조 시상면 : 중뇌수도(cerebral aqueduct)가 좁아져 측뇌실과 3뇌실은 커져 있으나 제 4뇌실은 정상이다.

2 척추 및 척수의 자기공명영상(MRI of spine and spinal cord)

척추 및 척수는 상하로 긴 구조물이며 자연적인 만곡이 있고 복잡한 구조의 척추골과 이것으로 둘러싸인 척수는 작기 때문에 시상면 MRI가 큰 도움이 된다.

추체의 피질골(cortical bone)은 수소원자가 없기 때문에 T_1WI, T_2WI 모두에서 저신호강도로 나타나며 해면골은 지방을 포함하고 있는 정도에 따라 차이가 있으나 T_1WI에서는 고신호강도로 T_2WI에서는 저신호강도로 나타난다.

수핵(nucleus pulposus)은 수분이 많이 포함되어 있어 T_1WI에서는 저신호강도로 보이고 T_2WI에서는 고신호강도로 나타난다. 섬유륜(anulus fibrosus)의 외측섬유와 종인대(longitudinal ligament)는 수분 함유가 없어 T_1WI와 T_2WI에서 저신호강도로 나타난다.

뇌척수액은 두개 내에서와 같이 T_1WI에서는 저신호강도로 보이고 T_2WI에서는 고신호강도로 나타난다(그림 17-23).

1) 척수질환(Spinal Cord Diseases)

(1) 척수손상(Spinal Cord Injury)

외상 후 신경학적 이상 소견이 있으면 환자를 움직이지 않고도 여러 방향의 영상을 얻을 수 있는 MRI를 우선 시행하는 것이 좋다.

척추체(vertebral body)의 압박골절이 가장 흔한 척추의 골절이며 척추체의 높이가 줄어드는데 특히 앞쪽으로 더 감소한다(anterior wedging).

척수의 손상 유무는 단순촬영이나 CT에서 알기 어렵고 MR영상에서 척수의 신호강도 변화(T_2WI에서 고신호강도)로 나타난다. 손상 초기에는 부종으로 척수가 두꺼워지며 T1WI에서 저신호강도로, T_2WI에서 고신호강도를 나타내며 출혈이 동반되기도 한다. 만성기에는 척수공동증이 생길 수 있으며 위축이 일어나 척수는 가늘어진다(그림 17-24).

(2) 척수공동증(Syryngomyelia)

척수공동증(syringomyelia)은 척수중심관(central canal)에 뇌척수액(CSF)이 차서 척수가 두꺼워진다. MRI에서는 뇌척수액과 같은 신호강도의 낭성 척수 종괴로 나타난다(그림 17-25).

(3) 척수종양(Spinal Cord Tumor)

척수종양은 그 위치에 따라 척수내종양(intramedullary tumor), 척수외-경막내종양(intradural extra medullary tumor) 및 경막외종양(extradural tumor)으로 나눈다(그림 17-26).

① 척수내종양으로는 상의세포종(ependymoma)과 성상세포종(astrocytoma)이 있다.

이들을 방사선학적으로 감별하기는 어려우나 상의세포종이 경계가 좀 더 뚜렷하고 국소 출혈을 잘 일으키는 경향이 있다.

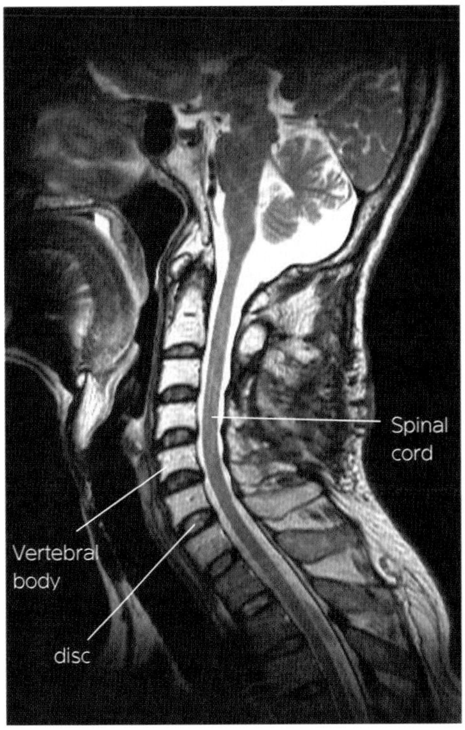

(a) T_2 sagittal

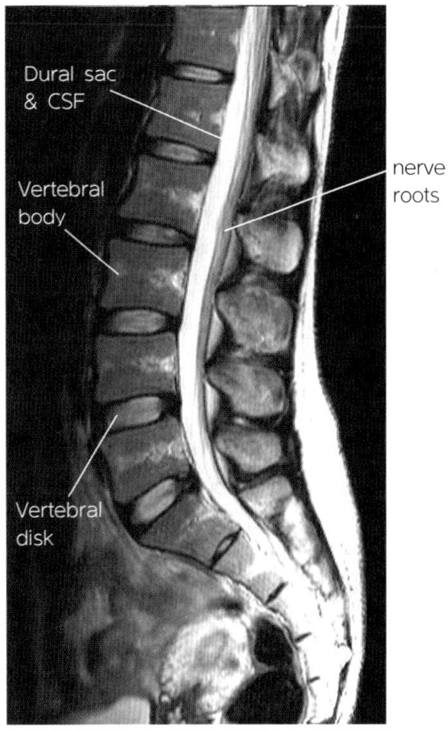

(b) T_2 sagittal

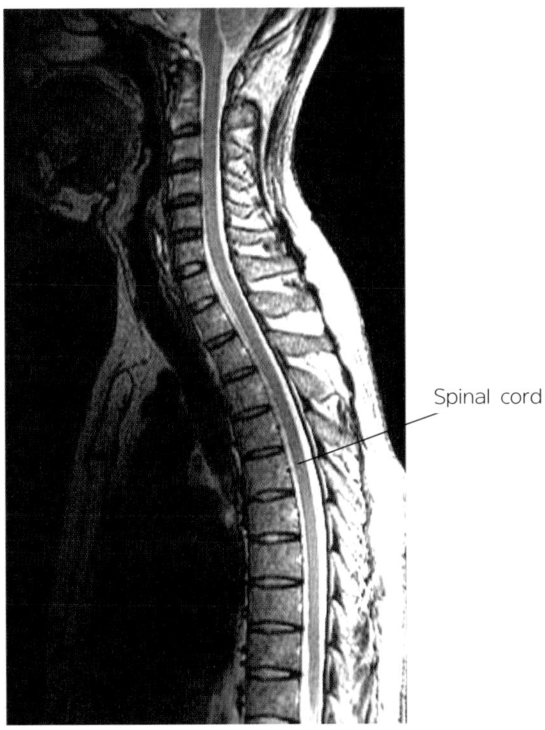

(c) T_2 sagittal

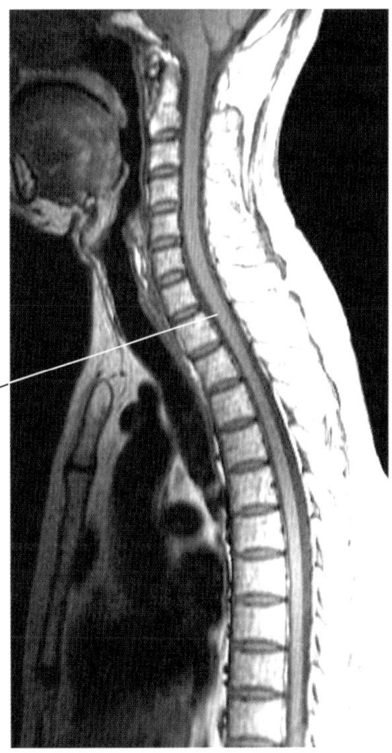

(d) T_1 sagittal

▲ 그림 17-23. 척수영상

(a) T_2강조 시상면 : C-spine (b) T_2강조 시상면 : L-spine

(c) T_2강조 시상면 : T-spine (d) T_1강조 시상면 : T-spine

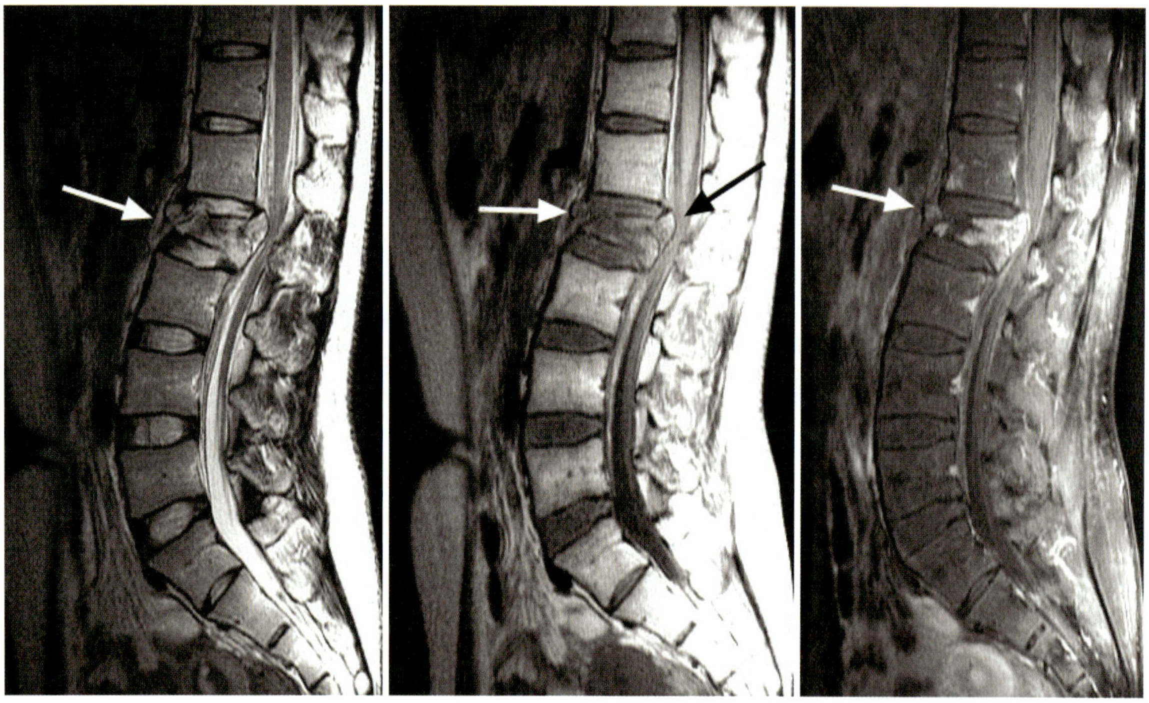

(a) T_2WI (b) T_1WI (c) Gd-T_1WI with Fat-Sat

▲ 그림 17-24. 척추손상

(a) T_2강조 시상면 : 제 2요추의 압박골절로 척추체의 골편이 뒤로 밀려서 thecal sac을 압박하고 있다.
(b) T_1강조 시상면
(c) 조영제사용 T_1강조 시상면

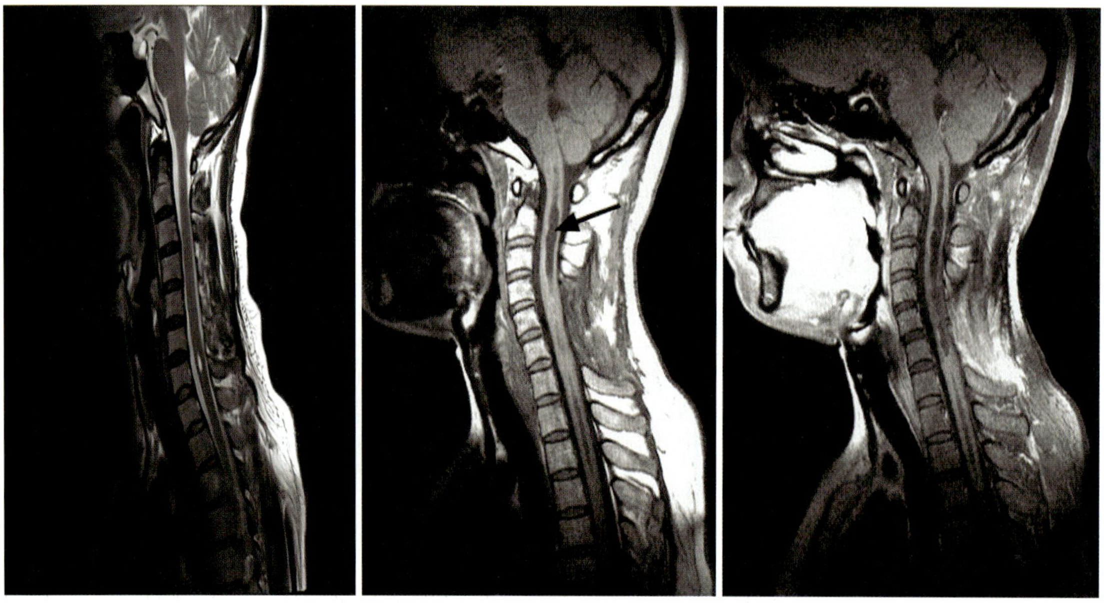

(a) T_2WI (b) T_1WI (c) Gd-T_1WI with Fat-Sat

▲ 그림 17-25a. 척수공동증

(a) T_2강조 시상면 : 척수의 공동증이 뇌척수액과 동일한 신호강도를 보이며 아래 화살표 부위에 수술흔적이 있어 극돌기가 없다(C4~C6).
(b) T_1강조 시상면 (c) 조영제 사용 T_1강조 시상면

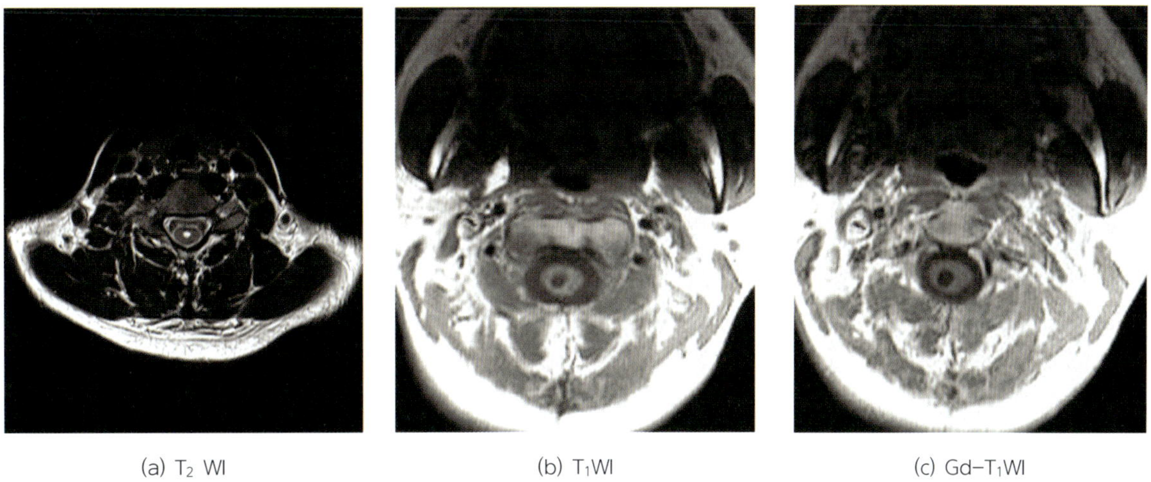

▲ 그림 17-25b 척수공동증

(a) T_2강조 횡단면 : 척수의 중앙에서 뇌척수액과 동일한 신호강도를 병소가 보인다.
(b) T_1강조 횡단면
(c) 조영제 사용 T_1강조 횡단면

MRI상 척수가 두꺼워지고 T_1WI에서는 약간의 저신호강도로 나타나고 T_2 강조영상에서는 고신호강도를 보이며 조영증강은 잘 된다.

② 척수외 경막내종양으로는 수막종과 신경종(neurilemoma, neurofibroma)이 있다. 지주막 내에 위치하여 척수를 압박한다.

수막종은 T_1WI에서 저신호강도 또는 동등신호강도를 나타내고 T_2WI에서는 동등신호강도 또는 고신호강도를 보이며 조영제 주입 후 강한 조영증강을 나타낸다.

신경종은 T_1WI에서 저신호강도로 나타나고 T_2WI에서는 고신호강도를 보이며 조영제 주입 후 강한 조영증강을 나타낸다. 신경종은 낭성변화를 자주 동반한다.

③ 경막외종양은 전이암이나 림프종 같은 악성 종양이 많지만 혈관종, 신경종, 수막종 등의 양성 종양도 발견된다. 전이암에서는 인접 뼈의 파괴가 흔히 동반된다. 척추체 자체에서 발생한 종양이나 척추체로 전이된 암도 경막외 연부조직을 침범하여 척수 및 신경근을 압박할 수 있다.

2) 추간판 탈출증(Intervertebral Disc Herniation)

추간판 탈출증(Intervertebral Disc Herniation)의 방사선학적 소견은 돌출 된 추간판이 경막강 또는 신경근을 압박하는 것을 보이는 것이다. MRI에서는 횡단면 뿐 아니라 시상면 영상에서 추간판의 돌출을 살피는 것이 도움이 된다.

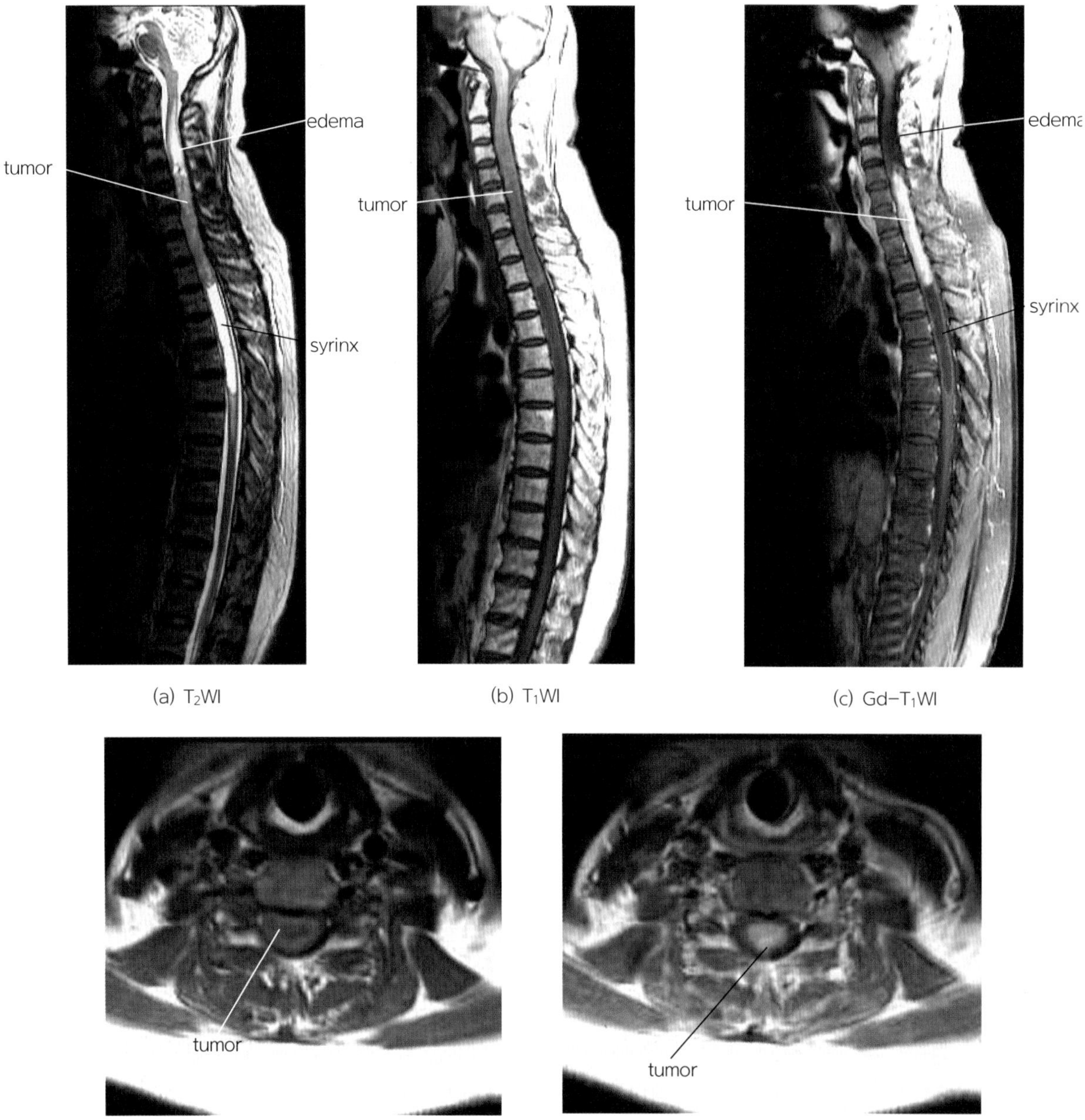

(a) T_2WI (b) T_1WI (c) Gd-T_1WI

(d) T_1WI (e) Gd-T_1WI

▲ **그림 17-26. 척수종양**

(a) T_2강조 시상면 : 척수와 비슷한 신호강도의 종양이 C5~C9 척수 내에 있고 종양의 상하에 부종과 척수 공동증이 동반되어 있다.

(b) T_1강조 시상면

(c) 조영제 사용 T_1강조 시상면

(d) T_1강조 횡단면

(e) 조영제 사용 T_1강조 횡단면 : 조영증강이 잘 되고 있다.

(1) 경추간판 탈출증(Cervical Disc Herniation)

경부의 추간판 탈출증은 C5-C6 부위가 가장 흔하다. 경부에서는 추간판의 탈출 뿐 아니라 골극(spur) 형성 등을 포함한 척추증(spondylosis)에 의한 경막강이나 신경근의 압박이 흔하다(그림 17-27).

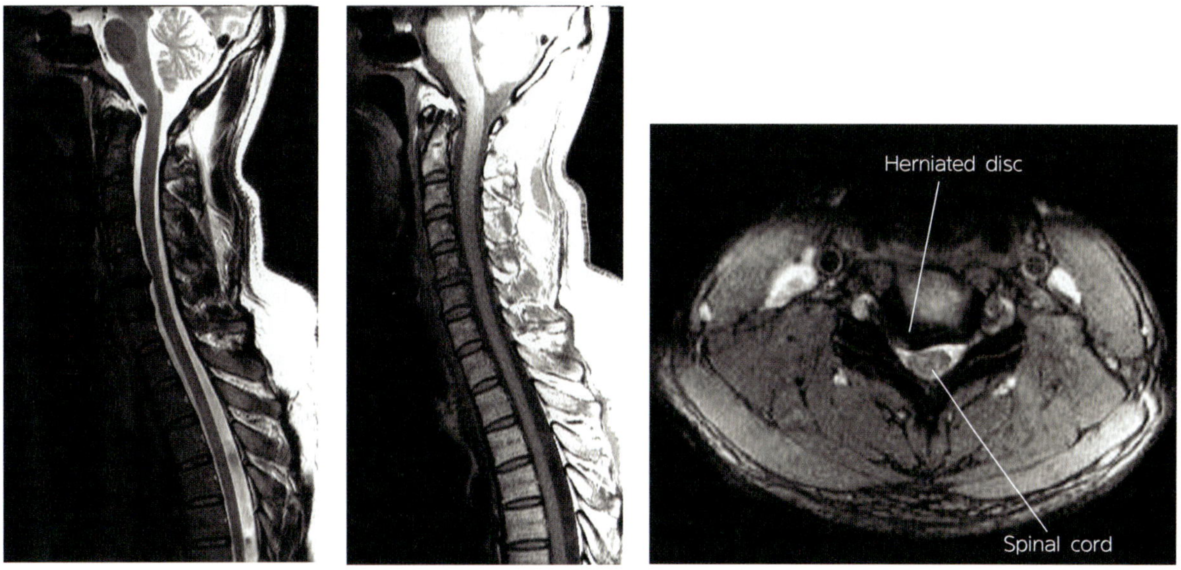

(a) T_2WI (b) T_1WI (c) T_2WI

▲ **그림 17-27. 경추간판탈출증**

(a) T_2강조 시상면 : C5–C6 level에서 우후방으로 추간판이 탈출하여 thecal sac을 누르고 있다. Spinal cord는 영향이 없으나, neural foramen은 약간 좁아져 있다.

(b) T_1강조 시상면 (c) T_2강조 횡단면

(2) 요추간판 탈출증(Lumbar Disc Herniation)

L4–L5와 L5–S1에 흔히 발생한다(그림 17–28).

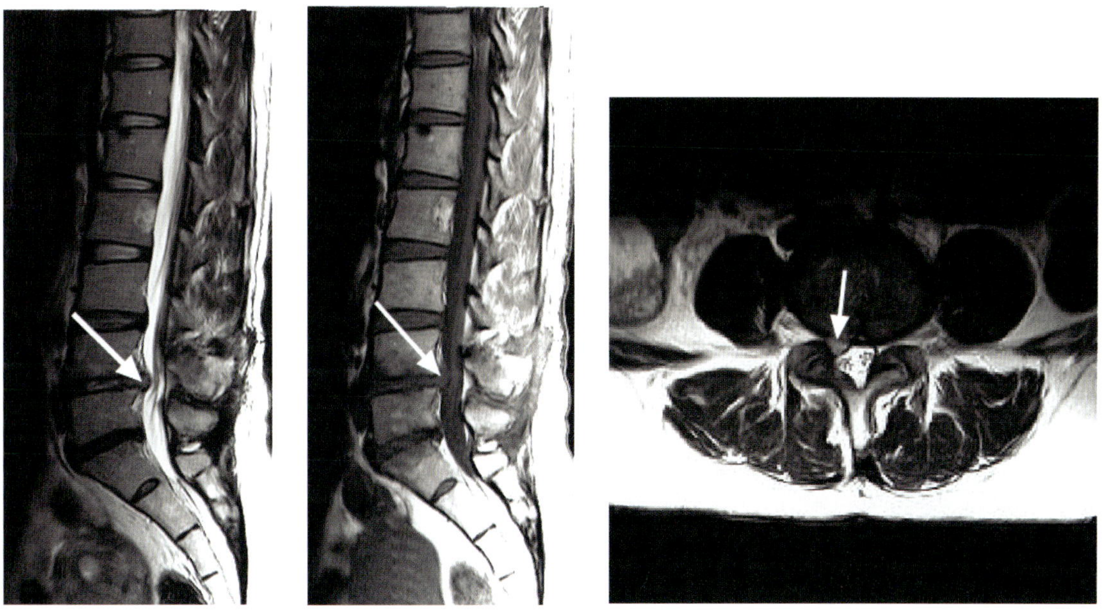

(a) T_2WI (b) T_1WI (c) T_2WI

▲ **그림 17-28. 요추간판탈출증**

(a) T_2강조 시상면 : L4–L5 level에서 우후방으로 추간판이 탈출하여 thecal sac을 압박할 뿐 아니라, neural foramen을 막고 있어 nerve root가 눌린다(화살표).

(b) T_1강조 시상면 (c) T_2강조 횡단면

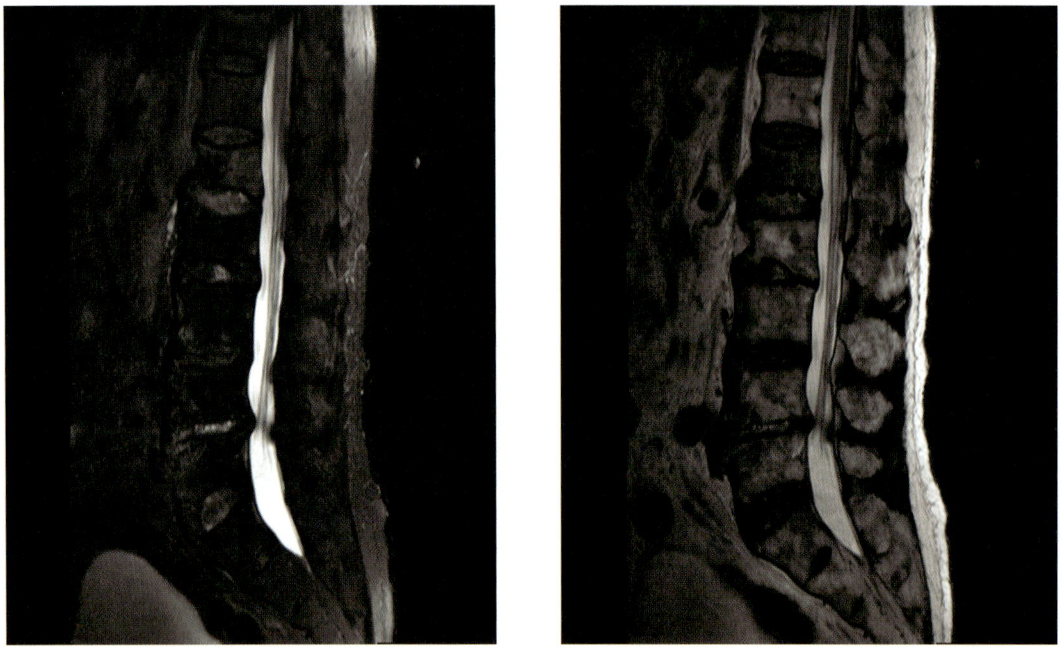

(a) T_2WI FS Sag.　　(b) T_2WI

▲ 그림 17-29. 척수관 협착증

(a) T_2WI FS Sag. : 척추체의 앞, 뒤로 spur가 자라고, disc도 따라 나와서(bulging)척수관이 좁아져 있다.
(b) T_2강조 시상면

3) 척추 질환(Spinal Disorders)

(1) 척수관 협착증(Spinal Stenosis)

척추의 퇴행성 변화는 나이가 들어감에 따라 진행되는데 뼈돌기(osteophyte)가 생기고 경화(sclerosis) 현상이 나타나며 대부분 추간판의 퇴행성 변화도 동반되어 점차 추간판공간(disc space)이 줄어든다.

더 진행되면 추간판의 미만성 팽윤(bulging), 황색인대(ligmentum flavum)의 비후, 추간관절돌기(facet joint)의 비후 등이 생겨 척추관 협착(spinal stenosis)이 초래되어 신경근을 압박하게 된다. 이들의 골 변화는 단순 촬영에서도 잘 나타나지만 척추관 협착증의 정도와 신경근 압박소견은 CT 혹은 MRI에서 잘 보이며, 특히 MR이 횡단면 뿐 아니라 시상단면의 영상을 얻을 수 있어 유용하다(그림 17-29).

3 간종양(Hepatic Tumors)

1) 혈관종(Hemangioma)

간혈관종의 MRI 소견은 원형 또는 분엽성의 경계가 분명한 종괴로 T_1WI에서는 저신호강도를 보이나 T_2WI에서는 고신호강도를 보이고 heavily T_2WI에서도 신호강도가 계속 고신호강도를 보인다. 그러나 가장 믿을만한 소견은 조영증강 시 종괴의 중심부의 결절성 조영증강로부터 시간이 경과함에 따라 변연부로의 균일적인 조영증강을 나타내는 것이다. 이러한 소견은 조영제를 사용하는 다른 방사선학적 검사와 동일하게 동모양 모세혈관(sinusoidal capillary) 내의 느린 혈류 속도에 의한 소견이다. 그러나 종괴의 크기가 큰 경우에는 조영증강이 없는 중심부의 반흔만을 보일 수 있으며 크기가 작을 경우에는 결절성의 조영증강이 없어 heavily T_2WI의 고신호강도만으로 진단하기도 한다(그림 17-30).

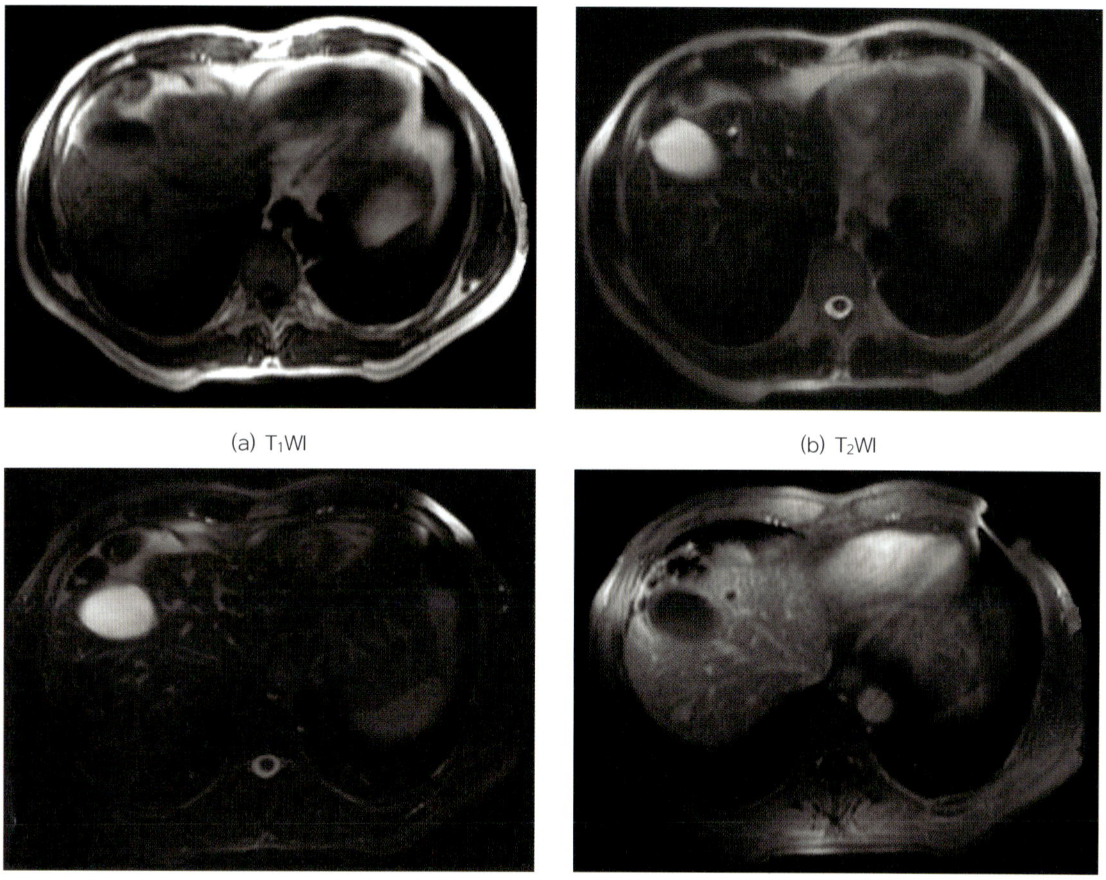

(a) T_1WI (b) T_2WI

(c) Fat suppression (d) Gd-T_1WI

▲ 그림 17-30 간혈관종

(a) T_1강조 횡단면 ; TR : 500, TE : 12 (b) T_2강조 횡단면 ; TR : 3,000, TE : 110
(c) 지방소거영상 횡단면 ; TR : 5,000, TE : 100 (d) 조영제 사용 T_1강조 횡단면 ; TR : 180, TE : 4

2) 간세포암(Hepatocellular Carcinoma)

간세포암의 MRI 소견은 T_1WI에서는 저신호강도 T_2WI에서는 고신호강도를 보인다. 그러나 조기 간세포암의 경우에는 T_1WI에서 중등도의 신호강도 또는 고신호강도를 보이고 T_2WI에서는 중등도 또는 저신호강도를 보이기도 한다. 내부의 밀도는 비균질한 경우가 많은데 이는 괴사나 출혈이 주원인이며 피막에 의하여 주위 정상 간실질과 경계를 이루는데 피막의 내층은 교원질 및 망상섬유조직에 의하며 외층은 주위 간실질의 압박 및 종괴주위의 혈관에 의한다. 간경화 후에 발생하는 재생결절(regenerating nodule)들은 T_1, T_2WI 모두에서 저신호강도를 보이는 반면 이형성(dysplasia)을 초래하는 결절 시에는 T_1WI에서 고신호강도로 보이고 T_2WI에서는 저신호강도를 보인다. 재생결절은 간세포암의 전구병변(precancerous lesion)으로 단기간의 계속적인 추적검사를 시행하여 조기간세포암으로의 진행을 초기에 발견하여 치료하여야 한다(그림 17-31).

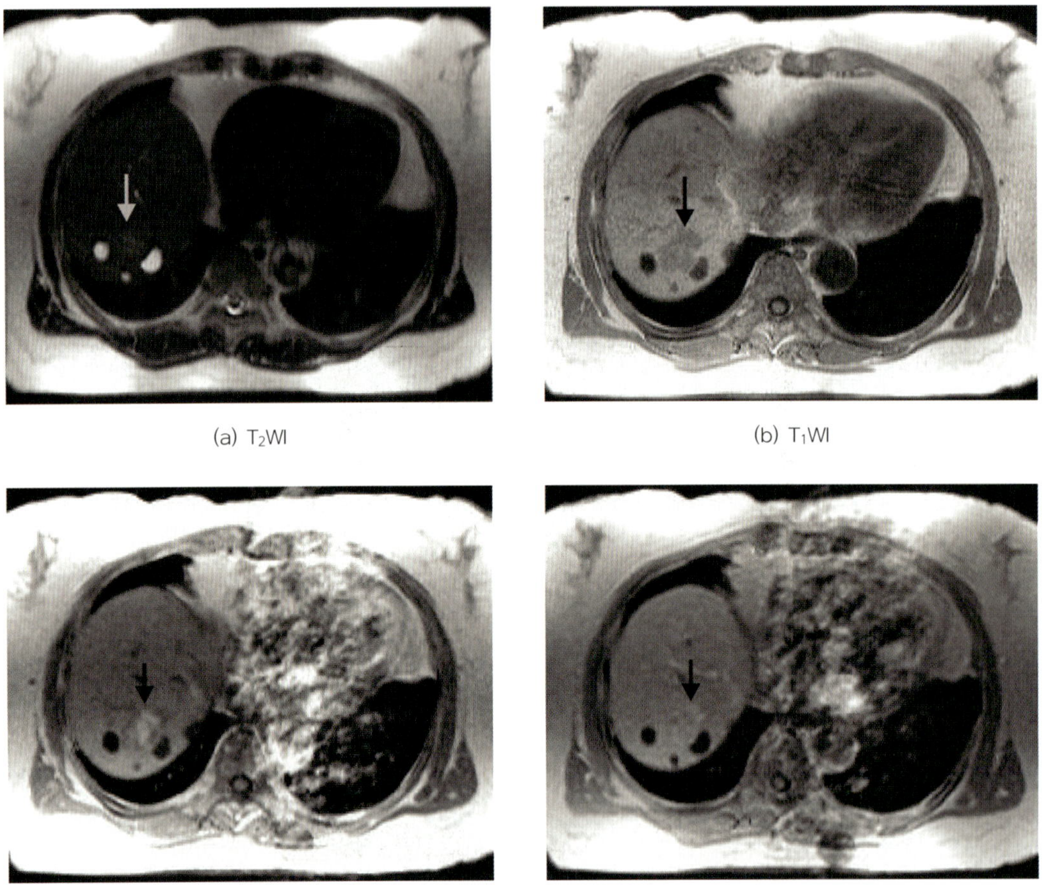

(a) T_2WI (b) T_1WI (c) 30 SEC (d) 2 MIN

▲ **그림 17-31 간세포암**
(a) T_2강조 횡단면 (b) T_1강조 횡단면
(c) 조영제 사용후 30초 영상 (d) 조영제 사용후 2분 영상

4 전립선암(Prostatic Cancer)

T_2WI에서 고신호강도의 말초구역 내에 저신호강도의 결절로 나타난다. 그러나 간혹 점액성 종양의 경우 결절 내에 고신호강도를 보일 수 있으며 결절이 중심구역이나 이행구역에 있는 경우 발견이 힘들다. 전립선암은 대개 경직장 초음파(endorectal ultrasonography)로 영상을 얻고 조직검사로 확진을 하게 된다.

전립선암에 있어 MR의 역할은 결절의 발견보다는 치료 방침의 선택에 중요한 병기의 결정에 있다. MRI는 조직대조도가 높아 전립선의 내부구조 뿐 아니라 주변 조직의 변화까지 잘 보여 병기 결정에 특이도가 높지만 몸통 코일(body coil)로 복부와 골반강을 촬영한 후 다시 경직장 코일(endorectal coil)을 사용해야 하는 단점이 있다(그림 17-32).

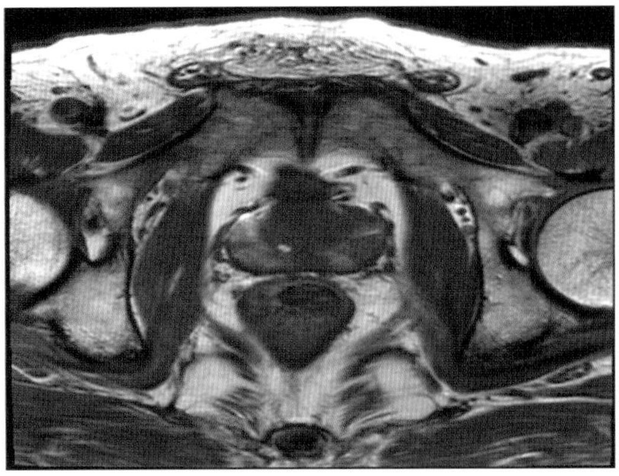

(a) T_1 WI ax.

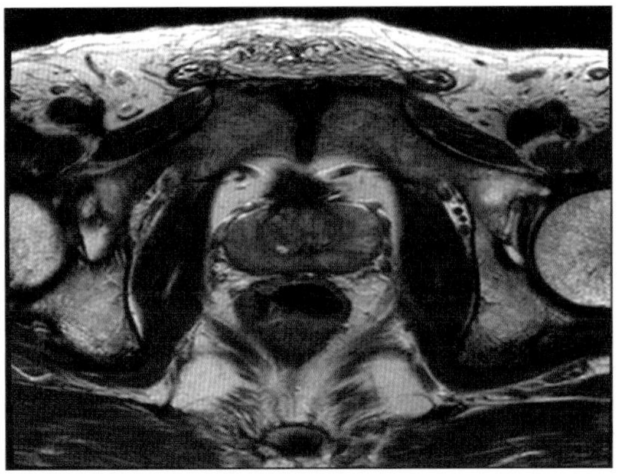

(b) T_2WI ax.

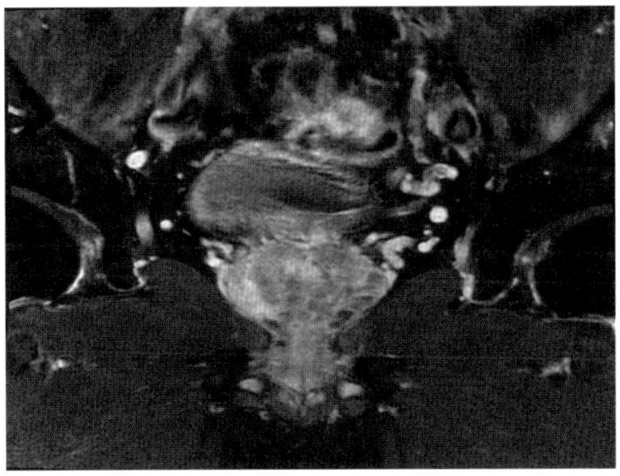

(c) Gd-T_1 WI Cor.

▲ **그림 17-32. 전립선암**

(a) T_1강조 횡단면
(b) T_2강조 횡단면
(c) Gd-T_1강조 관상면

5 자궁근종(Uterine Myoma)

자궁근종은 내막하(submucosal), 근육내(intramural), 장막하(subserosal)에 발생할 수 있으며 T_1WI, T_2WI 모두에서 주변 자궁근보다 낮은 균질한 저신호강도의 종괴로 나타난다.

종양을 싸고 있는 저신호강도의 가막(pseudocapsule)에 의해 주위 정상근육과 명확히 구분되며 주위에 확장된 정맥들이 보이기도 한다.

때로는 T_2WI나 조영증강 T_1WI에서 종양 주위에 고신호강도의 외륜(rim)이 보이기도 한다.

근종의 크기가 크면 혈류 공급이 불충분하여 내부에 괴사 및 퇴행성 변화가 있다. 유리질변성(hyaline degeneration)이 있는 경우에는 T_2WI에서 불규칙한 고신호강도와 저신호강도가 혼합되어 보이며 지방변성이나 출혈성 변성이 있는 경우에는 T_1WI에서 고신호강도를 나타낸다(그림 17-33).

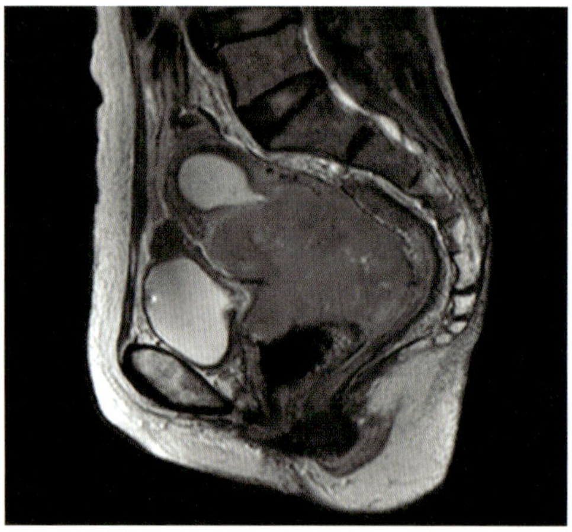

(b) T_2WI

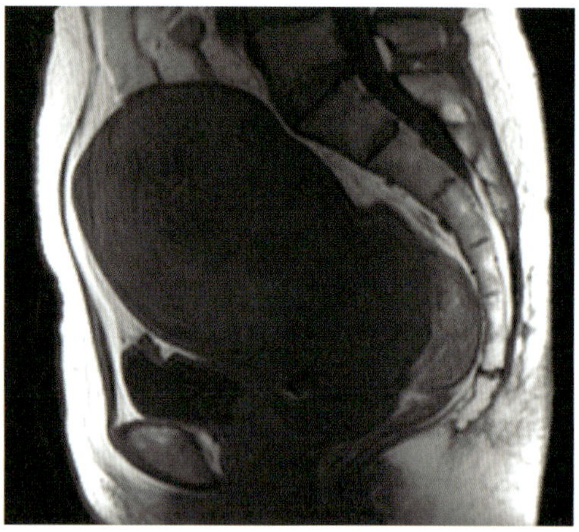

(a) T_1WI

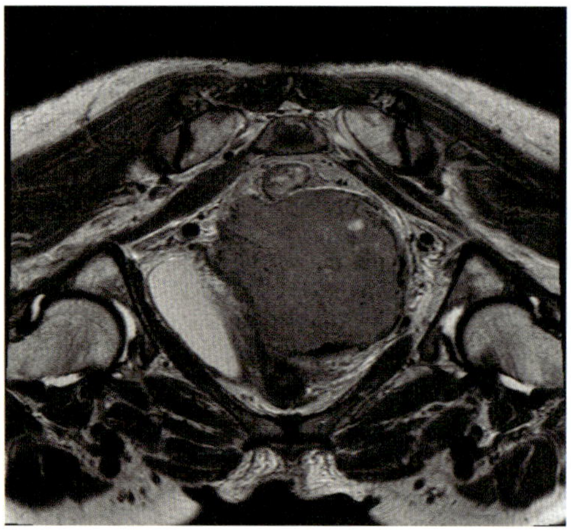

(c) T_2WI Obl. Ax.

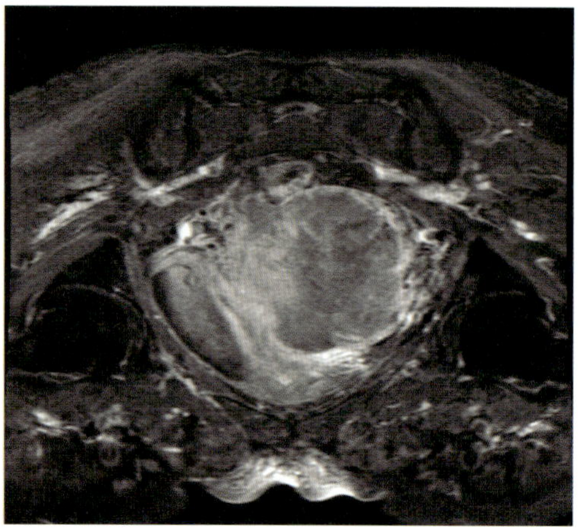

(d) Gd-T1WI FS Obl. Ax.

▲ 그림 17-33. 자궁근종

(a) T_1강조 시상면 : 약 10×12 cm 정도의 거대한 종괴가 보인다.

(b) T_2강조 시상면 (c) T_2강조 사위상면

(d) 조영제 사용 T_1강조 지방소거 사위상면

6 자궁경부암(Uterine Cervical Carcinoma)

종양은 저신호강도의 기질(fibromuscular stroma)에 대비되어 고신호강도를 보인다.

그러나 MRI의 중요한 목적은 종양의 발견보다 병기의 결정에 있다. 종양의 주위에 저신호강도의 테두리가 완전하면 주위로의 침범을 배제할 수 있으나 이 테두리가 소실되면 자궁강의 침범을 의심할 수 있다. 자궁강의 침윤을 시사하는 소견으로는 그 외에도 측면이 불규칙하거나 자궁-방광 인대의 비후, 비대칭적인 자궁강 종대, 자궁강 조직내 혈관 포위(encasement) 등이 있다. 자궁강 침윤이 골반 벽까지 연장되면 주위 근육(pyriformis, obturator 등)의 정상 신호강도가 소실된다(그림 17-34).

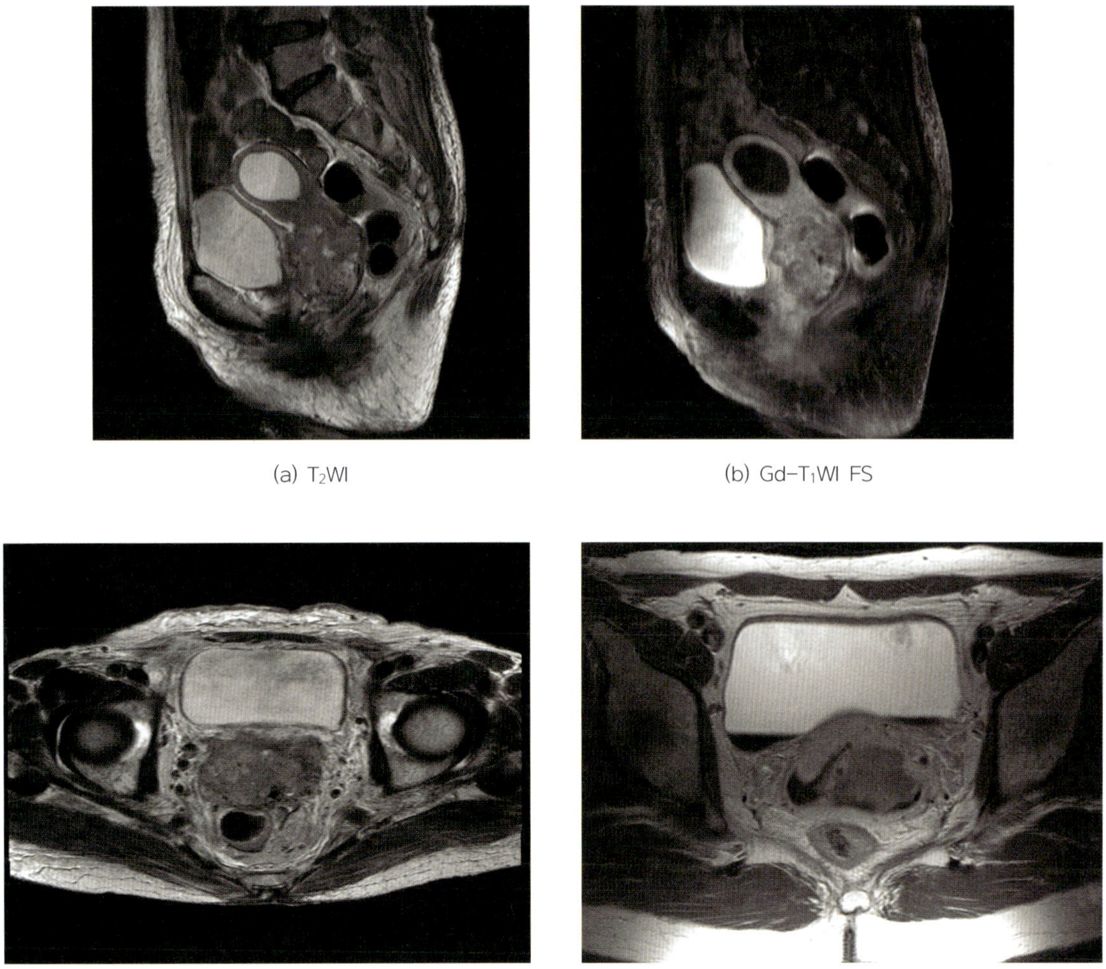

(a) T_2WI (b) Gd-T_1WI FS

(c) T_2WI (d) Gd-T_1WI

▲ **그림 17-34 자궁경부암**

(a) T_2강조 시상면 : 5.5 cm × 5.5 cm 정도의 고신호 강도 종괴가 보인다(화살표).
(b) Gd-T_1 FS 강조 시상면
(c) T_2강조 횡단면
(d) 조영제 사용 T_1 강조 횡단면

7 근골격계의 자기공명영상(MRI of Musculoskeletal System)

1) 대퇴골두의 무혈성괴사(Avascular Necrosis of Femoral Head : AVN)

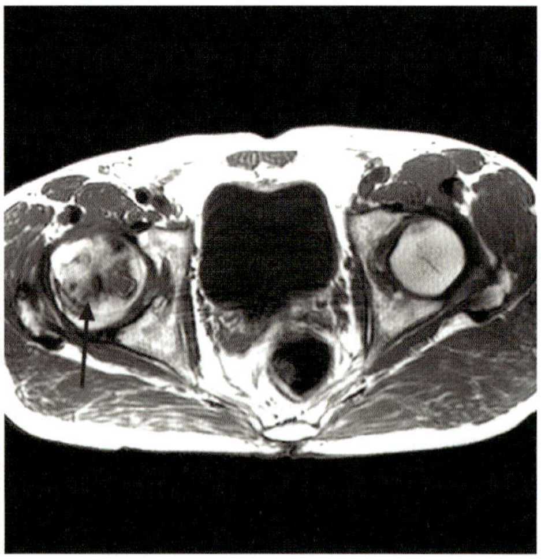

(a) T_1WI

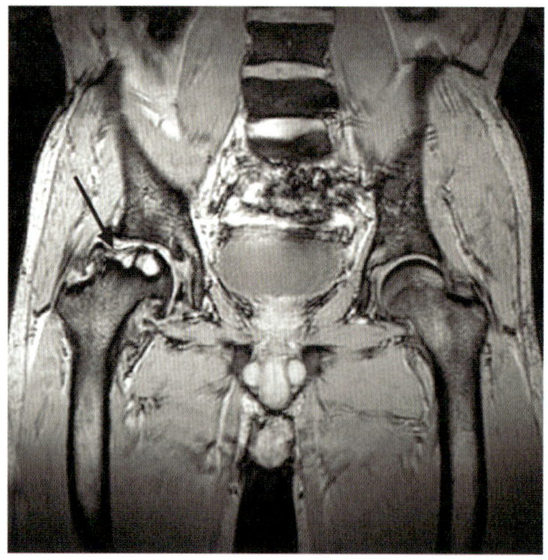

(b) GE

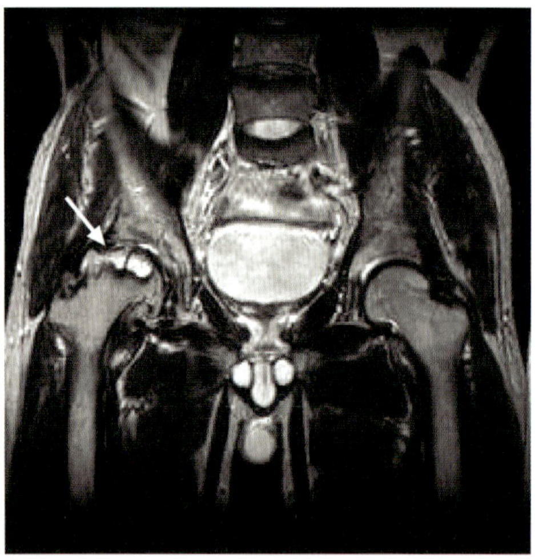

(c) T_2WI

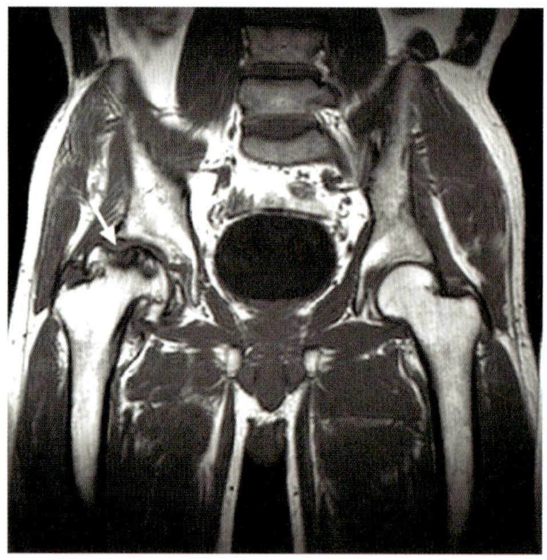

(d) T_1WI

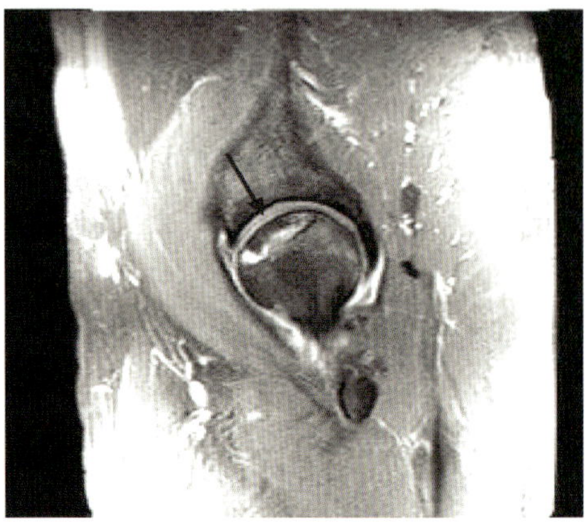

(e) T_1WI SAG

▲ 그림 17-35.

(a) T_1강조 횡단면 : 우측대퇴골두에 저신호 강도의 괴사가 보인다(화살표).

(b) GE 영상

(c) T_2강조 관상면

(d) T_1강조 관상면

(e) T_1강조 시상면

대퇴골두의 무혈성괴사는 골절 등의 외상 후 혈관의 손상으로 혈류가 차단되어 골괴사가 일어나는 것이다. 골 내부의 괴사이기 때문에 관절에 통증이 있으나 일반적으로 방사선 소견상 관절의 이상이 나타나지 않는다.

MRI가 가장 민감도가 높은 검사로 조기 발견이 가능하며 병변의 범위를 정확하게 파악할 수 있다. T_1WI에서 골수의 고신호가 소실되고 T_2WI에서는 골경화(sclerosis)에 의해 검은선이 나타나며 육아조직(granulation tissue)에 의해 흰선이 보이는 이중선 징후(double line sign)가 나타난다(그림 17-35).

2) 반월판 파열(Meniscus Tear)

슬관절(knee joint)의 반월판(meniscus)은 대퇴골(femur)과 경골(tibia)의 관절면 사이에 있는 섬유연골이며 내측반월판(medial meniscus)은 대략 반원이며 외측반월판(lateral meniscus)은 대략 3/4원의 모양을 이루고 있다. MRI는 주로 시상 및 관상면 영상을 이용하며 반월판은 MRI상 모든 영상기법에서 저신호강도로 나타난다.

반월판 파열이 있으면 시상 및 관상면 MRI상 반월판 내에 선상(linear)의 고신호강도가 나타나며 반월판의 형태가 변한다(그림 17-36).

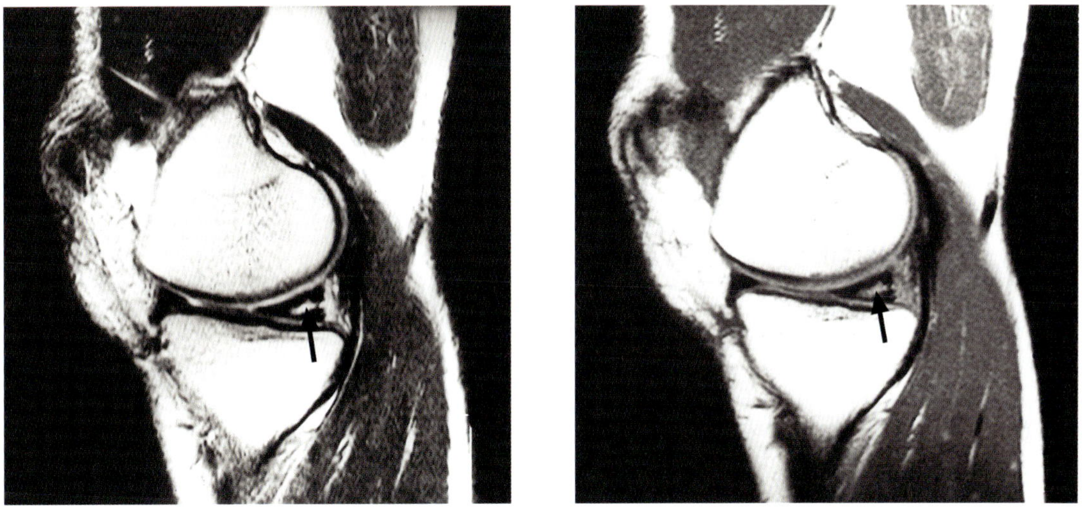

(a) T_2WI Sag. (b) T_1WI Sag.

▲ **그림 17-36. 반월판 파열**

(a) T_2강조 시상면 : 외측반월판의 후각(posterior horn of lateral meniscus)이 파열되어 고신호강도로 보인다(화살표).

(b) 같은 환자의 T_1강조 시상면

3) 골종양(Bone Tumor)

골종양을 감별진단하기 위해서는 환자의 연령과 성별, 병변의 위치와 숫자(다발성 여부), 병변의 모양, 골막반응(periosteal reaction), 골종양 기질의 무기질 침착 등 여러 가지 사항을 고려하여야 한다.

골종양의 진단에 있어서는 단순 X선 촬영이 가장 기본적인 검사이며 부가적으로 동위원소 골 스캔, CT, MRI 등을 이용한다.

MRI는 조직대조도(tissue contrast)가 뛰어나고, 횡단면(axial) 뿐 아니라, 시상, 관상면 등 여러 방향의 촬영이 가능하여 병변의 범위를 파악하는데 가장 좋은 영상기법으로, 악성 종양의 치료계획을 세우는 데 꼭 필요하다(표 17-1).

▼ 표 17-1. 자기공명영상에서 나타나는 조직 신호 강도

	T_1WI	PdWI	T_2WI
피질골 Cortical bone	L	L	L
인대, 건 Ligament, tendon	L	L	L
섬유성조직 Fibrous tissue	L	L	L
근육 Muscle	M	M	L
지방 Fat	H	H	M
물, 액체 Fluid	L	M	H
골양기질 Osteoid matrix	L	L	L
연골양기질 Chondroid matrix	M	M	H
비골성 종양 Nonosseous tumor	L	L	H
출혈 Hemorrhage	H	H	H

L : 저신호강도, H : 고신호강도, M : 중등도의 신호강도

(1) 내연골종(Enchondroma)

손, 발의 관상골에 호발하는 양성 종양으로, 피질골이 얇아지며 팽대된다.

연골은 T_2WI에서 고신호강도를 보여 감별에 도움이 된다.

(2) 거대세포종(Giant Cell Tumor)

20~40세에 호발하며, 골간단(metaphysis)에서 발생하여 골단으로 자라 관절면까지 침범하는 양성 종양이다. MRI상 T_1WI에서 저신호강도, T_2WI에서 불균질한 고신호강도로 보이며, 고형성분(solid component) 및 격막(septum)의 조영증강이 나타난다(그림 17-37(a), (b)).

(3) 골육종(Osteosarcoma)

가장 흔한 악성종양으로 10~25세에 많다. 대퇴골원위부와 경골 근위부 골간단에 호발한다(그림 17-37(c), (d)).

(4) 연골육종(Chondrosarcoma)

30세 이후에 호발하며, 대퇴골, 장골 등의 골간단에 주로 발생한다.

특징적인 연골의 석회화를 보이며, 골막반응을 보인다.

(5) 유잉육종(Ewing's Sarcoma)

소아(5~14세)에 호발하는 악성 종양으로, 골간에 발생한다. 골육종 다음으로 흔한 원발성 종양이다. 침투성 골용해성 병변이며 조기에 연부조직을 침범한다. 양파껍질 모양의 골막반응을 보인다. 종양기질의 석회화는 거의 없다.

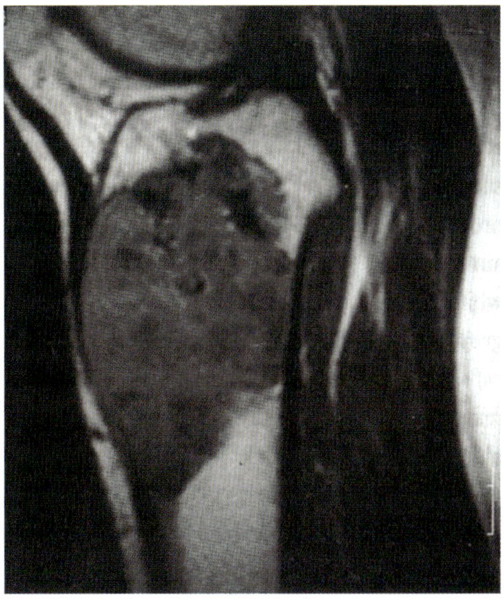

(a) T_1WI

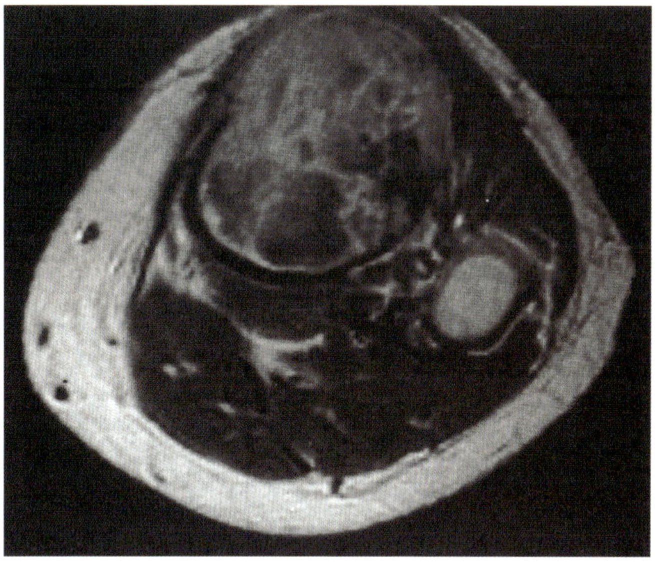

(b) T_1WI

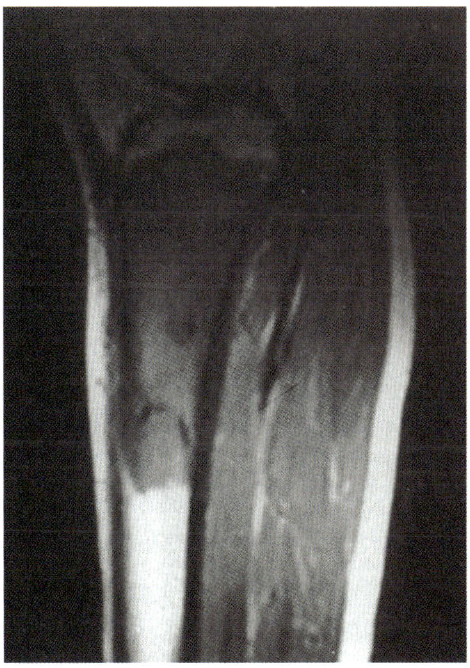

(c) T_1WI

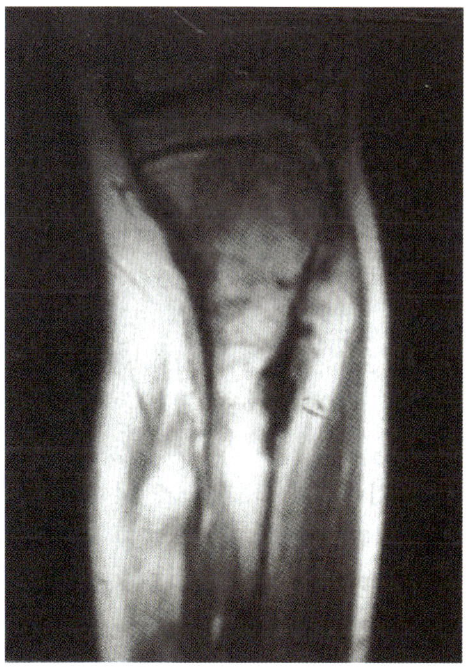

(d) PDWI

▲ 그림 17-37. 골종양 (a)~(b) : Giant cell tumor (c)~(d) : Osteogenic sarcoma

(a) T_1강조 시상면 : Giant cell tumor (b) T_1강조 횡단면 : 조영제 주입 영상

(c) T_1강조 시상면 : Osteogenic sarcoma (d) Proton 영상 관상면

(6) 다발성 골수종(Multiple Myeloma)

40대 이후에 흔하며, 골수가 많은 두개골, 척추, 늑골 등에 호발한다.

T_1WI에서 저신호강도, T_2WI에서 고신호강도를 나타내고, 조영증강된다.

(7) 전이암(Metastasis)

원발성 골종양보다 흔하다. 원발병소로는 폐암, 유방암, 전립선암, 위암, 간암, 신장암 등이 많으며, 척추, 늑골 등 중심 골격을 잘 침범한다. 골수의 고신호강도가 소실되며, 원발병소의 암에 따라 MRI소견에 차이가 있으나, 대부분 세포 밀도가 높아 T_2WI에서 낮은 신호강도를 보이며, 조영증강은 잘된다.

Chapter

18 용어정리

A

Acceleration factor

빠른 pulse sequence에 대해 spin echo 같은 일반적인 영상 sequence와 비교하여 총 영상 획득 시간을 줄이는데 사용되는 용어

Acquisition

자기공명영상 신호를 획득하고 저장하는 과정

Acquisition matrix

영상을 구성하는 256 × 256, 512 × 512 화소 배열의 크기와 같이 최대화소의 수를 결정하며 digital 영상에서는 화소가 그물 모양으로 배열

Acquisition time(scan time)

자기공명영상의 신호획득시간으로서 TR × AVG(NEX) × phase encoding(matrix No.)으로 정의

Active shielding

자장을 만드는 초전도 코일 바깥쪽에 반대방향의 전류를 흘려주는 코일을 만들어 외부로 나가는 자장을 상쇄시키는 능동차폐

Active shimming

정자장을 더욱 균일하게 만드는 공정으로 magnet bore 내부에 전자석 역할을 하는 특별한 코일을 감아서 shimming함

Aliasing(aliasing artifact)

FOV 밖의 영역이 영상반대쪽으로 영상화되는 현상으로서 wrap around artifact로 설명되며 주로 위상부호화 방향으로 발생

Amplitude modulation(AM)

진폭변조. 반송파의 진폭을 변조파의 진폭에 따라 변화시키는 것

Analog

연속적인 값(양의 크기)을 갖는 정보로서 의료영상의 정보처리에는 analog보다는 digital양을 사용

Analog to digital converter(ADC)

아날로그디지털변환기. 전기적인 아날로그량을 디지털량으로 변환시키는 장치

Angiography(MR angiography MRA)

자기공명 영상기법의 하나로서 TOF기법과 PC기법에 의해 얻어지는 혈관조영술

Anisotropic diffusion

비등방성 확산. 일정한 방향을 가지고 있는 구조물 내에서 일정한 한 방향으로 물분자들이 움직이는 경우로 3차원 공간 내에서 특정한 방향으로 높은 확산도를 갖는 확산을 의미하는 것

Antenna

전자기파를 송수신하는 장치

Apodization

시간 변화에 따른 자유유도감쇄(FID) 신호에 붕괴지수 함수를 곱하는 수학적 과정.

Apparent diffusion coefficient(ADC)

인체 내 여러 요소, 즉 심장 박동에 따른 움직임, 미세혈관의 혈류 등에 의해 영향을 받아 실제적으로 측정한 확산계수. 현성 확산계수라 하며 확산이 잘되는(확산계수가 큰 분자) 조직은 고 신호강도로 잘되지 않는(확산계수가 작은 분자) 조직은 저 신호로 나타남

Atom(원자)

분자 또는 기타 물질의 최소 입자로서 화학반응에 관여할 수 있는 원소의 최소 입자

Array coil

개별적으로 (스위치 가능한 코일) 사용할 수 있거나 동시에 사용할 수 있는 여러 개의 요소로 구성된 RF 코일

Array processor

고속연산처리를 위한 장치로서 다수의 배열 정보를 고속 처리

Artifact

영상에 나타나는 생체 정보 이외의 2차적인 장해음영으로 다양한 형태의 물리적 현상

ASL(Arterial Spin labeling)

RF pulse를 이용하여 동맥의 종축자화(Longitudinal Magnetization)를 변화시켜 영상을 획득하는 방법으로 처음 혈액의 자화 없이 영상(Unlabeled Image, Control Image)을 얻은 후 두 번째로 혈액을 자화시킨 후 영상(Labeled Image, Tagging Image)을 획득한 후 감산(Subtraction)을 이용하여 rCBF의 절대량을 구하는 방법

Averaging(NAV, NEX, NSA)

최적의 SN 비를 얻기 위한 신호의 n번 가산.

Axial(transverse axial)

인체를 상, 하로 나눈 단면(section)

B

B_0 field

외부자장의 세기를 나타내는 기호로서 주자장(main magnetic field) 또는 정자장(static field)로 표현되며 단위는 T(Tesla)

B1 field

RF 코일에서 발생하는 RF Magnetic Field. MR 시스템에서 사용되는 고주파 자기 유도장에 대한 일반적인 기호

Back projection

영상재구성에 사용되는 수학적 기법으로서 2D, 3D 영상을 재구성

Bandwidth

수신기에 수신된 주파수 대역폭, 즉 주파수 부호화축에 발생된 주파수의 범위로서 5~100 KHZ까지의 범위

BBB(blood brain barrier)

혈뇌장벽(혈액뇌관문)으로서 중추신경계의 조영증강 작용의 기전

Black boundary artifact(out of phase artifact)

지방(fat)과 물 사이 또는 근육과 지방 사이에 신호가 소실(signal void)되는 현상

Bloch equation

Nuclear resonance signal을 수학적으로 분석하여 NMR현상과 연관된 감쇠 상수인 T1, T2를 정의한 수식

BOLD(blood oxygenation level-dependent)

뇌의 특정 부위가 많이 활동할수록 그 부위로 가는 혈류가 증가하는데, 이러한 혈류의 산소 수준 신호를 반복 측정하여 뇌가 기능적으로 활성화된 정도를 측정하는 방법

Boltzmann distribution

흔히 원자나 분자 등 입자들이 자신들이 가질 수 있는 에너지 준위에 어떻게 분포하고 있는가를 나타낼 때 사용. 자연 상태에서 낮은 에너지의 spin의 수가 높은 에너지의 spin 수 보다 많게 되며 자기장의 세기가 클수록 낮은 에너지의 spin 수 증가

Bolus tracking

혈관에 관심영역을 정해 놓고 조영제를 투여한 후 스캔을 하면서 그 관심영역의 신호를 계속적으로 측정하고 사용자가 미리 설정한 혈관의 신호값, 즉, 역치값(threshold value)으로 혈관신호가 도달 시 자동적으로 스캔이 시작되는 방식. smart preperation

Broca's area

두뇌 좌반구 하측 전두엽에 위치한 영역으로, 언어의 생성 및 표현, 구사 능력을 담당하는 부위

Brodmann area

독일의 신경학자인 코비니안 브로드만(Korbinian Brodmann)이 뇌 세포의 특징적인 구조와 배열에 따라 52개의 기능적인 영역으로 나누어 정의한 것

Brownian motion

액체나 기체 내에서 미립자가 매체의 미립자와 충돌하여 일으키는 불규칙한 운동

C

CASL(Continuous ASL)

일정시간 동안 Flow driven adiabatic inversion에 의해 혈액을 Labeling시키는 방법으로 PASL에 비해 Brain 전체의 영상 획득이 가능하고 SNR이 높은 것이 장점

Central line

K공간(K-Space)의 가운데 선을 말하며 위상부호화 경사자장의 기울기가 약하게 입력

Central processing unit(CPU)

주기억장치, 연산장치, 제어장치의 3부분으로 구성된 컴퓨터의 hardware 부분

Chemical shift

Lamor 주파수의 이동을 의미하며 지방의 양자(proton)는 물의 양자보다 약 3.5 ppm 정도 낮은 주파수에서 공명

Chemical Shift Imaging(CSI)

위상부호화 경사자장(phase encoding gradient)을 사용하여 여러 voxel에 일치된 경사자기장을 부여함으로써 multi voxel spectroscopy가 가능

Chelate

킬레이트. 두 자리 이상의 리간드가 중심 금속 원자와 배위 결합하여 고리 모양을 이룬 착화합물. Gadolinium은 독성이 커서 조영제로 사용될 수 없어 DTPA나 DOTA와 같은 리간드(ligand)와 착화(chelation)하여 안전한 정맥 주사용 조영제로 사용

Choline(cho)

악성 종양세포 증식 시 choline이 증가하는 경향을 보이며, 종양의 재발율과 연관을 가지는 것으로 추측. 세포막의 주성분인 인지질의 성분으로 세포막의 합성에 관여하며 3.22 ppm에 주 peak

CHESS(chemical shift selective) pulse

화학적 이동(chemical shift) 효과를 이용하여 지방이나 물만을 선택적으로 영상화하는 기법으로서 물을 억제시키거나 지방을 억제시켜 영상을 얻으며 주파수 선택 여기

Cine-MRI(cine imaging)

multi slice의 심전도 동기(ECG-gated) imaging을 고속으로 (1~32 flame/sec) 반복 표현하는 영상기법

CNR(C/N, contrast to noise ratio)

대조도 대 잡음비

Compressed sensing(압축센싱)

원래 신호가 일정한 조건을 만족하는 sparse 신호라면 손실 없이 원래 신호의 완벽한 복원이 가능한 기법

Coherence(phase coherence, in phase)

90°pulse를 인가한 직후에는 net magnetization이 XY 평면상에 360°회전하게 되는데 이 때 원자핵들은 회전속도와 위상이 모두 같아 coherence 상태

Contrast

인접한 구조물에서의 신호강도 차이에 대한 대비를 나타내는 것으로서 자기공명영상의 parameter에 의해 조절

Contrast agent(contrast medium)

국소조직의 이완시간을 변화시켜 신호를 증강시키는데 사용하는 물질

Contrast enhancement(CE)

목적하는 특정 부위에 대한 조영효과를 높이는 방법으로서 조영제 사용

Contrast resolution

근접한 국소조직을 어느 정도까지 구별하여 영상화 할 수 있는가에 대한 대조해상도

Creatine & Phosphocreatine(Cr & PCr)

주로 3.02 ppm에서 발견되며 세포의 에너지 대사과정에 관계되는 고에너지 phosphate를 ADP에 전달하여 ATP를 만들며 다른 대사물질들에 비하여 뇌 성숙에 따른 변화가 적어서 상대적인 기준물질로 이용

Cross-talk(cross excitation)

multiple slice 영상기법에서 절편사이의 RF 간섭으로 인한 영상의 왜곡으로서 선택 절편과 함께 주변 절편의 신호가 수집되어 생기는 인공물

Cryogen

질소나 액체 헬륨과 같은 초전도 상태를 유지시키기 위해 사용되는 냉매

D

DCE(Dynamic Contrast Enhanced Perfusion MR Imaging)

조영제 주입전 과 주입 후의 이완율을 측정하여 뇌 혈류량을 직접 계산하는 방식. 혈관의 삼투성효과(permeability)를 이용하는 검사법. EES(Extravascular Extracellular Space), K-trans(Transfer constant-조영제가 혈류로부터 세포조직 사이로 전달되는 비), Kep(K-trans와 반대로 조영제가 세포조직 사이에서 혈관으로 전달되는 비), Ve(EES fractional volume-조직 volume당 EES의 volume) 등

Dephasing

In-phase 상태의 원자핵들이 위상응집상태를 상실한 것으로서 탈위상이라 하며 신호의 급격한 감쇄

Dewar

질소나 액체헬륨 같은 냉매를 보관하는 용기

Diamagnetic material

반자성 물질. 외부자기장이 인가되었을 때, 자화가 외부자기장과 반대방향으로 정렬을 하는 물질로 자력선에 약하게 반발. 수은, 구리 등

Diffusion(diffusion weighted image)

분자농도가 높은 쪽에서 낮은 쪽으로 물질분자가 이동하는 현상을 이용한 영상기법으로서 강력한 경사자장이 요구된다. 확산강조영상은 현재 급성뇌경색 등에 응용

Diffusion coefficient

주위 구조물에 의한 확산의 정도. 단위 시간당 분자가 움직인 거리인 mm^2/sec로 나타냄

Diffusion tensor imaging(DTI)

확산텐서영상. 최소한 6개 방향의 확산경사자계를 이용한 확산영상기법으로 생체 내 물분자의 무작위 열운동에 관한 정보를 얻어 확산비등방성을 확산텐서로 영상화하는 기법.

Digital image processing

숫자로 정량화된 정보를 재구성하여 영상처리하는 디지털 영상처리

Digital to Analog Converter(DAC)

전기적(電氣的) 디지털량(量)을 아날로그량(量)으로 변환(變換)하는 장치

Dipole(electric dipole)

쌍극자. 크기가 같고 부호가 반대인 2개의 양전하가 미세한 거리를 두고 분리되어 존재하는 것. 자기 모멘트를 가진 것을 자기 쌍극자

Dotarem

화학명 Gd-DOTA(gadoterate meglumine)의 MRI용 조영제

DSC(Dynamic Susceptibility Contrast Perfusion MR Imaging)

상자성 물질의 조영제를 주입 후 $T2^*$ 신호감소를 이용, 가장 보편적인 perfusion 검사법. 시간 경과에 따른 신호크기 변화 곡선을 로그 변화곡선으로 변환하여 농도 시간곡선을 구하여 상대적인 국소 뇌혈류량(rCBV: Regional Cerebral Blood Volume)과 상대적인 국소 뇌혈류(rCBF: Regional Cerebral BloodFlow), 평균 통과시간(MTT: Mean Transit Time), 최고치 도달시간(PT: Peak Time, TTP: TimeCTime-concentration curveTo Peak) 등 구함

DTPA(Diethylene Tetramine Penta-acetic Acid)

방사선 장해에 대한 화학적 방호제의 일종. 배설 촉진제로서 스트론튬·우라늄 등의 체내 침적방지 및 체외배설에 사용

E

ECG(electrocardiogram) gated image

심전도 파형과 동기하여 데이터를 수집하는 심전도 동기 MRI

Echo

자유유도감쇄(free induction decay) 후에 얻어지는 자기공명 영상신호(MR signal)

EPI(echo planar imaging)
: 고속으로 경사자장을 진동시켜 1회의 RF pulse로 spin을 흥분시켜 image를 얻는 초고속 영상 기법

Echo time(TE, time echo)
: 90°RF pulse에서 에코신호(echo signal)까지의 시간으로 영상의 특성화에 관여하는 MRI 부가 인자

Eddy currents
: Gradient 전력공급에서 전류의 pulse가 그친 뒤에 남아있는 바람직하지 않은 자기(magnetic) gradient. 자기공명영상에 인공물을 발생

Effective TE
: K-space의 중앙 부근에 위치한 echo의 TE를 유효에코 시간이라 하며 유효 에코 시간(Effective TE)을 얻기 위해서는 phase encoding gradient가 적은 것을 인가하여 큰 신호를 얻어야 함

Electric dipole
: 전기적 쌍극자

Electrical field
: 전기장. 양(+)전하와 음(-)전하 사이에 전기적인 힘이 미치는 공간

Electromagnet
: 전자석으로서 철심에 코일을 감고 전류를 통하면 자기유도에 의한 강력한 자석

Electromagnetic wave
: 전자기파

Electronegativity
: 전기음성도. 분자 안에서 원자가 전자를 자기쪽으로 끌어당기는 능력

Electron(e^-)
: 음으로 하전된 소립자(입자)로서 음전자

Entry slice phenomenon
: 선택단면 내에서 혈류 유입부의 신호는 고신호 강도로 나타나고 혈류 유출부의 신호는 저신호 강도로 나타나는 현상

Ernst angle
: 어떤 TR과 조직의 T1 사이에서 최대의 신호를 내는 flip angle

Equilibrium(rest) magnetization
: 평형자화

Even echo rephasing
: 짝수에코 재위상화

Excitation(excitation pulse)
: 여기(여기펄스, 흥분펄스)

Extrinsic factor

외적인자. 검사자가 장비 조작으로 검사방법을 바꿀 수 있는 반복시간(repetition time: TR), 에코시간(echo time: TE), 숙임각(flip angle: FA), 영상영역(field ofview: FOV), 여기횟수(number of excitation: NEX), 절편두께(slice thickness), 절편간격(slicegap), 주파수폭(bandwidth), 매트릭스(matrix) 등

F

Faraday's low

파라데이법칙(전자유도현상)

Fast imaging technique

고속영상화 기법

Fast Gradient Echo

기존의 gradient echo보다 단축된 TR과 TE를 사용하여 신속한 영상을 획득할 수 있는 pulse sequence. FSPGR, FGRASS, Turbo-FLASH

Fat suppression

지방소거(억제)기법

Ferromagnetism

강자성. 쉽게 자화되고 자력선에 강하게 이끌리는 성질을 말하며, Ferrite(Fe_3O_4), 니켈(Ni), 코발트(Co) 등. 자기 감수율이 큰 양의 값을 가지며, 외부자기장을 인가했을 때 자화가 큰 양의 값을 가지는 물질을 강자성 물질이라 함

FID(Free Induction decay)

NMR 현상의 이완(relaxation)과정에서 원자핵들이 dephasing될수록 방출되는 신호가 급격히 감소하는데 이를 자유유도감쇄라 함

FISP(Fast Imaging with Steady Precession)

항정 상태 세차운동을 이용한 고속 영상 = GRASS

Field of view(FOV)

영상화 과정에서 관심영역이 나타나는 구역의 크기로 FOV가 작으면 해상력은 증가하나 SNR은 감소

Field strength

자장의 세기(강도)를 말하며 저자장, 중자장, 고자장 등으로 구분

FLAIR(Fluid Attenuated Inversion Recovery)

뇌척수액(CSF)의 신호를 억제시키는 기법. 물성분이 xy평면(nulling point)에 도달한 시점을 TI로 정해 90°와 180°RF pulse를 인가하면 물성분의 신호는 억제되고 지방조직의 신호만 영상에 나타남

FLASH(Fast Low Angle Shot)

영상신호를 수집한 직후에 강한 경사자계(gradient spoiler)를 인가하여 x-y평면상에 잔류하는 spin들을 흩어버리고 Mz 신호만을 다음 TR시간에 영상신호로 이용

Flip angle

거시적인 자화 벡터가 정자장 방향과 이루는 각도를 말하며 gradient echo 기법에서 사용

Flow related enhancement(FRE)

MR angio기법의 TOF 방식에 이론적 근거가 되는 현상으로서 정지되어 있는 proton에 비해 이동(흐름)하는 proton이 보다 많은 signal을 내는 유속신호 증강효과

Flow separation

분리유체(flow separation) 또는 유속분리(flow stream separation). 혈관의 주된 줄기로부터 분리되어 진행되거나 주된 혈관과의 연결된 각도가 클 때 발생

Fourier transform(FT)

대부분의 영상기법에서 채택되고 있는 수학적 처리과정으로서 시간적 개념으로 입력된 정보는 후리어 변환을 통해 상함수(주파수영역)와 위상으로 표현

Fractional anisotrophy(FA)

비등방성 확산의 크기를 나타내는 map

Free induction decay

자유유도붕괴. MR signal이 자장의 불균일성으로 급격하게 신호가 감소되는 현상. 신호가 빨리 소실되어 공간 위치 정보를 얻지 못해 영상화 어려움

Frequency encoding gradient(=Readout gradient)

주파수 부호화 경사자장으로 위상부호화 경사자장에 의해서 한쪽 축(Y축)에 대한 위치 정보를 파악 한 것과 마찬가지로 다른 한쪽 축(X축)에 대해 위치정보 파악 시 인가되는 경사자장

Functional imaging

기능영상이란 대뇌피질의 고유한 기능변화를 영상화하는 것으로 EPI기법이 응용

G

Gauss(G)

자속밀도의 단위로서 1 T(tesla)는 10,000 gauss(G)

GBCAs

Gadolinium Based Contrast Agents, 선형 구조 가돌리늄 조영제

Gradient coil

자기공명영상장치에서 원하는 경사자장을 생성시키기 위한 코일로서 X-gradient, Y-gradient, Z-gradient로 구성

Gradient duty cycle

Gradient가 ON되어 있는 시간의 양. Gradient가 냉각을 위해 꺼지기 직전까지의 최대 진폭을

유지할 수 있는 가설적인 TR 시간에 대한 백분율(%)

Gradient echo(GE)

spin echo(SE)에서 사용되는 90°pulse와 180°pulse를 사용하지 않고 90°보다 적은 숙임각(α°)을 사용하여 TR과 TE를 짧게 하여 신호를 얻는 기법

Gradient pulse amplifier

경사자장 신호증폭기

Gradient slew rate

Gradient system의 속도를 결정짓는 실제 파형의 경사진 부분의 기울기

GRASS(Gradient Refocused Acquisition in the Steady State)

항정상태경사재결집획득. 영상신호를 수집한 직후 x-y평면상에 잔류하는 spin들을 rewinding gradient를 사용하여 재초점화(refocus)시킨 후 다음 TR 때 신호로 이용 = FISP

Glutamate/Glutamine(Glx)

Glutamate는 신경계 아미노산으로 a-CH, ß-CH2, γ-CH2는 각각 3.8 ppm, 2.1 ppm, 2.35 ppm 구간에 분포하고 Glutamine(Glx)은 .1~2.45 ppm 구간에서 Glutamate와 일부 중복되어 나타남. 일반적으로 저산소성 허혈성 뇌 손상 시에 발견

Gyromagnetic ratio

입자 또는 입자계의 각 운동에 대한 자기 모멘트의 비를 말하며 γ로 표시한다(F = γBo).

H

Half Fourier imaging

one sided image reconstruction

Half Fourier Acquisition Single Shot Turbo Spin Echo(HASTE)

FSE와 같이 여러 개의 ETL 사용과 half fourier acquisition 방법을 병용하여 영상을 얻는 방법. 한번의 TR 동안에 64~126개의 echo를 얻어 K-space의 절반만을 채워서 영상을 만듦. 1~2초 안에 영상을 얻으며 영상 획득속도가 매우 빠르기 때문에 motion artifact가 나타나기 쉬운 복부 영상에 많이 이용됨 = SSFSE

High velocity signal loss(signal void)

빠른 흐름신호망실 효과

Homogeneity coefficient

주자장의 균일성의 정도를 나타내는 지표

Hydrogen density(^{1}H)

수소밀도(프로톤 밀도)

I

Image reconstruction time

영상재구성시간으로서 signal 획득 후 영상이 화면에 나타나기까지의 시간

Inertia

관성. 물체가 밖의 힘을 받지 않는 한 정지 또는 등속도운동의 상태를 지속하려는 성질

Infrared

가시광선대의 적색 끝부분(파장이 약 0.7~0.8 μm)에서부터 마이크로파까지 범위에 있는 전자기파

Inhomogeneity

균일성의 상실 상태로서 불균일성을 나타냄

In-plane saturation 현상

스캔단면과 평행하게 진행하는 혈류에서의 신호소실현상

Interslice gap

Cross talk artifact를 줄이기 위한 slice thickness 간의 간격. 약 10~20% 정도의 gap

Intrinsic factor

내적인자. 조직 고유의 특징인 스핀밀도(spin density), T1 이완시간, T2 이완시간, 혈류(blood flow), 화학적이동(chemical shift), 자기감수성(magnetic susceptibility), 확산(diffusion), 관류(perfusion) 등

Inversion recovery(IR)

180°RF pulse를 먼저 인가하여 종축자화를 Z축 방향에서 -Z축 방향으로 반전시켜 놓고 90°와 180°RF pulse를 인가하여 영상을 얻는 방법

Inversion time(TI)

IR pulse sequence에서 종축자기화를 반전시키는 inversion pulse와 신호를 받기 위해 인가하는 공명 주파수(90°) 사이의 시간

Isotope

원자 번호는 같고 질량수가 다른 원소로서, 핵 내의 양성자의 수는 같지만 중성자의 수가 다르기 때문에 질량수가 달라짐

Isotropic diffusion

등방성 확산. 물 분자가 어느 공간에서 어느 방향으로나 같은 확률을 가지고 움직이는 자유로운 브라운 운동의 경우 그 확률은 전 방향으로 동일한 값을 갖음

J

J-coupling(spin-spin coupling)

주위 전자구름의 존재로 인하여 한 분자 내의 두 원자핵 사이에 생기는 상호작용(interaction). 스펙트럼(spectrum) 상에서 하나의 신호(peak)가 여러 개로 분리되어 나타나는 것을 말함. 주위 전자와 원자핵 사이에 다양한 에너지 수준 차이가 생겨서 결과적으로 한 물질의 peak 신호 내에 약

간의 fine-line splitting(dublets, triplet, quartet 등)이 발생. 이 split(frequency separation)의 넓이를 스핀-스핀 커플링 상수 혹은 J-커플링 상수라고 하며 Hz로 나타냄

K

Keyhole imaging

k-space의 일부만 빠르게 자주 업데이트함으로써 공간 해상도를 저하시키지 않고 시간 해상도를 증가시키는 dynamic 영상의 한 형태

K-space

영상을 만들 수 있는 raw data의 집합을 의미하며 위치정보와 대조도 정보를 포함

L

Lactate(Lac)

일반적으로 악성 종양에서 증가하는 양상. 급성 저산소증이나 손상된 뇌에서 나타남. 1.3 ppm에서 분포

Laminar flow

층류. 혈관 내에서의 유속의 양상이 혈관벽 쪽으로 갈수록 혈류와 혈관 벽의 마찰에 의해 저항이 생겨 혈류의 속도가 느려지는 현상. 혈관의 크기가 중간이나 작은 일반적인 대부분의 혈관에서 관찰

Lamor frequency

자기공명이 유도되는 주파수로서 Lamor 방정식에서 $\omega_0(F) = \gamma B_0$로 표현되며 수소원자핵(양자)에서는 F = 42.6 MHZ/T

Lattice(lattice relaxation)

이완(relaxation) 과정에서 T_2 이완을 거친 후 원자핵들은 자장방향으로 재배열하는데 이 때 spine들은 주위물질(lattice)에 에너지를 전달

Ligand

리간드. 특정 수용체에 특이적으로 결합하는 비교적 저분자의 화합물. 배위기(配位基), 배위자(配位子)라고도 하며 수용체 속의 어떤 정해진 부위(리간드 결합 사이트)에 특이적으로 결합.

Long TR

TR이 2,000 msec 이상의 경우를 말하며 T_2WI에 이용

Longitudinal relaxation

T_2 이완 후 평형상태로 되돌아가는 과정으로서 T_1이완(T_1 relaxation)

M

Magnetic moment

전하를 가지고 있는 입자가 자전(spin)하게 되면 주변에 자장이 형성되는데 이를 자기모멘트라 하며 수소는 인체 내에 풍부하며 큰 자기모멘트 가짐

Magnetic resonance

공명이란 어떤 물체가 자신의 고유한 진동주파수와 비슷한 주파수를 가진 전자기파(RF)에 노출되었을 때 나타나는 현상으로서 자화상태에 있는 원자핵에 RF를 발사하면 핵들이 고주파 에너지를 흡수하여 높은 에너지 상태로 여기(excite)

MRI(magnetic resonance imaging)

자기공명영상

MR signal(magnetic resonance signal)

자기공명영상신호

MRS(magnetic resonance spectroscopy)

자기공명 분광법으로서 고자장 하에서 특정한 원자를 여기시키는 주파수를 발사하면 신호가 나오게 되는데 이 신호를 주파수 별로 분석하여 정보를 얻음

Magnetic domain

원자들의 자기 모멘트 방향이 한쪽 방향으로 정렬된 국소영역

Magnetic field

자기장. 자석이나 전류, 변화하는 전기장 등의 주위에 자기력이 작용하는 공간

Magnetic flux

자속. 자기력선속을 줄인 말로 자기력선의 다발이며 자기장이 있는 공간에서 어떤 면적을 지나가는 자기력선의 총수에 비례

Magnetic field inhomogeneity

자장의 강도가 균일하지 못하여 위치에 따라 조금씩 다른 세차 주파수를 가지게 되어 dephase가 발생되는 현상

Magnetic shielding

균일한 자장을 유지하기 위한 차폐방법으로서 magnet 주위를 철판으로 감싸 내, 외부로부터의 자장을 차단

Magnetic susceptibility

물질이 자화되는 능력으로서 자화율(자기감수성)로 나타내고 자기감수성은 강자성체가 큼

Magnetization

자성체의 분극에 의해 생긴 단위체적당 자기모멘트로 물질의 자기극성화

Magnetization transfer image(MTI)

자화전이 영상기법. 이탈공명 고주파 포화펄스(off-resonance radiofrequencysaturation pulse)를 이용하여 거대분자에 결합된 수소 핵을 선택적으로 포화시킨 후 자유 수소 핵으로의 확산에 의한

자화전이를 일으켜 영상의 신호강도의 변화를 일으키는 영상 기법

Magnetization transfer rate(MTR)

자화전이율

Magnetohydrodynamic

전자유체역학. 자기장이 전기적 성질을 가진 움직이는 유체에 전기적인 흐름을 유도함. magnetic field를 따라서 흐르는 혈액(blood)과 같은 전도성 액체에 의해 발생

Magnevist

화학명 Gd-DTPA(gadopentetate dimeglumine)의 MRI용 조영제

Maximum intensity projection(MIP)

최대강도투영법. MR angio에 사용되는 기법으로 데이터의 투사방향에 위치한 복셀들 중 최대값을 가지는 복셀을 투사하여 최대강도투사 영상을 획득

MR Elastograhpy

대상 부위에 기계적인 진동을 가하여 진동이 매질인 조직을 통과하는 속도에 따라 탄성도를 측정하는 방식으로 장기의 탄성도 차이에 따라 파동이 전달되는 속도가 달라지는 것을 영상화한 기법

MRgFUS(MR guided Focused Ultrasound Surgery)

자기공명영상장치(MRI)를 이용하여 병변의 위치와 크기, 특징 등을 정밀하게 파악한 후 초음파를 집중시켜 병변의 조직을 괴사시키는 장비로서 비침습적(Non-Invasive) 치료 장치

MOTSA(Multiple Overlapping Thin Slab Aquisition)

TOF 시 두꺼운 slab을 몇 개의 얇은 slab으로 나누어 스캔하면 얇아진 각각의 slab들의 혈류유입부와 유출부의 거리가 좁혀지게 되어 through plane saturation을 줄이는 기법

Multiplicity

다중선이라 함. 공명선(resonance line)이 하나 이상으로 나누어져 있는 것으로 인접한 주변원소의 상호작용에 의해 이루어지는 spin-spin coupling 현상으로 발생. 다중선의 수는 2nI + 1개가 되며, I는 스핀양자수이며 n은 짝지움을 하는 핵의 수

Multi voxel spectroscopy(MVS) technique

MRS에서 위치선정 경사를 추가하여 상대적으로 넓은 여러 3D 화소를 얻는 다중 용적 방법으로 특정 대사산물의 정보를 영상화하는 Chemical Shift Imaging(CSI) 영상도 가능

Multi planar reconstruction(MPR)

다면 재구성법.

Myo-Inositol(mi)

Inositol diphosphate라는 호르몬 전달자로 추측. 3.56 ppm과 4.06 ppm에서 분포

N

N-acetylaspartate(NAA)

살아있는 신경세포 성분(neuronal marker)의 척도로 주로 신경세포(neuron)에 위치하고 뇌의

병변을 진단하는데 중요한 대사물질

Net magnetization

순자화. 인체가 외부 자기장 내의 자기장과 평행(+1/2) 혹은 반대 방향(−1/2)으로 정렬될 때 전체 벡터의 합

Net magnetization vector(NMV)

핵자기모멘트의 합으로서 순자화 벡터

NSF(Nephrogenic System Fibrosis)

신원성 전신섬유증.홍반성 또는 오렌지 껍질 형태의 홍갈색 플라크가 유착된 피부색 또는, 홍반성 구진과 연관된 광범위한 피부 후(thickening) 및 경화(hardening)를 특징으로 함

Nuclear Magnetic Resonance(NMR)

핵분자의 화학적이고 물리적인 현상을 바탕으로 핵과 전자의 전하 성질을 연구하고 이로 인해 생성되는 전자유도와 핵스핀으로 만들어지는 공명 현상

Nuclear magnetic moment

원자핵 및 핵자의 자기적 특성을 나타내는 양. 즉 원자핵 내의 핵자는 궤도운동을 하고 있으며 작은 자석과 같은 작용을 해서 자기모멘트를 지님

Number of signal averaging(NSA)

number of excitation(NEX)으로서 신호가산평균을 의미하며 같은 signal data를 반복

Nyquist theory

한정된 대역의 주파수를 갖는 함수의 경우, 적절한 샘플링 간격을 취하면 샘플링 과정에서 아무런 정보의 유실도 없이 완전하게 재생될 수 있다는 이론으로 특정 주파수 성분의 한 사이클을 제대로 나타내기 위해서는 적어도 2개 이상의 샘플이 있어야 함. 샘플링(Sampling) 법칙에 의하면 샘플링 주파수 fs는 신호의 최대주파수 성분의 두 배 이상이 되어야 하며 이는 fs/2 이상의 주파수 성분에서는 중첩(Folding) 현상이 발생하여 앨리어싱(Aliasing) 현상이 발생하기 때문

O

Omniscan

화학명 Gd-DTPA-BMA(gadodiamide)의 MRI용 조영제

P

Parallel imaging

한 번에 하나의 데이터를 획득하는 대신 다수의 코일을 사용하여 데이터를 동시에 얻는 방법

Paradoxical enhancement

역설적 신호증강 효과로서 flow-related enhancement(유속신호증강)와 같은 개념

Paramagnetic

상자성. 물질의 자기 감수율이 양의 값을 가지고, 외부자기장을 인가했을 때 자화가 작은 양의 값

을 가지며 일시적으로 유도자기장이 유지되는 성질을 가진 물질. 자철(Fe), 크롬(Cr), 망간(Mn), 가돌리늄(gadolinium, Gd) 등

Partial Echo(Fractional Echo)

Echo의 일부분만을 sampling하여 frequency 방향으로 K-space를 절반정도(60% 정도)만 채워서 TE를 짧게 만드는 방법. 영상의 T2 의존도를 감소시키고 susceptibility와 flow에 의한 motion artifact 감소

Partial Fourier Phase Encoding(Fractional NEX)

K-space의 절반정도(약 50~75%)만 실제 scandata로 채우고 나머지 부분은 mirror data의 대칭된 data를 채우는 방법

Partial volume effect

절편의 변연에서 발생되는 artifact의 일종으로서 부분용적 효과

Pascal's Triangle

이항 계수를 삼각형 모양으로 배열한 것. $(a+b)^n$을 전개하면, n=0일 때 (a+b)=1, n=1일 때 (a+b)=a+b, n=2일 때 (a+b)=a+2ab+b, …가 되며 이들 전개한 식의 계수를 삼각형으로 늘어놓은 것을 파스칼의 삼각형이라 함

PASL(Pulsed ASL)

Spin-echo EPI type(FAIR)를 이용하고 짧은 시간 동안에 blood를 Labeling시키는 방법

Passive shielding

초전도 자석을 철판으로 감싸는 수동차폐

Passive shimming

정자장을 더욱 균일하게 만드는 공정으로 magnet bore 내부 혹은 저온유지장치(cryostat) 외부에 철편(iron plate)을 설치하여 shimming하는 방법

Perfusion

관류란 모세혈관의 미세한 순환을 의미하며 최근 IVIM(intra voxel incoherent motion) imaging 기법에 의해 영상화

Permanent magnet

강자성 물질로 일단 자기 에너지가 주어지면 영구히 자속을 발생하는 자석

Period

주기함수에서 0도부터 360도까지 한 바퀴를 회전하는 것

Phase array coil

다수의 수신 코일을 일정하게 배열하여 그 신호를 합성하는 코일

Phase contrast technique(PC)

신호의 위상(phase)을 이용한 MRA 기법

Phase encoding

위상의 부호화로서 위치정보를 알아내는 방법이며 위상부호화 경사자장(phase encoding

gradient GP)을 이용

Phase encoding gradient

위상부호화 경사자장. 위치정보를 파악하기 위하여 단면의 한쪽 축(Y축으로 가정)으로 인가되는 경사자장

Phase mismapping

자료수집(data acquisition) 중에 움직이는 해부학적 구조—호흡(respiration) 중의 흉벽, 복벽(abdominal wall), 심장(heart), pulsation하는 혈관(vessel), 연하작용(swallowing), 안구 운동(eye movement) 등—에서 나타나게 되는데 ghost 형태로 나타남

Phosphorus

^{31}P는 인체내부의 세포대사를 조절해 주는 고에너지 화합물로서 세포 안에서 에너지 대사과정에 중요한 역할.

Pixel(picture element, picture cell)

화소를 의미하며 digital 영상배열의 최소 요소

Plug flow

용적류. 혈관의 중심부와 바깥쪽에서의 유속의 차이가 없이 빠르게 직진하는 형태. 주로 직경이 큰 상행대동맥과 같은 굵은 직선형의 혈관에서 나타나는 혈류의 종류

POMP(phase offset multiplanar)

신속영상화기법(rapid imaging)의 하나로서 한번의 RF에 의해 두개의 절편이 여기되는 것

ppm(parts per million)

분광공명 주파수는 자기장의 세기에 따라 주파수가 달라지므로 자장의 세기에 상관없이 일정하게 표현하기 위해 사용되는 단위. 외부자기장의 세기에 따라 주파수(Hz) 값은 상대적으로 변할 수 있으므로 화학적 이동은 TMS라는 물질을 기준으로 하여 비교 측정된 값으로 ppm 단위를 사용

Precession

원자핵이 자장에 노출되면 일정한 기울기를 가지고 회전하게 되는데 이를 세차운동이다.

Presaturation(presaturation pulse)

영상화 과정에서 특정부분에 대한 신호를 없애기 위한 pulse. 신호를 억제시키고자 하는 혈액이 선택 단면에 들어오기 전 사전포화 RF 펄스를 인가하여 혈액의 들어오는 방향의 앞쪽을 포화시키는 방법

PRESS(Point RESoveld Spectroscopy)

MRS에서 90°slice selective RF pulse를 주고 180°RF pulse를 두 번 주며 1 cc(1×1×1 cm) 정도의 국소 부위에 사용

Proton

모든 원자핵의 기본적 성분을 구성하는 소립자로서 전하는 +이며 양자, 양성자, 프로톤 등

Proton density weighted image(PDWI)

프로톤 밀도강조영상

Pulse

맥박처럼 짧은 시간에 생기는 진동현상. 즉, 극히 짧은 시간만 흐르는 전류.

Pulse sequence

spin을 흥분시키고 MR signal을 얻기 위해 발사되는 RF pulse로서 SE, GE, IR 등

Q

Quenching

전류가 통하는 코일에서 초전도성을 상실하는 것으로서 상전도로 변화되는 현상

R

Radiofrequency(radiofrequency pulse RF)

MRI에 사용되는 라디오주파는 5~200 MHZ가 사용

Radiofrequency shield

RF의 차폐에는 알루미늄이나 동판이 사용

Ramped RF펄스

Tone 기법에서 RF펄스의 각도를 서서히 증가시켜 혈류유입부와 유출부의 신호의 차이를 비교적 균등하게 만드는 펄스

RF coil

RF pulse를 송신하고 MR signal을 수신하는 코일

Raw data

RF pulse를 인가하고 난 후 phase encoding gradient 크기를 단계별로 변화시키면 여러 위치 정보를 포함하고 있는 scan data를 얻게 되는데 이를 raw data라하며 이는 K-space에 집합

Readout gradient

자장이 걸린 상태에서 신호를 읽는다고 해서 판독경사자장(readout gradient)이라고 하고 경사자장에 의해 위치정보가 주파수로 부호화된다고 하여 주파수 부호화 경사자장(frequency encoding gradient)라고도 함

Receive bandwidth

RF receiver의 bandwidth에 관한 사양은 MR 신호가 얼마나 빨리 digital화 되는가를 나타내는데 bandwidth가 넓어질수록 data를 받아들이는 시간(sampling time)은 줄어들게 되고 gradient 진폭은 커짐

Receiver coil

MR signal을 포착해내는 수신용 coil

Rectangular Field of View

Phase encoding gradient의 step을 하나 간격으로 건너뛰면서 data를 획득하여 영상을 구성하므로 전체 phase encoding의 수를 절반으로 줄여서 촬영시간을 단축하는 방법

Refocusing(rephasing)

재초점화(재위상). SE 방법에서 90°pulse에 의해 생긴 FID signal을 180°pulse로 반전시켜 dephasing된 spin들이 같은 위상(in-phase)으로 되돌아오게 하여 신호를 받는 것

Relaxation(relaxation time)

이완. 고주파 pulse를 받은 원자핵들은 평균자화가 자장방향에 90°인 XY평면에 퍼지게 되고 이때 고주파 pulse를 끊게 되면 원자핵들이 원래상태인 Z방향으로 돌아가게 되는 것

Repetition time(TR)

Pulse sequence에서 90°pulse와 다음 90°pulse까지의 시간으로서 조직의 수소원자핵이 에너지를 흡수하는 시간

Resistive magnet

상전도형 자석. 상온에서 금속코일에 전류를 통과시켜 자장을 만드는 자석

Resonance line

공명선. 원자 또는 분자에 속하는 전자가 어떤 에너지 자극을 받아 바닥상태에서 들뜬 상태로 되고 다시 바닥상태로 되돌아올 때 발하는 스펙트럼선

Restricted diffusion

세포막, 거대 단백질 분자, 신경섬유 등에 의하여 제약을 받아 제한적으로 확산이 일어나게 되는데 이런 움직임의 확산을 말함

Respiration compensation

호흡 보상 기법

Reynolds 수

유체의 흐름에서, 마찰계수나 저항계수의 값이 급격하게 변화할 때 즉 흐름이 층류로부터 난류로 바뀔 때의 레이놀즈수

S

Sampling

시료채취(표본추출). Analog signal을 digital 값으로 변화시키는 과정

SAR(Specific absorption rate)

공간흡수율. 사람의 생체 조직에 흡수되는 생체의 단위 질량당 전자파의 양을 에너지로 표시한 것으로 pulse duty,cycle, flip angle, 조직밀도, 전도성 그리고 환자의 크기에 의존하며 SAR은 watts/kg으로 표현. 전신 또는 국소 부위의 평균치로 표현

Spatial resolution

공간 분해능. 서로 떨어져 있는 두 물체를 서로 구별할 수 있는 능력으로 구별할 수 있는 물체의 최소 크기. 화소의 크기와 연관

Saturation recovery(SR)

포화회복법. 90° 고주파 펄스를 일정한 시간간격(repetition time, TR)으로 반복하여 발사하고,

펄스를 발사한 직후(대개 20~30 ms 후)에 자유유도감쇄(FID) 신호를 포착하는 방법. TR이 짧을수록(약 300~500 ms), T1의 효과가 강조된 영상을 얻게 되고, TR이 길수록(약 1,500~2,000 ms) T2의 효과가 강조된 영상 획득

Self induction

자기유도. 코일에 흐르는 전류가 변화하면 그에 따라 자속이 변화하므로 전자 유도에 의해서 코일 내에 유기 기전력이 발생하는 현상으로 물체가 자기장 안에 들어가면 자화되는 현상

Shading artifact

90°와 180° pulse 보다 다른 숙임각(flip angle)의 라디오 주파수(RF pulse)가 인가되었을 때 proton의 부정확한 여기(excitation)로 인하여 발생하며 영상의 한 부분에서 신호강도의 감소로 인하여 만들어짐

Short TR

TR이 500 msec 보다 작은 경우로서 T_1WI에 이용

Shimming(shim coil)

주자장의 불균일성을 보상하여 균일한 자장을 형성시키기 위한 자장보정코일

Signal to noise ratio(SNR, S/N ratio)

신호 대 잡음비. 신호량(S)과 잡음량(N)의 상대적인 비(ratio)

Single Shot Fast Spin Echo(SSFSE)

FSE와 같이 여러 개의 ETL 사용과 half fourier acquisition 방법을 병용하여 영상을 얻는 방법. 한번의 TR 동안에 64~126개의 echo를 얻어 K-space의 절반만을 채워서 영상을 만듦. 1~2초 안에 영상을 얻으며 영상 획득속도가 매우 빠르기 때문에 motion artifact가 나타나기 쉬운 복부 영상에 많이 이용됨 = HASTE

Single voxel spectroscopy(SVS) technique

SVS. 대사물질의 정보를 얻고자 하는 국소 부위에 하나의 3D화소를 선정해서 검사하는 방법

Signal void

신호(signal)가 없는 조직이나 기관. 무신호(signal void)

Slice gap

절편과 절편 사이에 10~20 % 정도 간격을 두고 scan하는 것

Slice selection gradient

영상화 하고자 하는 부위의 단면을 선택을 위해 경사자장을 가한 상태에서 원하는 단면의 두께에 해당하는 주파수범위를 갖는 RF 펄스를 가해줄 때 인가되는 경사 자장

Slice thckness

영상화 하고자 하는 관심부위와 단면두께로서 절편두께를 말하며 얇은 절편은 해상력을 증가시키나 SNR은 저하

SMS(Simultaneous Multi Slice)

복합된 하나의 RF pulse로 n개의 단면을 동시에 여기 시켜서 신호를 획득하는 방법

Solenoid(솔레노이드)

도선을 속이 빈 긴 원통형의 코일모양으로 감은 것. 도선에 전류를 흘리면 자기장을 생성시켜 전자석이 됨

Spectroscopy

분광학. 물질에 의한 빛의 흡수나 복사를 분광계, 분광광도계 등을 써서 스펙트럼으로 나누어 측정하고 해석해서 그 물질의 에너지 준위나 구조, 전이 확률, 온도 등을 연구하는 광학의 한 분야

Spin

원자핵이 자기모멘트를 가지는 것

Spin density

MR 신호생성에 유용한 수소원자의 농도

Spin echo(SE)

spin echo pulse sequence

Spin-lattice relaxation

스핀들이 평형상태(기저상태)로 회복될 때 인접한 주위 물질, 격자(lattice)로 에너지를 방출하는 이완 현상으로 T1 relaxation과 같은 의미로 사용

Spin-spin relaxation

횡축자화에서 각각의 스핀들은 서로 다른 운동 속도로 인해 이웃하는 스핀들에 영향을 주고 받으며, 그 결과 한 스핀은 다른 스핀에 에너지를 잃게 되므로 스핀-스핀 이완(spin-spin relaxation)이라고 하며 T_2 relaxation과 같은 의미로 사용

SPGR(Spoiled GRASS)

영상신호 획득 후 다음 RF pulse는 phase shift된 방향으로 Mz를 flip시켜 잔류의 Mxy 성분을 서로 상쇄시키는 방법

STIR(Short TI Inversion Recovery)

지방소거기법으로서 TI를 짧게 주어서 지방신호를 제거하는 방법. 반전시간은 150~170 msec

STEAM(STimulated Echo Acquisition Method)

MRS에서 3번의 slice-selective 90°RF pulse를 연속적으로 인가하는 방법

Superconductive magnet

초전도형 자석. 냉매를 사용하여 코일의 온도를 절대온도 이하로 낮추어 전기저항을 제거하여 강력한 자장을 만들어 냄

Surface coil

표면검출기는 관심영역 밖의 감도가 저하되는 코일로서 검출기로부터 인접한 영역은 감도가 좋고 떨어진 곳은 무신호(signal void)에 가까운 영상으로 처리

T

T_1 weighted image(T_1WI)

T_1 강조영상이라 하며 TR과 TE를 짧게 하여 얻은 영상으로서 해부학적 관찰에 중요한 영상

T_2 weighted image(T_2WI)

T_2 강조영상이라 하며 TR과 TE를 모두 길게 하여 얻은 영상으로서 병리학적 진단에 필수적인 영상

T_2^* weighted image(T_2^* WI)

T_2 star 강조영상이라 하며 GE기법에 의한 T_2 강조영상으로서 cardiac imaging, MRA, dynamic study, spine 등에 이용

TE(time echo, echo time)

spin echo에서 90°pulse에서 echo signal까지의 시간이며 조직이 흡수한 에너지를 방출하는 시간으로 설명

Tesla(T)

테슬라는 자속밀도의 SI 단위

Test bolus

조영제 투여 전 소량의 조영제를 투여하고 사전 스캔을 통해 원하는 혈관의 조영제 도달시간을 미리 파악하고 전체 조영제 투여 후 사전 파악된 시간에 스캔을 시작하여 혈관의 신호를 얻어내는 방법

Thermal equilibrium

열평형상태란 외부자장에 대한 spin의 상대적 배열로서 전체적인 magnetic moment의 변화가 없는 상태를 말하며 이때 magnetic moment의 vector의 합을 net magnetization

Three dimensional imaging(3D)

3차원적 영상화기법으로서 volume 전체의 조직에 균일한 자장을 인가하여 동일한 RF로 영상화하며 MRA, spine, knee joint 등에 응용

Through plane saturation 현상

혈류의 속도가 느릴수록 혈류유입부와 유출부의 신호의 차이가 포화현상에 의해 더욱 커지게 되는 현상

TI(Inversion Time)

IR pulse sequence에서 180°pulse에서 90°pulse까지의 시간을 반전시간이라 하며 TI에 의해서 영상의 대조도가 결정

Time varing magnetic field(TVMF)

시변자계. 경사자장 영역으로 moving magnetic field, transient magnetic field와 같은 의미로 사용

TMS(Tetra-methyl-silane, Si(CH3)4)

기준화학물. 물질의 화학적 이동은 기준화학물(TMS)로부터 얼마만큼 떨어져 있는지를 상대적인

비율로 나타냄

TOF(time of flight effect)

증폭이동효과로서 MRA에 응용

TONE(Tilted Optimized Non-saturating Excitation)

3D TOF기법에서 두꺼운 slab으로 스캔 시 발생하는 혈류유입부의 신호는 강하게 나타나고 혈류 유출부의 신호는 포화되어 어둡게 나타나는 현상을 감소시키기 위해 가해지는 RF펄스의 각도를 조절하며 스캔하는 방법

Tractography

신경섬유 추적지도. 한 화소의 조직 정보 뿐만 아니라 화소와 화소 사이의 확산텐서의 역학적 연결고리를 이용하여 뇌 전체의 삼차원 신경섬유 지도를 표현

Transverse relaxation

T_2 relaxation(횡이완, T_2이완)

Transient magnetic field

경사자장 영역으로 time varing magnetic field(TVMF), moving magnetic field와 같은 의미. 조직 속에서 신경통로(neuronal pathways)를 따라 전기충격을 자극하거나 방해할 수도 있으며 dB/dt(경사자장변화율)라고 표현

Truncation artifact(= Gibb's artifact)

고신호(high signal)와 저신호(low signal)의 경계면의 데이터가 저 수집되었을 때 불명확한 영상

Turbulent flow

난류 또는 와류, 소용돌이 혈류. 처음에는 laminar flow나 plug flow와 같은 형태로 진행을 하다가 갑자기 좁은 혈관이나 넓은 혈관으로 통과하게 되면 소용돌이현상이 발생되고 이후 다시 laminar flow나 plug flow 형태로 진행하는 혈류로 주로 비정상적인 혈관이나 협착이 생긴 혈관, 또는 혈관의 분지부에서 발생

Two dimensional imaging(2D)

2차원적 영상화기법으로서 공간적인 위치정보의 획득

U

Ultraviolet

자외선. 파장이 엑스선보다 길고, 가시광선 보다 짧은 전자기파

V

Vector

크기와 방향이 있는 양으로서 화살표로 표현하며 화살의 방향이 vector 방향을 나타내고 그 길이는 vector의 크기에 비례

Velocity encoding(VENC)

얻고자 하는 혈관의 추정되는 최대 혈류속도를 사전에 정해주는 것

Venetian blind artifact

MOTSA기법 사용 시 얇아진 각각의 slab의 경계면에서 혈류유입부와 유출부의 신호 차이에 따라 발생되는 대나무마디 모양의 artifact

Voxel(volume element)

화소(pixel) 크기에 slice를 곱한 것으로서 pixel이 용적을 갖는 것

W

Wash out effect

유속신호 감소효과, 씻김 효과, 고속혈류 신호저하효과(high velocity signal loss effect)

Wernicke's area

대뇌 피질 좌측 반구에 위치한 언어중추 중 한 영역으로, 언어의 의미를 이해하는 기능을 담당

Wrap around(=Aliasing)

FOV 바깥쪽의 anatomy가 FOV의 안쪽으로 나타나는 현상. 발생된 인공물은 영상의 반대쪽 anatomy에 겹쳐져 보이며 이런 인공물은 피사체의 크기보다 더 작은 FOV를 선택했을 때 발생

Z

Zeeman effect

제이만(제만)효과. 외부 자기장에 의하여 원자나 분자의 방출 스펙트럼 선 가운데 일부가 여러 개의 선으로 갈라지는 현상으로 전기장에 의해서 생기는 비슷한 효과는 슈타르크 효과

Zero filling

Fourier transformation으로 측정된 신호의 끝에 해상도를 높이기 위해 0으로 데이터를 채워 임의로 획득 수가 불충분한 경우를 보완해주는 방법

Zero-order phase correction

MRS에서 스펙트럼들의 틀어진 위상을 보정해주는 처리 과정

Zeugmatography

자기공명영상은 자장과 RF의 결합에 의한 영상기법이란 의미가 있는 MRI의 다른 명칭

Zebra stripe artifact

Gradient echo 영상에서 small FOV를 사용하였을 때 gradient의 과도한 부하로 인하여 영상에 얼룩말 무늬의 형태로 나타남

Zipper artifact

영상의 특정 부분에 굵은 점선의 모양으로 나타나며 외부의 특정 주파수가 검사실(magnet room) 내로 누설되어 발생

찾아보기

ㄱ

ㄴ

ㄷ

ㅇ

ㅈ

ㅊ

INDEX

E

F

G

H

I

J

K

L

M

자기공명영상학

발 행 · 2014년 3월 7일 초판 발행
2015년 3월 2일 2쇄 발행
2019년 3월 4일 개정판 발행
2021년 3월 4일 개정판 2쇄 발행
편 저 · 진료영상학연구회 · 대한자기공명기술학회
발행인 · 윤 진 영
발행소 · 도서출판 대학서림
주 소 · 서울특별시 종로구 혜화로 2길 8
전화 / (02) 745-1220, 763-1220
FAX / (02) 744-1210
등록번호 / 제1-88호

정가 45,000원

ISBN 978-89-6940-201-1 93510

저자와 협의하여 인지를 생략합니다.